W0267948

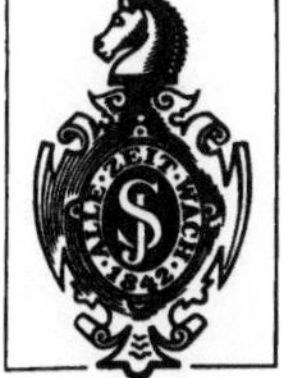

P. Langhans H. W. Schreiber R. Häring
R. Reding J. R. Siewert H. Bünte (Hrsg.)

Aktuelle Therapie des Oesophaguskarzinoms

Mit 136 Abbildungen, zum Teil mehrfarbig
und 115 Tabellen

Springer-Verlag Berlin Heidelberg New York
London Paris Tokyo Hong Kong

Prof. Dr. P. LANGHANS
Klinik und Poliklinik für
Allgemeine Chirurgie
der Universität Münster,
Jungeblodtplatz 1,
4400 Münster

Prof. Dr. H. W. SCHREIBER
Chirurgische Klinik
Universitäts-Krankenhaus Eppendorf
Martinistraße 52, 2000 Hamburg 20

Prof. Dr. R. HÄRING
Abt. f. Allgemein-, Gefäß-
und Thoraxchirurgie
Universitätsklinikum Steglitz der FUB
Hindenburgdamm 30, 1000 Berlin 45

Prof. Dr. R. REDING
Klinik für Chirurgie
Wilhelm-Pieck-Universität Rostock
Leninallee 35, DDR-2500 Rostock

Prof. Dr. J. R. SIEWERT
Chirurgische Klinik
und Poliklinik der TUM
Klinikum rechts der Isar
Ismaninger Str. 22,
8000 München 80

Prof. Dr. H. BÜNTE
Klinik und Poliklinik
für Allgemeine Chirurgie
der Universität Münster
Jungeblodtplatz 1, 4400 Münster

ISBN 978-3-642-47585-6 ISBN 978-3-642-47583-2 (eBook)
DOI 10.1007/978-3-642-47583-2

CIP-Titelaufnahme der Deutschen Bibliothek

Aktuelle Therapie des Oesophaguskarzinoms / P. Langhans ...
(Hrsg.). - Berlin ; Heidelberg ; New York ; London ; Paris ;
Tokyo ; Hong Kong : Springer, 1990
ISBN 978-3-642-47585-6

NE: Langhans, Peter [Hrsg.]

Softcover reprint of the hardcover 1st edition 1990

Verarbeitung: J. Schäffer, 6718 Grünstadt
2127/3140/543210 — Gedruckt auf säurefreiem Papier

Vorwort

Chirurgie des Oesophaguskarzinoms bedeutete noch vor 10 Jahren palliative Behandlung zur Sicherung eines Mindestmaßes an Lebensqualität für die verbleibende Überlebenszeit des Patienten.
Erst in den letzten Jahren wurde an größeren Chirurgischen Zentren versucht, durch radikalere Eingriffe der Palliation zu begegnen.
Entwicklungen und Verfeinerungen neuer Techniken einerseits, Fortschritte in Anästhesie und Intensivmedizin andererseits, halfen Komplikationen und postoperative Letaltität senken.
Aus neuen Erkenntnissen auf den Gebieten der chirurgischen Anatomie und Pathologie konnten Antworten auf Fragen nach dem Ausmaß der Tumorresektion und des Lymphabflußgebietes erhalten werden.
Besondere Aufmerksamkeit wird in letzter Zeit der Strahlen- und Chemotherapie sowohl für die Palliation als auch bei kurativen Eingriffen gewidmet. Beide sind heute Bestandteil therapeutischer Konzepte. Wenn auch nach Einsatz dieser Behandlungsmethoden bezüglich einer besseren Heilungsrate heute noch keine gesicherten Ergebnisse vorliegen, so gilt aber als gesichert, daß dadurch die Resektionsquote angehoben werden kann.
Auch ist ein eindeutiger Vorteil im Hinblick auf die 5-Jahres-Überlebensrate für die Lymphadenektomie beim Oesophaguskarzinom nur schwer aufzeigbar. So erscheint augenblicklich eine Stagnation bezüglich der Behandlungsmöglichkeiten eingetreten zu sein.
Da zum Zeitpunkt der Klinikeinweisung etwa ⅔ aller Oesophaguskarzinome nicht mehr kurativ chirurgisch angegangen werden können, zwingt sich die Forderung nach Vorsorgeuntersuchungen auf, um, wie das in China vorbildlich praktiziert wird, das Karzinom in einem frühen Stadium zu entdecken und damit einer erfolgversprechenderen Therapie zuleiten zu können.
Mit diesem Buch wird versucht, eine realistische Jetzt-Situation der Behandlung des Oesophaguskarzinoms vorzulegen.
Als Hauptproblem steht die Systematisierung der Therapie im Vordergrund. Dazu erschien es dringend notwendig, die bisherigen Ergebnisse erfahrener Kliniker zusammenzutragen.
Die daraus gewonnenen, derzeitigen gültigen Standardtherapieempfehlungen wurden gemeinsam erarbeitet und im Resümee des Buches festgeschrieben.
Dafür danken die Herausgeber allen Autoren und Mitarbeitern an diesem Werk.

Ziel der nächsten Jahre bzw. Phase der Chirurgie des Oesophaguskarzinoms muß es sein, in interdisziplinärer Forschungsarbeit aller onkologisch tätigen Ärzte offene Fragestellungen zu bearbeiten, um diesem heute noch prognostisch als schlecht einzustufenden Krebsleiden zum Wohle unserer Patienten begegnen zu können.

Münster, im Dezember 1989 DIE HERAUSGEBER

Inhaltsverzeichnis

Chirurgische Strategie und Therapiekonzept

Spezielle Techniken — Komplikationen

Palliative Therapieformen

Autorenverzeichnis

ACHTERRATH, W., Dr.
Bristol Myers, Abteilung Zytostatikaforschung
6078 Neu-Isenburg

VAN AKEN, H., Prof. Dr.
Diensthoofd Anesthesiologie, Universitaire Ziekenhuizen
Katholieke Universiteit Leuven
Herestraat 49, B-3000 Leuven/Belgien

BARTELS, H., Priv.-Doz. Dr.
Chirurgische Klinik und Poliklinik der TUM, Klinikum rechts der Isar
Ismaninger Straße 22, 8000 München 80

BAUSE, H. W., Dr.
Chirurgische Klinik, Universitäts-Krankenhaus Eppendorf
Martinistraße 52, 2000 Hamburg 20

BLUM, M., Dr.
Klinik und Poliklinik für Allgemeine Chirurgie der Universität Münster
Jungeblodtplatz 1, 4400 Münster

BÖCKER, W., Prof. Dr.
Institut für Pathologie der Universität Münster, Domagkstraße 17,
4400 Münster

BORNHÖFT, G., Dr.
Institut für Pathologie, Universitätsklinikum Steglitz der FUB
Hindenburgdamm 30, 1000 Berlin 45

BORST, H. G., Prof. Dr.
Klinik für Thorax-, Herz- und Gefäßchirurgie,
Medizinische Hochschule Hannover
Konstanty-Gutschow-Straße 8, 3000 Hannover 61

BRENNER, U., Dr.
Chirurgische Universitätsklinik Köln-Lindenthal
Joseph-Stelzmann-Straße 9, 5000 Köln 41

BRINKMANN, W., Prof. Dr.
Chirurgische Universitätsklinik, Marienhospital Herne
der Ruhr-Universität Bochum
Hölkeskampring 40, 4690 Herne 1

BÜNTE, H., Prof. Dr.
Klinik und Poliklinik für Allgemeine Chirurgie der Universität Münster
Jungeblodtplatz 1, 4400 Münster

BUSCH, C., Dr. Dr.
Chirurgische Klinik, Universitäts-Krankenhaus Eppendorf
Martinistraße 52, 2000 Hamburg 20

DIEZLER, P., Dr.
Institut für Klinische Radiologie, Klinikum der Stadt Mannheim
Theodor-Kutzer-Ufer 34, 6800 Mannheim 1

DUNKEL, K., Priv.-Doz. Dr.
Institut für Pathologie der Universität Münster
Domagkstraße 17, 4400 Münster

FRIMPONG-BOATENG, K.
Klinik für Thorax-, Herz- und Gefäßchirurgie
Medizinische Hochschule Hannover
Konstanty-Gutschow-Straße 8, 3000 Hannover 61

GEORGI, M., Prof. Dr.
Institut für Klinische Radiologie, Klinikum der Stadt Mannheim
Theodor-Kutzer-Ufer 34, 6800 Mannheim 1

GRASL, M.
I. Univ.-Klinik für Hals-, Nasen- und Ohrenkrankheiten
Lazarettgasse 14, A-1090 Wien

GRIMM, H., Dr.
Chirurgische Klinik, Universitäts-Krankenhaus Eppendorf
Martinistraße 52, 2000 Hamburg 20

HÄRING, R., Prof. Dr.
Abteilung für Allgemein-, Gefäß- und Thoraxchirurgie
Universitätsklinikum Steglitz der FUB
Hindenburgdamm 30, 1000 Berlin 45

HALLERBACH, R., Dr.
Klinik und Poliklinik für Allgemeine Chirurgie der Universität Münster
Jungeblodtplatz 1, 4400 Münster

HAMPEL, K. E., Prof. Dr.
Abteilung für Innere Medizin mit Schwerpunkt Gastroenterologie, FUB,
Universitätsklinikum Rudolf Virchow, Standort Charlottenburg
Spandauer Damm 130, 1000 Berlin 19

HAMPER, K., Dr.
Institut für Pathologie, Universitäts-Krankenhaus Eppendorf
Martinistraße 52, 200 Hamburg 20

HAUSMANINGER, C.
I. Chirurgische Universitätsklinik
Spitalgase 2, A-1090 Wien

HAUSS, J., Prof. Dr.
Abteilung für Abdominal- und Transplantationschirurgie
Medizinische Hochschule Hannover
Konstanty-Gutschow-Straße 8, 3000 Hannover 61

DE HEER, K., Prof. Dr.
Chirurgische Klinik, Universitäts-Krankenhaus Eppendorf
Martinistraße 52, 2000 Hamburg 20

HEIDL, G., Priv.-Doz., Dr.
Institut für Pathologie der Universität Münster
Domagkstraße 17, 4400 Münster

HERRMANN, R., Prof. Dr.
Abteilung Innere Medizin und Poliklinik, Hämatologie und Onkologie, FUB,
Universitätsklinikum Rudolf Virchow, Standort Charlottenburg
Spandauer Damm 130, 1000 Berlin 19

HÖLSCHER, A. H., Priv.-Doz. Dr.
Chirurgische Klinik und Poliklinik der TUM, Klinikum rechts der Isar
Ismaninger Straße 22, 8000 München 80

HÖPKER, W.-W., Prof. Dr.
Pathologisches Institut, Allgemeines Krankenhaus Barmbek
Rübenkamp 148, 2000 Hamburg 60

HUSEMANN, B., Prof. Dr.
Chirurgische Klinik mit Poliklinik der Universität Erlangen-Nürnberg
Maximiliansplatz 1, 8520 Erlangen

IIZUKA, T., M.D.
Chairman of the ISDE Research Committee for TNM-Classification of Esophageal Cancer
Department of Surgery, National Ooji Hospital Tokyo, Japan

JANISCH, H.-D., Priv.-Doz. Dr.
Abteilung für Innere Medizin mit Schwerpunkt Gastreoenterologie, FUB, Universitätsklinikum Rudolf Virchow, Standort Charlottenburg
Spandauer Damm 130, 1000 Berlin 19

JUNG, M., Dr.
Abteilung für Endoskopie, Klinikum der Stadt Mannheim
Theodor-Kutzer-Ufer 34, 6800 Mannheim 1

KAUTZ, G., Prof. Dr.
Klinik und Poliklinik für Allgemeine Chirurgie der Universität Münster, Abteilung für Endoskopie
Jungeblodtplatz 1, 4400 Münster

VON KLEIST, D.-H., Prof. Dr.
Abteilung für Innere Medizin mit Schwerpunkt Gastroenterologie, FUB, Universitätsklinikum Rudolf Virchow, Standort Charlottenburg
Spandauer Damm 130, 1000 Berlin 19

KRIEG, V., Priv.-Doz. Dr.
Institut für Pathologie der Universität Münster
Domagkstraße 17, 4400 Münster

KUBIK, S., Prof. Dr.
Anatomisches Institut, Universität Zürich-Irchel
Winterthurer Straße 190, CH-8057 Zürich

LANGE, J., Prof. Dr.
Chirurgische Klinik und Poliklinik der TUM, Klinikum rechts der Isar
Ismaninger Straße 22, 8000 München 80

LANGHANS, P., Prof. Dr.
Klinik und Poliklinik für Allgemeine Chirurgie der Universität Münster
Jungeblodtplatz 1, 4400 Münster

LEHR, L., Prof. Dr. Dr.
Chirurgische Klinik und Poliklinik der TUM, Klinikum rechts der Isar
Ismaninger Straße 22, 8000 München 80

LEPSIEN, G., Priv.-Doz. Dr.
Universitätsklinik für Allgemeinchirurgie
Goßlerstraße 10, 3400 Göttingen

LINDECKEN, K. D., Priv.-Doz. Dr.
Wilhelm-Anton-Hospital
Vossheiderstraße 214, 4180 Goch 1

MANEGOLD, B. C., Prof. Dr.
Abteilung für Endoskopie, Klinikum der Stadt Mannheim
Theodor-Kutzer-Ufer, 6800 Mannheim 1

MEYER, H.-J., Prof. Dr.
Klinik für Abdominal- und Transplantationschirurgie
Medizinische Hochschule Hannover
Konstanty-Gutschow-Straße 8, 3000 Hannover 61

MEYER, J., Priv.-Doz. Dr.
Klinik und Poliklinik für Allgemeine Chirurgie der Universität Münster
Jungeblodtplatz 1, 4400 Münster

MÖLLHOFF, Th., Dr.
Universitaire Ziekenhuizen, Katholieke Universiteit Leuven
Herestraat 49, B-3000 Leuven/Belgien

MÜLLER, J. M., Prof. Dr.
Chirurgische Universitätsklinik Köln-Lindenthal
Joseph-Stelzmann-Straße 9, 5000 Köln 41

NAUERT, T., Dr.
Abteilung Radiologie, Universitätsklinikum Steglitz der FUB
Hindenburgdamm 30, 1000 Berlin 45

NIEDERLE, B., Prof. Dr.
I. Chirurgische Universitätsklinik
Spitalgasse 2, A-1090 Wien

PEIPER, H.-J., Prof. Dr.
Univeristätsklinik für Allgemeinchirurgie
Goßlerstraße 10, 3400 Göttingen

PFRETZSCHNER, Christiane
Abteilung für Innere Medizin mit Schwerpunkt Gastroenterologie, FUB,
Universitätsklinikum Rudolf Virchow, Standort Charlottenburg
Spandauer Damm 130, 1000 Berlin 19

PICHLMAIER, H., Prof. Dr. Dr.
Chirurgische Universitätsklinik Köln-Lindenthal
Joseph-Stelzmann-Straße 9, 5000 Köln 41

PICHLMAYR, R., Prof. Dr.
Klinik für Abdominal- und Transplantationschirurgie
Zentrum Chirurgie der Medizinischen Hochschule Hannover
Konstanty-Gutschow-Straße 8, 3000 Hannover 61

PIRCHER, W., Prof. Dr.
Klinik und Poliklinik für Allgemeine Chirurgie der Universität Münster
Jungeblodtplatz 1, 4400 Münster 1

PIZA-KATZER, H., Prof. Dr.
Abteilung für Plastische und Rekonstruktive Chirurgie
I. Chirurgische Universitätsklinik
Spitalgasse 2, A-1090 Wien

PREUSSER, P., Priv.-Doz. Dr.
Klinik und Poliklinik für Allgemeine Chirurgie der Universität Münster
Jungeblodtplatz 1, 4400 Münster 1

REDING, R., Prof. Dr.
Klinik für Chirurgie, Wilhelm-Pieck-Universität Rostock
Leninallee 35, DDR-2500 Rostock

REERS, B., Dr.
Klinik und Poliklinik für Allgemeine Chirurgie der Universität Münster
Jungeblodtplatz 1, 4400 Münster

RÖMER, T.
Abteilung Radiologie, Universitätsklinikum Steglitz der FUB
Hindenburgdamm 30, 1000 Berlin 45

ROKA, R., Doz. Dr.
I. Chirurgische Universitätsklinik
Spitalgasse 2, A-1090 Wien

SASSE, W., Prof. Dr.
Klinik und Poliklinik für Allgemeine Chirurgie
der Universität Münster, Chirurgische Onkologie
Jungeblodtplatz 1, 4400 Münster

SCHAFMEYER, A., Priv.-Doz. Dr.
Universitätsklinik für Allgemeinchirurgie
Goßlerstraße 10, 3400 Göttingen

SCHELLMANN, B.
Klinik und Poliklinik für Allgemeine Chirurgie der Universität Münster
Jungeblodtplatz 1, 4400 Münster

SCHLAG, P., Prof. Dr.
Sektion für Chirurgische Onkologie, Chirurgische Universitätsklinik Heidelberg
Im Neuenheimer Feld 110, 6900 Heidelberg

SCHREIBER, H. W., Prof. Dr.
Chirurgische Klinik, Universitäts-Krankenhaus Eppendorf
Martinistraße 52, 2000 Hamburg 20

SICLARI, F., Dr.
Klinik für Herz-, Thorax- und Gefäßchirurgie
Medizinische Hochschule Hannover
Konstanty-Gutschow-Straße 8, 3000 Hannover 61

SIEWERT, J. R., Prof. Dr.
Chirurgische Klinik und Poliklinik der TUM, Klinikum rechts der Isar
Ismaninger Straße 22, 8000 München 80

SOEHENDRA, N., Prof. Dr.
Chirurgische Klinik, Universitäts-Krankenhaus Eppendorf
Martinistaße 52, 2000 Hamburg 20

SPIEGEL, H.-U., Dr. Dipl.-Ing.
Klinik und Poliklinik für Allgemeine Chirurgie der Universität Münster
Abteilung: Chirurgische Forschung
Jungeblodtplatz 1, 4400 Münster

SPRAKEL, B., Dr.
Klinik und Poliklinik für Allgemeine Chirurgie
der Universität Münster
Jungeblodtplatz 1, 4400 Münster

STEIN, H., Prof. Dr.
Institut für Pathologie, Universitätsklinikum Steglitz der FUB
Hindenburgdamm 30, 1000 Berlin 45

TÜNNERHOFF, B., Priv.-Doz. Dr.
Institut für Pathologie der Universität Münster
Domagkstraße 17, 4400 Münster

WILKE, H., Priv.-Doz. Dr.
Abteilung Hämatologie/Onkologie, Medizinische Hochschule Hannover
Konstanty-Gutschow-Straße 8, 3000 Hannover 61

WOLF, K.-J., Prof. Dr.
Klinik für Radiologie, Nuklearmedizin und Physikalische Therapie,
Abteilung für Röntgendiagnostik Universitätsklinikum Steglitz der FUB
Hindenburgdamm 30, 1000 Berlin 45

ZILLIG, D., Dr. med.
Klinik für Chirurgie des Bereiches Medizin, Wilhelm-Pieck-Universität
Leninallee 35, DDR-2500 Rostock

Zur Geschichte der Oesophaguschirurgie

D. Zillig und R. Reding

Die Entwicklung der Speiseröhrenchirurgie stieß in der Geschichte auf viele Schwierigkeiten. Dies lag keinesfalls am mangelnden Interesse der Ärzte an diesem Organ, sondern in erster Linie an seiner komplizierten topographisch-anatomischen Lage mit der Nachbarschaft lebenswichtiger Gebilde sowie die schlechte Heilungstendenz von Nähten am Oesophagus.
Aristoteles gebrauchte die Bezeichnung „Oesophagus" als erster.
Die ältesten Aufzeichnungen über die Speiseröhre finden wir im „Smith surgical papyrus", dem ältesten Lehrbuch der Chirurgie aus Ägypten ca. 3000–2500 v. u. Z., in dem an Hand von Fallbeschreibungen anatomisch-physiologische und pathologische Beobachtungen der damaligen Zeit erfolgten.
Die chirurgischen Schulen des Altertums beschäftigten sich ausnahmslos mit Fremdkörpern, Verletzungen und Verengungen der Speiseröhre.

In der **indischen Literatur** (Ayurveda um 500) wird empfohlen, Fremdkörper durch mit Wachs bestrichene Sonden herauszuziehen. Beim Festsitzen eines Knochenstückes wird ein angebundener Haarball heruntergeschluckt, dann der Magen bis zum Erbrechen mit Wasser gefüllt und das Corpus alienum mit dem Haarball retrograd entfernt.
Ähnliche Empfehlungen gab Aetius am Hofe von Byzanz, der zur Entfernung von Fremdkörpern angebundene Schwamm- bzw. Fleischstücke benutzte.

Rahzes (850–923) war der erste, der versuchte, mit einem Bleibougie steckengebliebene Nahrung in den Magen zu befördern. Bis zum Ende des 16. Jahrhunderts ergaben sich noch viele Varianten und Modifikationen zum Herausziehen bzw. Hinunterstoßen von Fremdkörpern.
Eine wichtige Neuerung führten im 15. Jahrhundert Avicenna und Fabricio D'Aquapendente ein, die durch das Einbringen von Metallkanülen aus Silber bzw. Zinn Patienten mit Schluckbeschwerden wieder den Genuß von Flüssigkeiten ermöglichten. Die weitgehend funktionell bedingte Achalasia cardiae wird schon 1679 von dem Engländer Willis beschrieben und erfolgreich mit Hilfe eines Walfischknochens gedehnt.
Über die Behandlung von Oesophagusverletzungen wurde jahrhundertelang nur sporadisch berichtet, wobei eine Resignation der Ärzte wegen der ungünstigen Prognose nicht zu verkennen ist.

Langhans, Schreiber, Häring, Reding, Siewert, Bünte (Hrsg.)
Aktuelle Therapie des Oesophaguskarzinoms

Ypermann (13.–14. Jh.) und Florentius (15. Jh.) beschreiben lediglich die Symptomatik der Komplikationen von Verletzungen wie z. B. Austritt der genossenen Speise aus dem Oesophagus oder Gefahr der Auffüllung des Magens mit Blut.

Im Jahre 1724 berichtet der holländische Arzt Boerhaave über den Tod des Großadmirals Baron John von Wassenaer. Nach einem Gelage mußte dieser heftig erbrechen und verspürte plötzlich einen stechenden Schmerz hinter dem Brustbein und verstarb 18 Stunden nach diesem Ereignis. Die Obduktion erbrachte einen Riß im distalen Oesophagusanteil mit Austritt von Nahrung in beide Pleurahöhlen.

Diese klassische Beschreibung ging als „Boerhaave-Syndrom" in die Literatur ein.

Die erste Naht an der Speiseröhre nach einer Verletzung nahm Viga im 15. Jh. vor.

D'Aquapendente näht die Wunde nur unvollständig zu und ernährt die Patienten über Klistire bzw. nur in Form von flüssiger Kost.

Heister (1759) hingegen meinte, daß bei vollständiger Durchtrennung des Oesophagus eine Wiedervereinigung der Stümpfe nicht möglich sei und die weitere Ernährung über eine Nasensonde, welche bis zum Magen geführt wird, erfolgen sollte.

Vorschläge zur aktiven chirurgischen Betätigung am Oesophagus finden wir im Jahre 1611 bei Verduc, der meinte, einen steckengebliebenen Fremdkörper durch Freilegen und Eröffnen der Speiseröhre zu entfernen. Aber erst 1738, nachdem Tierversuche von Guattani vorausgegangen waren, ist die erste Oesophagotomie von Goursauld durchgeführt worden.

Später haben sich Trendelenburg (1878), v. Langenbeck (1877/78) und Enderlein (1901) um die Oesophagotomie verdient gemacht.

Hinsichtlich des Verschlusses der Speiseröhrenwunde und der postoperativen Ernährung waren die Meinungen sehr widersprüchlich. Einerseits werden die Oesophagotomien durch Naht andererseits nur durch eine Gazetamponade versorgt.

In Amerika nähte Cheever (1868) als erster eine Speiseröhrenwunde.

In Deutschland war es 1870 Billroth, der die Naht am Oesophagus durchführte.

Aufgrund tierexperimenteller Untersuchungen am Hund und durch seine gründlichen anatomischen und pathophysiologischen Studien während der Sektion von am Oesophaguskarzinom verstorbenen Patienten gelangte Billroth zum Schluß, am Oesophagus eine Teilresektion vornehmen zu können. Er ging irrtümlicherweise davon aus, daß der primäre Tumor weder infiltrierend wachsen noch metastasieren würde.

Seine Ideen setzte er 1871 in die Praxis um und resezierte zusammen mit seinen Schülern Menzel und Czerny bei einem Hund ein 1,5 Zoll langes Oesophagussegment und verhindert durch eine regelmäßige Bougierung die postoperativ gefürchtete Narbenstriktur.

Im Ergebnis dieser experimentellen Studie kam er zu dem Schluß: „Ich würde mich hiernach für berechtigt erachten, auch beim Menschen in einem betreffenden Fall die Resektion des Oesophagus vorzunehmen."

Die Indikationsbreite zu diesem Eingriff wird aber später zunächst auf zervikale, nicht infiltrierend wachsende Karzinomfälle beschränkt.
Gleichzeitig ging mit den ersten Operationen am Oesophagus die Weiterentwicklung von Instrumenten zur Diagnostik und Therapie einher.
Biegsame Sonden aus Metall mit zum Teil abenteuerlich konstruierten Fremdkörperfängern lösten die Oesophagotomie bei der Entfernung steckengebliebener Nahrungsbestandteile ab (Kelling, 1898/1901). Eine neue Idee zur Behandlung von Oesophagusstenosen stammt von Mc Kanzie (1833). Er konstruierte einen Gummibougie mit einem kleinen ausfahrbaren Messer, das sogenannte Oesophagotom. Damit war es möglich, kurzstreckige Strukturen zu erweitern.
1893 wurde zu diesem Zwecke von Schreiber ein flüssigkeitsgefüllter Dilatator entwickelt.
Bahnbrechend für die weitere Behandlung in der Oesophaguschirurgie wurde die Entwicklung der Endoskopie.
Die erste Demonstration einer Gastroskopie führte Kussmaul 1868 anläßlich der Tagung der medizinischen Sektion der Vereinigung der Naturforscher in Freiburg durch.
Vor allem das von v. Hacker (1906) und Brünings (1917) entwickelte Instrumentarium eignete sich außerordentlich gut zur Lokalisation und Extraktion von Fremdkörpern, zumal es mit einer Beleuchtungsquelle und einer Speichelabsaugung versehen war.
Glücksmann berichtet 1910 über neue Erfahrungen bei der Fremdkörperexstirpation mit einem sterilisierbaren Vergrößerungsoesophaguskop. Gleichzeitig dienste das Oesophaguskop auch zur Diagnostik von Halsdivertikeln und Geschwülsten (Lotheisen 1903).
Die klassische Methodenbeschreibung der Oesophagogastroskopie geht auf v. Mikulicz aus dem Jahre 1881 zurück. Auf der Grundlage dieser Pionierarbeit entwickelten Schindler das erste halbflexible und Hirschowitz (1958) das vollflexible Fibergastroskop, welches aus der heutigen Diagnostik und Therapie nicht mehr wegzudenken ist.
Der große Aufschwung in der Oesophaguschirurgie am Ende des vorigen Jahrhunderts steht aber vor allem auch mit den großen medizinischen Entdeckungen der damaligen Zeit im Zusammenhang.
Nach Anwendung der Äthernarkose 1846 und Einführung der Aseptik durch Halstedt, der Thorakotomie in der Unterdruckkammer durch Sauerbruch (1904) und der Möglichkeit der Intubation mit positiver Druckbeatmung durch Auer, Kuhn und Meltzer (1909) standen der Thoraxchirurgie völlig neue Wege offen.
Gleichzeitig hatte man nach Entdeckung der Röntgenstrahlen (1895) und ihre klinische Anwendung ein neues diagnostisches Verfahren zur Verfügung.
Die erste röntgenologische Darstellung der Oesophaguspassage mit Wismutsubnitrat geht auf Rieder (1904) zurück.
Die weiteren anatomischen und physiologischen Untersuchungen am Oesophagus waren Bausteine auf dem Weg einer erfolgreicheren Oesophaguschirurgie.
Die genaue Kenntnis der Innervation des Oesophagus und der Physiologie des Schluckvorganges hatten auch für den Chirurgen großen Wert. Ohne sie ist z. B. das Krankheitsbild der Achalasia cardiae kaum zu erfassen.

Um die Behandlung dieses Krankheitsbildes bemühte sich vor allem der Internist Starck (1922), der mit einem speziell von ihm entwickelten Dilatator eine konservative Therapie vorschlug. Beim Versagen dieser Behandlung wird die extramuköse Oesophagokardiogastromyotomie, die der Leipziger Chirurg Heller (1913) inaugurierte, angewandte, die bis heute eine anerkannte Operationsmethode darstellt.
Zur Verhinderung eines Refluxes empfahl Rosetti (1963) zur Myotomie eine zusätzliche Fundoplikatio.
Die eigentliche Geschichte der Oesophaguschirurgie beginnt erst mit dem Bemühen um den Speiseröhrenersatz beim Oesophaguskarzinom.
Bevor man Mittel und Wege des direkten Zugangs zum thorakalen Teil der Speiseröhre fand, hat man sich mit Möglichkeiten der plastischen Umgehung beschäftigt.
In starke Konkurrenz zur Bougierung und Oesophagotomie tritt jetzt die Gastrostomie (Trendelenburg 1878, v. Hacker 1891) als palliative Maßnahme.
Sie erweist sich durch Verfahren nach Witzel (1891) und Kader (1896) als einfache und sichere Operation.
Travel (1906), ein Schüler Kochers, interponierte zwischen Bauchwand und Magen eine ausgeschaltete Dünndarmschlinge. Dieses etwas komplizierte Verfahren zur Ernährung der Kranken sollte später bei der Entwicklung der Oesophagusplastik große Bedeutung gewinnen. Die ersten Versuche, das erkrankte Segment zu entfernen, gehen auf Billroth zurück. Seinem Schüler Czerny gelang es 1877 in Heidelberg, die erste Resektion beim Menschen durchzuführen. Der 6 cm lange Defekt wurde durch eine Hautplastik gedeckt und die Patientin lebte postoperativ fast ein Jahr.
Den Versuch, den erkrankten Oesophagus durch alloplastisches Material zu überbrücken, unternahm v. Mikulicz im Jahre 1886 und interponierte zwischen den proximalen und distalen Oesophagusstumpf ein Kautschukrohr.
Viele Methoden zum allo- und homioplastischen Ersatz der Speiseröhre wurden angegeben (Bermann 1952, Braunwald und Hufnagel 1958, Wenzel und Lorbeck 1958, Yasargil 1959, Kothe und Reding 1969).
Meist handelte es sich um tierexperimentelle Untersuchungen. Mitunter wurde auch alloplastisches Material (Polyäthylentuben, Teflon) mit gefriergetrockneten Gefäßen, wie Venen (Roux, Negre und Martin 1953/54), Aortensegmenten (Wenzel, Lorbeck 1958) kombiniert. Kühtz (1952) und Ficcavento (1952) arbeiteten mit konserviertem Oesophagusgewebe. Pataky und Mitarb. (1958) und vorher Pate und Sawyer (1953) überprüften die Möglichkeiten des Teilersatzes durch lyophilisierten Oesophagus. Kothe und Reding (1960) verwendeteten zum Oesophagusersatz im Tierexperiment lyophilosierte Mukosa der Speiseröhre und kleideten damit Teflonrohre aus. Nahtinsuffizienzen, Stenosen, Mediastinitis waren häufige Komplikationen und ließen eine Überführung in die klinische Praxis nicht zu (zit. bei Kothe, Reding 1960).
Die erste Oesophagotomie im Bereich des thorakalen Abschnittes führte 1887 Nasiloff über einen extrapleuralen Zugang durch das hintere Mediastinum aus.
Gleichzeitig ging die Weiterentwicklung der Ersatzplastik sehr schnell voran.
Nach Tierversuchen durch v. Hacker gelingt 1887 auch die erste Dermatooesophagoplastik am Menschen.

1894 versuchte Bircher eine extrathorakale antesternale Hautplastik bei zwei Patienten, welche aber dem Grundleiden früher erlagen als die endgültige Anastomose vollendet werden konnte. Neben dieser Methode entwickelten Roux (1907), Lexer (1911) und später Ydin (1944) eine Operation, bei der ein ausgeschaltetes Jejunalsegment antethorakel als Überbrückung zwischen cervikalem Oesophagus und Magen fungierte.
Kelling und Vulliet verwendeten 1911 unabhängig voneinander das Colon transversum zum Oesophagusersatz in Form der isoperistaltischen bzw. anisoperistaltischen Plastik. Diesem Verfahren kommt heute nur noch eine historische Bedeutung zu, weil das Querkolon allein meist zu kurz ist und nur selten bis zum Hals hinaufgezogen werden kann.
Hirsch und Jianu versuchten im gleichen Jahr dasselbe durch einen aus der Vorderwand des Magens gebildeten Schlauch.
Fink ersetzt 1913 als erster den Oesophagus durch den gesamten Magen.
Das ideale Ziel chirurgischer Behandlung des Oesophaguskarzinoms ist aber neben einem funktionstüchtigen Ersatz die radikale Entfernung des Geschwulst.
Die erste Operation mit der dazu von Sauerbruch entwickelten Unterdruckkammer unternahm Mukulicz (1904). Die Patientin verstarb allerdings unter der Operation. Beide Chirurgen leisteten tierexperimentell große Pionierarbeit auf dem Gebiet der Oesophagusresektion, doch war es beiden nicht vergönnt, über Erfolge beim Menschen zu berichten.
Im Jahre 1913 führte Torek im German Hospital New York die erste transpleurale Entfernung eines Oesophaguskarzinoms durch. Da der Patient eine Darm- bzw. Hautplastik ablehnte, mußte ein Gummischlauch zur Defektüberbrückung benutzt werden. Einen weiteren Fortschritt für die Behandlung bringt der Brite Turner. Allein durch das stumpfe Herauslösen des Oesophagus von abdominal her entfernte er den Tumor.
Seinem Beispiel folgte Fischer (1937), der ebenfalls den geschlossenen abdomino-cervicalen Weg beschritt, der noch heute in vielen Zentren seine Anwendung findet.
Allerdings haftet diesem Verfahren der Nachteil des Verbleibs von Lymphknoten an. Außerdem ist die Gefahr unkontrollierter Blutungen und Perforationen in die Umgebung bei ausgedehnten Tumoren gegeben.
Weitere erfolgreiche Resektionen werden in Japan von Oshawa und Seo (1933) durchgeführt.
In den folgenden Jahren gelingt es einer Reihe von Chirurgen (Garlock, 1950/54; Nissen, 1957/58; Brever, 1949) Oesophagusresektionen mit Magenersatzplastiken durchzuführen.
Auch das Colon ascendens (Sherman, 1956; Jezioro, 1961) sowie das Colon descendens (Zenker, 1966; Androsow, 1966; Petrov, 1964; 1971) finden als Ersatz ihre Anwendung.
Für ein freies Darmtransplantat mit der Dickdarmplastik senkten die von Crapp und Mitarb. eingeführte orthograde Darmspülung sowie die perioperative Antibiotikatherapie das postoperative Risiko.
In jüngster Zeit sprechen sich viele Chirurgen für die en bloc Resektion der Speiseröhre mit Lymphknotendissektion und einem Totalersatz durch den Magen aus. Dabei wird die kollare Anastomose wegen der guten Vaskularisation in

diesem Bereich und der geringen Komplikationsrate gegenüber der intra thorakalen Naht bevorzugt.

Literatur

1. Akiyama H, Hiayama H, Hashimoto C (1976) Resection and reconstruction for carcinoma of the thoracic oesophagus. Brit J Surg 63:206
2. Androsow PI (1962) Selection of a method for intrathoracic plastic formation of artificial oesophagus from the small and large intestine. Knirurgiya 37:64–72
3. Billroth Th (1872) Über die Resection des Oesophagus. Arch Klin Chir 13:69
4. Bircher E (1907) Ein Beitrag zur plastischen Bildung eines neuen Oesophagus. Zbl f Chir 34:1479–1482
5. Brüning F (1917) Neue Fälle von eingekeilten Fremdkörpern in der Speiseröhre. Brun's Beitr z Klin Chir 110:472
6. Genschorek W (1982) Wegbereiter der Chirurgie, Johann Friedrich Dieffenbach, Theodor Billroth. S. Hirzel Verlag Leipzig
7. Denck H (1913) Zur Radikaloperation des Oesophaguskarzinoms. Zbl f Chir 1065
8. Glückmann (1910) Sterilisierbares Vergrößerungsoesophaguskop mit während der Untersuchung herausnehmbarer Lampe und Universalhandgriff zur Besichtigung von Körperhöhlen. Verhandl d Dtsch Ges f Chirurgie
9. Guleke N, Zenker R (1967) Allgemeine und spezielle chirurgische Operationslehre, 2. Aufl. Bd 6, 714–910. Springer Verlag, Berlin Heidelberg New York
10. v Hacker V (1891) Zur Anlegung der Magenfistel wegen krebsiger Kardiaverengung. Zbl f Chir 713
11. v Hacker V (1919) Zur antethorakalen Oesophagoplastik mittels Haut-Darmschlauchbildung. Zbl f Chir 1
12. v Hacker V, Lotheissen G (1926) Chirurgie der Speiseröhre. In: Neue deutsche Chirurgie, Bd. 34. Stuttgart
13. Heller E (1913) Extramuskulare Kardioplastik beim chronischen Kardiospasmus mit Dilatation des Oesophagus. Verhandl d Dtsch Ges f Chirurgie
14. Heister L (1759) Medizinische, chirurgische und anatomische Wahrnehmungen, 2. Bd., Rostock
15. Hirsch M (1911) Plastischer Ersatz des Oesophagus aus dem Magen. Zbl f Chir 38:1561–1564
16. Hrynyschyn K, Krull J, Schlosser G-A (1985) Chirurgie der Speiseröhre I–III. Med Welt 36:433–436; 557–565; 476–481
17. Kelling G (1898) Über Oesophagoskopie mit biegsamen Instrumenten. Verhandl d Dtsch Ges f Chirurgie
18. Kelling G (1901) Über die Besichtigung der Speiseröhre und des Magens mit biegsamen Instrumenten. Zbl f Chir 1197
19. Kirschner M (1920) Ein neues Verfahren der Oesophagoplstik. Arch klin Chir 114:606
20. Knothe W, Reding R (1960) Histologische und histochemische Untersuchungen am lyophilisierten Oesophagusgewebe. Thoraxchir, Stuttgart 8:411–416
21. v Langenbeck (1877) Über Fremdkörper im Oesophagus und über Oesophagotomie. Berlin klin Wochenschr 51
22. v Langenbeck (1878) Vorstellung eines Falles von Oesophagotomie. Verhandl d Dtsch Ges f Chirurgie
23. Lindner F (1986) Einige historische Aspekte zur Oesophaguschirurgie. Chir Praxis 35:371–379
24. Lindner F et al. (1982) Panel discussion on treatment of Oesophageal Carcinoma. Langenbecks Arch klin Chir 357:237–252
25. Lotheissen G (1903) Die Oesophagoskopie beim Divertikel. Arch f klin Chir 71:1083
26. v Mikulicz J (1904) Zur Pathologie und Therapie des Kardiospasmus. Dtsch med Wochenschr 1
27. Nakayama K (1960) Erfahrungen bei etwa 3000 Fällen von Oesophagus und Cardiacarzinomen. Langenbecks Arch klin Chir 295:81–90

28. Sauerbruch F (1905) Die Anastomose zwischen Magen und Speiseröhre und die Resektion des Brustabschnittes der Speiseröhre. Zbl f Chir 81
29. Sauerbruch F (1906) Bericht über die ersten in der pneumatischen Kammer ausgeführten Operationen. Münch med Wochenschr 1
30. Sauerbruch F (1925) Die Chirurgie der Brustorgane, Bd. II, 515–650. Verlag von J Springer, Berlin 1925
31. Starck H (1922) Behandlung der kardiospastischen Oesophagusdilatation. Münch med Wochenschr 22:836
32. Tavel E (1906) Eine neue Methode der Gastrostomie. Zbl f Chir 23:634
33. Torek F (1913) First successful resection of thoracic portion of esophagus. J Amer med Ass 60:1533
34. Trendelenburg F (1878) Gastrostomie bei Oesophagusstriktur. Arch f klin Chirurg 22:227
35. Zenker R, Borst HG (1965) Die Chirurgie des Oesophagus- und Cardiacarzinoms. Langenbecks Arch klin Chir 313:320

Anatomie und Pathologie

Embryologie und Anatomie des Oesophagus

S. Kubik

Einleitung

Die *Anlage des Oesophagus* stellt denjenigen Abschnitt des Vorderdarmes dar, welcher vom Kiemendarm bis zur spindelförmig erweiterten Magenanlage reicht (Abb. 1a). Die Anlage des Kehlkopfes, der Trachea, der Bronchien und der Lungen erscheint in der 3. Embryonalwoche als ein Divertikel (Lungenfeld nach Corning 1925 und Clara 1955, Tracheobronchialdivertikel nach Langmann 1985) an der ventralen Wand des Vorderdarmes, direkt unterhalb des Epiglottiswulstes. Das sich allmählich verlängernde Divertikel bildet eine muldenförmige Ausbuchtung (Lungen- oder Laryngotrachealrinne) der vorderen Darmwand und steht ursprünglich in ihrer ganzen Länge mit dem Vorderdarm in Verbindung (Abb. 1b). Bald wird das Divertikel vom Darm durch das Septum oesophagotracheale abgetrennt. Letzteres entsteht aus der Vereinigung von zwei seitlichen Falten und trennt die spätere Trachea vom oberen Oesophagusabschnitt ab (Abb. 1c). Die Septumbildung ist am 36. Tag abgeschlossen (Hurwitz et al. 1979, Abb. 1d). Eine offene Verbindung zwischen Respirationsweg und Vorderdarm bleibt nur im Bereiche des späteren Kehlkopfeinganges erhalten. Anfänglich ist die Oesophagusanlage kurz und verhältnismäßig weit. Sie reicht bei einem 4 mm langem Keimling nur vom 2. bis zum 3. Brustsegment. Sie verlängert sich jedoch rasch dank des Längenwachstums des Embryos, des Descensus des Herzens und der sich rasch vergrößernden Lungen (Langmann 1985, Hamilton-Mossman 1972) und vor allem wegen dem Ascensus des Larynx (Smith 1957, Gray und Skandalakis 1972). Beim 12 mm langen Keimling reicht die Speiseröhre bis zu 9. Brustsegment. Beim Neugeborenen ist sie etwa 10 cm lang und endet in Höhe des 10. Brustwirbels. Die weitere Längenzunahme erfolgt gleichmäßig.

Das aus dem Entoderm entstandene primitive Darmrohr liefert nur das Epithel und die Drüsen der fertigen Speiseröhre; das Bindegewebe und die Muskulatur gehen aus dem viszeralen Mesoderm hervor, in welchem der Oesophagus ohne Mesobildung eingebettet ist. Das Epithel macht im Laufe der Entwicklung mehrfache Wandlungen durch. Das anfänglich einschichtige prismatische Epithel wird gegen Ende der 4. Woche zweischichtig. Im 2. Monat vermehrt es sich so stark, daß das Lumen stark eingeengt oder ganz verschlossen wird. Durch Vakuolisierung und Zerfall der Zellen bildet sich sekundär wieder eine Lichtung aus. Bleibt der Verschluß bestehen und wuchert Bindegewebe in das Epithel ein, so können sich Septen ausbilden oder es entsteht eine Stenose oder eine Atresie.

Langhans, Schreiber, Häring, Reding, Siewert, Bünte (Hrsg.)
Aktuelle Therapie des Oesophaguskarzinoms

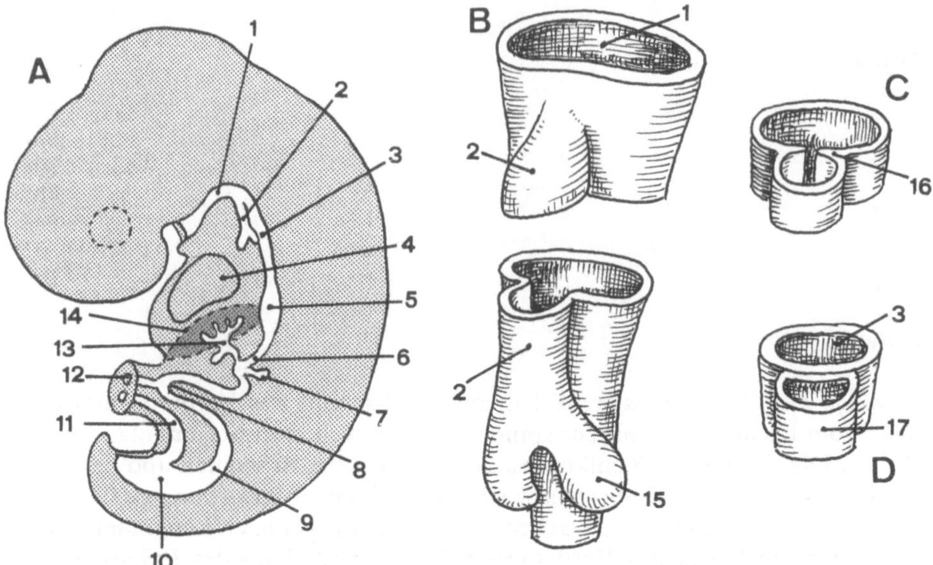

Abb. 1a–d. Entwicklung des Oesophagus, Trachea und Lungen. **a.** Schematischer Sagittalschnitt eines etwa 9 mm langen Keimlings (nach Langmann). **b.** Entstehung der Laryngotrachealrinne und der Lungenknospen. **c.** Bildung des Septum oesophagotracheale. **d.** Oesophagus-Trachea separiert. *1* Schlunddarm, *2* Tracheobronchialdivertikel, *3* Oesophagus, *4* Perikardhöhle, *5* Magen, *6* Duodenalschlinge, *7* Dorsale Pankreasanlage, *8* Nabelschleife, *9* Enddarm, *10* Kloake, *11* Allantois, *12* Dottergang, *13* Leber-Gallenblase, *14* Septum transversum, *15* Lungenknospe, *16* Septum oesophagotracheale, *17* Trachea.

Im 3. Monat wird das Epithel mehrreihig und erhält einen Flimmersaum. Vom Ende der 13. Woche an werden die Flimmerzellen allmählich abgestoßen und das Zylinderepithel wird durch Metaplasie in ein mehrschichtiges Plattenepithel umgewandelt. Bei Neugeborenen können aber noch nahezu regelmäßig Flimmerzellen angetroffen werden (Clara 1955). Drüsen treten gegen Ende des 3. Monates auf, entwickeln sich aber langsam. Schridde (1909) hat bei Erwachsenen in 70% der Fälle in Höhe des Ringknorpels Inseln von der Magenschleimhaut (Cardia- und Fundusdrüsen mit Haupt- und Belegzellen) gefunden. Entwicklungsstadien solcher Drüsen konnten bereits bei Foeten von 105–110 mm SSL nachgewiesen werden. Die zerstreut gelegenen Cardialdrüsen sind im unteren Oesophagusabschnitt regelmäßig zu finden. Der M. constrictor pharyngis inferior erscheint im 12,5 mm Stadium (Zaino et al. 1970), die Ringmuskelschicht der Speiseröhre in der 6. Woche, die Längsmuskelschicht in der 9. Woche. In der 12. Woche sind die definitiven Muskelschichten vorhanden (Jit 1956). Die Querstreifung erscheint in der Muskulatur des proximalen Oesophagusabschnittes nach der Somitenperiode. Es wird vermutet, daß es sich hier um eine primäre Differenzierung der Oesophagusmuskulatur handelt und nicht um eine Ausdehnung der Pharynxmuskulatur (Jit 1974). Die Muscularis mucosae entsteht aus einer Myoblastschicht gleichzeitig mit der äußeren Längsmuskelschicht (Jit 1957).

Entwicklungsstörungen der Speiseröhre führen zur Entstehung verschiedener Fehlbildungen, wovon die Atresie, die tracheooesophagealen Fisteln und Kombinationen beider Formen die häufigsten sind. Bei der *Oesophagusatresie* sind die zwei blind endenden Oesophagusabschnitte meist durch einen verschieden langen soliden Strang miteinander verbunden (Abb. 2a). Seltener enden sie frei ohne sich zu berühren. Die totale Artresie und die Agenesie sind sehr seltene Mißbildungsformen. Die Entstehung der Atresie kann auf die Verklebung des Epithels zurückgeführt werden. Die Verklebung und die Entstehung eines soliden Epithelstranges stellt, wie bereits erwähnt, ein trasitorielles Stadium der normalen Entwicklung dar. Die Rekanalisation erfolgt durch Vakuolenbildung (Johnson 1910). Bleibt die Vakuolisierung aus, so entsteht eine vollständige Atresie; bei unvollständiger Vakuolisierung bleiben Septen zurück. Die Artresie verhindert den normalen Abfluß der Amnionflüssigkeit in den Intestinaltrakt und führt deshalb zum Hydramnion.

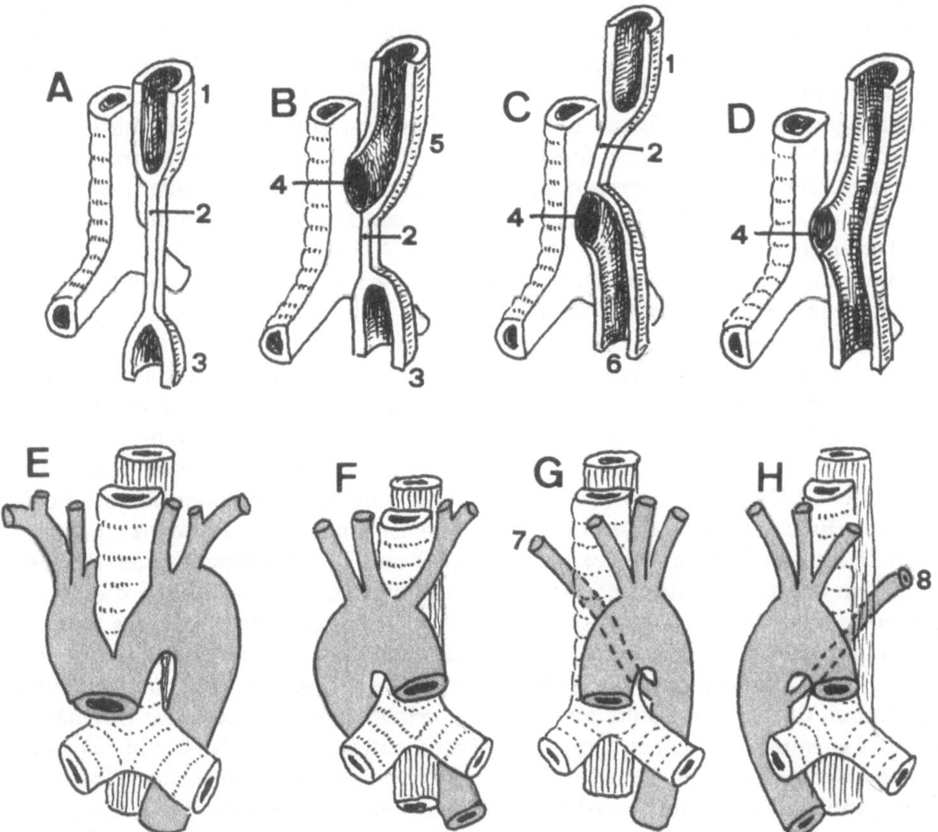

Abb. 2a–h. a. Oesophagusatresie, **b–c.** Oesophagusatresie mit Oesophagotrachealfistel, **d.** Oesophagotrachealfistel, **e.** Doppelter Aortenbogen, **f.** Rechtsseitiger Aortenbogen, **g.** A. lusoria dextra, **h.** A. lusoria sinistra. *1.* Proximaler blinder Oesophagusabschnitt, *2* Fibröser Strang, *3* Distaler blinder Oesophagusabschnitt, *4* Oesophagotrachealfistel, *5* Proximaler Oesophagusabschnitt, *6* Distaler Oesophagusabschnitt, *7* A. lusoria (subclavia) dextra, *8* A. lusoria sinistra.

Tracheooesophageale Fisteln werden durch die inkomplette Ausbildung des Tracheooesophagealseptums verursacht. Am häufigsten steht nur ein Oesophagusabschnitt (in 70–80% der untere) mit der Trachea in Verbindung (Abb. 2c), der andere endet blind. Nur selten kommunizieren beide Abschnitte mit der Trachea (Abb. 2d). Tracheooesophagealfisteln führen meist zur Aspirationspneumonie.
Anomalien des Aortenbogens und der Aa. subclaviae können in einigen Fällen wegen Umzingelung der Trachea und des Oesophagus (Abb. 2e) oder weil sie die Speiseröhre unterkreuzen (Abb. 2f–h) diese Organe komprimieren und so Dispnoe und Dysphagie verursachen; in anderen Fällen, vor allem wenn keine andere kardiovaskulären Defekte vorhanden sind, bleiben sie jedoch symptomlos. Sie stellen seltene Fehlbildungen dar, sind meist mit anderen Anomalien kombiniert und kommen meist im Kindesalter vor. Bei Patienten mit Fallot-Tetralogie wurde in 0,1% ein doppelter Aortenbogen (Abb. 2e), in 23% der Fälle ein rechtsseitiger Aortenbogen (Abb. 2f) gefunden (Bahnson und Blalock 1950). Eine retrooesophageal gelegene A. subclavia dextra *(A. lusoria dextra)* ist dadurch charakterisiert, daß sie nicht aus dem Truncus brachiocephalicus, sondern an der Grenze zwischen Aortenbogen und Aorta descendens entspringt und die Extremität nach Unterkreuzung des Oesophagus erreicht. Mc Donald und Anson (1940) fanden eine solche Arterie in 1% der Fälle (Abb. 2g). Nach unseren Erfahrungen ist die Häufigkeit niedriger, sie beträgt etwa 0,1%. Kombiniert mit kongenitaler Pulmonalstenose fand Blalock (1948) ein solches Gefäß in 4%. Die aus einem rechtsseitigen Aortenbogen entspringende A. lusoria sinistra stellt das Spiegelbild (Abb. 2h) dar. In bezug auf die Gesamtzahl der Fälle mit rechtsseitigen Aortenbogen ist die relative Häufigkeit der A. lusoria sinistra hoch. Solange aus einem normalen Aortenbogen nur in 0,1% eine A. lusoria dextra entspringt, gibt ein rechtsseitiger Aortenbogen in 26% der Fälle eine A. lusoria sinistra ab (Hollinshead 1966).
In solchen Gebieten, in welchen die Muskelschicht kongenital oder aus anderen Gründen schwächer ist, können *Pulsionsdivertikel* entstehen. Am häufigsten treten sie an der Pharynx-Oesophagusgrenze, seltener im Thorakalabschnitt auf. Erstere werden als pharyngeale, hypopharyngeale, oesophageale oder pharyngooesophageale Divertikel bezeichnet. Sie können eine mediane oder laterale Position einnehmen. *Mediane Divertikel* treten meist am oberen Rand des Laimerschen Dreieckes (Laimer-Haeckermann Area) auf. Die Begrenzung des Dreieckes bilden oben der Unterrand des M. cricopharyngeus und beidseits die divergierenden Fasern der Längsmuskulatur des Oesophagus. Der Bogen des Dreieckes ist nur durch die zirkuläre Oesophagusmuskulatur gebildet und stellt dadurch eine denkbar schwache Stelle dar (Abb. 3). *Laterale Divertikel* buchten gewöhnlich durch eine Spalte zwischen M. cricopharyngeus und der zirkulären Oesophagusmuskulatur aus, welche als Durchtrittsstelle des N. laryngeus inferior und der A. laryngea inferior dient und nur von einem Fettpolster abgedichtet ist (Abb. 3). Diese Stelle wird Killian-Jamieson Area genannt. Divertikel können auch höher durch den M. constrictor pharyngis inferior an solchen Stellen durchtreten, wo Gefäßäste die Pharynxwand passieren (Abb. 3). Die meisten pharyngealen Divertikel erscheinen auf der linken Seite. Sie treten nicht vor dem 15. Lebensjahr auf und sind bei Männern häufiger als bei Frauen (Hollinshead 1966).

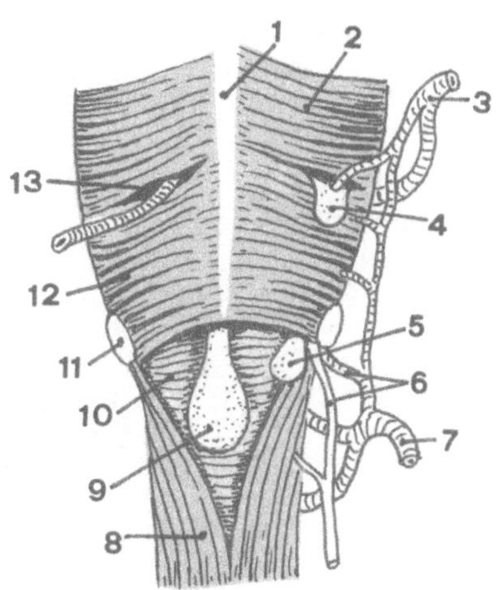

Abb. 3. Häufigste Lokalisation der pharyngealen und hypoharyngealen (pharyngooesophagealen) Divertikeln (nach Shallow T. A., Surg. Gynec. Obstetr. 62, 1936:624). *1* Raphe pharyngis, *2* M. thyreopharyngeus, *3* A. thyreoidea superior, *4* Pharyngeales Divertikulum, *5* Laterales hypopharyngeales Divertikulum im Bereiche der Killian-Jamieson Area, *6* A. laryngea inferior und N. recurrens, *7* A. thyreoidea inferior, *8* Longitudinale Oesophagusmuskulatur, *9* Mediales hypopharyngeales Diverticulum, *10* Zirkuläre Oesophagusmuskulatur (Laimer-sches Dreieck), *11* Cartilago cricoidea, *12* M. cricopharyngeus, *13* Bimar-Lapeyre-sches Knopfloch (Venenaustrittstelle).

Im Brustbereich treten die Pulsionsdivertikel meist im unteren Drittel der Speiseröhre auf. Im Gegensatz zu den meist linksseitigen pharyngo-oesophagealen Divertikel gehen die thorakalen Divertikel aus der rechten hinteren Seite des Oesophagus aus und buchten sich in die rechte Brusthöhle hinein (Grant 1933, Harrington 1948). Sie neigen zur Vergrößerung und führen dadurch zur Abknikkung und Obstruktion der Speiseröhre.

Makroskopische und mikroskopische Vorbemerkungen

Die durchschnittlich 22–25 cm lange Speiseröhre erstreckt sich von der Höhe des 6.–7. Halswirbels bis zur Höhe des 10.–11. Brustwirbels. Topographisch wird sie in 4 Abschnitte, die Pars cervicalis, thoracalis, diaphragmatica und abdominalis geteilt (Testut-Latarjet 1948, Kubik 1968, Töndury 1981) (Abb. 4b).
In ihrem *Verlauf* beschreibt die Speiseröhre sowohl in frontaler als auch in sagittaler Richtung typische *Krümmungen.* Ihr retrokrikoidaler Anfangsteil liegt in der Medianebene. Der zwischen Cricoid und Aortenbogen gelegene untere Hals- und obere Brustabschnitt zeigt eine Biegung nach links, welche ihr Maximum etwa auf Höhe von Th. 3 erreicht. Beim 4. Brustwirbel, hinter dem Aortenbogen, liegt die Speiseröhre wieder in der Medianebene, wendet sich darunter nach rechts und vom 7. Brustwirbel an abwärts wieder nach links, um auf Höhe von Th. 11 links von der Medianebene in den Magen überzugehen. Die frontalen Krümmungen sind flach und überschreiten den Wirbelsäulenrand nicht (Abb. 4a). In sagittaler Richtung beschreibt die Speiseröhre einen flachen ventral konkaven Bogen. Ihr oberer Abschnitt legt sich der Wirbelsäule an. Vom 7. Brustwirbel an abwärts wird sie durch die Aorta descendens allmählich von der Wirbelsäule abgedrängt, so daß beim Hiatus oesophageus die Entfernung der beiden Organe etwa 2,5 cm beträgt (Abb. 4c).
Die *Weite des Oesophagus* wechselt sich in bestimmten Abschnitten. Gewöhnlich gibt es drei enge und zwei erweiterte Stellen. *Engen* finden sich an drei typischen

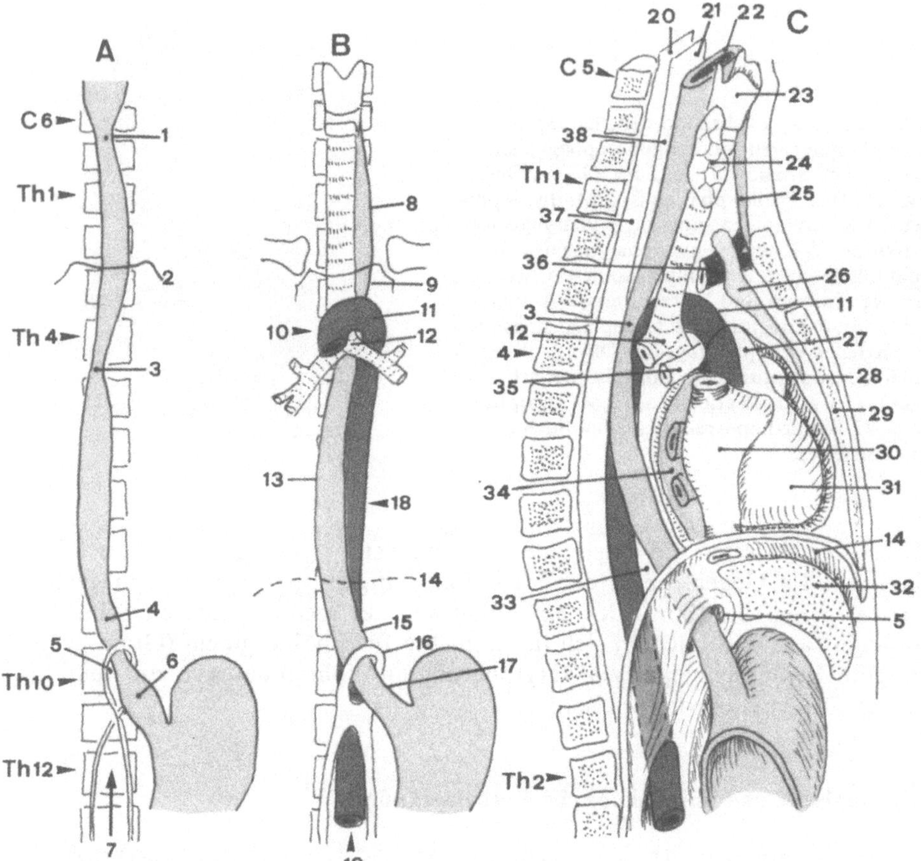

Abb. 4a–c. a. Frontale Biegung und Engen, **b.** Abschnitte des Oesophagus, **c.** Sagittale Biegung und Nachbarbeziehungen. *1* Angustia cricoidea, *2* Incisura jugularis sterni, *3* Angustia bronchoaortica, *4* Ampulla epiphrenica, *5* Angustia diaphragmatica im Hiatus oesophageus, *6* Vestibulum, *7* Hiatus aorticus, *8* Pars cervicalis, *9* Pars supraaortica, *10* Pars bifurcalis, *11* Arcus aortae, *12* Bifurcatio tracheae, *13* Pars thoracalis, *14* Zwerchfell, *15* Pars supradiaphragmatica, *16* Pars diaphragmatica, *17* Pars abdominalis, *18* Aorta thoracica, *19* Aorta abdominalis, *20* Fascia colli profunda, *21* Fascia alaris, *22* Pharynx, *23* Kehlkopf, *24* Schilddrüse, *25* Infrahyale Muskulatur, *26* Thymus, *27* Truncus pulmonalis, *28* Auricula sinistra, *29* Sternum, *30* Rechter Vorhof, *31* Rechte Kammer, *32* Leber, *33* Spatium retrooesophageum, *34* Linker Vorhof, *35* A. pulmonalis dextra, *36* V. brachiocephalica sinistra, *37* Spatium prevertebrale, *38* Spatium retroviscerale.

Stellen. Die *Angustia cricoidea* liegt am Anfang der Pars cervicalis, die *Angustia aortica* bei der Überkreuzung durch den Aortenbogen und den linken Hauptbronchus und die *Angustia diaphragmatica* im Hiatus oesophageus des Zwerchfelles (Abb. 4a). Der thorakale Abschnitt weist wegen der Sogwirkung der Pleurahöhlen zwei erweiterte Stellen mit einem Lumendurchmesser bis zu 20 mm auf. Die obere Breite liegt oberhalb, die untere unterhalb der Angustia aortica.

Die Pars abdominalis (Antrum cardiacum s. Vestibulum) und der 2-3 cm lange supradiaphragmatische Endabschnitt der Pars thoracica (Ampulla epiphrenica nach Friedland 1978 u. Loeweneck 1981) kann ampullär erweitert sein (Abb. 4a). Der Anfang der Speiseröhre, der Oesophagusmund, und das Ende, die Cardia, sind im Ruhezustand durch Hochdruckzonen, welche vom oberen und unteren Oesophagussphincter hervorgerufen werden, verschlossen.
Ähnlich den übrigen Abschnitten des Verdauungstraktes weist der Oesophagus 4 *Wandschichten* auf. Die 0,5-0,8 mm dicke *Schleimhaut* ist im Ruhestand in 5-10 Längsfalten gelegt. Das Schleimhautepithel ist ein hohes mehrschichtiges unverhorntes Plattenepithel. Solche Fälle, wo das distale Oesophagusende — proximal des unteren Sphincters zirkulär über wenigstens 3 cm — mit Zylinderepithel ausgekleidet ist, werden in der Klinik Endobrachyesophagus (in der anglo-amerikanischen Literatur „Barrett's esophagus) genannt. Sie kommen in 1,5-12% der Fälle vor (Hölscher und Siewert 1985). In der Lamina propria der Schleimhaut können, wie bereits erwähnt wurde, stellenweise Inseln von Kardia- und Korpusdrüsen als ortsfremdes Epithelgewebe vorkommen (Schridde 1909). Die Venen der Lamina propria und der *Tela submucosa* unterstützen den Verschluß in den Hochdruckzonen und bilden im unteren Oesophagusabschnitt portokavale Anastomosen (Abb. 10). Oesophagusvarizen entstehen bevorzugt bei portaler Hypertension in der Schleimhaut. Auf- und absteigende submuköse Lymphgefäße begünstigen die Ausbreitung von Karzinommetastasen. Gleitschleim bildende muköse Oesophagusdrüsen sind in der ventralen Wand des oberen und unteren Drittels der Speiseröhre zahlreicher als in ihrem mittleren Bereich. Bei Abflußbehinderung können sich einzelne davon zu größeren Zysten erweitern. Die innere zirkuläre und die äußere longitudinale *Muskelschicht* besteht im oberen Viertel bis oberen Drittel aus quergestreifter Muskulatur. Etwa in Höhe der Traheabifurkation wird diese allmählich durch glattes Muskelgewebe abgelöst. Die aus lockerem Bindegewebe bestehende *Tunica adventitia* führt Blutgefäße und Nerven und baut den Oesophagus verschiebbar in die Umgebung ein. Die Verschiebbarkeit erlaubt bei der Peristaltik, beim Schlucken und bei der Atmung einen Aufstieg der Pars abdominalis in die Brusthöhle. Die Verkürzung bei der Peristaltik kann bis ein Viertel der Gesamtlänge betragen. Die Fixation beim Oesophagusmund und beim Hiatus oesophageus führt zu einer Längsspannung, die so stark ist, daß sich die Speiseröhre nach einer Durchschneidung um mindestens 10 cm verkürzt (Rauber-Kopsch 1987).

Topographie

Die etwa 5 cm lange *Pars cervicalis* reicht vom Oberrand des Ringknorpels (Höhe C. 6) bis zur Incisura jugularis sterni (Höhe Th. 2-3) (Abb. 4a). Ihr Anfang, der Oesophagusmund, stellt mit einem Durchmesser von 14 mm die obere Oesophagusenge *(Angustia cricoidea)* dar. Im Ruhezustand ist der Oesophagusmund durch eine Hochdruckzone, welche durch den oberen Oesophagussphincter hervorgerufen wird, verschlossen (Hurwitz et al. 1979). Als Sphincter dienen nach Killian (1908) und Zaino et al. (1970) der M. cricopharyngeus (extrinsic component) und die zirkuläre Oesophagusmuskulatur (intrinsic component).

Die 0,5–1 Sek. dauernde Relexation des Sphincters beim Schluckakt ist mit der Kontraktion der Pharynxmuskulatur koordiniert. Die Schließung des Sphincters löst eine peristaltische Welle im Oesophagus aus. Die Innervation der Pharynx- und der Oesophagusmuskulatur sowie des Sphincters erfolgt durch die Nn. vagus und glossopharyngeus. Die Koordination der Bewegungsabläufe steht unter Kontrolle des medullären Schluckzentrums (Doty 1976). Die Schließung des Oesophagusmundes wird noch durch die Füllung eines submukösen Venenplexus unterstützt (Rauber-Kopsch 1987). Die zwei Teile dieses Plexus (ventrale, dorsale) wurden von Elze und Beck (1918) detailliert untersucht und Rete mirabile hypopharngis genannt (Siehe Venen S. 36, Abb. 11a, b).

Aus der anfänglich medianen Lage biegt der Halsteil der Speiseröhre nach links aus und bildet so mit der Trachea eine Rinne, in welcher der N. laryngeus recurrens und die Lnn. paratracheales cervicales (Rekurrenskette) an der Vorderfläche des Oesophagus liegen (Abb. 5). Im oberen Teil der Rinne befinden sich die A. laryngea inferior und mitunter das untere Epithelkörperchen. Rechts steigt der N. laryngeus recurrens hinter der Trachea am Oesophagusrand auf. Von den nahegelegenen Schilddrüsenlappen berührt meist der linke die Speiseröhre. Weiter lateral folgen ohne direkten Kontakt der Gefäßnervenstrang und der Truncus symphathicus. Die Speiseröhre, Trachea und Schilddrüse werden von einer gemeinsamen Bindegewebsscheide (Vagina visceralis colli) umhüllt und in das umgebende lockere Bindegewebe beweglich eingebaut. Die Vagina visceralis verbindet sich beidseits der Speiseröhre durch je eine sagittale Lamelle (Septum sagittale) mit der Fascia colli profunda (Fascia prevertebralis). Die so entstandene retroviscerale Spaltraum wird nach Grodinsky und Holyoke (1938) und Grodinsky (1939) durch die frontalgestellte Fascia alaris zweigeteilt. Der vordere, zwischen Pharynx bzw. Oesophagus und der Fascia alaris gelegene Raum (Spatium retroviscerale) reicht variierend bis zu C. 6 bzw. Th. 4, wo sich die Fascia alaris mit der Oesophagusfaszie vereinigt. Der hintere, zwischen der Fascia alaris und prevertebralis gelegene Raum (Spatium prevertebrale) reicht dagegen bis zum Zwerchfell hinunter. In diesem Raum können sich Eiterungen im ganzen hinteren Mediastinum ausbreiten. Deshalb wurde dieser Raum von Grodinsky und Holyoke als "danger space" bezeichnet (Abb. 4c).

Die Muskelschicht des zervikalen Oesophagus besteht vorwiegend aus quergestreifter Muskulatur. In der Schleimhaut sind, wie bereits erwähnt wurde, neben den Glandulae oesophageae oft (70%) Inseln von Kardia- und Fundusdrüsen, welche zu Errosionsprozessen führen können, zu finden (Schridde 1909).

Die etwa 16–20 cm lange *Pars thoracalis* des Oesophagus erstreckt sich vom 2.–3. bis zum 8.–9. Thorakalwirbel und bildet das tiefste Gebilde des hinteren Mediastinum. Der überkreuzende Aortenbogen unterteilt den Brustabschnitt in die Portio supraaortica und retropericardiaca.

Die *Portio supraaortica* (retrotrachealis nach Töndury 1981, suprabronchialis nach Testut-Jacob 1914) liegt direkt vor der Wirbelsäule, hinter und etwas links von der Trachea. Sie ist links mit dem N. laryngeus recurrens sinister, die Aa. carotis communis und subclavia sinistra, dem Ductus thoracicus, der linken laterotrachealen Lymphknotenkette und dem N. vagus sinister benachbart. Rechts grenzt sie an die Pleura mediastinalis (Abb. 5).

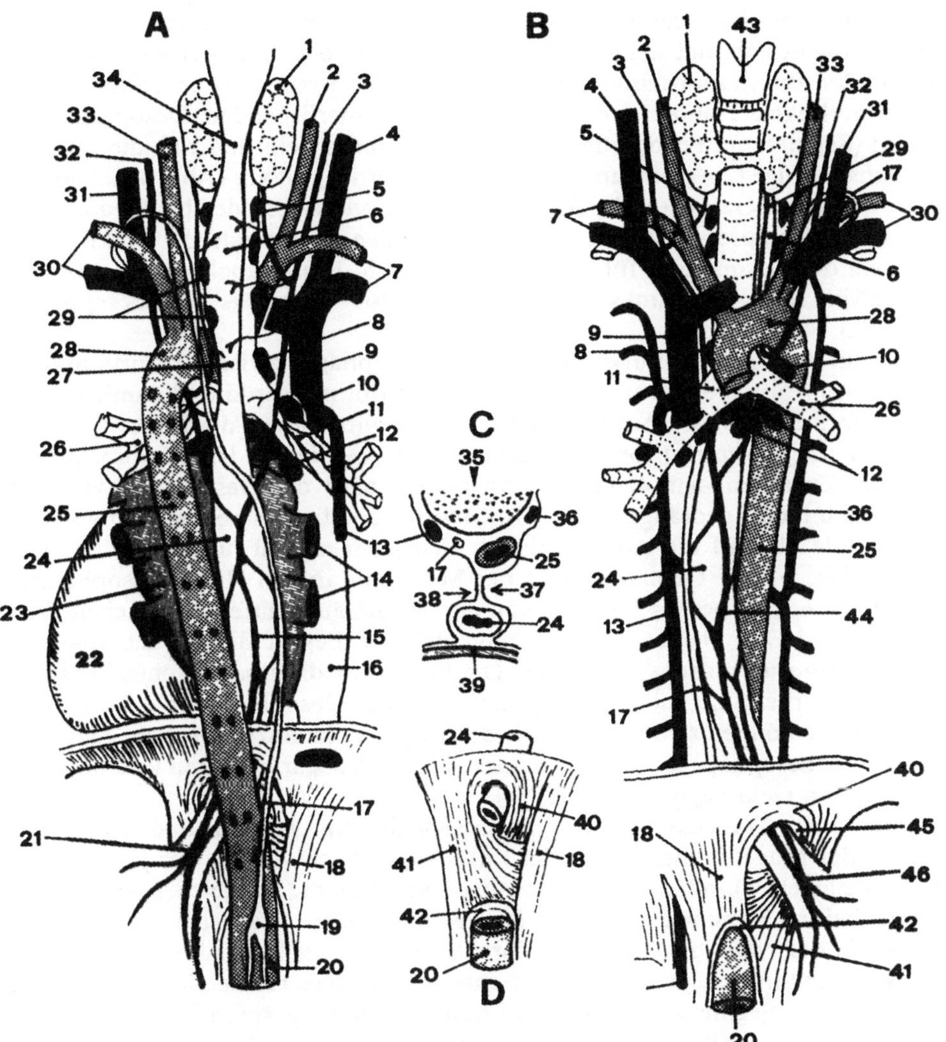

Abb. 5a, b. Topographie des Oesophagus. **a.** Ansicht von hinten, **b.** Ansicht von vorne. *1* Schilddrüse, *2* A. carotis communis dextra, *3* N. vagus dexter, *4* V. jugularis interna dextra, *5* N. laryngeus recurrens dexter mit Lnn. paratracheales cervicales, *6* Pars cervicalis oesophagi, *7* A. V. subclavia dextra, *8* Ln. paratrachealis, *9* V. cava superior, *10* Ln. tracheobronchialis, *11* Rechter Hauptbronchus, *12* Lnn. bifurcationis, *13* V. azygos, *14* Vv. pulmonales dextrae, *15* Plexus oesophageus posterior, *16* Atrium dextrum, *17* Ductus thoracicus, *18* Crus mediale dextrum, *19* Cisterna chyli, *20* Aorta abdominalis, *21* Truncus vagalis posterior, *22* Linke Kammer, *23* Linker Vorhof, *24* Pars thoracalis oesophagi, *25* Aorta thoracica, *26* Linker Hauptbronchus, *27* Angustia aortica, *28* Arcus aortae, *29* N. laryngeus recurrens sinister mit Lnn. paratracheales cervicales, *30* A.V. subclavia sinistra, *31* V. jugularis interna sinistra, *32* N. vagus sinister, *33* A. carotis communis sinistra, *34* Angustia cricoidea, *35* Wirbelkörper, *36* V. hemiazygos, *37* Recessus interaorticooesophageus, *38* Recessus interazygooesophageus, *39* Pericardium, *40* Hiatusschlinge, *41* Crus mediale sinsistrum, *42* Lig. arcuatum medianum, *43* Kehlkopf, *44* Plexus oesophageus anterior, *45* Hiatus oesophageus, *46* Truncus vagalis anterior.

Auf Höhe der Tracheabifurkation steigt die Speiseröhre hinter dem linken Hauptbronchus ab und steht mit dem Aortenbogen, den linken Tracheobronchial- und den Bifurkationsknoten in Verbindung. Die Kreuzung des Aortenbogens mit dem linken Hauptbronchus engt den dahinterliegenden Oesophagusabschnitt (Segmentum retroaorticum und Hilussegment) ein und ruft die mittlere Oesophagusenge (Angustia aortica s. broncho-aortica) hervor (Abb. 4c). Anomalien der großen Gefäße und pathologische Veränderungen der Nadhbarorgane können zu Kompressionen, zu tracheobronchialen Fisteln oder zu Traktionsdivertikeln des Oesophagus führen. Oberhalb des 5. Brustwirbels unterkreuzt der schräg von rechts und links aufsteigende Ductus thoracicus den Oesophagus (Abb. 5a).

Unterhalb der Tracheabifurkation liegt der Oesophagus zwischen Aorta und V. azygos (Abb. 5b), grenzt vorne an die Pars posterior pericardii und damit an den linken Vorhof (Abb. 4c). Auf Grund dieser Lage wird dieser Abschnitt variierend *Portio interazygo-aortica,* retropericardiaca, retrocardiaca oder infrabronchialis genannt. Zwischen dem 4. und 5. Brustwirbel wird der Oesophagus von der Aorta nach rechts gedrängt. Vom 7. Brustwirbel an abwärts hebt er sich von der Wirbelsäule ab und die Aorta verlagert sich nach medial hinter ihn. Beim 9. Brustwirbel, wo der Oephagus links der Mittellinie in den Hiatus oesophageus eintritt, hat er sich bereits 1,5–2 cm von der Wirbelsäule entfernt. Zwischen Wirbelsäule und Oesophagus ist am Röntgenbild in diesem Bereich das *Spatium retrooesophageum* zu sehen (Abb. 4c). Die Pleurae mediastinales stehen beidseits zwischen Wirbelsäule und Lig. pulmonale mit dem Oesophagus in lockerer Verbindung. Sie können sich im Bereiche des Recessus interazygooesophageus und interaorticooesophageus einander nähern oder sich sogar berühren und dadurch eine Art von Gekröse bilden (Abb. 5c).

Unterhalb der Tracheabifurkation legen sich die Nn. vagi der Speiseröhre an. Infolge der Magendrehung wird der linke Vagus nach ventral, der rechte nach dorsal verlagert. Durch die Aufsplitterung und durch die zahlreichen Anastomosen der beiden Stämme entsteht der *Plexus oesophageus,* aus welchem die Trunci vagales in der Nähe des Zwerchfelldurchtrittes hervorgehen (Abb. 5a–b).

Das von der Linksbiegung bis zum Hiatus oesophageus reichende 2–4 cm lange epiphrenische Segment kann sich bei tiefer Einatmung spindel-, birnen- oder glockenförmig erweitern. Diese von Templeton (1944) als Ampulla epiphrenica (Abb. 4a, 8b) benannte physiologische Erweiterung darf nicht mit einer Hiatushernie verwechselt werden. Wenn sie am Röntgenbild sichtbar ist, erleichtert sie die Höhenlokalisation des Hiatus oesophageus. Der Übergang des tubulären Oesophagusabschnittes ins Vestibulum ist die tubulovestibuläre Verbindung (junction). Lerche (1950) hielt die Wandverdickung in diesem Gebiet für den unteren Oesophagussphincter. Bei Gleithernien kann dieser beim Oesophagogramm eine ringförmige Struktur bilden, welche von Wolf (1970–73) als A-Ring bezeichnet wurde (Abb. 8). Die Sphincterfunktion dieses kontrahierten Ringes wird im allgemeinen als geringfügig betrachtet.

Die *Pars abdominalis* ist der meist untersuchte Oesophagusabschnitt und hat auch die meisten Synonymbezeichnungen wie: leeres Segment, verstecktes Segment, Antrum cardiacum und Vestibulum. Von den Röntgenologen wird Vestibulum bevorzugt. Die Lage, Länge und Form des abdominalen Abschnittes ändert sich beim Schlucken und bei der Atmung und ist auch vom Füllungszustand abhängig. Deshalb gibt es gewisse Unterschiede zwischen den anatomischen und klinischen Angaben. Nach Friedland (1978) liegt das proximale Ende des Vestibulum im Ruhezustand und bei normaler Atmung im Brustraum, der Mittelteil im Hiatus oesophageus und der untere Abschnitt im Bauchraum. Friedland bezeichnet den unteren Abschnitt als Pars abdominalis, Wolf (1973) als "submerged segment". Anatomisch gesehen zieht die Pars abdominalis vom Hiatus oesophageus in einem links und abwärts gerichteten Verlauf zur Kardia und hat zwei Abschnitte, die Pars diaphragmatica und die Pars abdominalis im eigentlichen Sinne (Abb. 4). Ihre Länge variiert zwischen 2–5 cm. Bei der füllungsbedingten Ausweitung des Magens und der Pars abdominalis verschwindet die letztere indem sie in den Thoraxraum aufsteigt (Braus 1924). Markierungsversuche haben während des Schluckens und bei tiefer Inspiration einen ähnlichen Aufstieg gezeigt. Temporär steigt während der Peristaltik sogar der Magen etwa 1 cm weit in den Thorax auf (Berridge et al. 1966, Berridge und Friedland 1967, Berridge 1975, Dodds 1977). Neben der Lageänderung erfolgt auch eine Formänderung indem das Vestibulum beim Schlucken länger und breiter, bei tiefer Inspiration dagegen lang und schmal wird (Berridge und Friedland 1967, Berridge 1975).

Die *Pars diaphragmatica* des Oesophagus liegt im Hiatus oesophageus des Zwerchfells auf Höhe des 9. Thorakalwirbels (Th 10–11 nach Rauber-Kopsch), etwas links der Mittellinie und 2 cm von der Wirbelsäule entfernt. Der Hiatus oesophageus stellt einen von rechts oben und hinten nach links vorne und unten schräg verlaufenden Kanal dar, dessen vordere Wand kürzer ist (0,5 cm) als die hintere (1–2 cm). Er wird in der Regel von den mittleren und medialen Muskelbündel des Crus mediale dextrum umschlossen, welche aus dem sehnigen Rand des Hiatus aorticus (Lig. arcuatum medianum) entspringen und die sog. Hiatusschlinge bilden. Die breite hintere Kanalwand wird von demjenigen Randabschnitt des nach links überkreuzenden medialen Bündels gebildet, welcher vom mittleren Bündel verdeckt dorsal entspringt (Abb. 5a–b).

Der Oesophagus ist durch die *Membrana phrenicooesophagealis* fixiert. Diese elastische Lamelle enthält auch Muskelfasern aus dem Oesophagus und nach Töndury (1981) auch aus dem Zwerchfell. Sie schließt die Spalte zwischen Speiseröhre und Zwerchfell ab, ermöglicht jedoch durch ihre Elastizität am Ende des Schluckaktes das Aufsteigen des Magens etwa 1 cm weit in die Brusthöhle und zieht ihn nach dem Schluckakt wieder in die Bauchhöhle zurück. Die Phrenicooesophagealmembran wurde 1853 von Treitz und 1889 von Laimer ausführlich beschrieben, deshalb wird sie von späteren Autoren Laimer-Faszie, bzw. Treitz-Laimer Membrane genannt. Allison (1962) betonte, daß die Phrenicooesophagealmembran die Ausbildung von Hiatushernien verhindert, darum nennt man sie auch Allison-Membran. Über ihre Struktur gibt es in der Literatur unterschiedliche Auffassungen. Eliska (1973) stellte in diesem Zusammenhang fest, daß es 4 altersabhängige Membrantypen gibt. Es gibt nur beim *foetalen Typ* zwei von der oberen und unteren Zwerchfellfaszie abstammende Membranen. Sie vereinigen sich am oberen Hiatusrand und sind auch mit der Adventitia des Oesophagus verwachsen, wodurch die Speiseröhre praktisch mit dem Hiatus verschmolzen ist (Abb. 6a). Beim *juvenilen Typ* (bis 20–30 J.) ist die Speiseröhre nicht mehr mit dem Hiatus verschmolzen und die obere Zwerchfellfaszie ist auch stark verdünnt. Die noch stark elastische Phrenicooesophagealmembran wird durch die T-förmig aufgeteilte untere Zwerchfellfaszie gebildet. Die obere Membranlippe steigt durch den Hiatus oesophageus auf und inseriert am Brustteil des Oesophagus, die absteigende untere Lippe ist an der Pars abdominalis oesophagi befestigt. Die Lippen sind von der Speiseröhre durch lockeres Bindegewebe getrennt. Ihre Insertion erfolgt an den beiden Lippenenden und dazwischen durch zahlreiche Fortsätze, die teils an der Adventitia verankert sind, teils durch die Muskelschichten in die Submucosa einstrahlen (Abb. 6b). Nach Favera (1906) bilden die zwei Lippen einen Faszienschlauch, in welchem die Speiseröhre, ähnlich wie eine Sehne in der Sehnenscheide, hin- und hergleiten kann. Mit Zunahme des Alters wird das lockere Bindegewebe zwischen der Speiseröhre und der Phrenicooesophagealmembran vermehrt und durch Fettinseln infiltriert. All diese Veränderungen erlauben das Auf- und Abgleiten der Speiseröhre innerhalb der Membrane.

Beim *Alterstyp* über (50 J.) vermindern sich die elastischen Fasern in der Phrenicooesophagealmembran. Die Ansatzstellen der Membranlippen verschieben sich nach cranial und caudal um etwa 1–2 cm, wodurch die Unterlippe am oberen Teil des Magens angehaftet wird. Wegen der Vermehrung des perioesophagealen lockeren Bindegewebes und der Rückbildung der Membranfortsätze gibt es nur noch eine obere und eine untere Lippenhaftstelle. Diesen Veränderungen zufolge wird die Mobilität der Speiseröhre erhöht. Zusätzlich sammelt sich zwischen Peritoneum und der Phrenicooesophagealmembran noch Fettgewebe an (Abb. 6c).

Beim *Übergangstyp* (transitional type) ist zwischen Bauchfell und der Phrenicooesophagealmembran bereits so viel Fett angesammelt, daß dadurch die Membranunterlippe durch den Hiatus oesophageus bis zur Oberlippe hinaufgedrückt wird. Schließlich gibt es nur noch eine etwas verlängerte Lippe, welche eine erhöhte Mobilität zuläßt (Abb. 6d). Der Übergangstyp kann nach Eliska (1973) kontinuierlich in eine Gleithernie übergehen, wenn sich die Phrenicooesophagealmembran stark verdünnt und keine elastischen Fasern enthält und sich der Magen deshalb nicht mehr in die Bauchhöhle zurückziehen kann (Abb. 6e).

Die Phrenicooesophagealmembran ist ein Locus minoris resistentiae, durch den die Hiatushernien (Gleit- und Paraoesophagealhernien) in den Brustraum eindringen können. Die mit Peritoneum bedeckte Vorderfläche der Pars abdominalis ist durch das kleine Netz in der Fissura sagittalis sinistra der Leber fixiert (Lig. hepatooesophageum). Sie bildet die hintere Wand des Recessus superior bursae omentalis und berührt den Lobus caudatus und den linken Leberlappen, an dessen Hinterfläche sie den Sulcus oesophageus bildet. Die am linken Zwerchfellschenkel gelegene Hinterfläche des abdominalen Abschnittes ist frei von Peritoneum.

Die Trunci vagales treten dem Oesophagus anliegend aus der Brust- in die Bauchhöhle ein; in umgekehrter Richtung verlaufen die Rr. oesophageales der A. gastrica sinistra und der Aa. phrenicae inferiores sowie die Vv. comitantes n. vagi. Die Plexus oesophagei vereinigen sich zu je einem oder zu je zwei dicht nebeneinander liegenden Stämmen in 80% der Fälle. In 20% der Fälle gibt es mehrere weit auseinander liegende Stämme oder das Geflecht bleibt erhalten

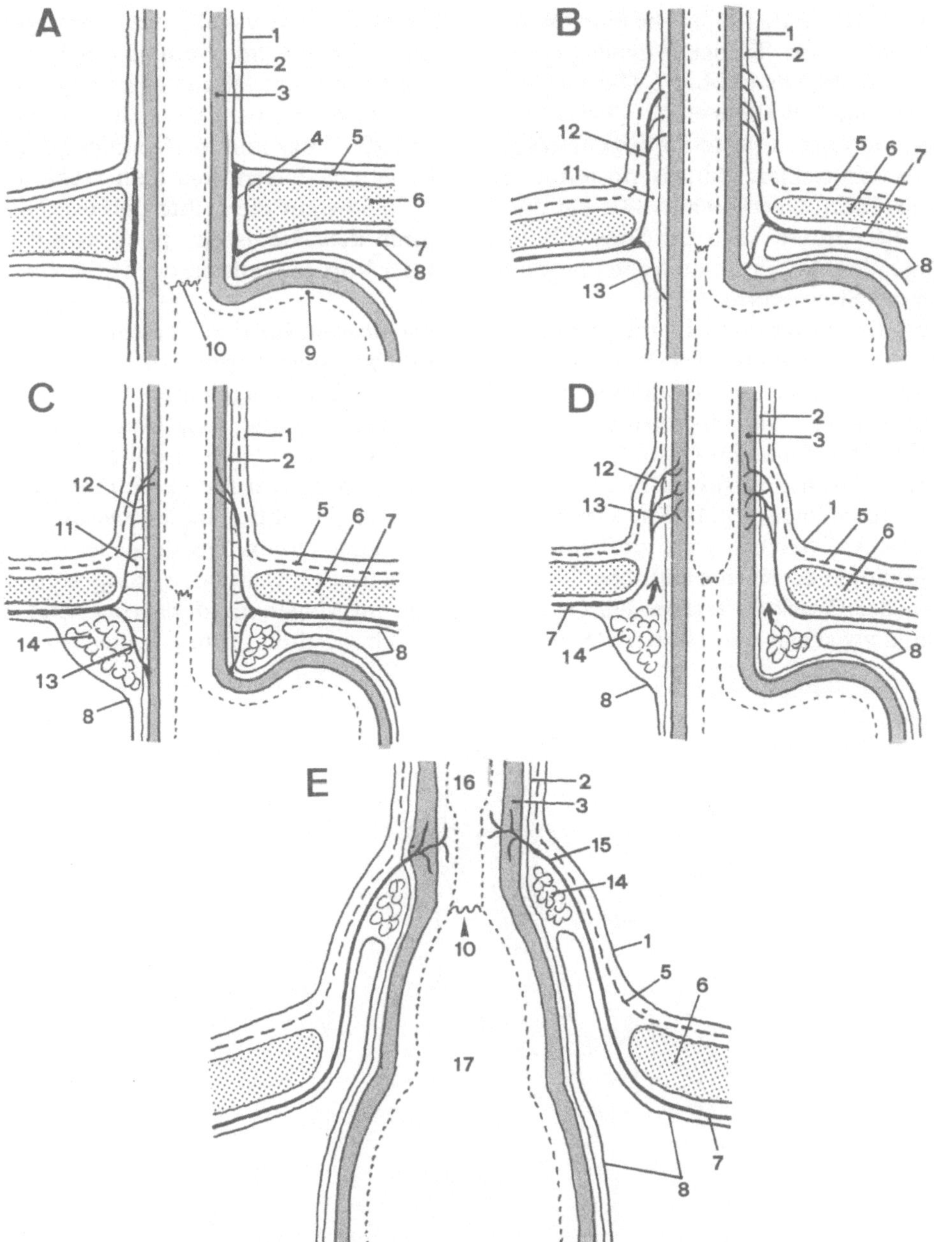

Abb. 6a–e. Altersabhängige Strukturvarianten der Membrana phrenicooesophagealis (nach Eliska 1973). **a.** Foetaler Typ, **b.** Juveniler Typ, **c.** Alterstyp, **d.** Übergangstyp (Vorstufe einer Hiatushernie), **e.** Axiale Hiatushernie. *1* Pleura, *2* Oesophagusfaszie (Adventitia), *3* Muskelschicht, *4* Mit der Faszie verwachsene Membranen, *5* Fascia diaphragmatis superior, *6* Zwerchfell, *7* Fascia diaphragmatis inferior, *8* Peritoneum, *9* Schleimhaut, *10* Z-Linie, *11* Perioesophagealer Bindegewebsraum, *12* Oberlippe, *13* Unterlippe der Phrenicooesophagealmembran, *14* Subperitoneales Fett, *15* Verschmolzene Membranlippen, *16* Oesophagus, *17* Magen (herniierter Abschnitt).

(Dragstedt et al. 1947). Die Entstehungsstelle des Truncus vagalis anterior liegt 2–6 cm, die des Truncus vagalis posterior etwas tiefer, 2–4 cm oberhalb des Hiatus oesophageus (Abb. 5). Die Lage der Trunci vagales im Hiatus oesophageus variiert nach Walters et al. (1947) wie folgt: Der aus dem linken Vagus hervorgegangene Truncus anterior liegt in 62% ventral, in 20% links und in 18% hinter der Speiseröhre. Der Truncus posterior, der mehrheitlich Fasern aus dem rechten Vagus führt, lagert sich in 44% auf die dorsale, in 34% auf die rechte und in 32% auf die vordere Seite der Speiseröhre. Die durch den Hiatus oesophageus aufsteigenden Arterien und Venen liegen teils an der Vorder-, teils an der Hinterfläche der Speiseröhre.

Die Pars abdominalis ist im Ruhezustand verschlossen, für den Verschluß werden hauptsächlich zwei Faktoren verantwortlich gemacht, die 3–4 cm lange Hochdruckzone und der in diesem Bereich gelegene 2 cm lange untere Oesophagussphincter. Die Hochdruckzone trennt den Oesophagus vom Magen. Der Druck im terminalen Oesophagus ist konstant etwa 15–20 Hg mm höher als im Magen. Diesem positiven Druck steht ein konstant negativer Druck im thorakalen Oesophagus gegenüber. Der positive Druck in der abdominalen Oesophagusstrecke, welcher vom größeren intraabdominalen Druck herrührt, dient als „funktioneller Kardiasphincter“. Bei intraabdominaler Drucksteigerung steigt zwar der Druck im terminalen Oesophagus und im Magen an, der Druckunterschied zwischen den beiden Organe bleibt jedoch erhalten. Zum Ausgleich zu-

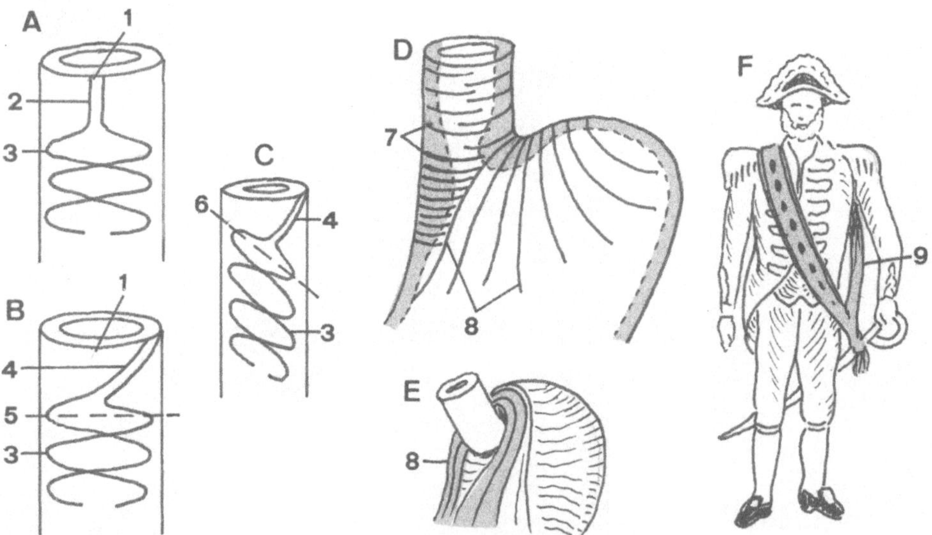

Abb. 7a–f. Unterer Oesophagussphincter. **a.** Anordnung der Muskelfasern im oberen Oesophagusabschnitt, **b.** unterer Oesophagusabschnitt mit wendelförmig verdrehter Längsmuskelschicht, **c.** Wringverschluß nach Kaufmann et al. (1968), **d.** Anordnung der Sphincterfasern nach Liebermann-Meffert et al. (1979) (grau: Wanddicke der Muskelschicht), **e.** Darstellung der Schlingfasern von Helvetius, **f.** Schweizergardist. *1* Sagittale Mittelachse, *2* Längsmuskelfasern, *3* Ringfasern, *4* Wendelfasern, *5* Querachse der Ringmuskeln, *6* Verdrillte Querachse nach Kontraktion der Wendelfasern (Lumeneinengung = Wringverschluß), *7* Semizirkuläre Fasern, *8* Fibrae obliquae (Schlingfasern), *9* Degenhalter (keine Kravatte!).

sätzlicher Druckbelastung aus dem Magen und zur Verhinderung eines Rückflusses in die Speiseröhre ist noch eine Sphincterwirkung der Oesophagusmuskulatur erforderlich.

Es gibt verschiedene Ansichten über *Form und Struktur des unteren Oesophagussphincters*. Eine Autorengruppe gibt einen Ringmuskel an der Grenze zwischen tubulärer und sakkulärer Portion an, eine zweite bei der Kardia. Erstere wurde als A-Ring (Abb. 8b–d), letzere als Constrictor cardiae genannt. Nach der dritten, auch heute noch vertretenen Auffassung erstreckt sich der Sphincter einige cm über der Kardia und besteht aus Ringfasern (constrictor cardiae) und aus Schlingfasern. Die die Kardia von links umfassenden U-förmigen (Fibrae obliquae) wurden von Verheyen (1699), Helvetius (1719), Haller (1764), His (1903), Cunningham (1906), Forsell (1912) und Ledrum (1937) beschrieben und tragen die Eigennamen all dieser Autoren. Haller verglich die schräggestellte Schlinge mit dem Degenhalter der Schweizergardisten (Abb. 7e–f). Bei der englischen Übersetzung wurde der Vergleich nicht berücksichtigt und anstelle von "sword belt" der Name "swiss tie, collar or cravat" eingeführt. So entstand bei der Rückübersetzung: Schweizerkravatte. Lieberman-Meffert et al. (1979) betrachten die Wandverdickung zwischen Zwerchfell und Incisura cardiaca als unterer Oesophagussphincter. Die dichte Stelle der Wandverdickung bildet den schräggestellten gastrooesophagealen Ring. Sie fanden anstelle der zirkulären nur rechts- und linksseitige semizirkuläre Fasern, welche auf der Seite der großen Kurvatur durch Fibrae obliquae ersetzt sind. Das Zusammenwirken der beiden Fasersysteme sollte einen konzentrischen Schluß erzielen (Abb. 7d). Nach Kaufmann et al. (1968) ist die Muskelarchitektonik im terminalen Oesophagus durch spezielle Anordnung der Muskelzüge charakterisiert. Die verdrehten Längszüge bilden eine nach links absteigende Wendel. Bei der Verkürzung des gewendelten Bündels werden die inneren zirkulären Fasern aus der Querebene schräg zur Organlängsachse gestellt, d.h. verdrillt. Diese Verdrillung führt am terminalen Oesophagus zum *Wringverschluß* (Abb. 7a–c).

Der untere Oesophagussphincter verhindert den Reflux des Mageninhaltes in den Oesophagus, deshalb kann eine Tonusverminderung zur gastrooesophagealen Reflux, der erhöhte Tonus dagegen zur Dysphagie (Cardiaspasmus) führen. Die Sphincterfunktion ist von vielen kompliziert zusammenwirkenden Faktoren (intrinsic myogener Faktor, autonome Innervation, gastrin und andere gastrointestinale Hormone) abhängig (Hüpscher 1988). Der Verschlußmechanismus wird noch durch Zwerchfellkontraktion und durch Venenpolster unterstützt, woraus ein sog. angiovaskulärer Verschluß resultiert. Dazu kommen noch Längsfalten im geschlossenen Oesophagus, die einen Mukosazapfen bilden, welcher von Chrispin et al. (1967) als muköse Drosselspule bezeichnet wurde. Gubaroff (1886) und später Hurst und Rake (1929) behaupteten, daß die Incisura cardiaca bzw. eine von dieser gebildeten Klappe die Kardia schließt. Nach Hayek (1933) und Dornhorst et al. (1954) existiert der Gubaroff'sche, bzw. Hurst'sche Klappe nicht. Experimente von Zaino et al. (1963) und Dornhorst et al. (1954) haben gezeigt, daß die Incisura cardiaca, deren Winkel zwischen 70–110° variieren kann, beim Kardiaverschluß keine Rolle spielt. Botha (1958 u. 1962) und Byrnes u. Dubienski (1963) betrachten die Muscularis mucosae als einen wichtigen Sphincter der Kardia. Zieht man alle erwähnten Komponenten in Betracht, so

wäre für den unteren Oesophagussphincter die vom Zaino et al. (1963) geprägte Bezeichnung "lower oesophageal vestibular complex" richtig.
Bei kontrahierter Kardia finden sich beim oesophagogastrischen Übergang rosettenförmige (Magendie 1823) oder sternförmige (Lizars 1823) *Schleimhautfalten,* bei offener Kardia dagegen eine halbmondförmige Querfalte (Barry und Crawford 1900, Hayek 1933). Templeton (1944) fand die letztere an Oesophagogrammen als ringförmige Eindellung, welche später von Wolf et al. (1958) als B-Ring bezeichnet wurde (Abb. 8b–d). Anatomische Studien haben gezeigt, daß die Bogenfalte durch den Oberrand der Schlingfasern hervorgerufen wird und die Lage der Kardia angibt (Friedland et al. 1966). In rechtsseitigen Schrägaufnahmen können die Schleimhautfalten, entsprechend des Verlaufes der Fibrae obliquae, eine Bogen- oder Kaputzenform annehmen, welche von Cimmino (1960) „Burnuszeichen" genannt wurde. Nach Edelson und Rosenblatt (1962) und Stiennon (1963) gibt es nur bei Hiatushernien einen B-Ring, weil in diesen Fällen die Schleimhaut wegen der Verkürzung der Muskelschicht überschüssig wird.
Der *Übergang des Plattenepithels der Speiseröhre in das prismatische Magenepithel* erfolgt entlang einer gezackten Linie, welche al *Z-Linie* oder *Ora serrata*

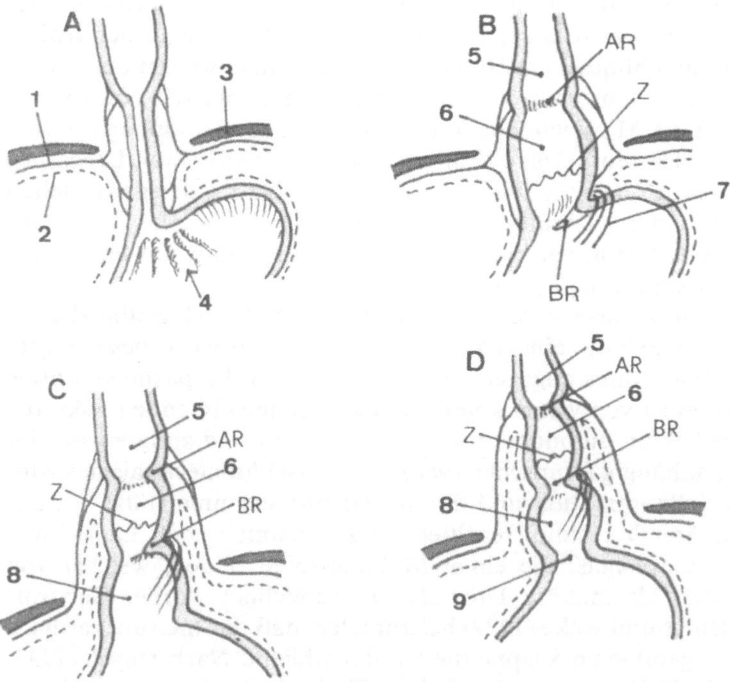

Abb. 8a–d. a. Kontrahiertes Vestibulum, **b.** Relaxiertes Vestibulum, **c.** Physiologische Magenprotrusion, **d.** Hiatushernie (Modifiziert nach Friedland et al. 1966, und Hafter 1972). *1* Phrenicooesophagealmembran, *2* Peritoneum, *3* Zwerchfell, *4* Rosettenförmige Schleimhautfalten, *5* Ampulla epiphrenica, *6* Vestibulum, *7* Schlingfasern (Fibrae arcuatae), *8* Herniierter Magenabschnitt, *9* Eingeschnürter Magenabschnitt. AR = A-Ring, BR = B-Ring, Z = Z-Linie (Ora serrata).

bezeichnet wird. Sie ist variierend bei oder in der Nähe der Kardia, im Vestibulum oder auf Höhe des Hiatus oesophageus lokalisiert (Abb. 8). Markierungsversuche haben gezeigt, daß die Lage variabel ist, da sie im Oesophagus, je nach Füllungzustand, Respirationsphase oder auch spontan auf- und abwandern kann (Palmer 1953). Man nimmt an, daß die Spontanbewegungen durch die Muscularis mucosae durchgeführt werden.

Die Pars abdominalis oesophagi ist, wie bereits besprochen wurde, in den Hiatus oesophageus verschieblich eingebaut. Mit Zunahme des Alters verschiebt sich nicht nur die Pars abdominalis, sondern auch der Magen etwa 1 cm in den Brustraum hinein. Deshalb ist in diesem Fall ein oberhalb des Hiatus oesophageus gelegener B-Ring normal (physiologische Magenprotrusion) (Abb. 8c). Es kann nur dann pathologisch angesehen werden, wenn der herniierte Magen breiter ist als 1 cm und wenn er nach dem Schlucken nicht mehr in die Bauchhöhle zurückgezogen wird. Der Nachweis von 3 Ringen (Hafter 1972) ist ein verläßliches röntgenologisches Zeichen einer Hiatushernie. Der erste, nicht immer deutliche, Ring liegt beim tubulo-vestibulären Übergang (A-Ring), der zweite ist zwischen Vestibulum und herniiertem Magenabschnitt (B-Ring), der dritte ist die Einschnürung des herniierten Magens durch den Hiatus oesophageus (Abb. 8d).

Eine Hiatushernie kann, muß aber nicht zu einem gastrooesophagealen Reflux führen; bei der Refluxkrankheit ist dagegen ein Hiatushernie in 90% der Fälle nachweisbar (Treichel 1985).

Der sog. Schatzki-Ring darf nicht mit dem B-Ring gleichgestellt oder verwechselt werden. Diese Bezeichnung sollte für den pathologischen stenotischen Ring oder Diaphragma, welche bei Patienten mit Refluxoesophagitis in der B-Ring-Region entstehen können, reserviert bleiben.

Arterien des Oesophagus

In der modernen Oesophaguschirurgie sind detaillierte Kenntnisse über die Blutversorgung der Speiseröhrenwand wichtig einerseits wegen der Verhütung von Blutungen bei ausgedehnten Resektionen, andererseits wegen der Wahl von günstigen Anastomosenstellen. Für diese Zwecke waren die vorhandenen kurzen anatomischen Beschreibungen nicht ausreichend, deshalb haben Kliniker neue Untersuchungen durchgeführt. Es wurden vor allem günstige Nahtstellen gesucht, deshalb standen bei diesen Arbeiten die Lokalisation der gut und schlecht vaskularisierten Zonen, die Bestimmung der Anastomosengebiete und die Untersuchungen der Angioarchitektur der Speiseröhrenwand (intrinsic blood supply) im Vordergrund. Eine diesbezügliche Literaturübersicht ist in den Arbeiten von Swigart et al. (1950), Shapiro u. Robillard (1950), Caix et al. (1981) und Liebermann-Meffert et al. (1979) zu finden.

Die Angaben über die Blutversorgung beziehen sich auf die einzelnen topographischen Abschnitte der Speiseröhre. Sie sind untereinander schwer vergleichbar, weil einzelne Autoren unterschiedliche topographische Einteilungen benutzen, die Abschnitte unterschiedlich bezeichnen und die Abschnittsgrenzen oft nicht genau angeben. Ähnliche Verwirrungen gibt es auch wegen der unterschiedlichen Benennung der Gefäße. In der folgenden Beschreibung wird erstrebt, eine Synthese aus den übereinstimmenden Daten zu erstellen.

Pars cervicalis. Demel (1924), Shapiro u. Robillard (1950) und Delmas u. Gonzales (1971) geben den Aortenbogen als untere Grenze des Halsabschnittes an, d.h. sie rechnen den supraaortischen Thorakalabschnitt auch zum Halsteil. Andere Autoren geben die untere Grenze nicht an, sprechen jedoch auch nicht vom supraaortischen Segment, deshalb muß angenommen werden, daß sie dieses auch zum Halsteil rechnen. Ein separates suppaaortisches Segment wird nur von Perrotin u. Faurel (1951) erwähnt. Szabo et al. (1960) bezeichnen es als transitorielles Segment und betrachten es als den Endteil des Halsabschnittes.

Die *Aa. thyreoideae inferiores* sind die ***Hauptarterien*** des Halsabschnittes. Aa. oesophageae können aus allen Abschnitten dieser Arterien entspringen (Abb. 9). Die Angaben über die Ursprungsstellen sind je nach der angenommenen Verlaufsform der Schilddrüsenarterien unterschiedlich. Die meisten Autoren nehmen einen bogenförmigen Verlauf an und unterscheiden einen aufsteigenden Teil, ein Knie und einen absteigenden Teil, aus welchem die Endäste zur Schilddrüse ausgehen. Nach Demel (1924) zeigt der Stamm einen bajonettförmigen Verlauf und hat folgende Abschnitte: unterer aufsteigender Teil, äußeres Knie, queres Verbindungsstück, inneres Knie und oberer aufsteigender Teil. Es gibt noch verschiedene andere Varianten. Der bogenförmige Verlauf ist jedoch die häufigste. Aus jedem Abschnitt können einzelne oder mehrere oesophageale Äste entspringen. Am häufigsten gehen sie nach Demel (1924) aus dem Kniebereich, nach Siekert et al. (1949) und Swigart et al. (1950) aus den Endästen und aus dem aufsteigenden Stammabschnitt aus. Werden die terminalen Äste bei der Thyreoidektomie unterbunden, so erwiesen sich die Äste der übrigen Stammabschnitte noch als ausreichend für eine adäquate Versorgung der Speiseröhre.

Die rechte A. thyreoidea inferior ist meist dünner, gibt jedoch mehrere Äste ab als die linke. Die Aa. oesophageae dextrae anastomosieren untereinander, die linken sind isoliert, leitersprossenartig angeordnet und deshalb leichter präparierbar. Sie dringen an den Rändern in die Speiseröhrenwand, deshalb spricht Demel im Halsbereich von „Randversorgungstyp". Nach Liebermann-Meffert et al. (1987) sind die Rr. oesophagei 2-3 cm lang und bilden an der Vorder- und Hinterfläche der Speiseröhre Anastomosen mit den gegenseitigen Ästen. Ein aus dem aufsteigenden Abschnitt der A. thyreoidea inferior stammender Ast kann bis zu 8 cm lang in den Brustraum absteigen und dort mit den Aa. bronchiales anastomosieren. In seltenen Fällen, wenn eine der Aa. thyreoideae inferiores fehlt, erhält die entsprechende Oesophagushälfte ihre Blutversorgung aus einem Ast der gegenseitigen Arterie. In solchen Fällen, in welchen eine A. thyreoidea inf. keine oesophageale Äste abgibt, wird der Halsteil von den Aa. bronchiales her versorgt (Swigart et al. 1950).

Accessorische Oesophagusarterien entspringen am häufigsten aus den Aa. subclavia und carotis communis. Seltenere Quellen stellen nach Siekert et al. (1949), Swigart et al. (1950) und Shapiro u. Robillard (1950) die A. vertebralis (1%), der Truncus costocervicalis (2%), die A. cervicalis superficialis (2%), die A. intercostalis suprema (1%), die A. thyreoidea ima (6%), die A. pharyngea ascendens und der Aortenbogen (8%). Nur Liebermann-Meffert et al (1987) erwähnen die A. thyreoidea sup. als Zusatzquelle.

Die aus dem thorakalen Abschnitt der A. subclavia entspringende Arterie wurde von Perrotin u. Faurel (1951) *A. oesophagotrachealis superior* genannt und in 80% der Fälle gefunden. Sie steigt zum Ende des Halsabschnittes hinunter (Abb. 9). Ihr Versorgungsgebiet stellt den Übergang des thyreoidealen in das bronchiale Versorgungsgebiet dar, deshalb bezeichnen Szabo et al. (1960) diesen Abschnitt als transitorielles Segment. Fehlt die A. oesephagotrachealis superior, so wird dieser Abschnitt nur durch absteigende Äste der A. thyreoidea superior und deren Anastomosen mit den Aa. bronchiales versorgt. Wegen seiner Gefäßarmut und wegen seiner Anastomosenabhängigkeit ist dieses Segment als Nahtstelle ungeeignet. Aus diesem Grund empfiehlt Sweet (1946) die Resektion in dem mittleren, von der A. thyreoidea inferior versorgten Halsabschnitt der Speiseröhre. Dabei muß man daran denken, daß die 1–2 cm breite infrakrikoidale Zone auch schlecht vaskularisiert ist.

Die *Pars bifurcalis oesophagi* liegt hinter dem Aortenbogen und der Tracheabifurkation (Segment de croisement aortique nach Perotin u. Faurel 1957) auf Höhe des 3. und 4. Brustwirbels. Ihre Länge beträgt 3–5 cm (5–8 cm nach Shapiro u. Robillard (1950).

Die Angaben über die versorgenden Gefäßstämme sind unterschiedlich. Siekert et al. (1949) und Swigart et al. (1950) geben nur die Aa. bronchiales, Demel (1924) dagegen nur die Aa. oesophagotracheales an. Nach den meisten Autoren sind die Aa. bronchiales und die Äste des Aortenbogens an der Blutversorgung dieses Segmentes beteiligt (Shapiro u. Robillard 1950, Perrotin u. Faurel 1957, Szabo et al. 1960 und Caix et al. 1981). Paturet (1958) betrachtet die Aa. bronchiales und oesophagotracheales als Hauptgefäße. Die Tatsache, daß alle Gefäße dieses Segmentes aus dem Aortenbogen und aus dem benachbarten Anfangsteil der Aorta descendens stammen und daß ihre Ursprungsstellen stark variieren, erschwert oft ihre genaue Identifikation. Es ist vorstellbar, daß die von Demel beschriebenen Aa. oesophagotracheales mit den Aa. bronchiales identisch sind, da dieser Autor keine Aa. bronchiales angibt. Ein vielfältiges Gefäßbild entsteht dadurch, daß die Stärke der verschiedenen Gefäße variiert und daß sie in verschiedenen Kombinationen gemeinsam oder aus einem Nachbargefäß entspringen können. Aus diesem Grund besprechen wir alle in Frage kommenden Äste.

Die Zahl der *Aa. bronchiales* variiert an beiden Seiten zwischen 1–4. Am häufigsten (47%) gibt es 2 linke und eine rechte Bronchialarterie. Es kommen wesentlich häufiger zwei Gefäße links (61%) als rechts (21%) vor. Der Gefäßdurchmesser und die Gefäßzahl sind umgekehrt proportional. Wenn es nur je eine Arterie gibt, ist meist die rechte stärker. Die Aa. bronchiales entspringen meist aus der Hinterfläche der Aorta descendens, hinter, oberhalb des linken Hauptbronchus oder zwischen den Ursprünge der 1. und 2. Interkostalarterien. Nur selten entspringen sie aus dem Aortenbogen oder unterhalb der 5. Interkostalarterie. Die A. bronchialis dextra bildet in 80% der Fälle einen gemeinsamen Stamm mit der 4. Interkostalarterie (Truncus bronchointercotalis).

Die *A. bronchialis sinistra* verläuft an der Hinterfläche des linken Hauptbronchus. Gibt es zwei Gefäße, so liegt die eine Arterie am oberen und die andere am unteren Bronchusrand (Abb. 9). Eine präbronchiale Lage gibt es meist beim hohen Ursprung der Äste. Aufsteigende Äste der oberen Bronchialarterie versorgen

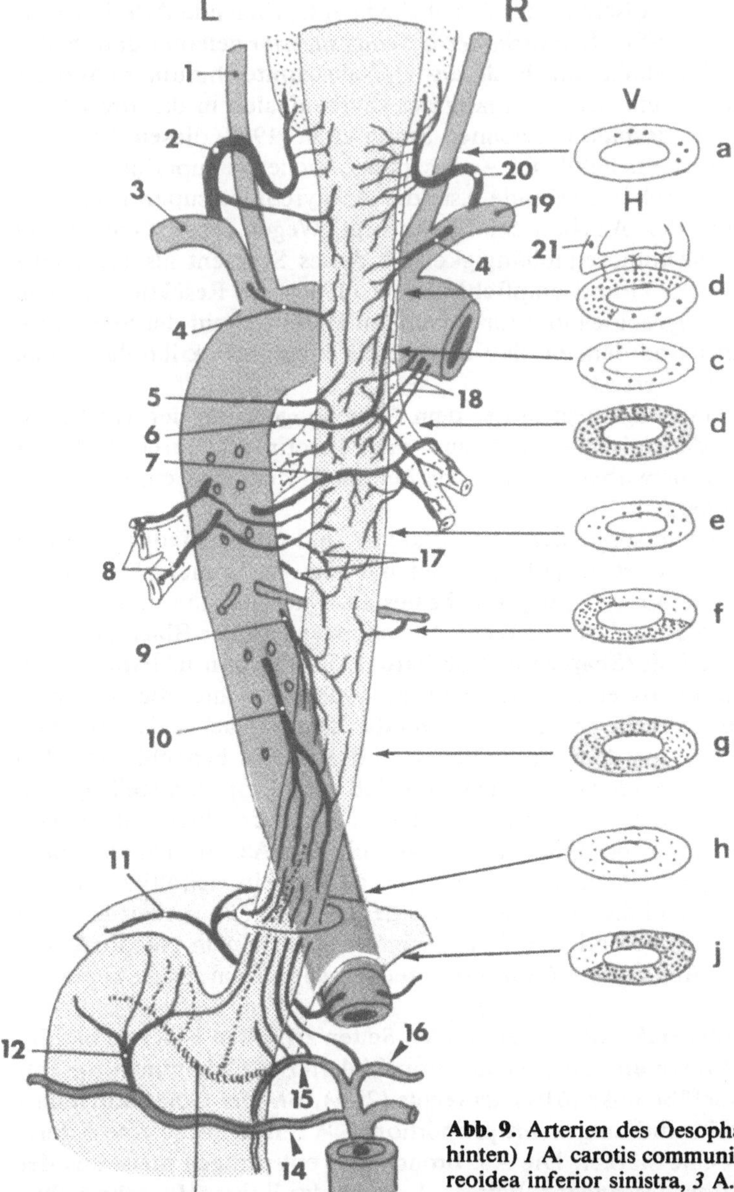

Abb. 9. Arterien des Oesophagus. (Ansicht von hinten) *1* A. carotis communis sinistra, *2* A. thyreoidea inferior sinistra, *3* A. subclavia sinistra, *4* A. oesophagotrachealis superior, *5* A. oesophagotrachealis anterior, *6* A. oesophagotrachealis posterior, *7* A. bronchialis dextra, *8* Aa. bronchiales sinistrae, *9* A. oesophagea parva, *10* A. oesophagea magna, *11* A. phrenica inferior sinistra, *12* R. cardiogastricus posterior, *13* R. cardiogastricus anterior, *14* A. lienalis, *15* A. gastrica sinistra, *16* A. hepatica accessoria sinistra, *17* Aa. oesophageae breves, *18* Aa. arcus aortae, *19* A. subclavia dextra, *20* A. thyreoidea inferior dextra, *21* Trachea, L = Links, R = Rechts, V = Vorderwand, H = Hinterwand. **a–j.** Gefäßdichte der Oesophaguswand (Querschnitte) **a.** Pars infracricoidea, **b.** mittlerer Halsabschnitt, **c.** Pars supraaortica, **d.** Pars bifurcalis, **e.** Pars infrabifurcalis,k **f.** oberer Thorakalabschnitt, **g.** unterer Thorakalabschnitt, **h.** Pars supradiaphragmatica, **j.** Pars abdominalis.

die anterolaterale Fläche, absteigende Äste der unteren Arterie die posterolaterale Fläche der Speiseröhre.

Die *A. bronchialis dextra* kann sich nach ihrem Ursprung nach hinten oder nach vorne wenden. Im ersten Fall überkreuzt sie die Speiseröhre entweder von hinten oder von vorne (retro- oder preoesophageale Lage) und erreicht so die Hinterfläche des rechten Hauptbronchus (Abb. 9). Im zweiten Fall (vor allem beim hohen Ursprung) schlingt sie über dem linken Hauptbronchus nach vorne, überkreuzt die Tracheabifurkation und gelangt an der Vorderfläche des rechten Hauptbronchus (prätracheale Lage). Sowohl bei der prätrachealen als auch bei der retrotrachealen (präoesophagealen) Lage überquert der Stamm die Bifurkationsknoten und ist in diesem Bereich nach unten gebogen oder S-förmig gekrümmt. Aufsteigende Rr. oesophagotracheales versorgen den rechten Rand und die Hinterfläche, die absteigenden Äste die Hinterfläche der Speiseröhre.

Die Aa. oesophagotrachealis anterior und posterior wurden erstmals von Demel (1929) beschrieben und von Paturet (1958) nachgeprüft. Die *A. oesophagotrachealis anterior* (Abb. 9) entspringt aus dem Endteil (innerer rechter Rand) des Arcus aortae. Die 2–3 cm lange Arterie steigt zwischen Trachea und Oesophagus entlang dem N. recurrens auf und teilt sich in drei Äste. Der *R. oesophageus* gibt Äste an den linken Rand und an die Hinterfläche des Oesophagus ab. Der stärkere *R. trachealis* versorgt den linken Rand der Luft- und der Speiseröhre und die Hinterwand der letzteren. Er steigt manchmal bis zum Larynx auf und anstomosiert mit dem absteigenden Ast der A. subclavia (A. oesophagotrachealis superior) oder wenn dieser fehlt mit der A. thyreoidea inferior. Der *R. bronchialis* kommt aus dem R. trachealis, steigt auf die Tracheavorderfläche ab und versorgt den linken Hauptbronchus, die Bifurkationsknoten und darunter mit seinem Endast die beiden Flächen des infrabronchialen Oesophagusabschnittes. Nach Demel (1929) ist die A. oesophagotrachealis anterior zwar schwächer als die posterior, gibt jedoch mehr Äste ab. Nach Caix et al. (1981) ist die vordere Arterie nur selten vorhanden und kann auch aus der A. Subclavia entspringen. Die etwa 2 cm lange *A. oeosophagotrachealis posterior* (Abb. 9) entspringt links von der vorderen Arterie aus der Hinterfläche der Aorta descendens. Sie steigt schräg nach rechts auf, gibt Äste zum linken Oesophagusrand ab, überkreuzt nachher die Hinterfläche des Oesophagus und teilt sich an dessen rechtem Rand in einen *R. ascendens* und *descendens* auf. Erstere versorgt die Hinterfläche und den rechten Rand des Oesophagus, die Tracheabifurkation und den rechten Hauptbronchus; letztere ist nur für die Hinterfläche der Speiseröhre bestimmt. Nach Paturet (1958) ist die A. oesophagotrachealis posterior schwach und inkonstant.

Die *A. arcus aortae* (Abb. 9) wurde von Perrotin u. Faurel (1951) beschrieben und benannt. Diese 2–3 mm breite und 1 cm lange konstant vorhandene Arterie geht von dem Aortenbogen aus. Sie kann horizontal, schräg auf- oder absteigend zum linken Oesophagusrand verlaufen. Manchmal ist sie verdoppelt oder sie wird durch mehrere dünne Äste ersetzt. Sie kann mit der A. bronchialis sinistra entweder einen gemeinsamen Stamm bilden oder aus dieser Arterie entstammen. Parrotin u. Faurel halten die A. arcus aortae für den wichtigsten Versorgungsast der Pars bifurcalis.

Die Pars bifurcalis kann *accessorische Äste* aus dem Truncus brachiocephalicus (8%), aus der A. subclavia (10%), aus der A. carotis communis (4%), aus der A. thoracica interna (14%) und aus den oberen Interkostalarterien (12%) erhalten. Die Pars bifurcalis ist ein sehr gut vaskularisiertes Gebiet. Gefäße gehen nicht nur zu den Rändern, sondern auch zu beiden Flächen der Speiseröhre, deshalb spricht Demel (1929) hier vom Rand- und Flächenversorgungstyp. Die Gefäße anastomosieren kranial mit den absteigenden Gefäßen des Halsabschnittes, kaudal mit Oesophagealarterien des Brustabschnittes. Das Übergangsgebiet stellt eine schlechter vaskularisierte Zone dar, da die Anastomosen kaudal spärlich sind. Wegen der Kürze der Gefäße ist die Pars bifurcalis stark zum Aortenbogen und zur Aorta descendens fixiert und deshalb schwer isolierbar. Der Zugang wird noch dadurch erschwert, daß die A. bronchialis sinistra und die A. oesophagotrachealis anterior vom linken, die A. bronchialis dextra und die A. oesophagotrachealis posterior vom rechten Vagusstamm überkreuzt sind.
Die *Pars thoracalis oesophagi* reicht von der Tracheabifurkation bis 4–6 cm oberhalb des Hiatus oesophageus und gliedert sich in die Pars infrabifurcalis und interazygoaortica. Ihre Länge ist von der Gesamtlänge des Oesophagus abhängig, deshalb ist die Zahl der versorgenden Gefäße Schwankungen unterworfen. Ursprünglich zeigen die Gefäße eine primitive segmentale (metamäre) Anordnung. Durch Reduktion und Fusion bleiben am Ende der Organogenesis maximal 5 Oesophagealarterien erhalten (Gonzalez 1970). Mit diesem embryologischen Befund stimmen auch die anatomischen Daten überein. Shapiro u. Robillard (1950) geben 2, Caix et al. (1981) und Perrotin u. Faurel (1951) 3 und Paturet (1958) 4–5 Oesophagealarterien an. Gewöhnlich entspringen die Aa. oesophageae propriae aus der Vorderfläche der Aorta thoracica und nehmen einen absteigenden Verlauf ein. Ihr Kaliber und ihre Länge nimmt kaudalwärts zu, deshalb ist die untere Hälfte des Thorakalabschnittes leichter isolierbar. Der absteigende Verlauf und die Längenzunahme der Oesophagusarterien ist die Folge des unterschiedlichen Längenwachstums des Oesophagus und der Aorta. Der obere Thorakalabschnitt der Speiseröhre bleibt am Aortenbogen fixiert durch die Aa. arcus aortae. Der untere Abschnitt des primitiven Oesophagus und das Septum transversum erfahren dagegen einen Descensus und ziehen dabei die Segmentgefäße verschieden weit nach kaudal mit. Die A. oesophagea parva wird kurz und leicht absteigend, die A. oesophagea magna dagegen lang und steil absteigend. Die Oesophagusarterien können je nach ihrer Länge (A. oesophageae breves und longae nach Paturet 1958) oder nach ihren Versorgungsgebieten (Aa. oesophageae anteriores et posteriores nach Demel 1929) gruppiert werden.
Die *Aa. oesophageae breves* stammen aus dem Anfangsteil der Aorta thoracica (Abb. 9). Ihre Zahl, Stärke und Länge sind variabel. Meist gibt es 2–3. Die oberen sind feiner und kürzer (2 cm), die unteren stärker und länger (4–5 cm). Sie verlaufen geschlängelt quer oder schräg absteigend zur Pars infrabifurcalis, geben auf- und absteigende Äste ab, die sich in der Adventitia verzweigen. Die hintere Oesophagusfläche erhält mehr Gefäße als die vordere.
Es gibt zwei *Aa. oesophageae longae*: Die A. oesophagea parva und magna. Beide zeigen einen geschlängelten absteigenden Verlauf und erreichen die Speiseröhre durch das vaskuläre Meso, welches durch die Pleurablätter gebildet wird (S. 30).

Die *A. oesophagea parva* (Abb. 9) entspringt auf Diskushöhe Th. 6–7, verläuft schräg abwärts und teilt sich an der Speiseröhrenhinterfläche in einen auf- und einen absteigenden Ast. Letzterer gibt Rr. pericardiaci ab. Sie kann gelegentlich mit der A. oesophagea magna einen gemeinsamen Stamm bilden oder aus der A. bronchialis sinistra entspringen. Caix et al. (1981) fanden eine A. oesophagea parva in 68%, Perrotin u. Faurel (1951) in 45% der Fälle. Nach Ansicht der letzteren Autoren handelt es sich hier eher um ein akzessorisches Gefäß.
Die *A. oesophagea magna* (Abb. 9) entspringt auf Diskushöhe Th. 6–7. Nach Perrotin u. Faurel variiert die Höhe zwischen Diskus Th. 4 und Th. 8. Die 3 mm breite und 5 cm lange Arterie steigt steil ab und gibt am rechten und linken Oesophagusrand auf- und absteigende Äste ab. Aus diesem gehen kammartig angeordnete Seitenäste ab, die den Oesophagus umringen und auf den Flächen ein Geflecht bilden. Diese Arterie gibt außer oesophagealen noch perikardiale und pleurale Äste ab.
Shapiro u. Robillard (1950) fanden in 90% der Fälle nur eine *A. oesophagea superior und inferior*. Nach ihrer Beschreibung entspricht die erstere der A. oesophagea parva, die letztere der A. oesophagea magna.
Perrotin u. Faurel und Caix et al. erwähnen eine auf Diskushöhe Th. 4-5 entspringende *A. oesophagopericardiaca*. Da diese Autoren sonst nur die Aa. oesophagea parva und magna angeben, könnte es sich bei diesem Gefäß um eine A. oesophagea parva handeln.
Anhand der Lage des Versorgungsgebietes nimmt Demirel *Aa. oesophageae propriae anteriores und posteriores* an. Da im allgemeinen die hinteren Arterien stärker und zahlreicher sind als die vorderen und weil die vorderen auch hintere Äste abgeben können, wird die Hinterwand der Speiseröhre besser vaskularisiert als die vordere. Die Äste der vorderen und hinteren Arterien gehen teils zum Oesophagusrand, teils bilden sie Geflechte an der Vorder- und Hinterfläche. Danach spricht Demel in diesem Bereich von Rand- und Flächenversorgungstyp, was eine gute Vaskularisation des interazygoaortalen Abschnittes bedeutet. Nach unten gegen das Zwerchfell werden die Äste immer spärlicher und hören einige Zentimeter oberhalb des Hiatus aorticus auf. Das Anschlußgebiet zum abdominalen Abschnitt stellt deshalb eine schlechter vaskularisierte Zone dar. Eine ähnlich schwach vaskularisierte Zone ist der Anschluß der Pars thoracalis zur Pars bifurcalis wegen der geringen Zahl der zuführenden Arterien und wegen dem Mangel an genügenden Anastomosen zwischen den oesophagealen und oesophagotrachealen Arterien.
Die Pars thoracalis kann aus der Aorta oder aus unteren Interkostalarterien akzessorische Arterien erhalten.
Die *untere Oesophagusabschnitt* (Pars supradiaphragmatica, diaphragmatica und abdominalis) wird durch Äste der A. gastrica sinistra, A. phrenica inferior und durch Äste hepato-lienalen Ursprungs versorgt (Abb. 9).
Die *A. gastrica sinistra* ist die Hauptarterie der Pars abdominalis. Sie gibt insgesamt bis zu 11 etwa 0,2 mm breite Äste ab, die teils aus dem Arterienstamm, teils aus dem R. cardiogastricus (Artère cardiotuberositaire antérieure) entspringen. Swigart et al. (1950) fanden in 78% der Fälle 1–3 Arterien, in 1,3% 6 Äste. Die aus dem Arterienstamm ausgehenden Äste sind lang und dünn. Sie gehen zum rechten Oesophagusrand und steigen oft durch den Hiatus oesophageus 2–3 cm

weit in den Brustraum auf (Abb. 9). Sie versorgen den rechten Rand und die Hinterfläche der Speiseröhre. Der R. cardiogastricus anterior überkreuzt die Kardia und verteilt sich auf dem Fundus. Aus seinem kardialen Abschnitt steigen Rr. oesophagei anteriores am linken Rand und an der Vorderfläche der Speiseröhre auf und treten oft in den Brustraum ein. Ein aufsteigender Ast liegt an der Speiseröhrenhinterfläche. Nach Liebermann-Meffert et al. (1987) wird nur der rechte Rand und die Vorderfläche der Pars abdominalis durch Äste der A. gastrica sinistra versorgt, die Hinterfläche erhält Äste aus der A. lienalis. Nach allen anderen Autoren dagegen wird die Hinterfläche nur in Ausnahmefällen nicht von der A. gastrica sinistra, sondern durch den R. cardiogastricus posterior aus der A. lienalis versorgt. Der letztgenannte Ast entspringt aus dem Anfangsteil oder häufiger aus dem retropankreatischen Stammabschnitt, steigt retroperitoneal auf und erreicht die hintere Fundusfläche durch das Lig. phrenicogastricum. Er versorgt vor allem den Fundus, gibt dabei oft einen R. oesophageus ab, welcher auf der Speiseröhrenhinterfläche gelegentlich bis zum supradiaphragmatischen Abschnitt aufsteigt (Abb. 9).

Die A. phrenica inferior sinistra steigt am linken Rand des Hiatus oesophageus variierend weit vom Oesophagus auf und biegt sich dann arkadenförmig um die Hinterfläche. Oesophageale Äste gibt sie nach Swigart et al. (1950) in 56%, nach Shapiro und Robillard (1950) in 20% der Fälle ab. Diese versorgen den linken Rand und die Hinterfläche der Speiseröhre oft auch oberhalb des Hiatus oesophageus (Abb. 9). Wenn es keine solche Äste gibt, wird der rechte Oesophagusrand gegenüber dem linken gefäßarm, weil die Aa. gastricae breves, welche den Oesophagus jedoch nicht erreichen, nur die Kardia versorgen.

Zusätzliche Äste können aus der A. hepatica accessoria sinistra (5,6%), aus dem retropankreatischen Teil der A. lienalis (0,8%) und direkt aus dem Truncus coeliacus (0,8%) stammen.

Die Partes abdominalis und diaphragmatica sind stark vaskularisiert, wobei die Flächen, vor allem die hintere, gefäßreicher sind als die Ränder. Deshalb rechnet Demel (1924) diese Abschnitte zum Flächenversorgungstyp. Wenn die Hauptarterie, die A. gastrica sinistra, unterbunden ist, erhalten diese Abschnitte nur Blut durch Anastomosen mit der A. oesophagea magna und durch feine Äste der A. phrenica inferior, bzw. durch eventuelle akzessorische Äste. Deshalb wird ihre Blutversorgung kritisch. Der 2–3 cm lange supradiaphragmatische Abschnitt erhält von außen keine Gefäße, deshalb kann er ohne Gefäßverletzung umfaßt werden. Er erhält Blut nur durch die spärlichen absteigenden thorkalen Äste und durch die wenigen bis hier hinaufreichenden abdominalen Äste, deshalb stellt er eine schlecht vaskularisierte Zone dar. Diese Zone ist eine der Entstehungsstellen von peptischen Ulcera und spielt eine Rolle beim Auftreten von Atresien.

Die Verteilung und Dichte der *Gefäße* in der Oesophaguswand wurde von Demel (1924) und Zsabo et al. (1960) an histologischen Schnittserien, von Delmas u. Gonzalez (1971) an Rekonstruktionen von Schnittserien und von Liebermann-Meffert et al. (1987) an Korrosionspräparaten untersucht. Potter und Holyoke (1950) präparierten die Gefäße unter der Lupe.

Das intramurale Gefäßmuster ist nach allgemeinen Prinzipien aufgebaut, aus welchen die lokalen Unterschiede erklärt werden können. Die senkrecht zur

Längsachse eintretenden Äste bohren die Muskelschichten durch, geben ihnen Äste ab und bilden in der Submukosa ein Geflecht, welches aus längs- und querverlaufenden Gefäßen besteht. Aus diesem Geflecht gehen Äste in die Lamina propria und rückwärts in die Muskelschicht. In gut vaskularisierten Zonen gibt es auch Längsgefäße intermuskulär und in der Adventitia und intermuskulär sogar auch noch ein Geflecht. In schlecht vaskularisierten Gebieten gibt es nur wenige Längsgefäße in der Submukosa. Die anderen Elemente sind stark reduziert oder fehlen ganz. Die Gefäßdichte kann in den verschiedenen Wandabschnitten (Ränder, Flächen) auch Unterschiede aufweisen.

Direkt unterhalb des Ringknorpels ist die Speiseröhrenwand gefäßarm. Größere Gefäße finden sich nur an der Vorderseite und am rechten Rand (Abb. 9a). Im mittleren Halsabschnitt nimmt die Gefäßzahl zu, vor allem in der Submukosa, wobei die Vorderfläche gefäßreicher ist als die hintere. Die vordere Längsarterie gibt auch zur Trachea Äste ab. Auffallend sind weiter die Randunterschiede. Makroskopisch ist der linke Rand gefäßärmer. Mikroskopisch ist es umgekehrt, da der linke Rand zahlreiche zirkuläre Äste von rechts erhält (Abb. 9b). In der supraaortischen Zone sind die Gefäße schmäler und ihre Zahl wird etwa auf die Hälfte reduziert (Abb. 9c). Die Pars bifurcalis ist außerordentlich gut vaskularisiert und ist deshalb häufiger Sitz von Karzinomen. Die Gefäßzahl ist gegenüber dem supraaortalen Segment 56% höher. Die Verteilung ist in der ganzen Wand gleichmäßig (Abb. 9d). Es gibt je ein Plexus in der Submukosa und intermuskulär und Längsgefäße in der Submukosa, intermuskulär und in der Adventitia. Zirkuläre Gefäße bilden in der Lamina propria mehrere Schichten. Schleimhaut und Muskulatur sind beide gut vaskularisiert. Die unterhalb der Tracheabifurkation gelegene Anschlußzone zur Pars thoracalis ist gefäßarm (Abb. 9e); es fehlen vor allem gut ausgebildete Längsanastomosen. Im oberen Thorakalabschnitt nimmt die Gefäßzahl wieder zu. Eine relative Gefäßarmut zeigt nur die Vorderfläche und der rechte Rand (Abb. 9f). Die untere thorakale Oesophagusabschnitt ist gefäßreich, mit einer ähnlichen Gefäßanordnung wie in der Pars bifurcalis. Schwächer versorgt ist nur der rechte Rand (Abb. 9g), deshalb treten Ulcera peptica meist hier auf. Die supradiaphragmatische Zone ist gefäßarm (Abb. 9h), die Pars abdominalis hingegen gefäßreich, ähnlich dem unteren Thorakalabschnitt mit dem Unterschied, daß hier der linke Rand gefäßärmer ist (Abb. 9j).

Zusammenfassend kann festgestellt werden, daß es 4 schlecht vaskularisierte Zonen gibt: 1) unterhalb des Cricoid, 2) supraaortal, 3) unterhalb der Tracheabifurkation und direkt oberhalb des Zwerchfells. Sie entsprechen den Anastomosengebieten der die Hauptabschnitte versorgenden Arterien. Gut vaskularisiert sind: der mittlere Zervikalteil, der obere Thorakalteil und der Abdominalteil, wobei beim ersten der rechte Rand und die Hinterfläche, beim zweiten der rechte Rand und die Vorderfläche und beim dritten Abschnitt der linke Rand weniger Gefäße enthält. Sehr reich und gleichmäßig versorgt sind die Pars bifurcalis und der untere Thorakalabschnitt.

Potter und Holyoke (1950) konnten weder kritische Anastomosenstellen finden noch bestätigen, daß die Unterbrechung mehrere zuführenden Gefäße in allen Ebenen durch ausreichende Längsanastomosen kompensiert wird.

Liebermann-Meffert et al. (1987) fanden an Korrosionspräparaten ein feines Netz in der Mukosa und Submukosa. Durch die Kontinuität dieser Netze erklären sie, warum der mobilisierte Oesophagus eine exzellente Blutversorgung über eine lange Strecke behält. Die dichten Netze versorgen lange Segmente, die verschiedene vaskuläre Territorien verbinden und so den Ausfall einer Versorgungsquelle kompensieren können. Das extrem kleine Kaliber der nutritiven Gefäße erklärt das Versagen der Nahtstellen in solchen Fällen, wo die Mikrozirkulation, unabhängig von der angewendeten Operationstechnik, mechanisch oder anderartig gestört wird. Die mäßige Blutung beim Oesophagusstripping beruht darauf, daß die einzelnen Arterien im perioesophagealen Bindegewebe in sehr feine Äste aufzweigen bevor sie in die Wand eintreten. Die physiologische Antwort dieser Äste auf das Abreißen ist die posttraumatische Kontraktur mit sekundärer Thrombose.

Venen des Oesophagus

Das Venensystem des Oesophagus wurde seit Vesal (1549) von wesentlich mehr Autoren untersucht als das arterielle System. Stark stimuliert wurde die Forschung nach dem Fauvel (1858) über Oesophagusvarixruptur bei Leberzirrhose berichtet hat. Eine chronologische Literaturübersicht ist bei Buttler (1951) zu finden.

Das Venensystem des Oesophagus besteht aus den intramuralen (intrinsic) Venen.

Die *äußeren Venen (Vv. oesophageae)* entstehen aus der Vereinigung von 2–3 Perforansvenen an den Oesophagusränder (Abb. 10b). Quer- und Längsverbindungen dieser Venen bilden den *Plexus perioesophagealis*. Zwei von den Längsvenen, die von Buttler beschriebene *Vv. comitans vagalis anterior und posterior*, sind dabei wichtig, weil sie eine Kollaterale zwischen V. gastrica sinistra und Vv. azygos und hemiazygos, bilden (Abb. 10a). Sie verlaufen in engem Kontakt mit dem Plexus oesophageus und folgen dem Spiralkurs der Vagusstämme. Die rechte oder hintere Vene geht aus einem hinteren Ast der V. gastrica sinistra aus und steigt spiralig dem rechten Vagusstamm entlang zum Unterrand des rechten Hauptbronchus auf. Sie nimmt unterwegs oesophageale Äste auf und mündet in die V. azygos oder in die V. bronchialis dextra inferior (Abb. 10a). Die linke oder vordere Vene beginnt an der Vorderfläche des Oesophagus, folgt dem linken Vagusstamm und endet in der V. hemiazygos oder in der V. bronchialis posterior sinistra (Abb. 10a).

Die *Venen des Halsabschnittes* sind beidseits mit den Nn. laryngei recurrentes benachbart. Ihre Zahl und Einmündungsorte variieren individuell. Gewöhnlich gibt es 4 Endigungsstellen: 1. die V. thyreoidea inferior, 2. die V. vertebralis und die tiefe Halsvenen, 3. der oberflächliche Plexus der Schilddrüse und 4. der Plexus pretrachealis (Abb. 10a). Die nach lateral gerichteten Venen der Gruppe 2) überkreuzen das Ganglion cervicale medium und die Rr. cardiaci aus dem Tr. sympathicus und Vagus.

Die *Venen des Thorakalabschnittes* münden in die V. azygos und hemiazygos (Abb. 10a).

Auf der *rechten Seite* gehen aus dem oberhalb des Azygosbogens gelegenen Speiseröhrenabschnitt drei Venen aus. Die oberste, welche auch noch den kaudalen Teil des Halsabschnittes drainiert, mündet in die 1. Interkostalvene. Die zwei unteren Venen verlaufen nach dorsokaudal zur V. intercostalis superior dextra und zum Azygosbogen. Kaudal vom Azygosbogen treten 8–10 nicht genau segmental angeordnete Venen aus dem rechten Oesophagusrand aus. Sie unterkreuzen den Ductus thoracicus und münden von medial in die V. azygos.

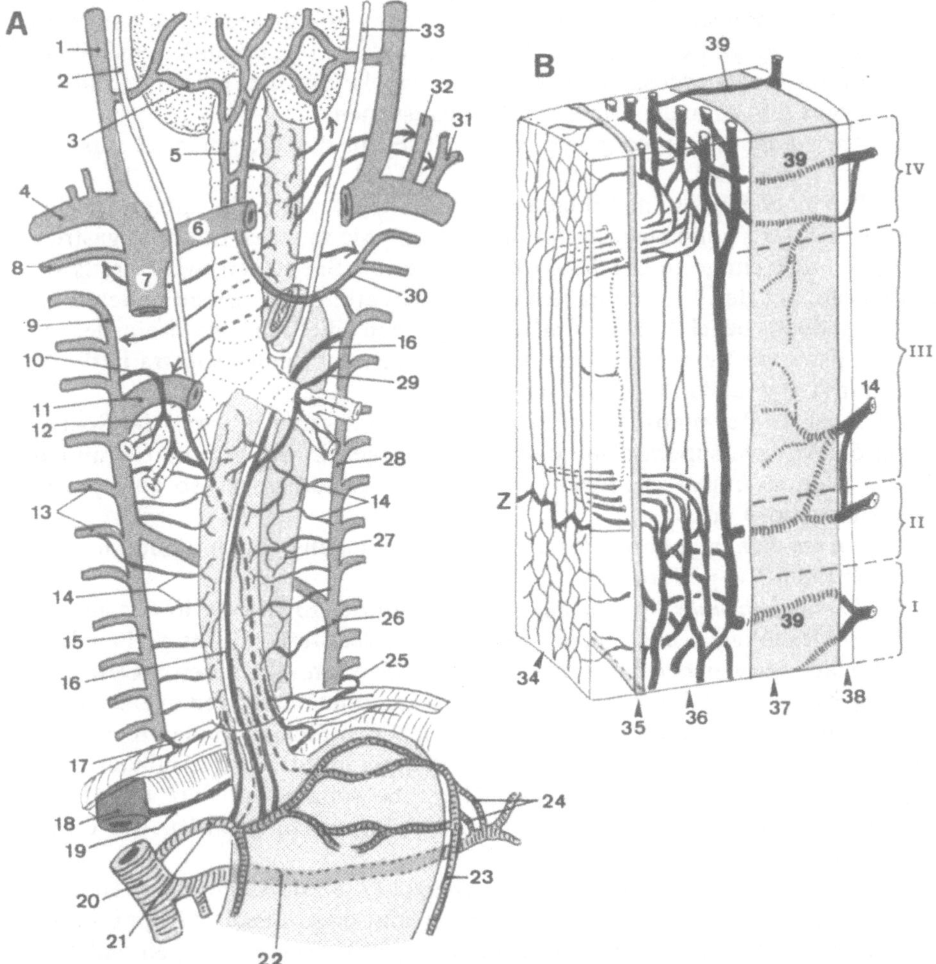

Abb. 10a, b. Venen des Oesophagus. **a.** Übersicht, **b.** Blockdarstellung der intramuralen Venen beim gastrooesophagealen Übergang (Modifiziert nach de Carvalho 1966). *1* V. jugularis interna dextra, *2* N. vagus dexter, *3.* Oberflächliche Venen der Schilddrüse, *4* V. subclavia dextra, *5* Vv. thyreoideae inferiores, *6* V. brachiocephalica sinistra, *7* V. cava superior, *8* V. intercostalis prima, *9* V. intercostalis superior dextra, *10* V. bronchialis dextra, *11* Azygosbogen, *12* V. comitans vagalis posterior, *13* Vv. intercostales, *14* Vv. oesophageae, *16* V. comitans vagalis anterior, *17* V. phrenica superior dextra, *18* V. cava inferior, *19* V. phrenica inferior, *20* V. portae, *21* V. gastrica sinistra, *22* V. lienalis, *23* V. gastroepiploica sinistra, *24* Vv. gastricae breves, *25* V. phrenica superior sinistra, *26* V. hemiazygos, *27* Plexus venosus periaorticus, *28* V. hemiazygos accessoria, *29* V. bronchialis sinistra, *30* V. intercostalis superior sinistra, *31* V. cervicalis profunda, *32* V. vertebralis, *33* N. vagus sinister, *34* Plexus mucosus, *35* Lamina muscularis mucosae, *36* Plexus submucosus, *37* Muskelschicht, *38* Adventitia, *39* Vv. perforantes, Z = Ora Serrata, I–IV Zoneneinteilung nach de Carvalho (Erklärung im Text).

Die oberste Vene mündet von unten in den Azygosbogen nahe der Einmündung der V. bronchialis und der V. comitans vagalis posterior. Die Äste der Hinterwand überqueren die rechte Aortenfläche und nehmen Äste aus dem Plexus venosus periaorticus auf oder enden in diesem.
Auf der linken Seite ist die allgemeine Gliederung der Venen ähnlich wie auf der rechten, nur münden sie in die V. hemiazygos oder wenn diese fehlt in die Interkostalvenen. Links gibt es immer weniger Venen als rechts, besonders in Fällen, in welchen das Hemiazygossystem schwach entwickelt ist. Bei gut ausgebildeter V. hemiazygos gibt es meist 8 linke Oesophagusvenen.
Aus der *Pars diaphragmatica* gehen einige Venen in die Vv. phrenica superior und inferior (Abb. 10a).
Aus der *Pars abdominalis* entspringen 3–4 Oesophagusvenen, die auch noch den kaudalen Teil des Thorakalabschnittes drainieren. Sie münden in die V. gastrica sinistra; seltener einige in die V. phrenica inferior. Sie stehen, wie bereits erwähnt wurde, mit den Vv. comitantes vagales in Verbindung. Einen anderen indirekten, jedoch beachtlichen Abflußweg stellen die Anastomosen der V. gastrica sinistra via Vv. gastricae breves und V. gastroepiploica sinistra in die V. lienalis dar (Gray u. Whitesell 1950) (Abb. 10a).
Wesentlich ist bei der venösen Drainage, daß der Hals- und Brustteil der Speiseröhre in die V. cava superior, ihr Bauchteil hingegen in die V. portae drainiert wird. Die Verbindungen zwischen Brust- und Bauchteil stellen so eine portocavale Anastomose dar.
Zu den *inneren Venen* gehören der Plexus subepithelialis und submucosus und die abführenden Vv. perforantes.
Der *Plexus subepithelialis* liegt in der Lamina propria. Er besteht in der ganzen Länge des Oesophagus aus einem polygonalen Netzwerk mit länglichen Maschen, die sich im gleichen Netz des Pharynx fortsetzen. Am unteren Oesophagusende wird das Netz durch palisadenartig angeordnete Längsvenen ersetzt, die bei der Z-Linie in den von Mall (1896) beschriebenen Plexus subglandularis des Magens übergehen (Abb. 10b). Aus dem klappenlosen subepithelialen Netz fließt das Blut in den *Plexus submucosus* über. Das submuköse Netz wird durch 10–15, am Querschnitt gleichmäßig verteilte Längsvenen gebildet, die durch Queranastomosen verbunden sind.
Im oberen Drittel des Oesopagus gibt es weniger (7–8), dafür aber breitere submuköse Längsvenen. Sie bilden eine ventrale und eine dorsale Gruppe bestehend aus je 1–5 Venen, die nahe der Mittelinie liegen. Beide Gruppen enden in einem ventralen bzw. dorsalen Geflecht (*Plexus laryngopharyngeus* von Luschka). Diese Geflechte wurden von Bimar u. Lapeyre (1887), Luschka (1869, 1871) und von Elze u. Beck (1918) untersucht. Letztere Autoren führten die Bezeichnung *„Rete mirabile pharyngis"* ein. Die einzelnen Venen der Geflechte sind längsgerichtet, verlaufen geschlängelt, sind durch Anastomosen verbunden und weisen variköse Erweiterungen auf. Der Blutabfluß ist durch die Klappen der efferenten Venen nach kranial gerichtet. Das ventrale Geflecht nimmt die ganze Dorsalfläche des Cricoid ein und besteht aus zwei separierten länglichen Teilen, die nur am oberen Cricoidrand durch Queranastomosen verbunden sind (Abb. 11a). 1–2 efferente Venen aus dem Rete steigen im Recessus piriformis auf und münden in die V. laryngea superior. Eine Vene überquert die Vallecula epiglot-

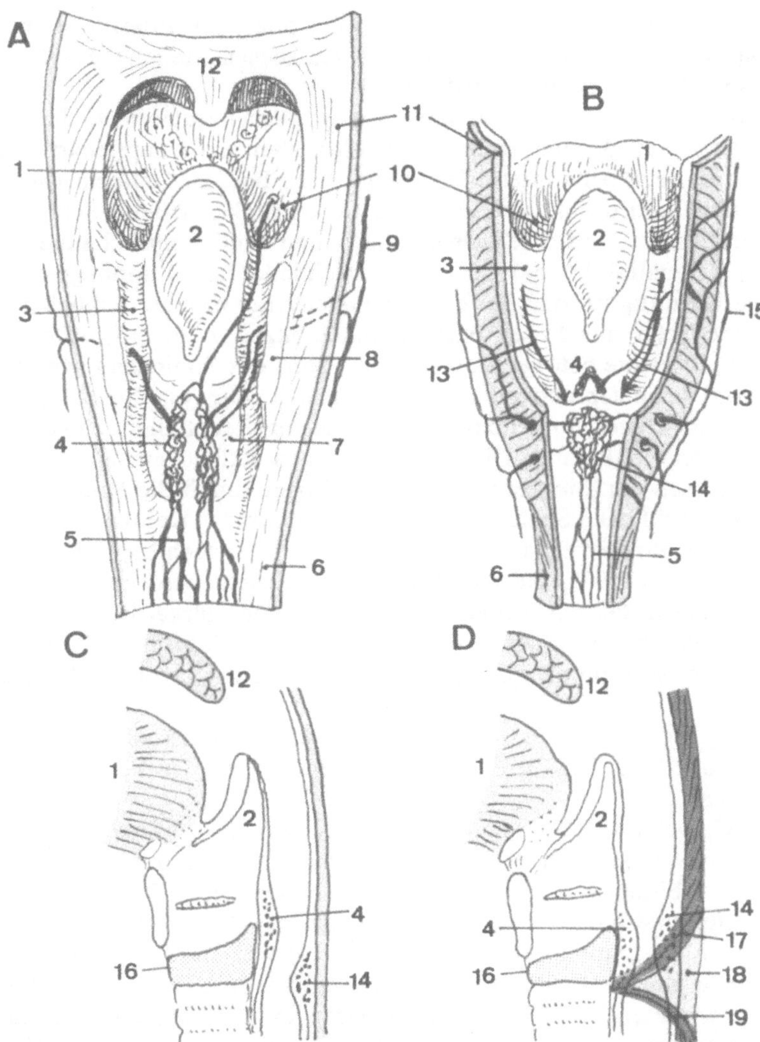

Abb. 11a–d. Submuköse Venen des Oesophagusmundes und des oberen Halsabschnittes. **a.** Venen der Vorderwand (Pharynx und Oesophagus von hinten aufgeschnitten), **b.** Venen der Hinterwand (Muskelschicht: grau, teilweise entfernt), **c.** Höhenlage der Plexus laryngopharyngei nach Elze u. Beck (1918), **d.** nach Butler (1951). *1* Zungengrund, *2* Kehlkopfeingang, *3* Recessus piriformis, *4* Rete mirabile pharyngis anterior. *5* Plexus submucosus oesophagei, *6* Oesophaguswand, *7* Hinterfläche des Ringknorpels, *8* Schildknorpel (Hinterrand), *9* V. laryngea superior, *10* Vallecula epiglottica, *11* Pharynxwand, *12* Uvula palatina, *13* Schluckwege, *14* Rete mirabile pharyngis posterior, *15* Plexus venosus pharyngeus, *16* Ringknorpel, *17* M. cricopharyngeus, *18* Laimer-sches Dreieck, *19* Längsfasern des Oesophagus

tica und endet in den Venen des Zungenrückens. Die Basis des dreieckigen dorsalen Rete liegt am oberen Corcoidrand (Abb. 11b). Seine efferenten Venen durchbohren die Pharynxwand und münden in den Plexus pharyngeus und in die oberflächlichen Schilddrüsenvenen. Die schlitzförmigen Durchtrittsstellen zwischen den Fasern des M. constrictor pharyngis inferior bezeichnen Bimar u. Lapeyre (1887) als „Knopflöcher". An diesen Stellen entstehen nach Elze u. Beck (1918) Pulsionsdivertikel (Abb. 3).

Das ventrale und das dorsale Laryngopharyngealgeflecht liegen einander gegenüber auf gleicher Höhe (Abb. 11d), aber nicht treppenartig verschoben wie Elze u. Beck behauptet haben (Abb. 11c). Diesem Geflecht wird einerseits eine Schließfunktion, andererseits eine Schutzfunktion beim Schlucken zugeschrieben. Luschka und Elze u. Beck, die keinen Schließmuskel annehmen, betrachten das Rete mirabile pharyngis als den Schließer des Oesophagusmundes. Die heutige Meinung ist, daß der obere Sphincter der primäre Schließer ist und die Venengeflechte nur dessen Wirkung unterstützen (Abb. 11d). Alle oesophagoskopischen Berichte betonen den starken Tonus des Sphincters, welcher von Jackson (1945) dementsprechend als Oesophagusklemme (pinchcock) genannt wurde. Es ist auch schwer vorstellbar, daß ein Venengeflecht allein einen stärkeren Widerstand leisten könnte. Die gefüllten Venen stellen ein mittelständiges Schleimhautkissen dar. Sie trennen die beidseitigen, durch die Recessus piriformes führenden seitlichen Schluckwege weit unterhalb des Kehlkopfes und dienen so mit dem Epiglottis zusammen als Schutz für den Kehlkopfeingang (Elze u. Beck 1918, Hasse 1905, Negus 1949). Diese Ansicht wird auch durch die Tatsache unterstützt, daß bei Neugeborenen der Plexus stärker ist.

Am unteren Oesophagusende erhöht sich die Zahl der submukösen Venen, ihr Durchmesser nimmt jedoch ab. Sie sind in den 4–5, von der Kardia ausgehenden Längsfalten angesammelt. Da sie die submukösen Venen des Magens und des Oesophagus verbinden, stellen sie portocavale Anastomosen dar. Sie können bei oder oberhalb der Kardia Klappen enthalten, die den Blutfluß gegen den Magen lenken.

De Carvalcho (1966) teilt den Übergang zwischen Magen und Oesophagus in 4 Zonen, wovon 2 unterhalb und 2 oberhalb der Z-Linie liegen (Abb. 10b). In der Zone I bilden die Venen Geflechte, in der Zone II verlaufen sie vorwiegend longitudinal aufsteigend und teilen sich bei der Z-Linie auf. Die meisten Äste bohren die Lamina muscularis mucosae durch und liegen in der Zone III in der Tunica mucosa (Abb. 10b). Nur wenige Venen bleiben in der Submukosa. Alle Venen dieser Zone sind palisadenartig in der Längsrichtung angeordnet und anastomosieren nicht untereinander. An der Grenze zu Zone IV treten die mukösen Venen durch die Lamina muscularis mucosae in die Submukosa zurück und münden in die submukösen Venen. An Hand dieser Befunde spricht de Carvalcho von einem „Rete mirabile" mit ausgezogenen Maschen. Die zwei Perforationsstellen der Lamina muscularis mucosae (Abb. 10b) und sackartige Erweiterungen der submukösen Venen betrachtet de Carvalcho als besondere Regulationseinrichtungen der Zirkulation im kardiooesophagealen Übergangsgebiet.

Der Druck im Portalsystem ist normalerweise höher als im Kavasystem. Die Druckdifferenz führt zu einer Strömung aus dem Magen in den Oesophagus. Der Abfluß wird bei der Inspiration wegen der Erhöhung der Druckdifferenz weiter gefördert. Da die Varizen bei der Inspiration ausgeprägter werden (Buckstein 1948), betrachten viele Autoren dieses als einen Faktor bei der Varizenbildung. Bei erhöhtem Portaldruck müssen die Gefäße der Zone III erweitert werden. Sie leisten wegen ihrem kleinen Kaliber einen größeren Widerstand als die

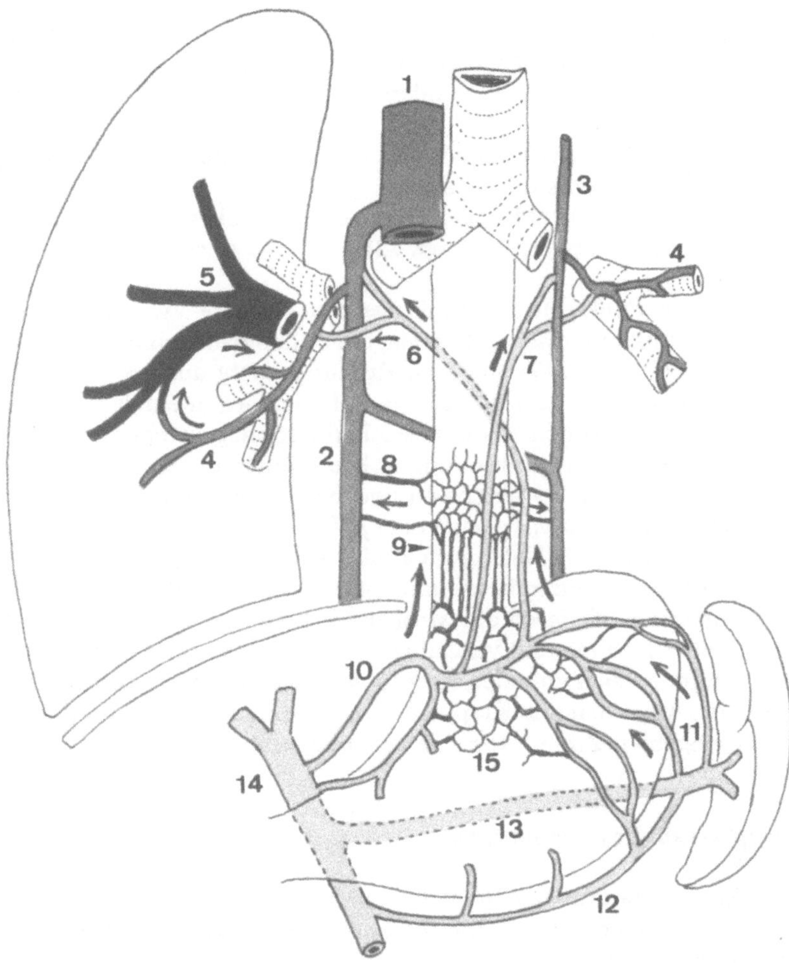

Abb. 12. Portocavaler und portopulmonaler Kollateralkreislauf. *1* V. cava superior, *2* V. azygos, *3* V. hemiazygos, *4* Vv. bronchiales, *5* V. pulmonalis, *6* V. comitans vagalis posterior, *7* V. comitans vagalis anterior, *8* V. oesophagea, *9* Plexus submucosus oesophagei, *10* V. gastrica sinistra, *11* Vv. gastricae breves, *12* V. gastroepiplioca, *13* V. lienalis, *14* V. portae, *15* Plexus submucosus des Magens.

perioesophagealen Venen, deshalb werden sie früher varikös als die letzteren. Kegaries (1934) bezeichnete die Zone III als die „anatomische Kardia des Oesophagus" und stellte fest, daß bei erhöhtem Portaldruck die kapillarähnlichen Anastomosen dieses Gebietes den höchsten Widerstand leisten. Aus diesem Grund entstehen Varizen zuerst infrakardial und darüber sekundär wenn die Kollateralen eingesetzt sind. Wenn einige größere Venen das Kardiagebiet überqueren (Abb. 10b), werden zuerst diese erweitert, deshalb entstehen Varizen in diesem Fall suprakardial schneller. Aus der beschriebenen Lage der Anastomosen folgt, daß Oesophagusvarizen in der Lamina propria entstehen und daß sie in das Lumen rupturieren.

Die Funktion der intramuralen Venen des gastrooesophagealen Überganges kann wie folgt zusammengefaßt werden:

1. Durch Anschwellung verhindern sie den Rückfluß des Magensaftes in den Oesophagus.
2. Durch Regulationsmechanismen bestimmen sie die Blutabflußrichtung zwischen Oesophagus und Magen.
3. Bei erhöhtem Portaldruck dienen sie als portokavale Anastomosen zur Entlastung des Portalsystems (Abb. 12).

Zum letzten Punkt muß bemerkt werden, daß die Vv. comitantes vagales eine ähnliche Funktion ausüben können. Sie bilden dabei einen leichteren und kürzeren Weg (Walker 1949) und sind Rupturen nicht ausgesetzt. Klinisch-anatomische Studien haben gezeigt, daß die Pulmonalvenen entweder direkt oder durch den Plexus peribronchialis mit den Perioesophagealvenen und durch diese mit dem Portalsystem in Verbindung stehen können (Calabresi u. Abelmann 1957). Diese, bei portaler Hypertension und bei Mitralstenose erweiterten Anastomosen können als *porto-pulmonale* oder *pulmo-cavale Shunt* funktionieren (Abb. 12) (Shaldon et al. 1961, Nakamura et al. 1965).

Perforansvenen leiten in bestimmten Abständen das Blut aus dem Plexus submucosus ab. Sie perforieren die Muskelschichten und werden an den Oesophagusränder oberflächlich. Oft verlaufen sie eine Strecke lang in der Adventitia, bevor 2–3 von ihnen sich zu einer V. oesophagea vereinigen (Abb. 10b). Sie enthalten bei ihnen Austrittstellen Klappen. Es ist zu bemerken, daß im portokavalen Anastomosengebiet (Zone III) keine Perforansvenen zu finden sind.

Lymphgefäße des Oesophagus

Auf eine Literaturübersicht verzichten wir aus Platzgründen und weisen in diesem Zusammenhang auf die Zusammenstellungen von Rouvière (1932) und Weinberg (1972) hin.

Die *initialen Lymphgefäße* bilden in der Speiseröhrenwand zwei kommunizierende Geflechte. Der voluminösere *Plexus mucosus* besteht aus längsovalen Maschen, die teils in der Lamina propria, teils in der Submukosa liegen (Abb. 13a). Am oberen Oesophagusende ist dieses Geflecht kompakter (Fohmann 1833) und geht ohne Grenze in das muköse Netz des Pharynx über. Nach Sakata (1903) gibt es eine Kommunikation zwischen den Schleimhautgeflechten des Oesophagus und des Magens, nach Fohmann und Weiberg hingegen unter normalen Umständen nicht. Gastrooesophageale Lymphgefäßverbindungen wurden bei einem Patienten gefunden, bei dem sich ein Magenkarzinom auf den Oesophagus ausgebreitet hatte. Bei einem solchen Prozess entstehen sekundäre Lymphverbindungen; d.h. das Tumorgewebe breitet sich nicht durch vorhandene Lymphgefäße aus, sondern der vorgewachsene Tumor bildet ein Gerüst für die Expansion der Lymphgefäße. Der Lymphfluß ist im mukösen und submukösen Netz eher in längs- als in zirkulärer Richtung gerichtet. Dies erklärt die beträchtliche Ausdehnung von Tumoren in der Längsrichtung und das Fehlen einer Obstruktion in der Frühphase. Die initialen Lymphgefäße des *Plexus mus-*

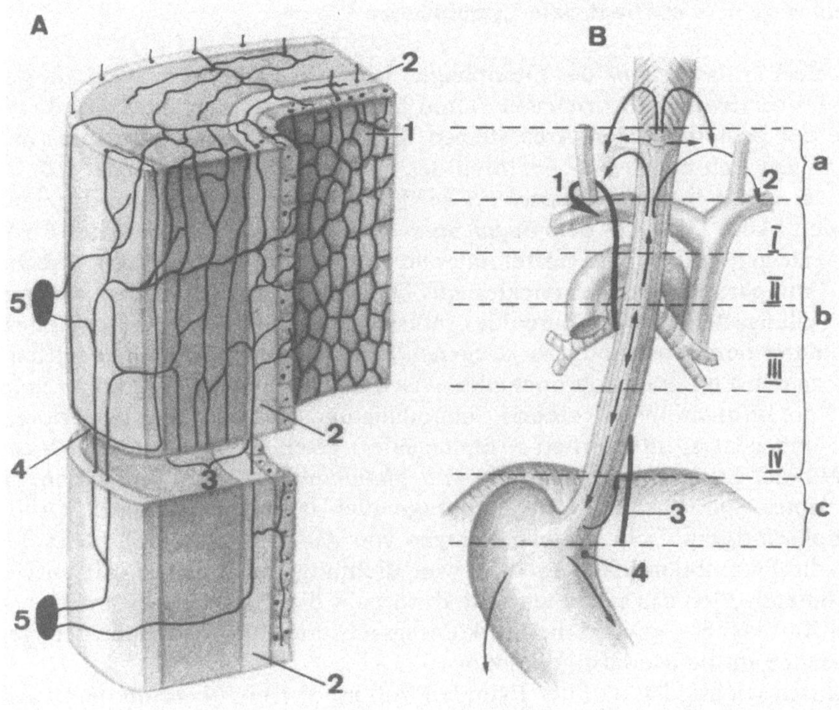

Abb. 13a, b. Lymphdrainage des Oesophagus. **a.** Schematische Blockdarstellung der Lymphgefäße der Oesophaguswand *1.* Plexus mucosus, *2* Submukosa, *3* Plexus muscularis, *4* Adventitia, *5* Lymphknoten. **b.** Abflußrichtungen der Lymphe aus den einzelnen Oesophagusabschnitten (Ansicht von hinten) **a.** Pars cervicalis, **b.** Pars thoracalis, **c.** Pars abdominalis. *1.* Segmentum supraaorticum, II. Segmentum retroarticum, III. Hilussegment, IV. Unteres Segment (nach Resano 1951). *1.* Linker Venenwinkel, *2.* Rechter Venenwinkel, *3* Cardia.

cularis sind kleinkalibriger und wesentlich breitmaschiger als die des Plexus mucosus.

Die klappenhaltigen efferenten Gefäße beider Geflechte vereinigen sich in der Adventitia zu gemeinsamen Kollektoren (Abb. 13a).

Die Lymphe fließt aus dem Plexus mucosus teils in den Plexus muscularis, teils durch eigene Kollektoren ab. Ein Teil der Kollektoren bohrt die Wand in ihrer Ursprungshöhe durch und endet in den nächstgelegenen Lymphknoten. Andere dagegen steigen bevor sie die Muscularis durchstoßen in der Submukosa auf oder ab (Abb. 13a). Im oberen ⅔-Teil des Oesophagus (oberhalb der Tracheabifurkation) ist der Abfluß kranialwärts, im unteren Drittel kaudalwärts gerichtet (Abb. 13b). Kollektoren der Mukosa und der Muskularis können auch noch in der Adventitia mehr oder weniger weit auf- oder absteigen. Aus dem erwähnten folgt, daß die Lymphe eines bestimmten Oesophagussegmentes nicht nur in einen benachbarten, sondern auch in einen weiter entfernt gelegenen Lymphknoten fließen kann.

Drainagegebiete und regionale Lymphknoten

Aus dem *Halsabschnitt* des Oesophagus wird die Lymphe in die Lnn. paratracheales cervicales (Recurrenskette) und jugulares interni geleitet. Die Lymphgefäße der postcricoidalen Area steigen durch den Recessus piriformis auf und vereinigen sich mit den Kollektoren des Pharynx und Larynx (Abb. 14).
Der *thorakale Oesophagusabschnitt* wird von Resano (1951) in 4 Segmente gegliedert (Abb. 13b). Aus dem *Segmentum supraaorticum* (oberhalb des Aortenbogens) steigen antero- und posterolaterale Kollektoren in der Fascia visceralis zu den Lnn. paratracheales cervicales auf. Die meisten Gefäße enden in einem, bei der Teilungsstelle der A. thyreoidea inferior gelegenen Knoten. Die Kollektoren des hinter dem Aortenbogens gelegenen *Segmentum retroaorticum* führen beidseits zu den Lnn. tracheobronchiales. Aus dem *Hilussegment* wird die Lymphe in die Lnn. bifurcationis, ligamenti pulmonalis und mediastinales posteriores (juxtaoesophageales, interaortico-oesophageales) geleitet. Das *untere Segment* (unterhalb der Lungenvenen) und die *Pars abdominalis* werden in die Lnn. gastrici superiores, pericardiaci und diaphragmatici inferiores drainiert (Abb. 14). Lymphscintigraphische Untersuchungen von Aikon et al. (1987) haben gezeigt, daß die Pars abdominalis auch in zwei Richtungen drainiert wird; aufwärts in die unteren Mediastinalknoten und abwärts in die Lnn. gastrici superiores. Aus dem Kardiagebiet gelangt die Markierungssubstanz nur in geringen Mengen und nur selten in die Mediastinalknoten.
Praktisch wichtig ist, daß der Lymphabfluß im oberen, oberhalb der Tracheabifurkation gelegenen Oesophagusabschnitt kranialwärts, im unteren Abschnitt dagegen, kaudalwärts gerichtet ist. In der Hilusarea ist der intramurale Abfluß bidirektional (Abb. 13b). Die vertikale Ausbreitung wird durch sog. lange intramurale und extramurale Kollektoren verstärkt. Solche aus dem oberen Thorakalabschnitt steigen in das Halsgebiet auf, solche aus dem unteren Thorakalbereich zu der Kardia ab.
Bei der Metastasenbildung bzw. deren Streuung spielen akzessorische Abflußwege, Verbindungsvarianten der Knoten, Bypasses und ein retrograder Fluß eine wichtige Rolle. Akzessorische Wege können aus dem Halsbereich zu den Lnn. supraclaviculares oder direkt zum Ductus thoracicus bzw. Ductus lymphaticus dexter führen; aus dem Brustbereich zu den Lnn. mediastinales anteriores und in den Ductus thoracicus. Einzelne Knoten können durch extranodal gelegene Bypass-Gefäße oder durch einen den Knoten durchquerenden sog. intranodalen Bypass übersprungen werden (Kubik 1974). Bei der Streuung spielen die internodalen Verbindungen eine wichtige Rolle. Wegen den variablen Verbindungen der einzelnen Tracheobronchial- und Bifurkationsknoten können z. B. aus einem Knoten ausgehend früher oder später alle Knoten befallen sein (Kubik u. Tömböl 1958). Durch kollaterale Verbindungen der afferenten Gefäße zweier Knoten kann neben dem regionalen Knoten des erkrankten Gebietes auch ein Knoten einer anderen Region betroffen werden (Kubik 1971). Schließlich muß darauf aufmerksam gemacht werden, daß wegen dem segmentalen Füllungsprinzip der Knoten (Kubik et al. 1956) Mikrometastasen einen Knotensektor betreffen und oft schwer nachweisbar sind. Erkrankt ein Knoten, so wird der Lymphdurchfluß blockiert. Wegen der Rückstauung erweitern sich afferente Gefäße und ermög-

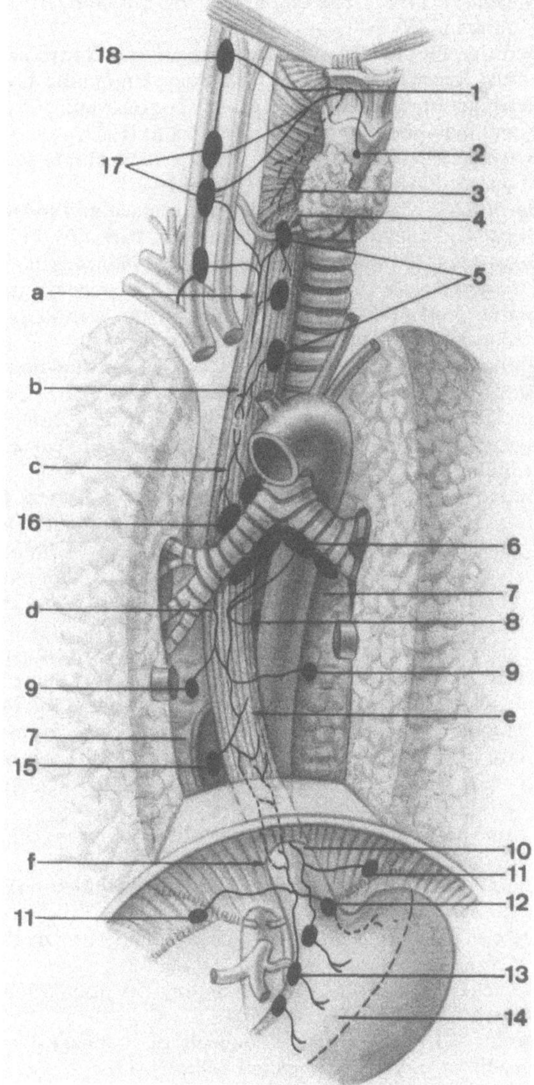

Abb. 14. Efferente Lymphgefäße und regionale Lymphknoten des Oesophagus. *1* Kollektoren der postcricoid Area, des Pharynx und der Pars infraglottica des Kehlkopfes, *2* Ln. prelaryngeus, *3* Pharynx, *4* A. thyreoidea inferior, *5* Lnn. paratracheales cervicales (Rekurrenskette), *6* Lnn. bifurcationis, *7* Ligamentum pulmonale, *8* Ln. interaortico-oesophageus, *9* Ln. ligamenti pulmonalis, *10* Hiatus oesophageus, *11* Ln. diaphragmaticus inferior, *12* Lnn. pericardiaci, *13* Lnn. gastrici superiores, *14* Rechtes oberes Magenterritorium, *15* Ln. juxtaoesophageus, *16* Lnn. tracheobronchiales, *17* Lnn. jugulares interni, *18* Ln. subdigastricus.

a) Pars cervicalis
b) Segmentum supraaorticum } Pars thoracalis
c) Segmentum retroaorticum } Pars thoracalis
d) Hilussegment } Pars thoracalis
e) Unteres Segment } Pars thoracalis
f) Pars abdominalis

lichen so die Entstehung retrograder Metastasen. So können z. B. aus den Lnn. gastrici superiores die Lnn. hepatici, lienales und pancreatico-lienales sekundär befallen werden.

Literatur

Aikou T, Natugoe S, Tenabe G, Baba M, Shimazu H (1987) Lymphdrainage orginating from the lower esophagus and gastric cardia as measured by radioisotope uptake in the regional lymph nodes following lymphscintigraphy. Lymphology 20:45–151

Allison PR (1962) The diaphragm. In: Gibbon JH.: Surgery of the Chest. Saunders, Philadelphia, pp 257

Berridge FR (1975) Lower Oesophagus and Gastro-oesophageal Junction. In: Lodge T, Steiner RE: Recent Advances in Radiology. Churchillo Livingstone New York, 183–208

Berridge FR, Friedland GW (1967) The anatomical basis for the radiological diagnosis of minimal hiatal herniation. Ir J Med Sci 6:51–62

Berridge FR, Friedland GW, Tagart REB (1966) Radiological landmarks at the oesophagogastroc junction. Thorax 21:499–510

Berry RJA, Crawford J (1900) The stomach and pylorus. J Anat Physiol 34:153–158

Bimar C, Lapeyre CR (1951) Acad Sci, Paris 105/815, 1887. Zit Butler H: Thorax 6:276–296

Bombeck CT, Dillard DH, Nyhus LM (1966) Muscular Anatomy of the Gastroesophageal Junction and Role of Phrenicoesophageal Ligament. Ann Surg 164:643–652

Botha GSM (1958) Mucosal Folds at the Cardia as a Component of the Gastroesophageal Closing Mechanism. Brit J Surg 45:569–580

Botha GSM (1962) The Gastro-Oesophageal Junction. Churchill London

Braus H (1924) Anatomie der Menschen. Bd. II J Springer, Berlin S 212–218

Buckstein J (1948) The digestive tract in Roentgenology. Philadelphia, pp 80

Byrnes CK, Dubienski ZAP (1963) An anatomnical sphincter of the oesophagogastric junction. Bull Soc Int Chir 22:62–68

Butler H (1951) The veins of the oesophagus.Thorax 6:276–296

Caix M, Descottes B, Rousseau D, Grousseau D (1981) The arterial Vascularisation of the middle thoracic and lower Esophagus. Anat Clin 3:95–106

Calabresi P, Abelmann WH (1957) Porto-cavaland porto-pulmonary anastomoses in Laennec's cirrhosis and in heart failure. J Clin Investig 36:1257–1265

Carvalho de CAP (1966) Sur l'angio-architecture veineuse de la zone de transition oesophagogastrique et son intérprétation functionelle. Acta Anat 64:125–162

Chrispin AR, Friedland GW, Wright DE (1967) Some functional characteristics of the oesophageal vestibule in infants and children. Thorax 22:188–192

Cimmino CV (1960) Sign of the Burnous in the Stomach. Radiology 75:722–725

Clara M (1955) Entwicklungsgeschichte des Menschen. 5. Aufl. G Thieme Verlag, Leipzig

Corning HK (1919) Lehrbuch der topographischen Anatomie. 8-9. Aufl. JF Bergmann Verlag, Wiesbaden, S 307:313

Corning HK (1925) Lehrbuch der Entwicklungsgeschichte des Menschen. 2. Aufl. JF Bergmann Verlag, München

Cunningham DJ (1906) The varying form of the stomach in man and the anthropoid ape. Trans R Soc Eding 45:9–47

Delmas A, Gonzalez M (1971) Angio-architecture de l'oesophage. Bull Acad Nat Med 155:621–626

Demel L (1924) Die Gefäßversorgung der Speiseröhre: Ein Beitrag zur Oesophaguschirurgie. Arch f klin Chir 128:453–504

Dodds WJ (1977) Current concepts of esophageal motor function: Clinical implications for radiology. Am J Roentgenol 128:549–561

Dornhorst AC, Harrison K, Pierce JW (1954) Observations on the normal oesophagus and cardia. Lancet I:695–698

Edelson ZL, Rosenblatt MS (1962) Hiatal hernia and lower esophageal ring. A J Surg 104:879–882

Eliska O (1973) Phreno-oesophageal membrane and its role in the development of hiatal hernia. Acta Anat 86:137–150

Elze C (1918) Die venösen Wundernetze der Pars laryngea pharyngis. Anat Anaz 51:205–207

Elze C, Beck K (1918) Die venösen Wundernetze des Hypopharynx. Z f Ohrenheilk 77:189

Fauvel (1951) Zit Butler H Thorax 6:276

Favera GBD (1906) Le connesioni dell'esophago col diafragma nell'umo. Monit Zool Ital 17:285–286

Friedland GW (1978) Historical Review of the Changing Concepts of Lower Esophageal. Anatomy: B.C.–1977. Am J Roentgenol 131:373–388

Friedland GW, Melcher DH, Berridge FR, Gresham GA (1966) Debatable points in the anatomy of the lower oesophagus. Thorax 21:487–498

Fohmann V (1833) Mémoire sur les vaisseaux lymphatiques. J Desoer, Liège
Forsell G (1912) Über die Beziehung der auf den Röntgenbildern hervortretenden Formen des menschlichen Magens zur Muskelarchitektur der Magenwand. Münch Med Wochenschr 59:1588–1592
Gonzalez MA (1970) Les artères de l'oesophage. Thèse, Paris
Granet E (1933) Epiphrenal diverticulum of the esophagus with case report. Am J Surg 19:259–262
Gray SW, Skandalakis JE (1972) Embryology for Surgeons. WB Saunders Co., Philadelphia
Gray HK, Whitesell FB Jr (1950) Hemorrhage from esophageal varices: Surgical management. Ann Surg 132:798–810
Grodinsky M (1939) Retropharyngeal and lateral pharyngeal abscesses: An anatomic and clinical study. Ann Surg 110:177–199
Grodinsky M, Holyoke EA (1938) The fasciae and fascial spaces of the head, neck and adjacent regions. A J Anat 63:367–408
Gubaroff von A (1886) Über den Verschluß des menschlichen Magens an der Cardia. Arch f Anat und Physiol, Anat Abt, S 395–402
Heading RG (1984) Normal Oesophageal Function. In: Warson A, Celestin LR: Disorders of the Oesophagus. Pitman, London, pp 3–12
Hafferl A (1969) Lehrbuch der toptgraphischen Anatomie. Neu bearbeitet von W. Thiel, 3. Aufl. Springer, Berlin Heidelberg New York
Hafter E (1972) Röntgendiagnostik der Hiatushernie. Leber, Magen, Darm 2:5–10
Hamilton WJ, Mossman HW (1972) Hamilton, Boyd and Mossman's Human embryology. 4th Ed. W Heffer and Sons, Cambridge, Williams-Wilkins Co., Baltimore
Haller von A (1764) Elementa physiologiae corporis humani. Tomus sextus Societas Topographicae, Berne, pp 126–127
Harrington SW (1948) The surgical treatment of pulsion divericula of the thoracic esophagus. Tr South SA 60:62
Hasse C (1905) Arch Anat Physiol Lpz (Anat Abt), 321. Zit Butler (1951) Thorax 6:276–296
Hayek von HV (1933) Die Kardia und der Hiatus oesophageus des Zwerchfells. Z Anat Entw Gesch 100:218–225
Helvetius JCA (1978) Zit. Friedland GW. Am J Roentgenol 131:377
His W (1903) Studien an gehärteten Leichen über Form und Lagerung des menschlichen Magens. Arch Anat Entw Gesch, S 345:367
Hollinshead WH (1966) Anatomy for surgeons. Vol 1 und 2. Hoeber-Harper Internat Ed, New York London Tokyo
Hölscher AH, Siewert JR (1985) Der Endobrachyösophagus. Chirurgische Gastroenterologie mit interdisziplinären Gespräche. Heft: Hesophagus, 2. Teil, No 3:69–76
Hurwitz AL, Duranceau A, Haddad JK (1979) Disorders of Esophageal Motility. Saunders, Philadelphia
Hurst AF, Rake GW (1929) Achalasia of the cardia (so called cardiospasm). QJ Med 23:491–508
Hüpscher DN (1988) Radiology of the Esophagus. In: Frommhold W, Thurn P: Fortschritte auf dem Gebiete der Röntgenstrahlen und der Nuclearmedizin. Suppl Vol 127. Thieme, Stuttgart New York
Jackson G (1945) In: Jackson C, Jackson CL: Diseases of the Nose, Throat and Ear, including Bronchoscopy and Esophagoscopy. Phyladelphia, pp 700
Jit I (1974) Development of striated muscle fibers in the human esophagus. Indian J Med Res 62:838–844
Jit I (1957) The development of muscularis mucosae in the human gastrointestinal tract. J Anat Soc India 6:83–98
Johnson FP (1910) The development of the mucous membrane of the oesophagus, stomach and small intestine in the human embryo. Am J Anat 10:521–561
Kaufmann P, Lierse W, Stark J, Stelzner P (1968) Die Muskelanordnung in der Speiseröhre (Mensch, Rhesusaffe, Kaninchen, Maus, Ratte, Seehund). Ergebn Anat Entw Gesch 40/3:1–34
Kegaries DL (1934) The venous plexus of the oesophagus: Its clinical significance. Surg Gynec Obst 58:46–51

Killian G (1908) Über den Mund der Speiseröhre. Z für Ohrenheilkunde 55:1-41
Kubik St (1968) Farbphoto-Atlas der topographischen Anatomie mit klinischen Aspekten. Bd. III. Thorax. Thieme Verlag, Stuttgart
Kubik St (1971) Morphologische Grundlagen des Lymphsystems. Diagnostik 4:477-480
Kubik St (1974) Anatomische Voraussetzungen zur endolymphatischen Radionuklidtherapie. Die Med Welt 23:3-19
Kubik I, Tömböl T (1958) Über die Abflußwege der regionalen Lymphknoten der Lunge des Hundes. Acta Anat 33:116-121
Kubik I, Viskelety T, Balint J (1957) Die Lokalisation der Lungensegmente in den regionalen Lymphknoten. Anat Anz H 6/10, 104:104-121
Laimer E (1883) Beitrag zur Anatomie des Oesophagus. Wiener Med Jahrbuch, S 333:388
Langmann J (1985) Medizinische Embryologie. 7. Aufl. Georg Thieme Verlag, Stuttgart
Ledrum FC (1937) Anatomic features of the cardiac orifice of the stomach. With special reference to cardiospasm. Arch Intern Med 59:474-511
Lerche W (1950) The Esophagus and Pharynx in Action. Thomas, Springfield
Liebermann-Meffert D, Allgower M, Schmid P, Blum AL (1979) Muscular equivalent of the Lower Esophageal Sphincter. Gastroenterology 76:31-38
Liebermann-Meffert DMI, Luescher U, Neff U, Rüedi TP, Allgöwer M (1987) Esophagectomy without thoracotomy: Is there a risk of intramediastinal bleeding? A study on blood supply of the esophagus. Annals of Surgery No 2. 206:184-192
Lizars J (1978) Zit. Friedland GW: Am J Radiol 131:380
Loeweneck H (1981) Diagnostische Anatomie. Springer Verlag, Berlin Heidelberg New York, S 103-107
Luschka von H (1869) Arch Anat Physiol Lpz 424. Zit.: Butler H (1951) Thorax 6:276-296
Luschka von H (1871) Der Kehlkopf des Menschen. Tübingen, S 143
Magendie F (1978) Zit. Friedland GW: Am J Radiology 131:830
Nakamura T, Nakamura S, Tazawa T, Abe S, Aikawa T, Tokita K (1965) Measurement of blood flow through porto-pulmonary anastomoses in portal hypertension. J Lab Clin Med 65:114-121
Negus VE (1949) The Comparative Anatomy and Physiology of the Larynx. London, pp 96
O'Rahilly R (1986) In: Gardener-Gray-O'Rahilly: Anatomy. A regional study of human structure. 5th Ed WB Saunders Co, Phyladelphia London Toronto
Palmer ED (1953) An attempt to localize the normal esophago-gastric junction. Radiology 60:825-831
Paturet G (1958) Traité d'anatomie humaine. Tome III. Fasc. 1. Masson, Paris
Perrotin J, Faurel J (1951) Les artères de l'oesophage thoraco-abdominal. Revue de Chirurgie, Mars-Avril, pp 93-104
Phelps KA (1930) Congenital anomalies of the esophagus with a report of nine cases. Ann Otol Rhinol Laryng 39:364-381
Potter SE, Holyoke EA (1950) Observations on the intrinsic blood supply of the oesophagus. Arch Surg 61:944-948
Rauber-Kopsch (1987) Anatomie des Menschen. Lehrbuch und Atlas. Bd. II. Hrs. Leonhardt H. Thieme Verlag, Stuttgart New York
Resano JH (1951) Traitement chirurgical du cancer du segment juxtra-hilaire de l'oesophage. Presse méd 59:1200-1204
Sakata K (1903) Über die Lymphgefäße des Oesophagus und über seine regionären Lymphdrüsen mit Berücksichtigung der Verbreitung des Carcinoms. Mitt a d Grenzgeb d Med u Chir 11:634-656
Schridde H (1909) Die ortsfremden Epithelgewebe des Menschen. Sammlung Anat und Physiol Vorträge u Aufsätze. Fischer G, S Jena 199-232
Shaldon St, Caesar J, Chiandussi L, Williams HS, Sheville E, Sherlock S (1961) The demonstration of porto-pulmonary anastomoses in portal cirrhosis with the use of radioactive Krypton (Kr 85). New Engl J Med 265:410-414
Shapiro AL, Robillard GL (1950) The esophageal arteries: Their configurational anatomy and variations in relation to surgery. Ann Surg 131:171-185
Siekert RG, Swigart LL, Hambley WC, Anson GJ (1949) The arterial supply of the oesophagus. Anat Rec 103 (abstr):505-506

Smith EI (1957) The early development of the trachea and esophagus in relation to atresia of the esophagus and tracheoesophageal fistula. Contr Embryol 36:43–49
Stiennon OA (1963) The anatomic basis for the lower esophageal contraction ringplication theory and its application. Am J Roentgenol 90:811–822
Swigart LL, Siekert RG, Hambley WC, Anson BJ (1950) The esophageal arteries: An anatomic study of 150 specimens. Surg Gynec and Obst 90:234–243
Sweet RH (1946) Subtotal esophagectomy with high intrathoracic esophagogastric anastomosis in the treatment of extensive cicatricial obliteration of the esophagus. Surg Gyn Obst 83:417–427
Szabo LE, Karacsonyi S, Pataky Zs (1960) Oesophageal blood supply and its surgical significance. Acta Chir Hung I:275–284
Templeton FE (1944) X-Ray Examination of the Stomach. University of Chicago Press
Testut L, Jacob O (1914) Traité d'anatomie topographique. Tome I. 3. Ed. Doin, Paris
Testut L, Latarjet A (1948) Traité d'anatomie humaine. 9. Aufl. Doin Paris
Töndury G (1981) Angewandte und topographische Anatomie. 5. Aufl. G Thieme Verlag, Stuttgart New York
Treichel J (1985) Röntgendiagnostik der Hiatushernie und der Refluxoesophagitis. Chirurgische Gastroenterologie mit interdisziplinären Gesprächen. Heft Oesophagus, Teil 2, No 3, Nov, S 11–19
Verheyen P (1978) Zit. von Friedland GW, J Amer Roentgenol 131:377
Vesalius A (1543) De Humani Corporis Fabrica. lib. 5. Basiliae, pp 367–368
Walker RM (1949) Practitioner 162:211. Zit. Butler H (1951) Thorax 6:276–296
Walters W, Neibling HA, Bradley WF, Small JT, Wilson SW (1947) Anatomic distribution of the vagus nerves at lower end of the esophagus. Relation to gastric neurectomy for ulcer. Arch Surg 55:400–422
Weinberg JA (1972) Lymphatics of the esophagus. In: Haagensen CD, Feind CR, Herter FC, Slanetz CA, Weinberg JA: The Lymphatics in cancer. WB Saunders Co, Philadelphia, London Toronto, pp 245–249
Wolf BS (1970) The inferior Esophageal Sphincter-Anatomic-Roentgenologic and Manometric Correlation. Contradictions and Terminology. Am J Rönt 110:260–277
Wolf BS (1973) Sliding Hiatus Hernia: The Need for Redefinition. Am J Rönt 117:231–247
Wolf BS, Marshak RH, Som ML, Brahams SA, Greenberg EI (1958) The gastroesophageal vestibule on roentgen examination: differentiation from the phrenic ampulla and minimal hiatal herniation. St Sinai J Med NY 25:167–200
Zaino C, Poppel MH, Jacobson H-G, Lepow H (1963) The Lower Esophageal Vestibular Complex. Thomas, Springfield
Zaino C, Jacobson HG, Lepow H, Ozturk CH (1970) The Pharyngoesophageal Sphincter. Charles C Thomas, Springfield/Ill

Pathologie, Ausbreitungswege und Präkanzerosen des Plattenepithelkarzinoms des Oesophagus

G. Bornhöft und H. Stein

Histopathologische Klassifikation der Oesophagustumoren

Um die verschiedenen Tumorformen des Oesophagus besser verstehen zu können, ist es notwendig, sich seine normale Struktur zu vergegenwärtigen. Die luminale Seite wird begrenzt durch ein mehrschichtiges, nicht verhornendes Plattenepithel, deren teilungsfähige Zellen in den unteren zwei Zellagen, der Basalzellschicht, anzutreffen sind. Vereinzelt sind als Residuen aus der embryonalen Entwicklung noch respiratorische Schleimhautinseln mit Flimmerepithelien vorhanden. Weiterhin kommen in der Epithelschicht Langerhans-Zellen und stellenweise auch Melanozyten vor. Das Plattenepithel wird durch eine Basalmembran von dem daran anschließenden Stroma getrennt, in dem einige dünnwandige Blut- und Lymphgefäße anzutreffen sind. Daran anschließend die Lamina muscularis propria und die Submukosa bestehend aus lockerem Bindegewebe und zahlreichen Gefäßen sowie submukösen Drüsen aus einfachen schleimbildenden Epithelien, die in von Plattenepithel ausgekleidete Ausführungsgänge übergehen. Die dritte Schicht des Oesophagus ist die Muscularis propria, die aus spiralig angeordneten Bündeln glatter oder quergestreifter Muskulatur besteht. Im Gegensatz zu anderen Abschnitten des Gastrointestinaltrakts ist der Oesophagus nicht durch eine Serosa abgegrenzt, sondern steht mit den übrigen Organen des Mediastinums durch gefäß- und nervenhaltiges lockeres Bindegewebe in Verbindung.

Da alle diese Zellen außer dem neuralen Gewebe zu den teilungsfähigen Zellen gehören, können sie theoretisch und auch praktisch Neoplasien bilden. Die im Oesophagus vorkommenden Tumoren sind in Tabelle 1 zusammengestellt. Primäre Melanome des Oesophagus sind sehr selten, meistens handelt es sich um Metastasen eines Melanoms anderer Primärlokalisation. Die mukoepidermoidalen Karzinome gehen wahrscheinlich von den submukösen Drüsen aus [4, 39].

Tumorentstehung

Natürlich stellt sich die Frage, warum die in Tabelle 1 aufgeführten Tumoren nicht in gleicher Häufigkeit, sondern die Plattenepithelkarzinome im Oesophagus bevorzugt auftreten. Dazu folgende Überlegung: Es gilt als gesichert, daß ein Tumor monoklonal entsteht, also von einer einzelnen Zelle ausgeht, die in ihrer

Langhans, Schreiber, Häring, Reding, Siewert, Bünte (Hrsg.)
Aktuelle Therapie des Oesophaguskarzinoms

Tabelle 1. Tumoren des Oesophagus (nach WHO/ergänzt nach 74)

	benigne	maligne
Epithelial	Papillom Adenom	Karzinome: Plattenepithel- Adeno- adenoid-zystisch mukoepidermoid adenosquamös undifferenziert Pseudosarkom oat-cell-Karzinom (Apudom)
Mesenchymal	Leiomyom Lipom Fibrom Chondrom Hämangiom/ Hämangioperizytom Lymphangiom Granularzelltumor- (Abrikosoff-Tumor) Neurinom	Sarkome: Leiomyo- Rhabdomyo- Osteo- malignes Häm- angioendotheliom/ Kaposi-Sarkom
Epithelial/mesenchymal	Harmatom	Karzinosarkom
Sonstige		Lymphome malignes Melanom Metastasen

DNA-Zusammensetzung gegenüber einer normalen verändert ist [9, 16, 40, 56, 64, 70].

Eine solche Genomänderung kann z. B. durch Einführung von Fremd-DNA hervorgerufen werden, ein solcher Mechanismus soll u. a. der Entstehung von Karzinomen in der Cervix uteri nach Infektion durch bestimmte Papillomaviren zugrunde liegen [38, 51]. Eine andere Möglichkeit ist die spontane Veränderung von DNA oder Chromosomen durch Punktmutation, Translokation oder Genamplifikation mit nachfolgender Aktivierung oder Inhibierung eines für die Karzinomentstehung wichtigen Gens. Diese Genomänderung soll ungefähr einmal pro 10^7–10^8 Mitosen vorkommen [14, 25, 55, 58, 60, 66]. Daraus folgt, daß Zellen mit einer hohen Mitoserate in der Regel häufiger Tumoren bilden als solche mit einer niedrigen. Die Zellschicht mit der höchsten Teilungsrate im Oesophagus ist die Basalzellschicht der plattenepithelialen Schleimhaut, sodaß von daher Plattenepitheltumoren am häufigsten zu erwarten sind.

Präkanzerosen

Da die Kanzerogenese ein mindestens in zwei Stufen ablaufender Prozeß ist, bei dem die Tumorzellen verschiedene Eigenschaften erwerben bzw. verlieren, die voneinander unabhängig genetisch codiert sind, wäre nach 10^{14} bis 10^{21} Mitosen

Tabelle 2. Prädisponierende Faktoren/Kanzerogene für die Entstehung eines Oesophaguskarzinoms

Ernährung/Umwelt:	Nitrosamine[15,73]
	Nitrate, Nitrite, sekundäre Amine[63,74]
	Geotrichum candidum- und Fusarium-Kontamination[74]
	Mangel an Vitamin A und C[35,36,67,74]
	Mangel an Spurenelementen (z. B. Molybdän)[74]
	allg. Mangelernährung[50]
	Alkohol[10,71,72]
	Tabak[3]
	Betelnußkauen (Indien)[33]
	heiße Speisen[73]
	Plummer-Vinson-Syndrom[68,72]
	Malabsorption[6]
	Petroleumverunreinigung der Luft/Nahrung[6]
	(noch unbekannte Umweltkanzerogene)
genetisch:	Tylosis palmaris et plantaris und orale Leukoplakie[65]
	(allg. erbliche Disposition)[73]
Stase des Speisebreis (längere Verweildauer von Kanzerogenen):	
	Achalasie[32]
	Divertikel[32]
	Strikturen nach Verätzung[32]
	Schleimhautfalten ("webs") bei Plummer-Vinson-Syndrom[32]
	Sklerodermie[7]
Sonstige:	Epithelirritationen durch (ionisierende) Strahlen, alkalischer Reflux, chronische Oesophagitis, dystope Magenschleimhaut, vorausgegangene Magenoperation (via Reflux?)[6,61]
	Brachyoesophagus und Barret-Syndrom prädisponieren hauptsächlich zum Adenokarzinom des Oesophagus

eine spontane Karzinomentstehung zu erwarten. Duesberg [17] gibt die Häufigkeit mit 2×10^{17} an. In Bezug zu der Inzidenz der Oesophaguskarzinome reicht die spontane Mutationsrate nicht aus, um als alleinige Ursache für die Tumorbildung in Betracht zu kommen. Es dürften demnach noch weitere prädisponierende Faktoren/Kanzerogene hinzukommen, die direkt oder indirekt eine Genomänderung bewirken. Hierzu paßt, daß die Epithelzellen des Oesophagus durch ihre oberflächliche Lage einer Kanzerogenexposition am stärksten ausgesetzt sind. Eine Zusammenstellung prädisponierender Faktoren gibt die Tabelle 2 wieder.

Bei den Nitrosaminen ist die kanzerogene Wirkung sowohl epidemiologisch als auch tierexperimentell belegt [15, 73]. Nitrite und Nitrate können zusammen mit sekundären Aminen spontan Nitrosamine bilden [63, 74], diese Bildung kann durch Vitamin C verhindert werden [74]. Molybdän wirkt als Kofaktor für die Nitratreduktase [18], interferiert also auch mit der Nitrosaminbildung. Tierexperimentell inhibiert Vitamin A den kanzerogenen Effekt der Nitrosamine, indem es zu einer Ausreifung nitrosamininduzierter dysplastischer Epithelien führt [35, 36, 67]. Das Plummer-Vinson-Syndrom geht einerseits mit einem Eisenmangel einher, andererseits kann durch die oftmals auftretenden Schleimhautfalten („webs") die Expositionszeit möglicher Kanzerogene verlängert werden [32].

Dysplasien

Die morphologischen Veränderungen, die eine „mutierte" DNA in einer Zelle, bzw. dem daraus entstehenden Zellverband bewirkt, werden unter dem Begriff der Dysplasie zusammengefaßt. Eine Dysplasie ist also eine (monoklonale) Neubildung (zumindest scheint die Monoklonalität durch Bestimmung der Isoform der Glucose-6-Phosphat-Dehydrogenase in dysplastischen Zellen der Cervix uteri gesichert zu sein [53, 59], die sich zuerst in einer Störung der Differenzierung, wahrscheinlich auf dem Boden einer fehlerhaften interepithelialen Kommunikation äußert: In der milden Form reagieren die Zellen nur vermindert auf Differenzierungsreize, die Teilungsfähigkeit bleibt nicht mehr auf die basalen Zellen beschränkt; in der schweren Form ist die Schichtung fast vollständig aufgehoben, Mitosen kommen auch in den obersten Zellagen vor, dafür können in tieferen Schichten bereits Verhornungen auftreten, die Zellen zeigen starke Atypien. Die Unterschiede zwischen den Dysplasiegraden sind quantitativer, nicht qualitativer Art.

Erstaunlich ist, daß ein großer Prozentsatz der milden und mittleren Dysplasien spontan verschwindet [13], der Organismus also in der Lage ist, Neoplasien zu eliminieren. Als Erklärung käme zum einen eine Veränderung der Tumorzellen selbst in Betracht, z B. eine Verminderung der proliferativen Aktivität. Zum anderen werden in letzter Zeit zunehmend die Möglichkeiten einer (immunologischen) Reaktion des Organismus auf einen Tumor diskutiert. Die Bedeutung dieser Tumorabwehr wird jedoch durch Untersuchungen an Nacktmäusen in Frage gestellt, die in keimarmer Umgebung genauso lange leben wie Mäuse, die zu einer normalen Immunantwort fähig sind, d. h. die Inzidenz an spontanen malignen Tumoren ist in der Nacktmaus nicht erhöht. Diese Betrachtungen führen zu dem Schluß, daß es noch weitere Faktoren geben muß, die bei der Karzinomentstehung eine Rolle spielen. Insgesamt sind die Interaktionen von immunologischen Reaktionen, Produktion von und Reaktion auf Wachstumsfaktoren, interepithelialer und intraepithelialer Informationsvermittlung und (rezeptorvermittelter) Steuerung von Differenzierungsvorgängen zu wenig erforscht, um sichere Aussagen über die Karzinomentstehung machen zu können [11, 19, 27, 28, 69].

Die Eigenschaft, die eine (schwere) Dysplasie von einem Karzinom unterscheidet, ist die des infiltrierenden und destruierenden Wachstums. Letzteres ist wahrscheinlich auch eine schrittweise erworbene Fähigkeit und kein kontinuierlich ablaufender Prozeß. Zumindest bei der Entstehung von Kolonkarzinomen und auch bei Cervixkarzinomen scheint es direkte Übergänge von milder Dysplasie zu einem Karzinom zu geben, ohne daß zuvor das Stadium eines Carcinoma in situ durchlaufen worden wäre [24]. Der „normale" Ablauf der Kanzerogenese, wie er sich tierexperimentell darstellt, erfolgt jedoch von einer Dysplasie über ein Carcinoma in situ zu einem invasiven Karzinom (Abb. 1), diese Beobachtungen werden auch durch epidemiologische Daten unterstützt [46]. Das Carcinoma in situ (CIS) gilt als obligate Präkanzerose. In unserem mitteleuropäischen bioptischen Untersuchungsgut finden sich Dysplasien und CIS als alleinige pathologische Befunde nur selten, meistens werden sie bei Oesophagusresektaten wegen eines Karzinoms im Randbereich des Tumors oder herdförmig im weiteren

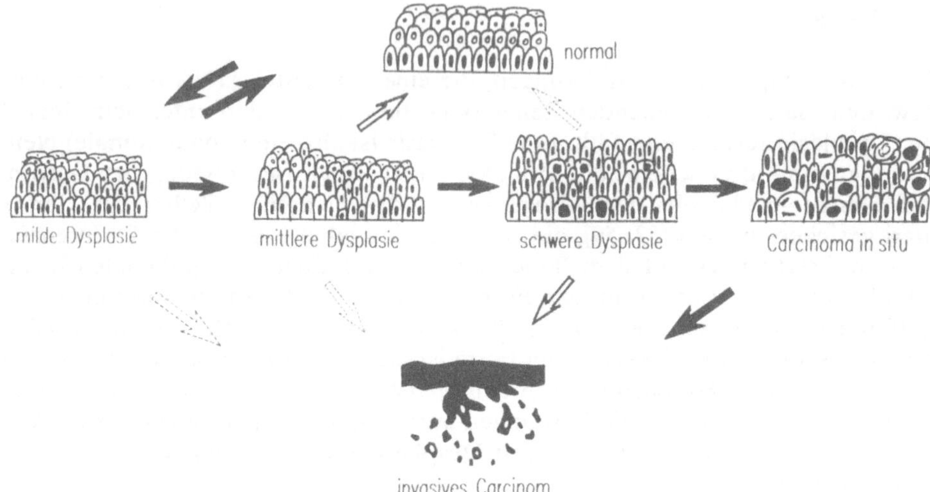

Abb. 1. Karzinogenese des Oesophaguskarzinoms

Verlauf der Schleimhaut diagnostiziert. Makroskopisch imponieren sie als rötliche (Erythroplakie) oder weißliche (Leukoplakie) Flecken, in einigen Fällen sind auch gar keine makroskopischen Veränderungen erkennbar.

Histologische Differenzierung des Plattenepithelkarzinoms

Wenn die Tumorzellen die Basalmembran durchbrochen haben und so zum invasiven Karzinom geworden sind, resultiert zumeist das Differenzierungsbild eines (verhornenden) Plattenepithelkarzinoms [2, 47, 48]. Bei den gut differenzierten Formen, die durch reichliche Interzellularbrücken und Verhornung gekennzeichnet sind, ist es immerhin erstaunlich, wie geordnet die Tumorzellverbände im Gegensatz zu dem unruhigen Bild der (vorangegangenen?) Dysplasie erscheinen können. Meistens ist eine konzentrische Schichtung von „basalen", d. h. dem Mesenchym unmittelbar anliegenden, atypischen Tumorzellen zu abgeflachten, relativ gut differenziert erscheinenden Plattenepithelien bis hin zu einer zentralen Hornperle zu erkennen (Abb. 2). Die Verhornung geht in den meisten Fällen mit einer (schwachen) Expression der Zytokeratin-Untergruppen 10 u. 11 einher, die normalerweise nur in epidermalen Zellen gefunden werden; es handelt sich also um eine Differenzierung, die den Ursprungszellen des Tumors nicht zu eigen war.
Natürlich gibt es wie bei anderen Tumoren auch beim Oesophaguskarzinom niedrig und undifferenzierte Formen, die weder eine Zellschichtung noch eine Verhornung erkennen lassen. Meistens zeigen diese Tumorformen auch eine stärkere Zellpleomorphie mit erhöhter Kern-Plasma-Relation, großen Kernen, in denen ein oder mehrere Nukleolen erkennbar sind, vergröbertem Chromatingerüst, sowie atypischen Mitosen und Formanomalien, teilweise auch Ausbildung von Spindelzellen (Abb. 3).

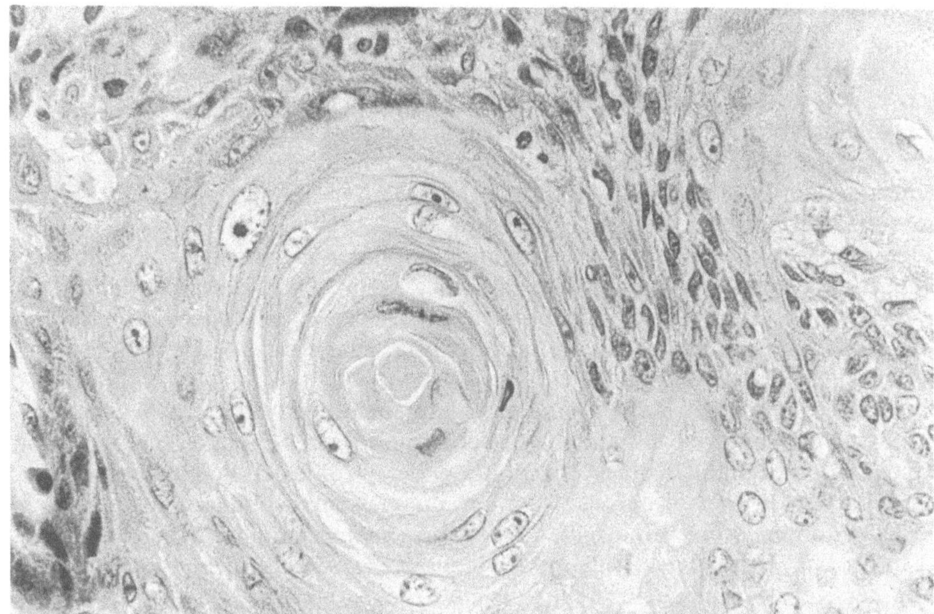

Abb. 2. Gut differenziertes verhornendes Plattenepithelkarzinom des Oesophagus mit Hornperlen und Interzellularbrücken (HE, ×600)

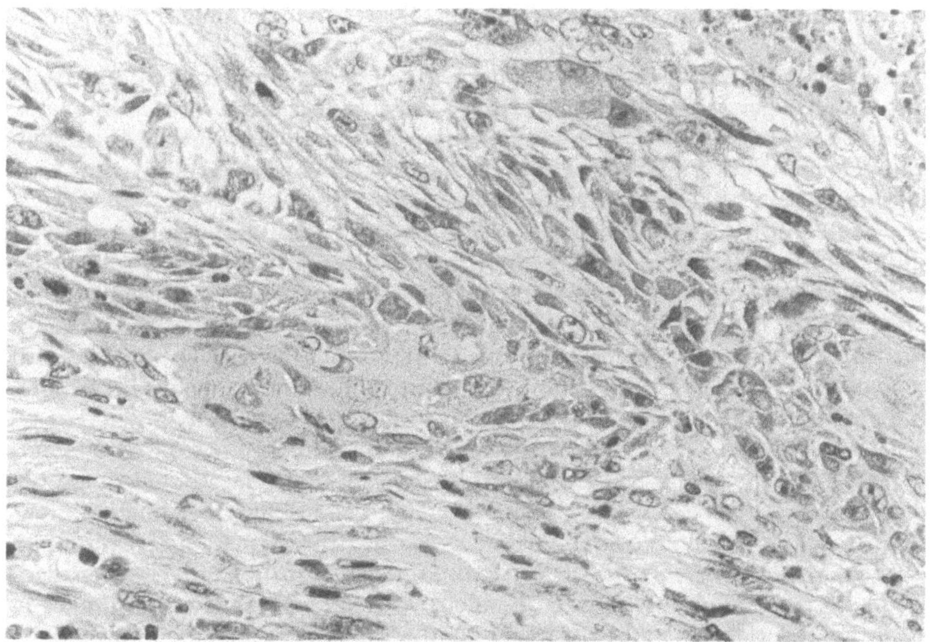

Abb. 3. Spindelzelliges Plattenepithelkarzinom des Oesophagus (HE, ×600)

Malignitätsgrad

Im allgemeinen werden diese Differenzierungsunterschiede als hoher oder niedriger histologischer Malignitätsgrad bezeichnet, obwohl es umstritten ist, ob der Ausprägung von Merkmalen, die dem Ursprungsgewebe mehr oder weniger ähneln, wirklich eine prognostische Relevanz zukommt. Die meisten Untersucher kamen zu dem Ergebnis, daß der histologische Differenzierungsgrad keinen Einfluß auf die Überlebenszeit hat [52].

In letzter Zeit gibt es Untersuchungen an Oesophaguskarzinomen, die eine Korrelation zwischen dem Aneuploidiegrad eines Tumors und dessen Prognose gefunden haben [31, 44, 49, 57]; (möglicherweise sprechen Zellen, deren DNA stark verändert ist, weniger auf äußere oder innere regulative Reize an und desto größer ist die „Malignität").

Unter einem ähnlichen Aspekt sind die Untersuchungen über das Wachstumsverhalten von Tumoren zu betrachten. Bei Lymphomen besteht eine Korrelation zwischen der Malignität eines Tumors und der Größe der Wachstumsfraktion [20, 23], d.h. der Anzahl der Tumorzellen, die sich im Teilungszyklus befinden. Bei Karzinomen ist in vielen Fällen eine Übereinstimmung der Wachstumsfraktion mit dem Grad der zellulären Atypien (Kerngrößenschwankungen, Erhöhung der Kern-Plasma-Relation, atypische Mitosen etc.) zu erkennen [8, 21, 41, 42, 43]. Das heißt also, diese Tumor sind nicht nur deshalb maligne, weil ihre Zellen groß oder atypisch sind, d.h. vermutlich starke DNA-Veränderungen aufweisen, sondern auch weil diese atypischen Zellen in der Regel stärker proliferieren als weniger veränderte. Allerdings zeigt sich diese Übereinstimmung zwischen Atypiegrad und Wachstumsfraktion nicht bei allen Tumorarten, und auch innerhalb einer Tumorgruppe gibt es erhebliche Dissoziationen. Die Wachstumsfraktion läßt sich an Gefrierschnitten immunhistologisch mit Hilfe des monoklonalen Antikörpers Ki-67 bestimmen, der gegen ein proliferationsassoziiertes Kernantigen gerichtet ist [22]. Das Wachstumsverhalten von Oesophaguskarzinomen ist bis jetzt noch nicht systematisch untersucht worden, Einzelbeispiele zeigen Wachstumsfraktionen von 15–80%, wobei sich ebenfalls eine Korrelation mit dem nukleären Atypiegrad andeutet (Abb. 4).

Ein weiterer prognostisch relevanter Faktor scheint die Basalmembranproduktion in Tumoren zu sein. Basalmembranen werden an der Grenze zwischen Mesenchym und Epithel (bzw. Endothel) gebildet und bestehen hauptsächlich aus Kollagen Typ IV und Laminin. Eine Eigenschaft von Karzinomzellen ist es zwar, vorgegebene Basalmembranen mit Hilfe von Kollagenasen oder anderen lysosomalen Enzymen [1] aktiv zu zerstören und zu durchbrechen, auf der anderen Seite werden bei einem Großteil von Oesophaguskarzinomen an der Tumorepithel-Mesenchym-Grenze selbst Basalmembranen ausgebildet; elektronenmikroskopisch stellen sich diese als glatt begrenzte und mit Halbdesmosomen behaftete Tumorzellverbände dar [30]. Diese Eigenschaft der Basalmembranbildung bzw. der Fähigkeit von Tumorzellen, sich in Anwesenheit von Laminin an Kollagen Typ IV anzuheften, soll wiederum mit der Häufigkeit der Metastasenbildung korrelieren [62]. Tumoren, die nicht von einer Basalmembran umgeben sind, scheinen demgegenüber weniger häufig zu metastasieren, dafür jedoch stärker infiltrativ zu wachsen.

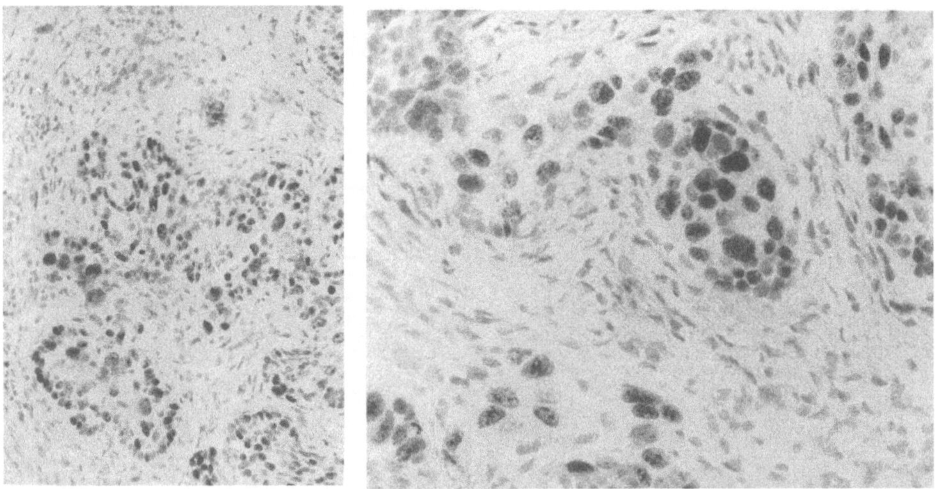

Abb. 4. Immunfärbung mit dem monoklonalen Antikörper Ki-67 zur Darstellung der Wachstumsfraktion. Die Zellen mit den dunklen (immun-markierten) Kernen stellen die Ki-67 positiven und damit proliferierenden Zellen dar (APAAP, × 150/600)

Tumorheterogenität

Ein Umstand, der die systematische Untersuchung von Oesophaguskarzinomen erschwert, ist die starke Heterogenität dieser Tumoren. So finden sich häufig neben gut differenzierten Tumorarealen mit plattenepithelialer Schichtung und Interzellularbrücken solche, die aus unregelmäßig angeordneten, spindeligen oder basaloiden, deutlich atypische Zellen bestehen oder in denen sogar drüsenähnliche Strukturen zu erkennen sind (vgl. Abb. 5). Flow-cytometry-DNA-Analysen, die in Oesophaguskarzinomen mehrere (Tochter-)Klone nachwiesen [49], sowie Untersuchungen über die Histogenese von adenosquamösen Oesophaguskarzinomen [34] lassen den Schluß zu, daß diese starke Heterogenität wohl am ehesten auf eine Subpopulationsbildung innerhalb des Tumors zurückzuführen ist, d. h. daß Tumorzellen sich im Laufe ihres Wachstums ebenfalls spontan genetisch verändern und somit verschiedene Klone mit unterschiedlichen Eigenschaften ausbilden können.

Weitere plattenepithelassoziierte Tumoren

Ein Sonderfall unter den Oesophaguskarzinomen ist das selten vorkommende Karzinosarkom, bei dem sowohl eine epitheliale als auch eine mesenchymale maligne Komponente auftritt. Die Tatsache, daß die mesenchymale Komponente stellenweise Intermediärfilamente (Zytokeratine) exprimiert, die normalerweise nur in Epithelzellen vorhanden sind, könnte ein Hinweise darauf sein, daß sie ebenfalls durch Subpopulationsbildung entstanden ist; allerdings ist das

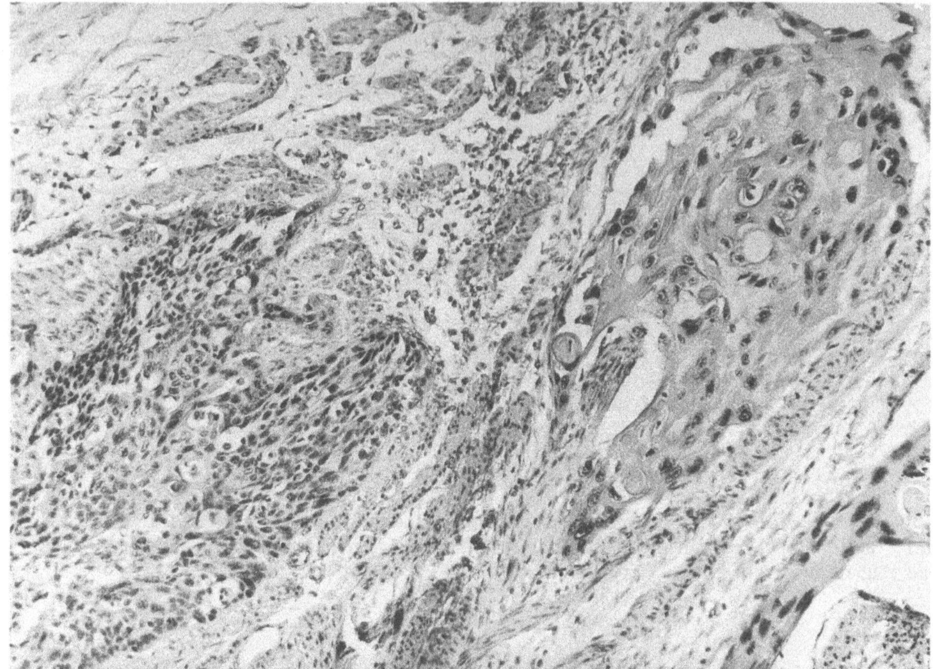

Abb. 5. Plattenepitheliales Oesophaguskarzinom mit gut differenzierten (rechts oben) und gering differenzierten (links unten) Arealen (HE, × 150)

Spektrum der Intermediärfilamentexpression bei Karzinosarkomen sehr groß, so daß daraus Rückschlüsse auf die Tumorgenese wohl kaum zulässig sind. Weiterhin werden in Hinblick auf die Pathogenese das Auftreten zweier koinzidenter Malignome als auch die Möglichkeit diskutiert, daß es sich bei dem Karzinosarkom um zwei verschiedene Differenzierungsformen einer gemeinsamen Stammzelle handelt.

Bei anderen Tumoren wie z. B. bei dem ebenfalls seltenen mukoepidermoidalen Karzinom oder dem (endokrin aktiven) oat-cell-Karzinom ist eine Entstehung aus einer nicht-plattenepithelialen Ursprungszelle (Drüsenepithel bzw. argyrophilen Zelle des APUD-Systems in der plattenepithelialen Basalzellschicht) wahrscheinlicher, in solchen Tumoren kann u. U. auch metaplastisch Plattenepithel auftreten [4, 29, 39].

Ausbreitung des Oesophaguskarzinoms

Fragestellungen, die für den Kliniker von größerem Interesse sind, sind weniger histologischer Differenzierungstyp oder Intermediärfilamentexpression, sondern Aussagen über lokale Ausbreitung und Metastasierung. Da die Wachstumsform

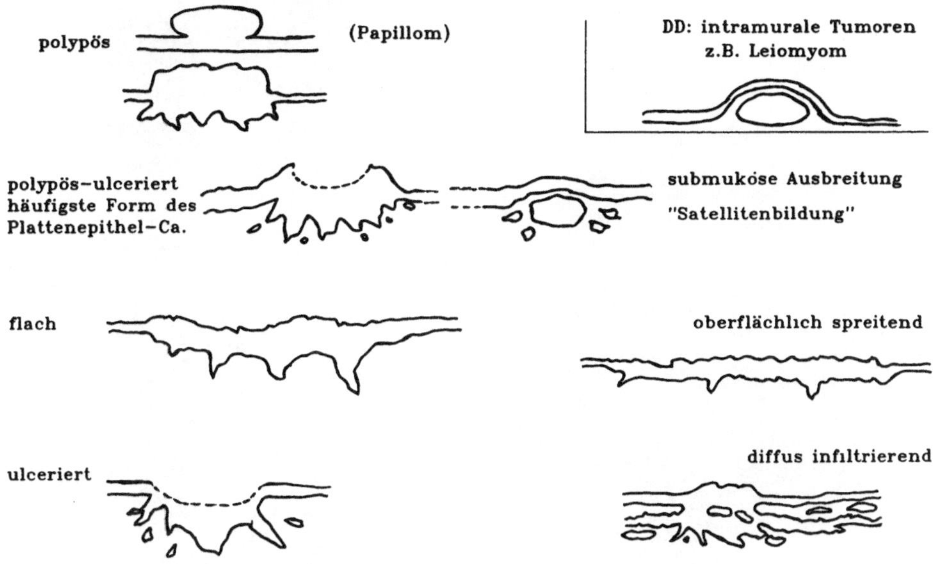

Abb. 6. Wachstumsformen des Oesophaguskarzinoms

eine, wenn auch grobe, Korrelation mit der Ausbreitung des Oesophaguskarzinoms aufweist, bestimmt die Wachstumsform eines Tumors entscheidend klinische Symptomatik und damit therapeutisches Vorgehen. Die verschiedenen Wachstumsformen von Oesophaguskarzinomen sind in den Abbildungen 6–8 zusammengestellt.

Die polypös-ulzerierende Form ist in unserem Resektions- und Obduktionsgut am häufigsten vertreten. Durch die oft ausgedehnten Ulzerationen ist besonders dieser Typ für die Ausbildung von Trachealfisteln und Arrosionen der Aorta und damit für die Inoperabilität eines Tumors verantwortlich.

Der flache, diffus-infiltrierende und oberflächlich spreitende Typ ist insofern von klinischer Bedeutung als seine eigentliche Ausbreitung makroskopisch meistens beträchtlich unterschätzt und er deswegen nicht immer im Gesunden reseziert wird [26]. Ein ähnliches Problem ergibt sich durch Gefäßkarzinosen und perineurale Ausbreitung mit Saellitenbildung, die nicht in Kontinuität zu dem Primärtumor stehen; diese Ausbreitung wird durch die Untersuchung der Resektionsränder nicht erfaßt.

Da das Oesophaguskarzinom im Gegensatz zu den Kolonkarzinomen sehr früh Anschluß an das Gefäßsystem gewinnt, kann trotz Tumorfreiheit der Resektionsränder nicht sicher davon ausgegangen werden, daß das Karzinom auch restlos entfernt wurde. Diffus-infiltrierende Karzinome zeigen darüberhinaus häufig eine begleitende szirrhöse Stromareaktion, die zu einer (zirkulären) Stenose führen kann.

Die häufigsten Metastasierungswege sind in Tabelle 3 zusammengestellt.

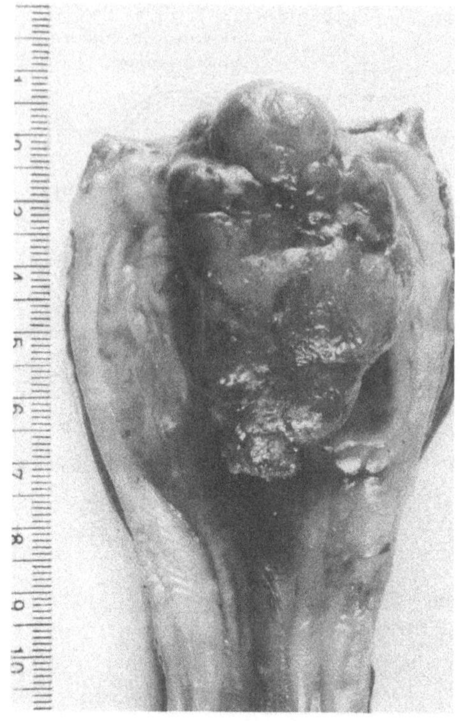

a

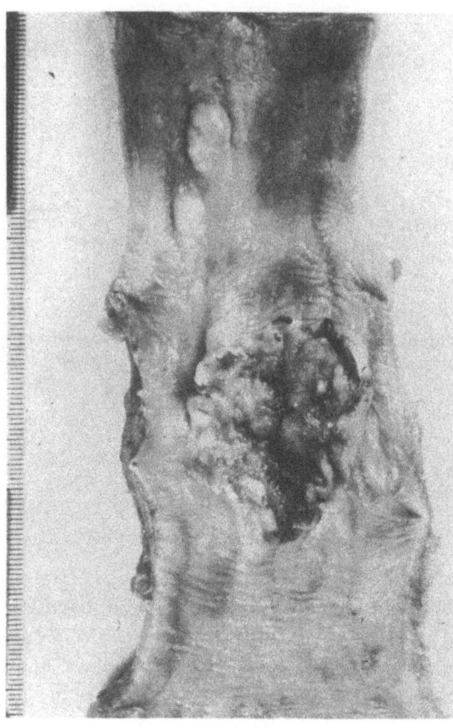

b

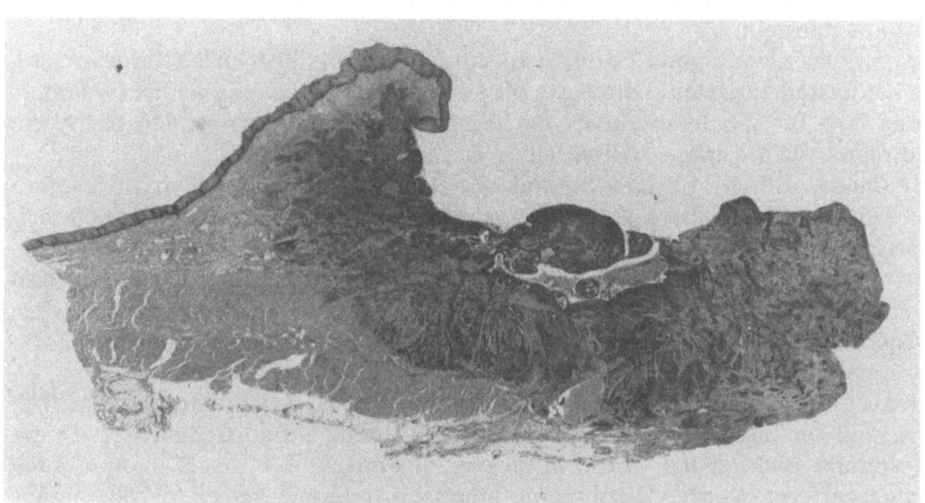

c

Abb. 7a–c. **a** Polypöses Oesophaguskarzinom; **b** Polypös-ulzerierendes Karzinom mit Satellitenbildung; **c** Diffus-infiltrierendes Karzinom

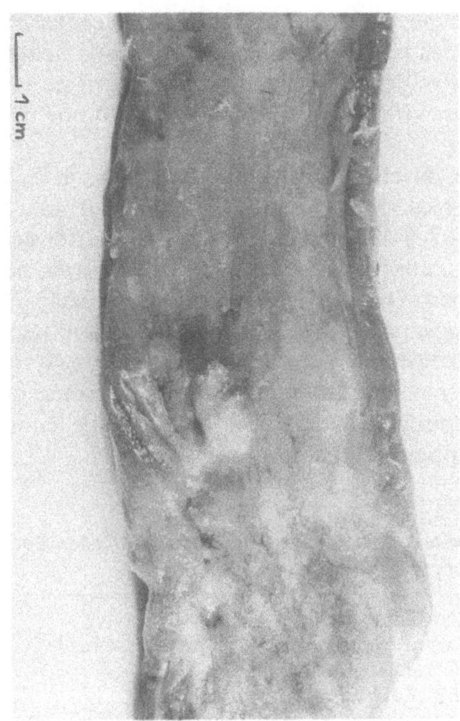

Abb. 8. Polypös-ulzerierendes Oesophaguskarzinom (HE, ×6)

Tabelle 3. Metastasierungswege der Oesophaguskarzinome

hämatogen		lymphogen	
Leber	22%	supraklavikulär/tief cervikal	19%
Lunge	18%	mediastinal, hinten	28%
Skelett	16%	paratracheal/tracheobronchial	20%
Pleura	15%	perigastrisch	18%
Magen/Darm	11%	abdominell	64%
Nebenniere	7%	axillär	2%
Peritoneum	7%	inguinal	1%
Niere	5%		
Schilddrüse	2%		

Häufigkeit und Prognose

Oesophaguskarzinome machen ca. 1,8% aller Sektionsfälle aus. Das Durchschnittsalter beträgt bei Männern 63,5 Jahre und bei Frauen 70 Jahre, wobei sich in den letzten Jahren (Vergleich unserer Sektionsstatistiken von 1969–1980 und 1981–1988) eine deutliche Erniedrigung des Krankheitsgipfels abzeichnet. Das Geschlechtsverhältnis beträgt M:W = 2:1.

Die Oesophaguskarzinome sind zu 2% im zervikalen, zu 25% im oberen, zu 24% im mittleren und zu 49% im unteren thorakalen Abschnitt lokalisiert.

94% der Oesophaguskarzinome werden im Stadium pT2 oder pT3 diagnostiziert, d.h. es ist in vielen Fällen ebenfalls keine sichere positive Aussage über die Tumorfreiheit des basalen Abtragungsrandes möglich. Zum Zeitpunkt der Diagnose sind bereits 58% der Karzinome in die regionalen Lymphknoten metastasiert.
Die durchschnittliche Überlebenszeit zwischen Diagnosestellung und Tod beträgt ca. 5–8 Monate, das Intervall vom Beginn der ersten Symptome bis zum Tod 7–8 Monate. Ungefähr ein Viertel der Patienten versterben innerhalb 1 Monats, über die Hälfte nach 6 Monaten, nach 2 Jahren sind nur noch ca. 4% am Leben. Die häufigsten Todesursachen sind in Tabelle 4 zusammengestellt.
Insgesamt ist die Prognose des Oesophaguskarzinoms weiterhin als sehr schlecht zu beurteilen, deswegen sollten zur Verbesserung der kurativen Möglichkeiten einer chirurgischen Therapie in naher Zukunft gezielte Methoden der Früherkennung, wie z.B. die regelmäßige endoskopische Untersuchung von Risikogruppen, realisiert werden.

Tabelle 4. Zusammenstellung der häufigsten Todesursachen bei Patienten mit Oesophaguskarzinom

direkte Tumorfolge	
(z.B. Aortenarrosion, Oesophago-tracheale Fistel, Mediastinitis)	15%
Indirekte Tumorfolge	
(z.B. Kachexie, Pneumonie etc.)	38%
postoperative Komplikationen	17%
bestrahlungsbedingte Komplikationen	8%
Kreislaufversagen	17%
tumorunabhängig	5%

Literatur

1. Alroy J, Gould VE (1980) Epithelial-stromal interface in normal and neoplastic human bladder epithelium. Ultrastruct Pathol 1:201–210
2. Altenähr E (1981) Pathologische Anatomie, Ausbreitung und Metasierung des Oesophaguskarzinoms. In: Chirurgie des Oesophaguskarzinoms, Häring R. Edition Medizin Weinheim, 17–28
3. Auerbach O, Stout AP, Hammond EC, Garfinkle L (1965) Histologic changes in esophagus in relation to smoking habits. Arch Environ Health 11:4–15
4. Bell-Thompson J, Haggit RC, Ellis FH Jr (1980) Mucoepidermoid and adenoid cystic carcinomas of the esophagus. J Thorac Cardiovasc Surg 79:438–446
5. Berenblum I, Shubik P (1947) A new quantitative approach to the study of the stage of chemical carcinogenesis in the mouse skin. Br J Cancer 1:383–391
6. Bettendorf U (1984) In: Pathologie, Band 2, Remmele W. Springer Berlin Heidelberg New York 85–139
7. Bockelmann D (1981) Ätiologie und Epidemiologie des Oesophaguskarzinoms. In: Chirurgie des Oesophaguskarzinoms, Häring R. Edition Medizin Weinheim 1–8
8. Bornhöft G, Loy V, Nekarda H, Boese-Landgraf J, Stein H (submitted) Zusammenhang zwischen Differenzierungsgrad und Wachstumsverhalten beim Colonkarzinom.
9. Boveri T (1914) Zur Frage der Entstehung maligner Tumoren. Fischer Jena GDR
10. Chilvers C, Fraser P, Beral V (1979) Alcohol and oesophageal cancer: An assessment of the evedence from routinely collected data. J Epidemiol Community Healty 33:127–133

11. Clark WH Jr, Folberg R, Ainsworth AM (1979) Tumor progression in primary human cutaneous malignant melanomas. In: Human Malignant Melanoma, Clark WH Jr, Goldmann LI, Mastrangelo MJ. New York: Grune & Stratton 15–32
12. Cohn S, Arai M, Jakob JB, Fridell GH (1979) Promoting effect of saccarin and DL-tryptophan in urinary bladder carcinogenesis. Cancer Res 39: 1207–1217
13. Coordinating Group for Research on Esophageal Carcinoma, Chinese Academy of Medical Science and Henan Provice. (1974) Studies on the relationship between epithelial dysplasia and carcinoma of the esophagus. Chin Med J 1:110–116
14. Drake JW (1969) Comparative rates of spontaneous mutation. Nature 221:1132
15. Druckrey H, Preussmann R, Ivanokovic S, Schmahl D (1967) Organotrope karzinogene Wirkungen bei 65 verschiedenen N-Nitroso-Verbindungen an BD-Ratten. Z Krebsforsch 69:103–201
16. Duesberg PH (1987) Retroviruses as carcinogens and pathogens: Expectations and reality. Cancer Res. 47:1199–1220
17. Duesberg PH (1987) Cancer genes: Rare recombinants instead of activated oncogenes (A Review) Proc Natl Acad Sci USA 84:2117–2124
18. Enterline H,. Thompson J (1984) Pathology of the Esophagus. Springer Berlin Heidelberg New York
19. Farber E, Cameron R (1980) The sequential analysis of cancer development. Adv Cancer Res 31:125–226
20. Gerdes J, Dallenbach F, Lennert K (1984) Growth fraction in malignant Non-Hodgkin's lymphomas (NHL) as determined in situ with the monoclonal antibody Ki-67. Hematol Oncol 2:365–371
21. Gerdes J, Lelle PJ, Pickartz H, Heidenreich W, Schwarting R, Kurtsiefer L, Stauch G, Stein H (1986) Growth fraction in breast cancers determined by the monoclonal antibody Ki-67. J Clin Pathol 39:977–980
22. Gerdes J, Schwab U, Lemke H, Stein H (1983) Production of a mouse monoclonal antibody reactive with a human nuclear antigen associated with cell proliferation. Int J Cancer 31:13–20
23. Gerdes J, Stein H, Pileri S, Rezano MT, Gobbi M, Ralfiaer E, Nielsen KM, Pallesen G, Bartels H, Palestr G, Delson G (1987) Prognostic relevance of tumour-cell growth fraction in malignant Non-Hodgkin's lymphomas. Lancet 448–449
24. Goh HS, Jass JR (1986) DNA content and the adenoma-carcinoma sequence in the colorectum. J Clin Pathol 39:387–392
25. Hook EB (1985) The impact of aneuploidy upon public healt: Mortality and morbidity associated with human chromosome abnormalities. In: Aneuploidity: Etiology and Mechanisms, Dellarco VL, Voytek PE, Hollaender A. Plenum, New York 7–23
26. Ide H, Murata Y, Okushima N, Fukui H, Yamada A (1988) Clinicopathological study of the development of early esophageal carcinoma. In: Diseases of the Esophagus, Siewert JR, Hölscher AH. Springer Berlin Heidelberg New York 45–50
27. Illmensee K (1978) Reversion of malignancy and normalized differentiation of teratocarcinoma cells in chimeric mice. Basic Life Sci 12:3–25
28. Illmensee K, Stevens LC (1979) Teratomas and chimeras. Sci Am 240:120–132
29. Imai T, Sannohe Y, Okano H (1978) Oat cell carcinoma (apudoma) of the esophagus. Cancer 41:358–364
30. Imamoto H, Shiozaji H, Yano T, Kubota T, Ogawa Y, Mori T (1988) Relationship between lymphatic metastasis and continuity of basement membrane in esophageal cancer. In: Diseases of the Esophagus, Siewert JR, Hölscher AH. Springer Berlin Heidelberg New York 93–97
31. Inokuchi K, Kuwano H, Sugimachi K, Koga Y, Kitamura M, Kai H, Okudaira Y (1988) Cytophotometrioc DNA analysis of superficial and advanced carcinoma of the esophagus. In: Diseases of the Esophagus, Siewert JR, Hölscher AH. Springer Berlin Heidelberg New York 31–34
32. Joske RA, Benedict EB (1959) The role of benign esophageal obstruction in the development of carcinoma of the esophagus. Gastroenterology 36:749–755
33. Jussawalla DJ (1981) Oesophageal cancer in India. J Cancer Res Clin Oncol 99:29–33

34. Karaki Y, Katoh H, Shimazaki K, Otagiri H, Munakata S, Fuji J, Saitoh J, Fujimaki M, Soga J (1988) Histogenesis of adenosquamous carcinoma of the esophagus. In: Diseases of the Esophagus, Siewert JR, Hölscher AH. Springer Berlin Heidelberg New York 60–63
35. Kark JD, Smith AH, Switzer BR, Hames CG (1981) Serum vitamin A (retinol) and cancer incidence in Evans county, Georgia. J Natl Cancer Inst 66:7–16
36. Koreeda T, Hiramatsu Y, Nishi M, Yamamoto M (1988) Correlation between inhibitory effect of retinoid on N-Nitrosomethylbutylamine-induced esophageal carcinogenesis and levels of cellular retinoic acid-binding protein. In: Diseases of the Esophagus, Siewert JR, Hölscher AH. Springer Berlin Heidelberg New York 67–69
37. Kunze E (1984) Die multifaktorielle Mehrstufenkarzinogenese am Harnblasenurothel. In: Das Harnblasenkarzinom, Bichler KH, Harzmann R. Springer Berlin Heidelberg New York 37–62
38. Kurman RJ, Jenson AB, Lancaster WD (1983) Papillomaviruses infection of the cervix. II. Relationship to intraepithelial neoplasia based of the presence of specific viral structural proteins. Am J Surg Pathol 7:39–52
39. Kuwano H, Matsuda H, Koga Y, Matsuoka H, Okudaira Y, Sugimachi K (1988) Glandular or mucus-secreting components in squamous cell carcinoma of the esophagus. In: Diseases of the Esophagus, Siewert JR, Hölscher AH. Springer Berlin Heidelberg New York 64–66
40. Levan A (1956) Chromosomes in cancer tissue. Ann N Y Acad Sci 63:774–792
41. Loy V, Koch H, Krech R, Düe W, Bauer H, Stein H (1987) Vergleich verschiedener Gradingsysteme mit der Wachstumsfraktion beim Nierenzellkarzinom. Verh Dtsch Ges Path 71:564
42. Loy V, Kramer W, Gerdes J, Krech.R, Jonas D (1986) Malignitätsgrad und Proliferationsfraktion des Urothelkarzinoms. Verh Dtsch Ges Urol 38:395–397
43. Loy V, Kramer W, Gerdes J, Krech R, Jonas D (1986) Bestimmung der Proligerationsfraktion beim Nierenzellkarzinom mit dem monoklonalen Antikörper Ki-67. Verh Dtsch Ges Urol 38:393–395
44. Matsufuji Y, Koga Y, Mori M, Kuwano H, Okudaira Y, Sugimachi K (1988) Promotion by 12-0-Tetradecanoyl, Phorbol-13-Acetate of esophageal carcinogenesis induced in rats by N-Methyl-N-Amylnitrosamine. In: Diseases of the Esophagus, Siewert JR, Hölscher AH. Springer Berlin Heidelberg New York 70–72
45. Matsuura H, Sugimachi K, Ueo H, Kuwano H, Koga Y, Okamura T (1986) Malignant potentiality of squamous cell carcinoma of the esophagus predictable by DNA analysis. Cancer 57, 1810–1814
46. Ming S (1988) Pathology of squamous cell carcinoma of esophagus. In: Diseases of the Esophagus, Siewert JR, Hölscher AH. Springer Berlin Heidelberg New York 35–38
47. Ming SC (1982) Tumors of the esophagus and stomach. In: Atlas of Tumor Pathology. 2nd ser fasc 7, Armed Forces Institute of Pathology. Washington DC
48. Mitwollen U (1983) Carcinome des Oesophagus und der Cardia. Inaugural-Dissertation, Medizinischer Fachbereich der FU Berlin
49. Moraldi A, Schillaci A, Tirindelli Danesi D, Iascone C, Zerilli M, Teodori L, Micheli C, Chiavellati L, Stipa S (1988) Flow cytometry in cancer of the esophagus and gastric cardia: Preliminary observations. In: Diseases of the Esophagus, Siewert JR, Hölscher AH. Springer Berlin Heidelberg New York 85–88
50. Munoz N, Grassi A, Qiong S, Crespi M, Qing WG, Cai LZ (1982) Precursor lesions of oesophageal cancer in high-risk populations in iran and china. Lancet 17:876–879
51. Okagaki T, Twiggs LB, Zachow KR, Lark BA, Ostrow RS, Faras AJ (1983) Identification of human papillomaviruses DNA in cervical and vaginal intraepithelial neoplasia and molecularly cloned virus-specific DNA probes. Int J Cynecol Pathol 2:153–159
52. Onoda S, Isono K (1988) Metastasis of carcinoma of the thoracic esophagus to the cervical lymph nodes. In: Diseases of the Esophagus, Siewert JR, Hölscher AH. Springer Berlin Heidelberg New York
53. Park IJ, Jones HW (1968) Glucose-6-phosphate dehydrogenase and the histogenesis of epidermoid carcinoma of the cervix. Am J Obstet Gynec 102:106–109
54. Peraino C, Fry R, Staffeldt E (1971) REduction and enhancement by phenobarbital of hepatocarcinogenesis induced in the rat by 2-acetyl-aminofluorene. Cancer Res 31:1506–1512

55. Ray FA, Bartholdi MF, Kraemer PM, Cram LS (1986) Spontaneous in vitro neoplastic evolution: Recurrent chromosome changes of newly immortalized Chinese hamster cells. Cancer Genet Cytogenet 21:35–51
56. Rowley JD (1984) Introduction: Consistent chromosomal alterations and oncogenes in human tumors. Cancer Surv. 3:355–357
57. Sanekata K, Nishihira T, Kasai M (1988) The prognostic value of flow cytometric DNA analysis in human esophageal carcinomas. In: Diseases of the Esophagus, Siewert JR, Hölscher AH. Springer Berlin Heidelberg New York 81–84
58. Schimke RT, Sherwood SW, Hill AB, Johnston RN (1986) Overreplication and recombination of DNA in higher eukaryotes: Potential consequences and biological implications. Proc Natl Acad Sci USA 83:2157–2161
59. Smith JW, Townsend DE, Sparks RS (1971) Genetic variants of glucose-6-phosphate dehydrogenase in the study of carcinoma of the cervix. Cancer 28:529–532
60. Stark GR (1986) DNA amplification in drug resistant cells and in tumours. Cancer Surv. 5:1–23
61. Tachibana M, Nakamura T, Tohgi K (1988) Promoting effect of alkaline reflux on N-Amyl-N-Methylnitrosamine-induced esophageal carcinoma in rats. In: Diseases of the Esophagus, Siewert JR, Hölscher AH. Springer Berlin Heidelberg New York 73–76
62. Terranova, VP, Liotta LA, Russo RG, Martin GR (1981) Role of laminin in the attachment and metastasis of murine tumor cells. Cancer Res 42:2265
63. The Coordinating Group for Research on Etiology of Esophageal Cancer in North China. (1975) The epidemiology and etiology of esophageal cancer in North China. Chin Med J 1:167–183
64. Trent JM (1984) Chromosomal alterations in human solid tumors: Implications of the stem cell model to cancer cytogenetics. Cancer Surv. 3:393–422
65. Tyldesley WR (1974) Oral leukoplakie associated with tylosis and esophageal carcinoma. J Oral Pathol 3:62–70
66. Wabl M, Burrows PD, von Gabain A, Steinberg A (1984) Hypermutation at the immunoglobulin heavy chain locus in a pre-B-cell line. Proc Natl Acad Sci USA 82:479–482
67. Wald N, Idel M, Boreham J, Bailey A (1980) Low serum vitamin A and subsequent risk of cancer. Preliminary results of a prospective study. Lancet 2:813–815
68. Warwick GP, Harrington JS (1973) Some aspects of the epidemiology and etiology of esophageal cancer with particular emphasis in the Transkei, South Africa. Adv Cancer Res 17:81–229
69. Winchester RJ, Kunkle HG (1979) The human Ia system. Adv Immunol 28
70. Wolman SR (1983) Karyotypic progression in human tumors. Cancer Metastasis Rev. 2:257–293
71. Wynder EL, Bross IJ (1961) A study of etiological factors in cancer of the esophagus. Cancer 14:389–413
72. Wynder EL, Mabuchi K (1973) Etiological and environmental factors. JAMA 226:1546–1548
73. Xiafeng C, Fazu Q (1981) Ätiologie und Epidemiologie des Oesophaguskarzinoms in China. In: Chirurgie des Oesophaguskarzinoms, Häring R. Edition Medizin Weinheim 9–15
74. Yang CS (1980) Research on esophageal cancer in China: A review. Cancer Res 40:2633–2644

Epidemiologie des Oesophaguskarzinomes

W.-W. Höpker

Einleitung

Unsere Vorstellungen über die Pathogenese bösartiger Tumoren gehen dahin, daß diese auf Faktoren zurückgeführt werden, welche als krebsmachende Faktoren im weitesten Sinne angesprochen werden können. Wir nennen derartige Faktoren Karzinogene (bzw. Kakarzinogene) und schreiben ihnen eine initiierende oder promovierende Funktion zu.

Schwierigkeiten entstehen nicht nur bei der Zuordnung bestimmter Tumoren zu definierten Karzinogenen, sondern vor allem dann, wenn der „biologische Weg" von der Aufnahme eines Karzinogens bis zur Wirkung in einem bestimmten Zielorgan mit Ausbildung eines bösartigen Tumors verfolgt werden soll. Die vordergründig-mechanistische Vorstellung, daß ein Karzinogen direkt aufgenommen und unmittelbar an Ort und Stelle wirkt, diese Vorstellung gilt wahrscheinlich nur für wenige bösartige Tumoren (z. B. Epidermis). In der Regel ist von einem komplizierten System von Wirkungs- und Wechselwirkungsmechanismen auszugehen, welches vom Metabolismus des Karzinogenes bis zur Reagibilität des betroffenen Organismus reicht.

Während die Pathogenese der bösartigen Tumoren des Gastro-Intestinal-Traktes recht gut beschrieben ist, herrscht über die Ätiologie dieser Tumoren noch großes Unwissen. Dieses kann dadurch erhellt werden, wenn (insofern man oben genannte Modellvorstellungen zugrunde legt) Begleiterkrankungen untersucht, welche bei Trägern von Karzinomen verschiedener Lokalisation beobachtet wurden. Die Grundvorstellung ist die, daß Karzinogene nicht nur am Zielort des sich später manifestierenden Karzinomes wirksam werden, sondern auch möglicherweise Veränderungen in anderen Organen erzeugen. Hier sei die Infektanfälligkeit des Respirations- aber auch des Urogenitaltraktes (bei Exposition durch Karzinogene) genannt, bedeutsam ist die Dysbakterie des Darmtraktes mit Auftreten pathogener Keime (Gallesystem eingeschlossen).

Werden in einem derartigen Kontext die Karzinome des Oropharynx, des Oesophagus, des Magens, des Dünndarmes (einschließlich Papilla Vateri), des Kolon und des Rektum gegenübergestellt (Tabelle 1), so zeigt sich, daß eine Reihe häufiger Erkrankungen anderer Organe in ganz unterschiedlicher Weise repräsentiert sind (die Angaben beziehen sich auf eine Sektionsstatistik mit 69317 Fällen; Höpker 1978). So zeigt sich, daß das Lungenemphysem und eine hochgradige Arteriosklerose beim Oropharynxkarzinom besonders häufig beobachtet wer-

Langhans, Schreiber, Häring, Reding, Siewert, Bünte (Hrsg.)
Aktuelle Therapie des Oesophaguskarzinoms

Tabelle 1. Obduktionsstatistik des Pathologischen Institutes der Universität Heidelberg (Zahl der Obduktionen: 69317). Für die Karzinom-Lokalisationen des Oropharynx, Oesophagus, Magens, Dünndarmes (einschl. Papilla Vateri), des Kolon und Rektum werden Begleiterkrankungen untersucht und in 4-Felder-Tafeln getestet. Für Herzinfarkt, Asthma bronchiale, Tuberkulose und Leberzirrhose fanden sich für diese Tumorlokalisationen keine Statistikenauffälligkeiten. Auffällig waren lediglich Lungenemphysem, Schrumpfniere (entzündlich bedingt), Cholelithiasis, Cholecystitis, Thrombose der V. portae, Magen-Ulkus, Duodenal-Ulkus, Kolon-Divertikel, Kolon-Polyp und die allgemeine hochgradige Arteriosklerose. Zeichenerklärung: — = nicht signifikant; * = P≤0,05; ** = P≤0,01; *** = P≤0,001. Die Tabelle zeigt, daß (nach Altersstandardisierung) für die einzelnen Lokalisationen ein unterschiedliches Muster charakteristischer Begleiterkrankungen gilt. In der letzten Zeit haben sich plausible Erklärungen beispielsweise für das überzufällige Zusammengehen von Kolon- und Rektum-Karzinom mit Gallenwegserkrankungen ergeben. Das Oesophagus-Karzinom schert aus: für diesen Tumor ist eine andere Pathogenese anzunehmen

	Oropharynx	Oesophagus	Magen	Dünndarm m. P. Vateri	Kolon	Rektum
Lungenemphysem	***	—	***	—	***	***
Schrumpfniere	—	—	—	—	**	—
Cholelithiasis	—	—	***	**	*	***
Cholezystitis	—	—	**	—	***	***
Thrombose V. Porta	—	—	**	—	***	***
Magenulkus	*	—	—	—	—	—
Duodenalulkus	—	—	—	—	—	—
Kolondivertikel	—	—	—	—	—	*
Kolonpolyp	—	—	—	—	***	***
Arteriosklerose	***	—	—	—	*	*

den, Gallenwegserkrankungen beim Magenkarzinom, Gallensteinleiden beim Dünndarmkarzinom, Lungenemphysem und die Cholecystitis beim Colon- und Rektumkarzinom (einschließlich Vorläufer: Polyp). Auffällig ist, daß keine dieser Begleiterkrankungen statistisch auffällig gehäuft beim Oesophaguskarzinom beobachtet wurden (Höpker 1978).

Zu ähnlichen Ergebnissen ist eine Studie des Pathologischen Institutes Düsseldorf (1950–1982; Sons und Borchard 1986) gekommen. Auch das japanische Obduktionsregister (1958–1976; n = 4995 Fälle von Oesophaguskarzinom) deutet eine ähnliche Situation an (Suzuki und Nagayo 1980). In einem Resümeè kommt Tollefson (1985) aufgrund dieser Ergebnisse zu dem Schluß, daß für das Oesophaguskarzinom offenbar direkt wirksam werdende Faktoren diskutiert werden müssen und nicht (wie bei den Karzinomen des Magen-Darm-Traktes) eine mehr systemische Erkrankung anzunehmen ist. Ein Jahr später (1986) haben Morris und Price die Human papilloma virus — Infektion (HPV) als Initiierungsfaktor diskutiert, wobei die zahlreichen bisher bekannten Risikofaktoren zum Oesophaguskarzinom als Promotionsfaktoren eingestuft wurden.

Vorwissen aus der experimentellen Pathologie

Ein Samenöl aus der Wolfsmilchpflanze, das Crotonöl, ist schon lange als Cokarzinogen bekannt (Hecker, 1975). Eine verwandte Pflanze dieser Art, Croton flavens, enthält eine Substanz, den Diterpen-Ester (Hecker et al 1983), welches in Tierexperimenten cocarcinogene Eigenschaften zeigt. Dieses Diterpen ist in Teeblättern enthalten, welche auf der Insel Curacao täglich genossen werden.
Zinkmangel und Mangel an Retinol-Säure führen bei Ratten, Mäusen und Hamstern zu Oesophaguskarzinomen (Newberne und Schrager, 1983). Zu gleichen Ergebnissen kommen Barch und Fox (1987) bei Methylbenzylnitrosamin-induzierten Oesophaguskarzinomen der Ratte bei gleichzeitigem Zinkmangel.
Bei N-Nitrosomethylbenzylamin-induzierten Oesophaguskarzinomen (bei der Ratte) ist die Ausbeute an Tumoren geringer, wenn gleichzeitig Hirse, Sorghum (Kaffernhirse), Bananen, polierter oder brauner Reis bzw. Kartoffeln gegeben werden. Auch die Gabe von Nicotinsäure, Riboflavin, Zink, Magnesium, Molybdän und Selen haben einen gleichen Effekt (van Rensburg et al. 1985). Swann (1984) weist nach, daß Alkohol eine dramatische Wirkung auf den Stoffwechsel von Nitrosamin bei der Ratte hat (Tabelle 2 u. 3). Durch Gabe von Alkohol wird der Primärstoffwechsel in der Leber stark reduziert, die extrahepatischen Organe sind einem signifikant erhöhten Diäthylnitrosamin-Spiegel ausgesetzt. Dieses betrifft mit dem Faktor 1,6–4,6 insbesondere den Oesophagus.
Siliziumdioxyd (Silica) erzeugt Makrohaare, welche den Fasern des Asbest ähnlich sind. Derartige Fasern können in der Fibroblastenkultur (menschliche Fibroblasten) zur Proliferation führen. Silica ist ein Bestandteil der in China, Südafrika und Iran häufig verzehrten Hirse (O'Neill et al 1986).
Das Human papilloma virus (Hille et al 1986) wurde bei etwa einem Drittel der Träger mit Oesophaguskarzinom nachgewiesen. Im Tierversuch ist das Virus in der Lage, Dysplasien zu erzeugen (Morris und Price 1986).
Studien in der Volksrepublik China haben zu der Frage geführt, ob bestimmte Pilze in der Nahrung carcinogene Substanzen enthalten. Zheng et al (1985) iso-

Tabelle 2. Werden bei der Ratte, Hamster oder Maus Oesophaguskarzinome durch N-Nitrosobenzylamin (NA) erzeugt, so kann die Tumorausbeute durch Mangel an 13-Cis Retinolsäure und Zinkmangel erheblich gesteigert werden. Eine Gabe von Zink, Nikotinsäure, Riboflavin, Magnesium, Molybdän und Selen vermindert die Tumorausbeute signifikant

Tier	Induktion	Modifikation	Ausbeute
Ratte	N-Nitrosobenzylamin (NA)	13-Cis-Retinolsäure	
Hamster		-Mangel	+ ***
Maus		-Gabe	– ***
Ratte	NA	Zink-Mangel	+ ***
		Zink-Gabe	– ***
Ratte	NA	Nikotinsäure	– ***
Ratte	NA	Riboflavin	– ***
Ratte	NA	Magnesium	– ***
Ratte	NA	Molybdän	– ***
Ratte	NA	Selen	– ***

Tabelle 3. Die Tumorausbeute an Oesophaguskarzinomen kann bei N-Nitrosobenzylamin (NA) konditionierten Ratten durch gleichzeitige Gabe von Alkohol signifikant gesteigert werden. Werden hochwertige pflanzliche Nahrungsbestandteile hinzugefügt, sinkt die Ausbeute signifikant (bei Kartoffeln, braunem und poliertem Reis, Hirse, Sorghum, Bananen)

Tier	Induktion	Modifikation	Ausbeute
Ratte	N-Nitrosobenzylamin (NA)	Alkohol	+ ***
Ratte	NA	Kartoffeln	– ***
Ratte	NA	Reis, poliert	– ***
Ratte	NA	Reis, braun	– ***
Ratte	NA	Hirse	– ***
Ratte	NA	Sorghum (Kaffernhirse)	– ***
Ratte	NA	Bananen	– **

Tabelle 4. Zusammenstellung einiger über Nahrungsmittel aufgenommene Karzinogene, die für das Oesophaguskarzinom von Bedeutung sein sollen. Für die verschiedenen Regionen werden jeweils verschiedene Substanzen angeschuldigt, welche teilweise eine chemische Karzinogenese (Diterpen-Ester, Fusarin-C), eine virale Induktion (Human papilloma virus) oder eine asbestähnliche Wirkung (dem Asbest ähnliche Kristallstruktur) aufweisen

	Aufnahme	Substrat	Agens	Autor
Curacao	Tee	Croton flavens (Wolfsmilch)	Diterpenester	Hecker 1975, 1983
Linxian	Brot Backwaren	Fusarium monoliforme (Pilz)	Fusarin-C	Cheng et al. 1985
Linxian	Backwaren	Seterica italica (Hirse)	Silizium-Dioxyd	O'Neill et al. 1985
Iran	Brot	Phalaris (Gras)	Silizium-Dioxyd	O'Neill et al. 1985
Südafrika	?	Oesophagus-Epithel (bei Ca-Trägern)	Human papill. Virus (HPV)	Hille et al. 1986; Morris u. Price 1986
Südafrika	Backwaren	Seterica italica (Hirse)	Silizium-Dioxyd	O'Neill et al. 1985

lierten eine Substanz, das Fusarin-C, dessen Metabolite karzinogene Wirkung im Tierversuch aufweisen (Tabelle 4).

Die Fragestellungen zu den zitierten Tierversuchen stammen aus epidemiologischen Studien und gehen von der Vorstellung aus, daß von außen zugeführte krebsmachende Substanzen (Krebsfaktoren) über Krebsvorstufen (präkanzeröse Läsionen) zum Organkrebs des Oesophagus führen.

Präkanzeröse Läsionen

Noch vor 10 Jahren galt die Regel, das präkanzeröse Läsionen des Oesophagus nicht bekannt sind — bzw. war man davon ausgegangen, daß derartige Läsionen wahrscheinlich nicht existieren (Koss 1975). Zwischenzeitlich haben zahlreiche

Studien belegt, daß präkanzeröse Läsinen lange Zeit Bestand haben, bevor sich ein Karzinom entwickelt. Munoz et al (1982) haben in einer größeren Studie (n = 527) Vorläuferveränderungen mit Oesophagitis, Atrophie und Dysplasie des Oesophagus nachweisen können (Abb. 1). Die untersuchte Population stammt aus Linxian (Volksrepublik China). Offenbar scheinen derartige Veränderungen nicht direkt mit einem verminderten Vitamin A- bzw. Zink-Serumspiegel in Zusammenhang zu stehen (Thurnham et al 1982). Mit Hilfe der abrasiven Ballon-Zytologie ist es Lightdale und Winawer (1984) gelungen, eine Frühdiagnose beim Oesophaguskarzinom mit über 90% Fünfjahresüberlebenszeit zu stellen. Auch andere Arbeitsgruppen haben eine strenge Beziehung zwischen dem Oesophaguskarzinom und einer chronischen Oesophagitis nachweisen können (davon 10% Refluxoesophagitis; Kuylenstierna et al 1985). Übereinstimmend mit

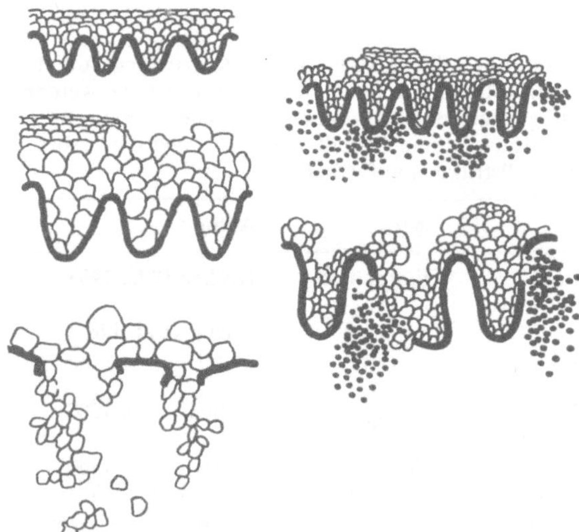

Abb. 1. Morphogenese des Oesophaguskarzinomes (nach neueren Screeninguntersuchungen aus der Volksrepublik China). Links: Sequenz von normalem Epithel zum invasiven Karzinom; rechts: Epithelalteration bei chronischer Oesophagitis mit hochgradigen Epitheldysplasien. — Das Oesophagusepithel ist normalerweise ein nicht verhornendes Plattenepithel mit einem in unterschiedlichem Maße ausgebildeten Papillarkörper. Die Epithelregeneration erfolgt von der Basalmembran aus in Richtung Lumen, die oberflächliche Epithelgarnitur ist pflastersteinartig konfiguriert und zeigt charakteristische interepitheliale Brücken. — Erst in den letzten Jahren konnte nachgewiesen werden, daß dem Oesophaguskarzinom Epitheldysplasien vorausgehen. Diese können „nackt" an der Oberfläche liegen, sie können auch ein noch im wesentlichen intaktes und regelrecht differenziertes Epithel unterminieren. Die Basalmembran ist erhalten, die Zellen sind in der Regel vergrößert, die Kerne auffallend hyperchromatisch und unregelmäßig (im Schema nicht eingezeichnet). — Das frühinvasive Karzinom zeichnet sich durch ein Abtropfen der Epithelien in das angrenzende gefäßführende submuköse Bindegewebe aus, in der Regel sind noch einige Reste der Basalmembran erhalten. Die Polymorphie der Tumorzellen ist größer geworden. — Nach der klassischen Vorstellung können diese Epithelveränderungen (sie brauchen es jedoch nicht) gleichzeitig mit mehr oder weniger starken entzündlichen Stromaveränderungen einhergehen. Epidemiologische Untersuchungen (mit Gewinnung von Biopsiematerial) aus der Volksrepublik China haben gezeigt, daß in aller Regel eine chronische Oesophagitis dem invasiven Karzinom vorausgeht (Schema rechts). Zunächst ist die Basalmembran erhalten, die regeneratorische Aktivität erheblich gesteigert, die Zellen sind kleiner als normal, das Stroma wird durch dichte rundzellige (immunkompetente) Infiltrate durchsetzt. Im fortgeschrittenen Stadium der chronischen Oesophagitis kommt es zu Basalmembrandurchbrüchen bzw. Basalmembrandefekten, welche jedoch nicht als Malignitätskriterium zu werten sind. Allerdings begegnen Epithelunregelmäßigkeiten im Sinne von Dysplasien. Auch hier: dichte entzündungszellige Infiltrate. — Für „High risk areas" gilt offenbar die Regel, daß die Pathogenese des Oesophaguskarzinomes über eine chronische Oesophagitis abläuft. Auch die Lokalisation der dann manifesten Karzinome spricht für diese These: die mittleren und distalen Abschnitte des Oesophagus sind häufiger betroffen

diesen Ergebnissen sind die mit Hilfe der Thymidin-Methode gewonnenen Daten zu werten (Munoz et al 1985), mit deren Hilfe es gelungen ist, einen höheren Proliferationsindex der oberflächlichen Epithelschichten der Oesophagusschleimhaut in Regionen mit endemischem Oesophaguskarzinom (Linxian, Volksrepublik China) nachzuweisen. Gleichlautende Epithelveränderungen (bei histologischen Kontrollen mit Nachweis der Krebsvorstufen) wurden von der Arbeitsgruppe Crespi et al (1984) dargestellt. Gleichzeitig konnte nachgewiesen werden, daß mit den Epithelveränderungen in Linxian (Volksrepublik China) auch vermehrt N-Nitrosamine im Urin, Speichel und Magensaft auftreten (Lu et al 1986).

Auch in der westlichen Welt ist es geläufiges Wissen, daß das Oesophaguskarzinom in der Regel mit der Ausbildung morphologisch nachweisbarer Krebsvorläufer einhergeht (Ti 1983). Nach einem Zeitintervall von 25 bis 50 Jahren nach Oesophagusverätzung treten Karzinome auf (n = 6).

Geographische Pathologie

Wie kaum ein anderer Krebs scheint das Oesophaguskarzinom besondere landschaftliche Regionen oder besondere Volksgruppen mit außergewöhnlichen Lebensgewohnheiten zu bevorzugen (Abb. 2). Wie bei vielen anderen Karzinomen spielen auch beim Oesophaguskarzinom zwei große Einflußfaktoren eine besondere Rolle: der Alkoholgenuß und das Rauchen.

In mehreren Provinzen Mittel- bzw. Nordchinas ist das Oesophaguskarzinom der häufigste bösartige Tumor überhaupt (Henderson 1979, Yang 1980, Huan-Hsing 1981, Yang et al 1982, Yang et al 1984, Singer 1986). In unmittelbar benachbarten Dörfern variiert die Inzidenz für das Oesophaguskarzinom um den Faktor 100 (Henderson, 1979).

Als weiteres Endemiegebiet hat sich der Nord-Iran (in der Gegend um das Kaspische Meer) erwiesen (Provinz Nord-Gonbad; Ghadirian 1985). Neben Essens- und Trinkgewohnheiten wurden vor allem Opiate (Friesen et al, 1987) und Blutsverwandtschaften (Ghadirian 1985) angeschuldigt. Auch scheint der Genuß von heißem Tee (Ghadirian 1987) eine Rolle zu spielen, wobei auffälligerweise Frauen und Männer ein gleiches Krebsrisiko zeigen (Sadeghi et al 1977).

Ein weiteres Endemiegebiet für Oesophaguskarzinome scheint Südafrika zu sein. Hier sind es vor allem die Gebiete um Soweto und Transkei, welche eine außerordentlich hohe Inzidenz aufweisen (Kneebone et al 1985; Kibblewhite et al 1984). Exzessives Rauchen sowie möglicherweise Mykotoxine und der Mangel an Spurenelementen scheinen hier bedeutsam zu sein (van Rensburg et al 1983, 1985).

Ein eigenartiges „Dreieck“ erheblich erhöhter Inzidenzraten für das Oesophaguskarzinom liegt in Uruguay, Südbrasilien und Nordargentinien (Victora et al 1987, Vassallo 1985). Differenziertere Untersuchungen haben ergeben, daß hier insbesondere zwischen Tabak und Alkohol eine mit zunehmender Dosis signifikantere Dosis-Wirkung-Korrelation besteht.

Besonderes Interesse hat die Inuit-Bevölkerung (Eskimo) der Nord-Kalotte gefunden. Signifikant mehr Oesophaguskarzinome wurden von Hildes und Schae-

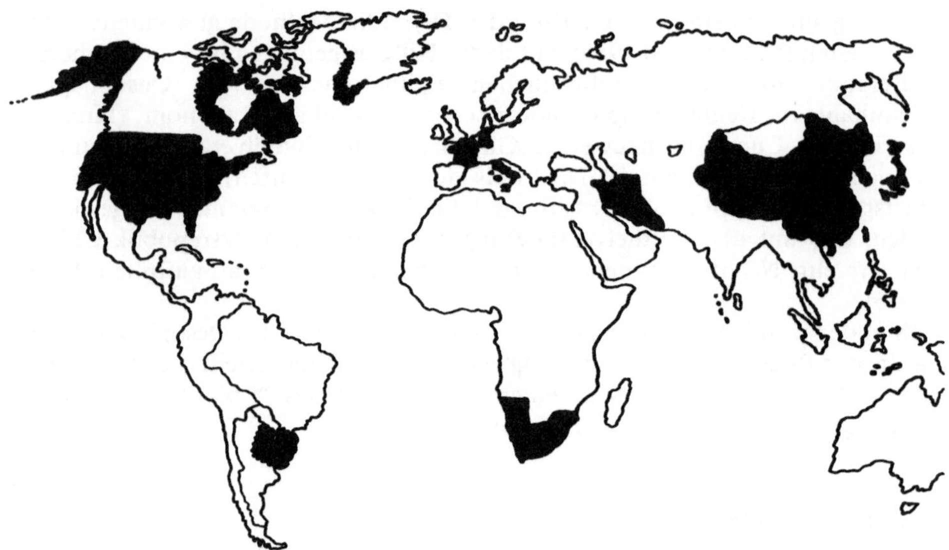

Abb. 2. Schwarz eingezeichnet: Regionen mit besonderen Häufungen für das Oesophguskarzinom bzw. mit einem besonderen Risikospektrum. Die Länder der Nord-Kalotte (Alaska, Aleuten, Nord-Canada, Grönland) zeigen für die letzten 20 Jahre eine überproportionale Steigerungsrate, wobei Alkohol und Rauchen die überwiegenden Risiken darstellen. Das gleiche gilt für die USA: ein auch für die USA überproportionaler Anstieg ist in Florida beobachtet worden. Das Länderdreieck in Südamerika (Uruguay, Südbrasilien, Nordargentinien) weist neben regionspezifischen Getränken Alkohol und Rauchen als überwiegende Risikofaktoren auf. Für Südafrika (schwarze Bevölkerung) gilt die Kombination aus exzessivem Rauchen, milde Unter- jedoch stärkergradige Mangelernährung und Spurenelement-Mangel als charakteristisch. Für die Länder Frankreich und Italien spielt wohl Alkohol (in seinen verschiedenen Formen, insbesondere als minderwertiger gebrannter Schnaps) die Hauptrolle. Bisher unbefriedigend sind die Erklärungsversuche für den Nord-Iran (in der Gegend um das Kaspische Meer). Hier spielen heißer Tee, Inzest (Verwandtenehen) und der lebenslange Genuß von Opiaten eine Rolle.
Japan stellt nicht ein auffälliges Endemiegebiet für das Oesophaguskarzinom dar, Familien mit Oesophaguskarzinom zeigen lediglich geringe Abweichungen bei den Nahrungsgepflogenheiten gegenüber Familien, in denen Magenkarzinome aufgetreten sind. Ganz anders ist die Situation in China: in den Provinzen Mittel- und Nordchinas ist das Oesophaguskarzinom der häufigste maligne Tumor überhaupt. Mangel an Spurenelementen und Vitaminen scheint nur eine untergeordnete Bedeutung zuzukommen, im Vordergrund stehen die Essensgewohnheiten mit reichlich Salzkonsum (auch zur Nahrungsmittelkonservierung). Die an die menschliche Nahrungskette angeschlossenen Hühner erkranken ebenfalls an Oesophaguskarzinom (gleiches Phänomen nach Auswanderung).

fer (1984) für Nord-Kanada berichtet. Für Alaska wurden ähnliche Zahlen veröffentlicht (Lanier et al 1985). Geringere Inzidenzraten (jedoch noch hochsignifikant überdurchschnittlich) berichten Nielsen et al von Grönland (1979).
In der westlichen Welt nehmen Oesophaguskarzinome an Häufigkeit zu (Wynder und Stellman, 1977). Betroffen sind einzelne Regionen mehr (z. B. Florida, Südfrankreich, Tirol), in anderen Regionen scheinen besondere Lokalisationsunterschiede und auch Unterschiede bezüglich der histologischen Differenzierung vorzukommen (Yang und Davis 1988, Peleg et al 1985).

Ohne Zweifel sind Alkohol und Rauchen die mit Abstand häufigsten ätiologischen Faktoren zum Oesophaguskarzinom. In den aufgeführten geographischen Regionen allerdings scheinen diese nur von untergeordneter Bedeutung zu sein (z. B. Iran, Volksrepublik China, einige Regionen in Südafrika).

Ernährung

Methodisch besonders schwierig ist es, Ernährungsgewohnheiten mit unterschiedlichen Inzidenzraten des Oesophaguskarzinomes in Zusammenhang zu bringen (Tabelle 5 u. 6). Es nimmt nicht Wunder, daß ein Teil der Studien zu widersprüchlichen Ergebnissen kommt.
In der Volksrepublik China ist die Provinz Linxian (mit Nachbarprovinzen) auf besonderes wissenschaftliches Interesse gestoßen. In dieser Region scheinen die Vitaminzufuhr von untergeordneter Bedeutung zu sein (Yang et al 1982, Munoz et al 1985). Gegenteiligen Aussagen machen Yang et al 1984 und 1985. Auch scheinen sich erhebliche Unterschiede in der Bevölkerung auch bei unmittelbar benachbarten Dörfern zu ergeben (Thurnham et al 1985). Indessen scheint sich herauszukristallisieren, daß die Ausscheidung von Nitrosaminen im Magensaft, der Nachweis von Nitrosaminen im Blut und im Urin regionale Differenzen aufweist (Lu et al 1986, Singer 1986, Lu et al 1987). Und: die Mortalitätsraten korrelieren hoch mit dem Salzverbrauch (Lu und Qin 1987).
Auch in westlichen Ländern ist (von Alkohol und Rauchen abgesehen) der Ernährungsfaktor ein wichtiger epidemiologischer Faktor. Der Verzehr von Obst und Gemüse korreliert negativ mit dem Auftreten von Oesophaguskarzinomen

Tabelle 5. In den industrialisierten Ländern der westlichen Welt sind Alkohol und Tabak sowie insbesondere die Kombination Alkohol/Tabak die mit Abstand wichtigste Risikokonstellation. Erstaunlich ist, daß einzelne Studien eine engere Korrelation zwischen Zigarettenrauchen (ohne Filter) und Oesophaguskarzinom haben nachweisen können als für das Lungenkarzinom. Die Kombination von Alkohol und Tabakgenuß (Zigaretten- und Pfeifentabak) korreliert enger mit dem Oesophaguskarzinom als mit dem Lungenkarzinom. In einigen Studien zeigt diese Kombination die engste Korrelation in der Krebsepidemiologie überhaupt (noch vor dem Oropharynx- bzw. Larynxkarzinom)

Karzinom	Oropharynx Larynx	Lunge	Oesophagus	Harnblase
Alkohol				
Bier		(*)	*	
Wein		(*)	*	
Brandy	*	*	**	* (?)
Apfel-Bdy			***	
Tabak				
ohne Filter	*	***	** (*)	*
mit Filter	***	**	*	*
Pfeife	*	(*)	**	* (?)
Alkohol und Tabak	***	***	****	**

Tabelle 6. Wertigkeit epidemiologisch untersuchter Einflußfaktoren auf die Inzidenz des Oesophaguskarzinomes in verschiedenen geographischen Regionen

	Iran	Curacao	Brasil	Inuit	S.-Afrika	China	USA
Obst, Gemüse							■
Spurenelemente					■	■	
Vitamine							
Salz, Pökel						■	
Nitrosamine						■	
Alkohol			■	■			■
Rauchen			■	■	■		■
heiße Getränke	■	■	■				
Diterpen (Kroton)		■					
Opiate	■						
Inzest	■						

im Staate New York (Mettlin et al 1981). Eine Kombination dieser 3 Faktoren (wenig Gemüse, reichlich Alkohol und Rauchen) scheint für das südamerikanische Dreieck zwischen Südbrasilien, Nordargentinien und Uruguay bedeutsam (Victora et al 1987). Eine gleiche Faktorenkonstellation (zusammen mit einer wenn auch geringgradigen Unterernährung) ist charakteristisch für die verschiedenen Regionen der schwarzen Bevölkerung in Südafrika (van Rensburg et al 1983, 1985). In Südfrankreich (Calvados) haben frisches Fleisch, Citrusfrüchte und Öl einen mit dem Faktor 9 einhergehenden protektiven Effekt auf das Oesophaguskarzinom (Tuyns et al 1987). Auch für die USA (Maryland) wurden ähnliche Ergebnisse mitgeteilt (Zaridze et al 1985, Ziegler 1986).

Alkohol- und Tabakgenuß spielen im nördlichen Iran (am Kaspischen Meer) keine Rolle (Ghadirian 1987). So wird die höchste Inzidenz von Oesophaguskarzinomen der Welt dieser Region auf den Genuß von heißen Tee zurückgeführt.

Decarli et al (1987) berichten von einer Fall-Kontrollstudie aus Mailand (Italien), daß zwischen dem Auftreten von Oesophaguskarzinom und dem Nachweis von Beta-Karotin im Serum eine strenge negative Korrelation besteht. Es wird angedeutet, daß dieser Effekt mit dem Alkohol in Zusammenhang stehen könnte.

Eingangs wurde darauf hingewiesen, daß das Oesophaguskarzinom ein anderes „Ereignismuster" an Begleiterkrankungen aufweist, wie die übrigen bösartigen Tumoren des Magen-Darm-Traktes. Dies gilt offenbar für die Eßgewohnheiten nicht im gleichen Ausmaße, wie Nagai et al (1982) für Japan nachgewiesen haben. Die Arbeitsgruppe hat 1040 Haushalte auf ihre Eßgewohnheiten untersucht (in Großstädten, Städten, Dörfern und auf dem Lande) und nur geringe Differenzen in größeren „Klustern" nachweisen können.

Zusammenfassend ist festzuhalten, daß Ernährungsgewohnheiten wohl für die Pathogenese des Oesophaguskarzinomes eine Rolle spielen, nicht aber die entscheidende Rolle. Für China scheint es der Salzverbrauch zu sein, welche an erster Stelle zu nennen ist. Im Nord-Iran sind es die Opiate und der heiße Tee, in den übrigen Regionen überwiegend der Alkohol und das Rauchen. Unterernährung, Mangel an Spurenelementen und Vitaminen scheinen mehr oder weniger eng korrelierende Begleiterscheinungen zu sein.
In diesem Zusammenhang sei die Studie von Haocai und Yu (1983) aus der Volksrepublik China zitiert. Die Arbeitsgruppe hat eine Migrationsstudie durchgeführt an Bevölkerungsgruppen, welche aus Gebieten mit einem hohen Krebsrisiko für das Oesophaguskarzinom gekommen sind und in die Provinz Hubei, in ein Gebiet mit einem niedrigen Risiko für das Oesophaguskarzinom, auswanderten. Es zeigte sich, daß Auswanderer aus einem Gebiet mit einem hohen Risiko auch nach 10 Jahren noch die gleiche Inzidenz an Neuerkrankungen von Oesophaguskarzinom aufwiesen. Kamen die Auswanderer aus einem Gebiet mit einem niedrigen Risiko, so war auch nach der Auswanderung kein Unterschied nachweisbar. Indessen zeigte sich, daß die Hühner (ein sehr häufiges Haustier in China), welche in Gebieten mit hohem Krebsrisiko für das Oesophaguskarzinom des Menschen auch sehr häufig an einem Oesophaguskarzinom erkrankten, auch nach der Auswanderung jetzt in einem Gebiet mit einem niedrigen Risiko für das Oesophaguskarzinom in gleicher Weise wie die dazugehörigen Familien sehr häufig das Oesophaguskarzinom aufwiesen.
Dieses Ergebnis läßt den Schluß zu, daß es Eßgewohnheiten, bzw. Gewohnheiten der Nahrungszubereitung sein müssen, die in gleicher Weise Mensch und Tier treffen. Gegenwärtig wird diskutiert, ob der reichliche Gebrauch an bestimmten Salzen (teilweise zum Konservieren der Speisen benutzt) der gesuchte Einflußfaktor sein könnte.

Krebsfaktoren

Wie bereits ausgeführt, hat Alkohol im Tierversuch eine dramatische Wirkung auf den Stoffwechsel von Karzinogenen (z. B. Nitrosaminen; Swann 1984). In zahlreichen Studien wurde belegt, daß die Neuerkrankungsziffern für das Auftreten von Oesophaguskarzinomen mit dem Alkoholkonsum eng korrelieren (Tabelle 5 u. 6). Für die Jahre nach 1975 haben für Großbritannien und Australien die Arbeitsgruppe um McMichael (1978) diesen Einfluß belegt. An einer Gruppe dänischer Brauereiarbeiter (Kopenhagen, Dänemark) konnte eine ähnliche Dosis-Wirkungs-Beziehung nachgewiesen werden (Adelhardt et al 1985).
In Honolulu (Hawaii) korreliert das Ausmaß des Alkoholkonsums mit dem Neuauftreten von Oesophaguskarzinomen erst dann, wenn gleichzeitig das Rauchen berücksichtigt wird (Kolonel 1979). Tuyns (1963) weist nach, daß rauchende Trinker ein erheblich größeres dosisabhängiges Risiko zum Oesophaguskarzinom aufweisen, wie nichttrinkende Raucher. Er führt das unterschiedliche Risiko für beide Geschlechter auf die verschiedenen Trinkgewohnheiten zurück.
In Lyon (Frankreich) finden Tuyns et al (1979) eine lineare Korrelation zwischen dem Alkoholverbrauch und dem Oesophaguskarzinomrisiko. Der Effekt wird

stärker, wenn hochprozentige Alkoholika Verwendung finden. Ein zusätzliches Risiko tritt auf, wenn Apfelweine und Apfelbranntweine genossen werden. Übereinstimmend wird immer wieder mitgeteilt, daß das Risiko etwa zur Hälfte vom Tabakgenuß (weit überwiegend: Zigaretten) bestimmt wird (Scrimgeour und Jolley 1983; Zaridze et al 1985; Vassallo et al 1985; van Rensburg 1985; Tuyns und Esteve 1983; La Vecchia et al 1986). Für das Oesophaguskarzinom ist das Risiko (im Gegensatz zum Lungen- und Larynx-Karzinom) bei Pfeifenrauchern und handgemachten Zigaretten erheblich gesteigert (Tuyns und Esteve 1983). Die Gabe von Vitamin A, Vitamin B_2 und Carotinoiden haben bei gleicher Raucherexposition offenbar einen protektiven Effekt gegenüber dem Auftreten von Oesophaguskarzinomen (Zaridze et al 1985).

Auch Opium bzw. deren Metabolite (Opium-Alkaloide) scheinen im Nord-Iran pathogenetisch für das Oesophaguskarzinom eine Bedeutung zu haben (Friesen et al 1987; Ghadirian et al 1985). Diesem Faktor kommt deshalb eine besondere Bedeutung zu, weil in dieser Region (mit einer Inzidenz von bis zu 400/100000) lediglich der Genuß von heißem Tee (über 65 °C) bisher als Risikofaktor gefunden werden konnte.

Über berufliche Expositionen liegen nur vereinzelt Mitteilungen vor. Öl-Raffinerie-Arbeiter (Texas, USA) haben ein signifikantes Defizit an Oesophaguskarzinomen (Beobachtungsjahre: 1937-1978). Die Studie wurde an einer großen Ölgesellschaft anhand von 4361 Arbeitern gemacht (Wen et al 1983). Andererseits scheinen Vulkanisateure (Stockholm, Schweden) ein 10-fach gesteigertes Risiko für das Oesophaguskarzinom aufzuweisen (13 Jahre Verfolgungsstudie, Norell et al 1983).

In zunehmendem Maße scheinen in unseren Regionen (Europa) ärztliche Eingriffe direkt oder indirekt mit dem Auftreten von Oesophaguskarzinomen in Zusammenhang zu stehen. Bei Zustand nach Thorax-Bestrahlung (in kurativer Absicht) nach Teratokarzinom wurden bei 2 Patienten Oesophaguskarzinome (bei bisher insgesamt 11 bekannten Fällen) mitgeteilt (Sherrill et al 1984; O'Connell et al 1984). — Die immunsuppressive Therapie (nach Nierentransplantation) scheint nur selten ein Faktor für das Auftreten von Oesophaguskarzinomen zu sein (Scobey et all 1987). Andererseits ist die Gastrektomie (wegen eines Karzinomes) häufig ein Vorbefund, welcher bei einem diagnostizierten Oesophaguskarzinom berücksichtigt werden muß. Maeta et al (1986) berichten von $n = 129$ Patienten mit Oesophaguskarzinom, von denen 12 ($= 9{,}3\%$) vorher eine Gastrektomie durchgemacht haben.

Zusammenfassend darf festgehalten werden, daß Berufe, ärztliche Eingriffe und Opiate epidemiologisch in unseren Breiten (Europa) eine untergeordnete Rolle spielen. Die Kombination von Alkohol und Tabak (letzterer in exzessiven Dosen) ist die Faktorenkonstellation, welcher unser Augenmerk gilt. Hierbei ist zu berücksichtigen, daß eine ganze Reihe von Zielorganen gegenüber dieser Risikokonstellation in Konkurrenz stehen: z. B. Herzinfarkt, Leberzirrhose, Lungekarzinom, Nieren- und Harnblasenkarzionom etc. Es ist demnach zu erwarten, daß bei gleichem äußeren Risiko eine nur geringfügige Änderung des Erfolgspektrums der ärztlichen Bemühungen sofort zu einem völlig andersartigen epidemiologischen Bild (bezüglich der Mortalitätsstatistik) einer ganzen Reihe von Erkrankungen führt. Hier ist das Oesophaguskarzinom eingeschlossen.

Früherkennung und Prävention

Wie bereits ausgeführt, wird die hohe Inzidenzrate von Oesophaguskarzinomen in einigen Provinzen der Volksrepublik China (besonders Linxian) auf Vitamin- und Spurenelementmangel zurückgeführt. Li et al (1985) hat in einer Präventionsstudie geprüft, ob die Gabe von Vitamin-Tabletten von der Bevölkerung akzeptiert wird. In China gilt: 95% der Bevölkerung arbeitet mit. Die Arbeitsgruppe konnte nachweisen (Yang et al, 1985), daß nach 4-monatiger Gabe von Multivitaminpräparaten normale Serumwerte von Spurenelementen und von Vitaminen gemessen wurden.

Es besteht kaum mehr ein ernsthafter Zweifel daran, daß — wie das Karzinom der Portio vaginalis uteri oder das Lungenkarzinom — auch das Karzinom des Ösophagus in aller Regel charakteristische und morphologisch faßbare Veränderungen im Sinne von Krebsvorläufern aufweisen. Lightdale und Winawer (1984) kommt das Verdienst zu, mit Hilfe zytologischer Untersuchungen nachgewiesen zu haben, daß bei Massenuntersuchungen in Gebieten mit einem hohen Erkrankungsrisiko etwa 75% der entdeckten Karzinome als Frühcarcinome therapiert werden können. Diese haben eine 5-Jahre-Überlebenszeit von 90%. In Gebieten mit einem niedrigen Krebsrisiko für das Oesophaguskarzinom (z. B. Bundesrepublik Deutschland) gilt, daß Risikopopulationen herauszufiltern sind (Raucher und Trinker, narbige Veränderungen nach Verätzung, Eisenmangelsyndrome, Barret-Situation).

Und es gilt (wie auch für das Lungenkarzinom und die Leberzirrhose), daß bei gleichen Dosen der Alkoholabusus bei Frauen sehr viel früher und häufiger zum Karzinom führt (Nanji und French, 1987).

Patienten mit Doppel- bzw. Mehrfachkarzinomen zeigen signifikant seltener Oesophaguskarzinome. Dieses mag daran liegen, daß die Prognose des Oesophaguskarzinomes denkbar ungünstig ist und daß (bei gleicher Exposition: Rauchen und Alkohol) andere Erkrankungen mit ähnlich schlechter Prognose in Konkurrenz stehen (Shapshay et al 1980; Lynge et al 1985).

Zusammenfassung

Für die Epidemiologie des Oesophaguskarzinomes gilt:

1. Das Oesophaguskarzinom ist epidemiologisch nicht einheitlich. In den Regionen mit hoher Inzidenzrate (China, Iran, Südafrika, Südamerika, Florida, Nordkalotte) sind jeweils unterschiedliche äußere Faktoren als Krebsrisikofaktoren bekannt.
2. Hauptrisikofaktor für das Oesophaguskarzinom ist die Konstellation Alkohol und Rauchen.
3. In einzelnen Regionen scheinen der Genuß überheißer Getränke, der Mangel an Spurenelementen und einzelnen Vitaminen, Inzest sowie direkte Karzinogene (Nitrosamine, Diterpen) eine Rolle zu spielen.
4. Es ist davon auszugehen, daß für das Oesophaguskarzinom in gleicher Weise wie für Krebslokalisationen anderer Regionen (z. B. Lunge, Portio va-

ginalis uteri) charakteristische Krebsvorläufer mit einem zeitlichen Vorlauf von mehreren Jahren auftreten.

5. Die Krebsvorläufer sind morphologisch (insbesondere zytologisch) faßbar und gehen mit entzündlichen Veränderungen des Oesophagus, mit Atrophie, Dysplasie und Funktionsstörungen einher.
6. Der Mangel an Spurenelementen und Vitaminen führt auch in Tierversuch vermehrt zu Oesophaguskarzinomen.
7. Tierexperimentell kann nachgewiesen werden, daß die Ausbeute induzierter Karzinome des Oesophagus bei gleichzeitiger Gabe hochwertiger Nahrungsmittel (Kartoffel, Reis, Hirse, Bananen) signifikant vermindert wird.
8. Epidemiologische und sektionsstatistische Studien machen wahrscheinlich, daß die bekannten Krebsrisiken zum Oesophaguskarzinom lediglich „Promotionsfaktoren" darstellen. Die „Initiierung" erfolgt möglicherweise durch einen anderen Faktor (Virus? Human papilloma virus — HPV?).
9. Präventionsversuche mit der Gabe von Tabletten mit Spurenelementen und Vitaminen haben noch keine Ergebnisse gebracht.
10. Screening-Untersuchungen in Gebieten mit hohem Krebsrisiko für das Oesophaguskarzinom (China) haben überraschende Erfolge gebracht: 70% der nachgewiesenen Karzinome konnten als Frühkarzinome mit einer 5-Jahres-Überlebenszeit von 90% operiert werden.
11. Entsprechende Screening-Untersuchungen sind auch in der BRD möglich: die zu untersuchende Population ist entsprechend ihres Risikos einzugrenzen: Alkohol und Rauchen, Eisenmangel, narbige Veränderungen nach Verätzung, Barret-Situation).
12. Bezogen auf das Rauchen hat das Oesophaguskarzinom in der letzten Generation (im Gegensatz zum Larynx- und Lungenkarzinom) nicht zugenommen.
13. Die Zunahme des Oesophaguskarzinomes in der westlichen Welt geht auf eine Zunahme der Faktorenkombination Alkohol und Rauchen zurück.

Literatur

Adelhardt M, Moller Jensen O, Sand Hansen H (1985) Cancer of the larynx, pharynx, and oesophagus in relation to alcohol and tobacco consumption among Danish brewery workers. Dan Med Bull 32:119–23

Barch DH, Fox CC (1987) Dietary zinc deficiency increases the methylbenzylnitrosamine-induced formation of 06-methylguanine in the esophageal DNA of the rat. Carcinogenesis 8:1461–4

Breslow NE, Day NE, Halvorsen KT, Prentice RL, Sabei C (1978) Estimation of multiple relative risk functions in matched case-control studies. Am J Epidemiol 108:299–307

Cheng SJ, Jiang YZ, Li MH, Lo HZ (1985) A mutagenic metabolite produced by Fusarium moniliforme isolatet from Linxian county, China. Carcinogenesis 6:903–5

Crespi M, Munoz N, Grassi A, Qiong S, Jing WK, Jien LJ (1984) Precursor lesions of oesophageal cancer in a low-risk population in China: comparison with high-risk populations. Int J Cancer 34:599–602

Decar li A, Liati P, Negri E, Franceschi S, La Vecchia C (1987) Vitamin A and other dietary factors in the etiology of esophageal cancer. Nutr Cancer 10:29–37

Friesen M, O'Neill IK, Malaveille C, GarrenL, Hautefeuille A, Bartsch H (1987) Substituted hydroxyphenanthrenes in opium pyrolysates implicated in oesophageal cancer in Iran: structures and in vitro metabolic activation of a novel class of mutagens. Carcinogenesis 8:1423-32

Ghadirian P (1985) Familial history of esophageal cancer. Cancer 56:2112-6

Ghadirian P (1987) Food habits of the people of the Caspian Littoral of Iran in relation to esophageal cancer. Nutr Cancer 9:147-57

Ghadirian P (1987) Thermal irritation and esophageal cancer in northern Iran. Cancer 60:1909-14

Ghadirian P, Stein GF, Gorodetzky C, Roberfroid MB, Mahon GA, Bartsch H, Day NE (1985) Oesophageal cancer studies in the Caspian littoral of Iran: some residual results, including opium use as a risk factor. Int J Cancer 35:593-7

Haocai L, Yu SL (1983) Esophageal cancer in migrants from high- or low-risk areas in China. Ecol Dis 2:249-53

Hecker E (1975) In: Handbuch der Allg. Pathologie, VI, 6; Geschwülste II, Ed Grundmann E, S 651-676. Cocarcinogens and Cocarcinogenesis

Hecker E, Lutz D, Weber J, Goerttler K, Morton JF (1983) Multistage tumor development in the human esophagus — the first identification of cocarcinogens of the tumor promoter type as principal carcinogenic risk factors in a local life style cancer. Prog Clin Biol Res 132B:219-38

Henderson BE (1979) Observations on cancer etiology in China. Natl Cancer Inst Monogr (53):59-65

Hildes JA, Schaefer O (1984) The changing picture of neoplastic disease in the western and central Canadian Artic (1950-1980). Can Med Assoc J 130:25-32

Hille JJ, Margolius KA, Markowitz S, Isaacson C (1986) Human papillomavirus infection related to oesophageal carcinoma in black South Africans. A preliminary study. S Afr Med J 69:417-20

Höpker W-W (1978) Pathogenesis of gastrointestinal tumors. In: Colon Cancer; Ed: Grundmann E Cander Campaign 2:29-50, Fischer Stuttgart

Huan-Hsing W (1981) Esophageal cancer research in the People's Republic of China. Ann Otol Rhinol Laryngol 90:359-63

Kibblewhite MG, Van Rensburg SJ, Laker MC, Rose EF (1984) Evidence for an intimate geochemical factor in the etiology of esophageal cancer. Environ Res 33:370-8

Kneebone RL, Mannell A (1985) Cancer of the oesophagus in Soweto. S Afr Med J 67:839-42

Kolonel L (1979) Smoking and drinking patterns among different ethnic groups in Hawaii. Natl Cancer Inst Monogr 81-7

Koss LG (1975) In: Persons at high risk of cancer. Ed: I. Fraumeni F Academic Press New York London S 85-102 Precancerous Lesions

Kuylenstierna R, Munck-Wiland E (1985) Esophagitis and cancer of the esophagus. Cancer 56:837-9

Lanier AP, Kilkenny SJ, Wilson JF (1985) Oesophageal cancer among Alaskan natives. Int J Epidemiol 14:75-8

La Vecchia C, Liati P, Decarli A, Negrello I, Franceschi S (1986) Tar yields of cigarettes and the risk of oesophageal cancer. Int J Cancer 38:381-5

Li JY, Li GY, Zheng SF, Liu YY, Li P, Yang CS, Blot WJ, Ershow AG, Li FP, Greenwald P et al (1985) A pilot vitamin intervention trial in Linxian, People's Republic of China. Natl Cancer Inst Monogr 69:19-22

Lightdale CJ, Winawer SJ (1984) Screening diagnosis and staging of esophageal cancer. Semin Oncol 11:101-12

Lu JB, Qin YM (1987) Correlation between salt intake and mortality rates for oesophageal and gastric cancer in Henan Province, China. Int J Epidemiol 16:171-6

Lu SH, Lin P (1982) Recent research on the etiology of esophageal cancer in China. Z Gastroenterol 20:361-7

Lu SH, Camus AM, Tomatis L, Bartsch H (1981) Mutagenicity of extracts of pickled vegetables collected in Linhsien County, a high-incidence area for esophageal cancer in Northern China. JNCI 66:33-6

Lu SH, Montesano R, Zhang MS, Feng L, Luo FJ, Chui SX, Umbenhauer S, Safhill R, Rajewsky MF (1986) Relevance of N-nitrosamines to esophageal cancer in China. J Cell Physiol (Suppl) 4:51-8

Lu SH, Ohshima H, Fu HM, Tian Y, Li FM, Blettner M, Wahrendorf J Bartsch H (1986) Urinary excretion of N-nitrosamino acids and nitrate by inhabitants of high- and low-risk areas for esophageal cancer in Northern China: endogenous formation of nitrosoproline and its inhibition by vitamin C. Cancer Res 46:1485–91

Lyngé E, Jensen OM, Carstensen B (1985) Second cancer following cancer of the digestive system in Denmark, 1943–80. Natl Cancer Inst Monogr 68:277–308

Maeta M, Koga S, Andachi H, Yoshioka H, Wakatsuki T (1986) Esophageal cancer developed after gastrectomy. Surgery 99:87–91

McMichael AJ (1978) Increases in laryngeal cancer in Britain and Australia in relation to alcohol and tobacco consumption trends. Lancet 1:1244–7

Mettlin C, Graham S, Priore R, Marshall J, Swanson M (1981) Diet and cancer of the esophagus. Nutr cancer 2:143–7

Morris H, Price S (1986) Langerhans' cells, papillomaviruses and oesophageal carcinoma. A hypothesis. S Afr Med J 69:413–7

Munoz N, Crespi M, Grassi A, Qing WG, Qiong S, Cai LZ (1982) Precursor lesions of oesophageal cancer in high-risk populations in Iran and China. Lancet 1:876–9

Munoz N, Lipkin M, Crespi M, Wahrendorf J, Grassi A, Lu SH (1985) Proliferative abnormalities of the oesophageal epithelium of Chinese populations at high and low risk for oesophageal cancer. 36:187–9

Munoz N, Victoria CG, Crespi M, Saul C, Braga NM, Correa P (1987) Hot mate drinking and precancerous lesions of the oesophagus: an endoscopic survey in southern Brazil. Int J Cancer 39:708–9

Munoz N, Wahrendorf J, Bang LJ, Crespi M, Thurnham DI, Day NE, Ji ZH, Grassi A, Yan LW, Lin LG et al (1985) No effect of riboflavine, retinol, and zinc on prevalence of precancerous lesions of oesophagus. Randomised doubleblind intervention study in high-risk population of China. Lancet 2:111–4

Nagai M, Hashimoto T, Yanagawa H, Yokoyama H, Minowa M (1982) Relationship of diet to the incidende of esophageal and stomach cancer in Japan. Nutr Cancer 3:257–68

Nanji AA, French SW (1987) Female to male mortality ratios for alcohol-related disorders: possible indicator of susceptibility in differenz sexes. Adv Alcohol Subst Abuse 6:89–95

Newberne PM, Schrager T (1983) Promotion of gastrointestinal tract tumors in animals: dietary factors. Environ Health Perspect 50:71–83

Nielsen NH, Mikkelsen F, Hansen JP (1979) Oesophageal cancer in Greenland: selected epidemiological and clinical aspects. J Cancer Res Clin Oncol 94:69–80

Norell S, Ahlbom A, Lipping H, Osterblom L (1983) Oesophageal cancer and vulcanisation work. Lancet 1:462–3

O'Connel EW, Seaman WB, Ghahremani GG (1984) Radiation-induced esophageal carcinoma. Gastrointest Radiol 9:287–91

O'Neill C, Jordan P, Bhatt T, Newman R (1986) Silica and oesophageal cancer. Ciba Found Symp 212:214–30

Peleg I, Morris S, Hames CG (1985) Is serum selenium a risk factor for cancer. Med Oncol Tumor Pharmacother 2:157–63

Pera M, Cardesa A, Pera C, Mohr U (1987) Nutritional aspects in oesophageal carcinogenesis (review). Anticancer Res 7:301–8

Sadeghi A, Behmard S, Shafiepoor H, Zeighmani E (1977) Cancer of the esophagus in southern Iran. Cancer 40:841–5

Scobey MW, Kerr BJ, Geisinger KR, Hamilton RW, Richter JE (1987) Squamous cell carcinoma of the esophagus in association with long-term immunosuppressive therapy. South Med J 80:1587–9

Scrimgeour EM, Jolley D (1983) Trends in tobacco consumption and incidences of associated neoplasms in Papua New Guinea. Br Med J (Clin Res) 286:1414–6

Shapshay SM, Hong WK, Fried MP, Sismanis A, Vaughan CW, Strong MS (1980) Simultaneous carcinomas of the esophagus and upper aerodigestive tract. Otolaryngol Head Neck Surg 88:373–7

Sherrill DJ, Grishkin BA, Galal FS, Zajtchuk R, Graeber GM (1984) Radiation associated malignancies of the esophagus. Cancer 54:726–8

Singer GM, Chuan J, Roman J, Min-Hsin L, Lijinsky W (1986) Nitrosamines and nitrosamine precursors in foods from Linxian, China, a high incidence area for esophageal cancer. Carcinogenesis 7:733-6

Sons HU, Borchard F (1986) Cancer of the distal esophagus and cardia. Incidence, tumorous infiltration, and metastatic spread. Ann Surg 203:188-95

Spechler SJ, Robbins AH, Rubins HB, Vincent ME, Heeren T, Doos WG, Colton T, Schimmel EM (1984) Adenocarcinoma and Barret's esophagus. An overrated risk? Gastroenterology 87:927-33

Suzuki H, Nagayo T (1980) Primary tumors of the esophagus other than squamous cell carcinoma-histologic classification and statistics in the surgical and autopsied materials in Japan. Int Adv Surg Oncol 3:73-109

Swann PF (1984) The possible role of nitrosamines in the link between alcohol consumption and esophageal cancer in man. Toxicol Pathol 12:357-60

Thompson JJ, Zinsser KR, Enterline HT (1983) Barrett's metaplasia and adenocarcinoma of the esophagus and gastroesophageal junction. Hum Pathol 14:42-61

Thurnham DI, Rathakette P, Hambidge KM, Munoz N, Crespi M (1982) Riboflavin, vitamin A and zinc status in Chinese subjects in a high-risk area for oesophageal cancer in China. Hum Nutr Clin Nutr 36:337-49

Thurnham DI, Zheng SF, Munoz N, Crespi M, Grassi A, Hambidge KM, Chai TF (1985) Comparison of riboflavin, vitamin A, and zinc status of Chinese populations at high and low risk for esophageal cancer. Nutr Cancer 7:131-43

Ti TK (1983) Oesophageal carcinoma associated with corrosive injury-prevention and treatment by oesophageal resection. Br J Surg 70:223-5

Tollefson L (1985) The use of epidemiology, scientific data, and regulatory authority to determine risk factors in cancer of some organs of the digestive system. 2. Esophageal cancer. Regul Toxicol Pharmacol 5:255-75

Tuyns AJ, Requignot G, Abbatucci JS (1979) Oesophageal cancer and alcohol consumption; importance of type of beverage. Int J Cancer 23:443-7

Tuyns AJ (1983) Oesophageal cancer in non-smoking drinkers and in non-drinking smokers. Int J Cancer 32:443-4

Tuyns AJ, Esteve J (1983) Pipe, commerical and hand-rolled cigarette smoking in oesophageal cancer. Int J Epidemiol 12:110-3

Tuyns AJ, Riboli E, Doornbos G, Requignot G (1987) Diet and esophageal cancer in Calvados (France). Nutr Cancer 9:81-92

Van Rensburg SJ, Benade AS, Rose EF, du Plessis JP (1983) Nutritional status of African populations predisposed to esophageal cancer. Nutr Cancer 4:206-16

Van Rensburg SJ, Hall JM, du Bruyn DB (1985) Effects of various dietary staples on esophageal carcinogenesis induced in rats by subcutaneously administered N-nitrosomethylbenzylamine. JNCI 75:561-6

Van Rensburg SJ, Bradshaw ES, Bradshaw D, Rose EF (1985) Oesophageal cancer in Zulu men, South Africa: a case-control study. Br J Cancer 51:399-405

Vassallo A, Correa P, De Stefani E, Cendan M, Zavala D, Chen V, Carzoglio J, Deneo-Pellegrini H (1985) Esophageal cancer in Uruguay: a case-control study. JNCI 75:1005-9

Victora CG, Munoz N, Day NE, Barcelos LB, Peccin DA, Braga NM (1987) Hot beverages and oesophageal cancer in southern Brazil: a case-control study. Int J Cancer 39:710-6

Wen CP, Tsai SP, McClellan WA, Gibson RL (1983) Long-term mortality study of oil refinery workers. I. Mortality of hourly and salaried workers. Am J Epidemiol 118:526-42

Witt TR, Bains MS, Zaman MB, Martini N (1983) Adenocarcinoma in Barrett's esophagus. J Thorac Cardiovasc Surg 85:337-45

Wynder EL, Stellman SD (1977) Comparative epidemiology of tobacco-related cancers. Cancer Res 37:4608-22

Yang CS, Miao J, Yang W, Huang M, Wang T, Xue H, You S, Lu J, Wu J (1982) Diet and vitamin nutrition of the high esophageal cancer risk population in Linxian, China. Nutr Cancer 4:154-64

Yang CS (1980) Research on esophageal cancer in China: a review. Cander Res 40:2633-44

Yang CS, Sun Y, Yang QU, Miller KW, Li GY, Theng SF, Ershow AG, Blot WJ, Li JY (1984) Vitamin A and other deficiencies in Linxian, a high esophageal cancer incidence area in northern China. JNCI 73:1449-53

Yang CS, Sun YH, Yang QP, Miller KW, Li GY, Zheng SF, Ershow AG, Li JY, Blot WJ (1985) Nutritional status of the high esophageal cancer risk popoulation in Linxian, People's Republic of China: effects of vitamin supplementation. Natl Cancer Inst Monogr 69:23-7

Yang PC, Davis S (1988) Incidence of cancer of the esophagus in the US by histologic type. Cander 61:612-7

Zaridze DG, Blettner M, Trapeznikov NN, Kuvshinov JP, Matiakin EG, Poljakov BP, Poddubni BK, Parshikova SM, Rottenberg VI, Chamrakulov FS et al (1985) Survey of a population with a high incidence of oral and oesophageal cancer. Int J Cancer 36:153-8

Ziegler RG (1986) Epidemiologic studies of vitamins and cancer of the lung, esophagus, and cervix. Adv Exp Med Biol 206:11-26

Ziegler RG, Morris LE, Blot WJ, Pottern LM, Hoover R, Fraumeni JF Jr (1981) Esophageal cancer among black men in Washington, DC II. Role of nutrition. JNCI 67:1199-206

Die Magenresektion — ein Wegbereiter des Oesophaguskarzinoms?

B. Sprakel, P. Langhans, G. Heidl, B. Reers und R. Hallerbach

Einleitung

Das *Operationsfolgekarzinom des resezierten Magens* ist wegen der hohen klinischen Relevanz Diskussionsgegenstand zahlreicher Publikationen.
Wenn auch der Pathomechanismus dieses Krankheitsbildes noch umstritten ist, so wird doch von fast allen Autoren die Malignomentstehung in Zusammenhang mit der vorangegangenen Operation gesehen und in erster Linie auf einen unphysiologisch gesteigerten Reflux zurückgeführt [2, 11].
Infolge der gestörten Kardiafunktion des resezierten Magens kann dieser Reflux möglicherweise seine epithelangreifende Wirkung auch im Oesophagus entfalten und somit zu einem *Plattenepithelkarzinom der Speiseröhre* führen.
Die diesbezügliche Durchsicht der Krankenblätter von Patienten mit einem Oesophaguskarzinom ließ u. a. erkennen, daß unter den Erkrankten mehrere waren, bei denen Jahre zuvor wegen eines gastroduodenalen Ulkus eine Magenresektion durchgeführt wurde. Ob hier ein Zusammenhang besteht und wenn ja, auf welchen pathophysiologischen Gesetzmäßigkeiten er basieren kann, soll nachfolgend beschrieben werden.

Pathophysiologische Gesetzmäßigkeiten bei der Oesophaguskarzinomentstehung

Die Genese des Oesophaguskarzinoms ist multifaktoriell und beruht im wesentlichen auf den in Tabelle 1 dargestellten Primärerkrankungen mit den entsprechenden prämalignen Schleimhautveränderungen in der Speiseröhre. Besondere Bedeutung hinsichtlich der Kanzerogenese wird nahezu unumstritten im Schrifttum der Refluxoesophagitis beigemessen. Diese refluxbedingte entzündliche Veränderung der distalen Speiseröhre wird im klinischen Alltag häufig beobachtet und ist ätiologisch abgeklärt. Inwieweit eine vorausgegangene Magenresektion über eine Reluxoesophagitis die Entstehung eines Oesophaguskarzinoms begünstigt, ist bislang nur wenig diskutiert worden.
Ein Teil der magenresezierten Patienten leidet unter der Refluxoesophagitis mit Oberbauch- und retrosternalen Schmerzen sowie mit Übelkeit und Inappetenz.

Diesen Krankheitssymptomen liegen folgende pathophysiologische Gegebenheiten zugrunde:

Langhans, Schreiber, Häring, Reding, Siewert, Bünte (Hrsg.)
Aktuelle Therapie des Oesophaguskarzinoms

Tabelle 1. Prädisponierende Faktoren für die Entstehung eines Oesophaguskarzinoms

Prädisponierende Faktoren für die Entstehung eines Oesophaguskarzinoms	• Barrett-Oesophagus • Verätzung • Achalasie • Hiatushernie • Refluxoesophagitis • Divertikel • Sklerodermie • Plummer Vinson Syndrom • Tylosis palmaris et plantaris • Parabasalzellhyperplasie und Keratohyalinose • Resezierter Magen?

Die Refluxbarriere Pylorus und der salzsäurestimulierende Anteil des Magens sind reseziert. Die Kardiafunktion und die Magenentleerung zeigen neurogene Funktionsstörungen.
Derartige pathophysiologische Veränderungen prädisponieren für einen nicht neutralisierten alkalischen duodeno-gastrisch-oesophagealen Reflux mit konsekutiv chronisch-entzündlichen Schleimhautveränderungen (Abb. 1).
Als Noxe der aus dem Reflux resultierenden möglichen Erkrankungen wurde bisher hauptsächlich die Restsalzsäureproduktion des resezierten Magens angeschuldigt, die die Schleimhaut des Oesophagus im Sinne einer akuten und/oder chronischen Entzündung verändert. In letzter Zeit weisen allerdings immer häufiger Autoren darauf hin, daß die Laugen insbesondere bei chronischem Gewebekontakt eine wesentlich schädigendere Wirkung haben.

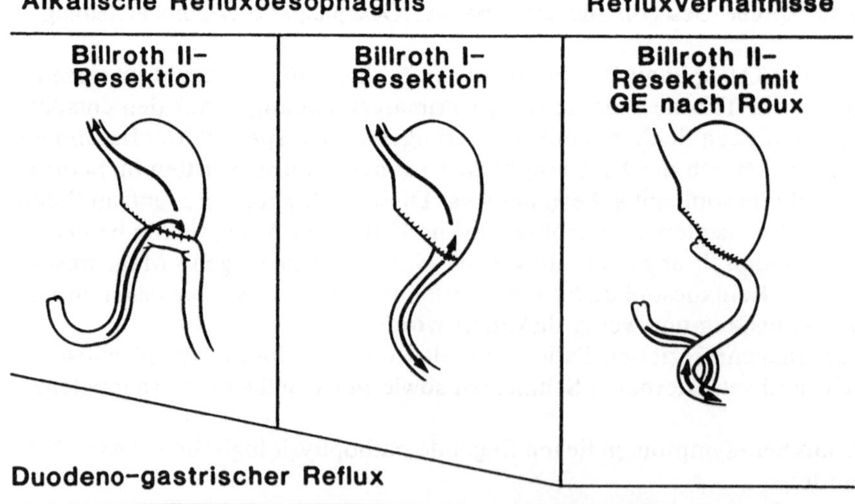

Abb. 1. Refluxverhältnisse nach verschiedenen Modifikationen der Magenresektion

Dieses wird verständlich, wenn man sich die unterschiedliche Schädigungsweise der Laugen und Säuren vor Augen führt:
Die Säuren bewirken eine Koagulationsnekrose, während die Laugen eine Kolliquationsnekrose hervorrufen. Durch ihre wasserentziehenden und oxidierenden Eigenschaften bilden die Säuren Azidalbumine, welche dem Gewebe ein derbes Aussehen geben. Dieser Schorf verhindert das weitere Eindringen der Säure in das Gewebe.
Die Kolliquation des Gewebes bei Kontakt mit Laugen beruht auf den OH-Ionen, die durch Verseifung der organischen Substanzen zu Albuminaten führt. Im Unterschied zur Säureverätzung wird das Gewebe weich und ermöglicht somit das Eindringen der Noxe mit tiefgreifenden Schädigungen bis in die Tunica muscularis. Die kanzerogene Wirksamkeit dieses Pathomechanismus spiegelt sich auch in den Ergebnissen einer Sammelstatistik wieder. Bei 254 im Schrifttum gefundenen Karzinomen nach Verätzung war nur bei 4 Patienten eine Säuren-, dagegen bei 250 eine Laugenverätzung vorausgegangen.
Auch die zytotoxischen Gallenbestandteile spielen für das Entstehen der Refluxoesophagitis eine wichtige Rolle. Einige Autoren [5, 7, 9, 10, 17] konnten experimentell nachweisen, daß Gallensäuren bereits in einer Konzentration von größer 1 mol/l Spaltungen der Mukosabarriere verursachen.
Hopwood und Mitarbeiter [8] zeigten Ultrastrukturveränderungen am menschlichen Oesophagus nach fünfminütiger Inkubation in 200 µM Gallensäure bei saurem pH-Wert.
Cortesini [1], Giacosa [3], Gillison [4] und Harmon [7] konnten nachweisen, daß gastrooesophagealer Gallereflux allein oder mit HCl vermischt, erheblich häufiger mit den histologischen und endoskopischen Anzeichen einer Entzündung einhergeht als reiner Säurereflux.
Vergleichende Untersuchungen resezierter Mägen mit unterschiedlichen Refluxmöglichkeiten im Hinblick auf eine postoperative Oesophagitis zeigen, daß die Rate der endoskopisch diagnostizierten Oesophagitis am höchsten war nach einer Billroth II — Resektion mit obligatorischem Reflux und am niedrigsten nach einer ⅔-Magenresektion mit Gastroenterostomie nach Roux (Abb. 2) [12]. Die oben dargestellten Beobachtungen weisen darauf hin, daß der in den Oesophagus refluierende, durch fehlende Magensalzsäure nicht neutralisierte alkalische Duodenalsaft mit seinen Gallenbestandteilen eine epithelzersetzende Wirkung hat und somit als kanzerogen einzustufen ist.

Eigenes Patientengut

In dem Zeitraum von 1974 bis Juli 1988 wurden in der Klinik und Poliklinik für Allgemeine Chirurgie der WWU Münster bei 498 Patienten ein Plattenepithelkarzinom der Speiseröhre diagnostiziert. Es waren 413 Männer und 85 Frauen betroffen, entsprechend einer Geschlechtsverteilung von 4,8:1.
Von den o.g. 498 Patienten mußten sich 39 (7,83%) zuvor einer Magenresektion wegen gastroduodenaler Ulzera unterziehen. 36mal wurde eine Billroth II- und 3mal eine Billroth I-Resektion durchgeführt. 36 Männer und 3 Frauen entwickelten nach einem durchschnittlichen postoperativen freien Intervall von 19,7

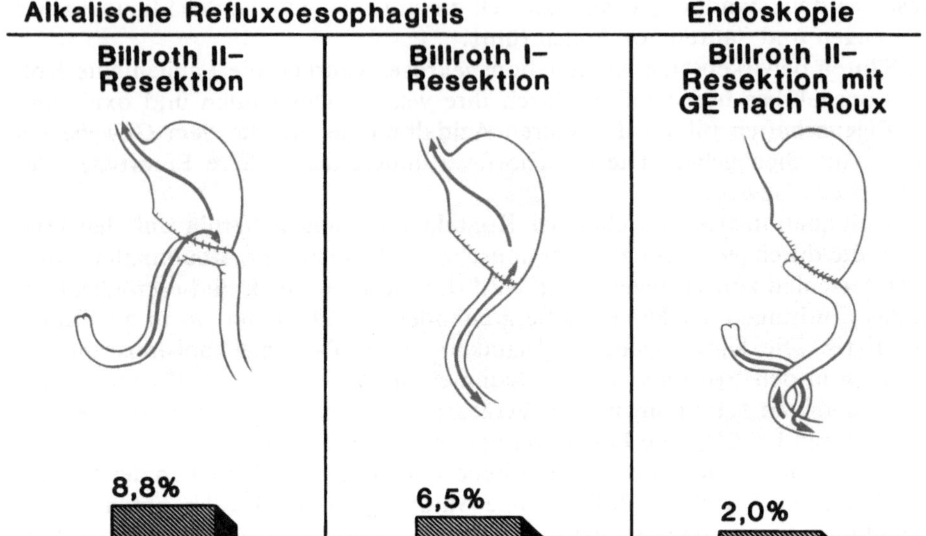

Abb. 2. Prozentuale Häufigkeit der endoskopisch beobachteten Refluxoesophagitis nach verschiedenen Modifikationen der Magenresektion

Jahren ein Plattenepithelkarzinom des Oesophagus. Bei Diagnostizierung des Malignoms betrug das Durchschnittsalter in dieser Patientengruppe 57,9 Jahre, bei den Männern 57,7 und bei den Frauen 62,6 Jahre (Abb. 3).
Vergleicht man die Oesophaguskarzinome ohne und mit vorausgegangener Magenresektion hinsichtlich der Tumorlokalisation, so fällt folgendes auf:
Von den 459 nicht voroperierten Patienten erkrankten an einem Tumor im distalen Speiseröhrendrittel nur 29,85%. Demgegenüber standen aber 64,1% (25/39) in der Gruppe der magenresezierten Malignomträger (Abb. 4).

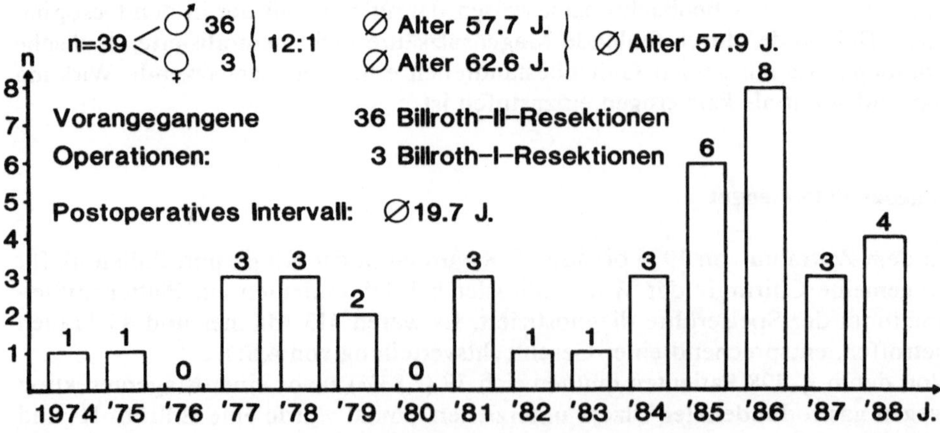

Abb. 3. Krankengut der Klinik und Poliklinik für Allgemeine Chirurgie der WWU Münster 1974–1988

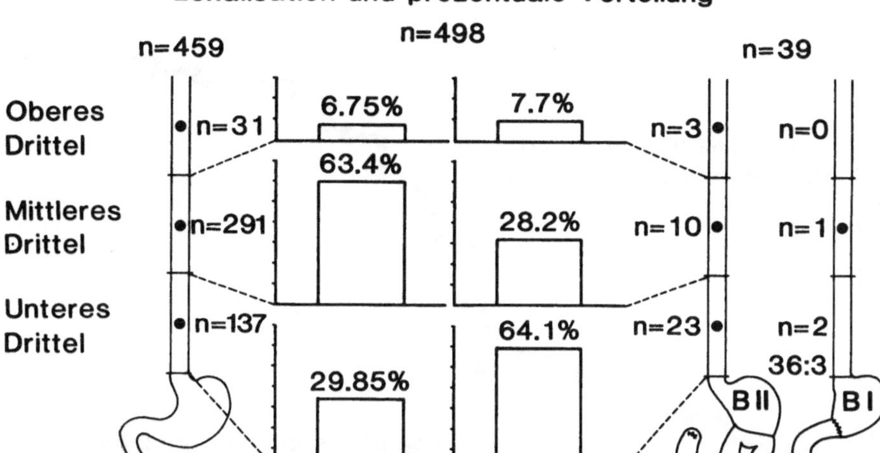

Abb. 4. Gegenüberstellung von Oesophaguskarzinomen ohne und nach vorangegangener Magenresektion

Diese unterschiedliche Häufigkeit in Bezug auf die Tumorlokalisation interpretieren wir dahin, daß bei den magenresezierten Patienten der chronische duodeno-gastrale Reflux zur Kanzerogenese im magennahen Speiseröhrendrittel prädisponiert, also in einer Region, wo die den Verätzungsgrad bestimmenden Parameter — Refluxmenge, -konzentration und Einwirkungsdauer — besonders intensiv zum Tragen kommen.

Das durchschnittliche freie postoperative Intervall zwischen der Magenresektion wegen einer gutartigen Erkrankung und der Diagnostizierung des Oesophaguskarzinoms betrug 19,7 Jahre. Die Schwankungsbreite bewegte sich zwischen 2 und 38 Jahren (Abb. 5).

Weiterhin stellten wir fest, daß das Entartungsrisiko 20 Jahre nach der Magenoperation erheblich zunimmt. Bis zu diesem Zeitpunkt waren 25 von 39 Patienten (64%) frei von tumorspezifischer Symptomatik. Diese Beobachtung führt Oehlert [15] darauf zurück, daß eine wesentliche, zur Krebsentstehung führende Voraussetzung die chronische Entzündung mit Epithelläsionen darstellt — bei unseren Patienten durch langandauernden duodeno-gastralen Reflux in die Speiseröhre verursacht —, welche das benachbarte Epithel zu unaufhörlichen, über Jahre hinweg sich erstreckenden Regenerationsversuchen mit gesteigerter Zellproliferation veranlaßt. Die sich hieraus entwickelnde Metaplasie, die als eine Differenzierungsstörung aufzufassen ist, kann als potentielle Präkanzerose gewertet werden.

Entsprechend berichtet Hafter [6] über klinische Untersuchungsergebnisse, denen zufolge sich in Narbenstrikturen nach Verätzungen mit einer Latenzzeit von über 20 Jahren Karzinome entwickelt haben (Abb. 5).

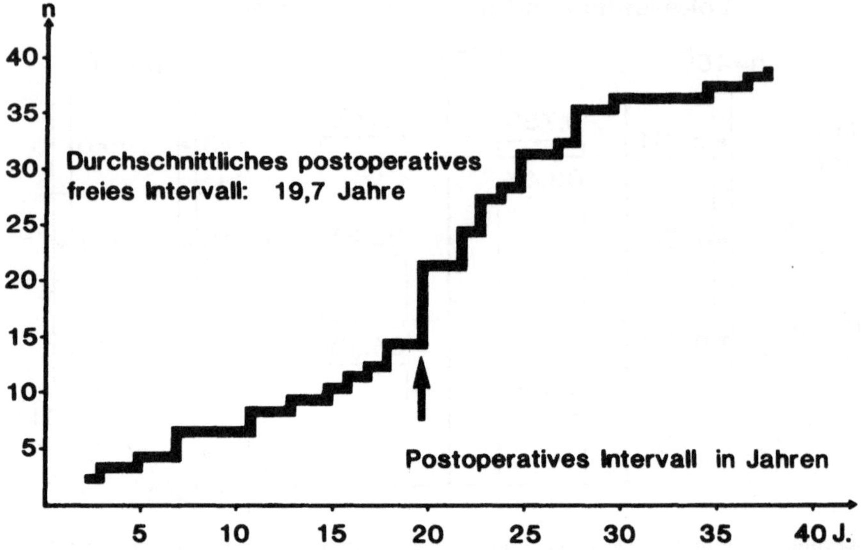

Abb. 5. Beobachtete Anzahl von Plattenepithelkarzinomen des Oesophagus nach Magenresektion (n = 39), durchschnittliches postoperatives Intervall 19,7 Jahre

Aus Abb. 6 wird deutlich, daß auch das Alter der Patienten zur Zeit der Magenresektion einen Einfluß auf die Länge des freien postoperativen Intervalls hat: Patienten, die bei der Durchführung der Magenresektion jünger als 45 Jahre alt waren, hatten ein Intervall ohne tumorspezifische Symptomatik von 22,77 Jahren. Dieser Zeitraum reduzierte sich auf 9,7 Jahre, sofern die Patienten zum Zeitpunkt der Voroperation 45 Jahre und älter waren.

Das kürzere Entstehungsintervall bei älteren Patienten kann möglicherweise dadurch erklärt werden, daß altersbedingte degenerative Veränderungen an der Oesophagusschleimhaut bei einem chronischen Reflux aus Duodenum und

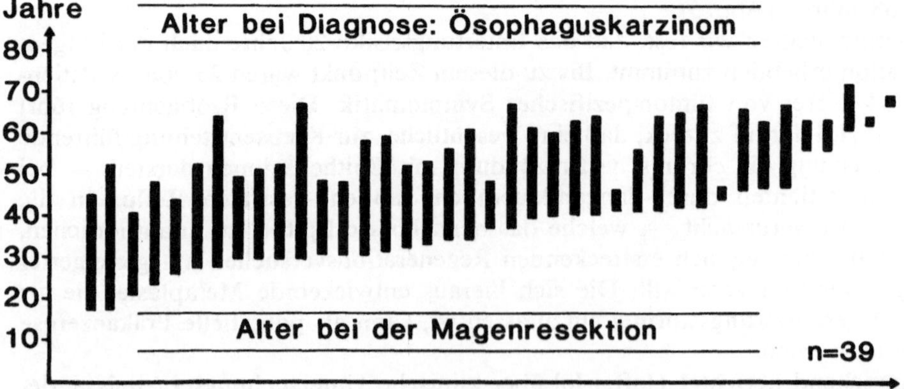

Abb. 6. Postoperatives freies Intervall von Patienten mit Oesophaguskarzinomen nach Magenresektion

Restmagen in relativ kürzerer Zeit zu einer Karzinomentstehung führen; dieses ist bei einer Speiseröhrenmukosa ohne altersspezifische Charakteristika nicht der Fall (Abb. 6).

Literaturübersicht

Tabelle 2 gibt eine Übersicht über die Ergebnisse retrospektiver Untersuchungen aus dem Schrifttum zum Karzinom des Oesophagus nach Magenresektion [13, 14, 16, 18].

Rossi und Mitarbeiter [16] haben fast bei 10% der magenresezierten Patienten das Auftreten eines Oesophaguskarzinoms beobachtet. Ähnlich hohe Zahlen geben auch Shearman [18] und Maeta [14] an. Das tumorfreie postoperative Intervall bewegt sich nach den Angaben im Schrifttum zwischen 13 und 27 Jahren. Entsprechend den in unserer Klinik gemachten Erfahrungen scheint das Krebsrisiko der Speiseröhre nach Magenresektion nach durchschnittlich 15–20 Jahren signifikant anzusteigen.

Tabelle 2. Retrospektive Untersuchungen aus dem Schrifttum zum Karzinom des Oesophaus nach Magenresektion [13, 14, 16, 18]

Retrospektive Untersuchungen aus der Literatur Autoren		Anzahl der Fälle	Rate %	Intervall Ø Jahre
Shearman DJC et al.	1970	8/ 92	8,7	27
Macdonald JB et al.	1971	4/200	2,0	13
Rossi M et al.	1984	52/528	9,8	20
Maeta M et al.	1986	12/129	9,3	13
Chir. Univ. Klinik Münster	1988	39/498	7,83	19,7

Zusammenfassung und Schlußfolgerungen für die Praxis

Der Anteil der magenresezierten Patienten mit einem später aufgetretenen Oesophaguskarzinom beträgt in unserem Patientengut 7,83% (39/498).

Überproportional häufig, nämlich in 64% aller Fälle (25/39), war bei diesen voroperierten Patienten das Plattenepithelkarzinom im distalen Speiseröhrendrittel lokalisiert.

Weiterhin ließ sich eine Korrelation zwischen dem Alter der Betroffenen zum Zeitpunkt der Magenresektion und der Länge des freien postoperativen Intervalls feststellen:

Lag das Alter der Patienten unter 45 Jahre, so betrug das besagte Intervall 22,7 Jahre. Waren die Patienten 45 Jahre oder älter, wurde nur ein Zeitraum von 9,8 Jahren ohne tumorspezifische Symptomatik erlebt.

Aus den geschilderten Beobachtungen schließen wir, daß eine Magenresektion mit vermehrtem alkalischen duodeno-gastralen Reflux nicht nur die Entstehung

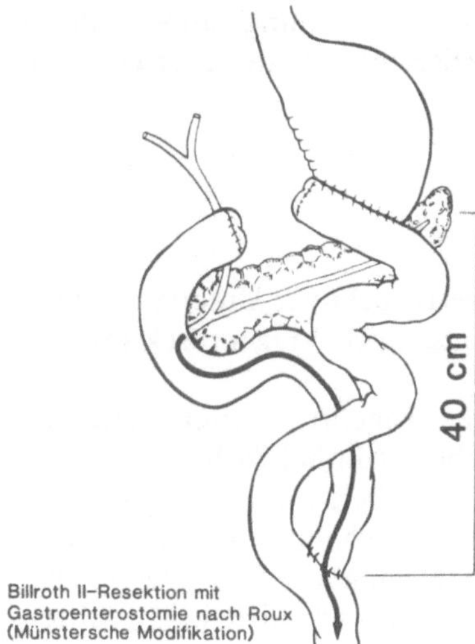

Abb. 7. Vorteile der 2/3-Resektion mit Gastroenterostomie nach Roux in der Münsterschen Modifikation

eines Karzinoms im resezierten Organ selbst, sondern auch im distalen Oesophagus begünstigen könnte.

Deshalb muß im Rahmen der durchzuführenden Nachsorgeuntersuchungen magenresezierter Patienten insbesondere auch auf malignomverdächtige Schleimhautveränderungen in der Speiseröhre geachtet werden. Aufgrund der geschilderten Korrelation zwischen dem Alter zur Zeit der Magenoperation und der Länge des tumorfreien Intervalls sollten Patienten, die bei der gastralen Resektion 45 Jahre oder älter sind, bereits nach 5 Jahren in ein entsprechendes Nachsorgeprogramm aufgenommen werden. Für jüngere Patienten kann dieser Zeitraum 10 Jahre betragen.

Ganz besondere Bedeutung kommt der chirurgischen Prophylaxe zur Vermeidung des kanzerogenen duodeno-gastro-oesophagealen Rückflusses zu. Diese besteht in der Durchführung einer refluxverhütenden Billroth II — Magenresektion mit tiefer Y-Anastomose nach Roux (Abb. 7).

Literatur

1. Cortesini C, Maruzzo G, Pucciani F (1985) Relationship between mixed Acid-Alkaline Gastrooesophageal Reflux and Oesophagitis. The Italian Journal of surgical Sciences, Vol 15, No 1, S 9-15
2. Domellöf L, Janunger KG (1977) The Risk of Gastric Carcinoma after Partial Gastrectomy. American Journal of Surgery 134:581-584
3. Giacosa A, Bocchini R, Molinary F (1981) Reflux Esophagitis and Duodenogastric Reflux. Scand J Gastroenterology 16:115-117
4. Gillison EW, De Casteo VAM, Nyhus LM, Bombeck C (1972) The Significance of Bile in Reflux Esophagitis. Surgery, Gynecology and Obstetrics (Chicago) 134:419-424

5. Gotley DC, Morgan AP, Cooper MJ (1988) Bile acid concentrations in the refluxate of patients with reflux oesophagitis. Br J Surgery, Vol 75, June, S 587–590
6. Hafter E Praktische Gastroenterologie, 6. Auflage, Georg Thieme Verlag Stuttgart 1978
7. Harmon JW (1981) Effect of Acid and Bile Salts on the Rabbit Esophageal Mucosa. Digestive Diseases and Sciences 26:65–71
8. Hopwood D, Bateson MC, Milne G, Bouchier I (1981) Effects of Bile Acid and Hydrogen Ion on the Structure of Oesophageal Epithelium. Gut 22:306–311
9. Kiroff GK, Mukerjhee TM, Dixon B, Devitt PG, Jamieson GG (1987) Morphological Changes Caused by Exposure of Rabbit Oesophageal Mucosa to Hydrochloric and Sodium Taurocholate. Aust NZJ Surg 57:119–126
10. Kivilaasko E, Fromm D, Silen W (1981) Effect of Bile Salts and Related Compounds on Esophageal Mucosa. Scan J Gastroentero 16:119–126
11. Langhans P, Böttcher K, Bünte H Das Krebsproblem des operierten Magens — Präkanzerosen als Indikation zum Korrektureingriff. In: Aktuelle Therapie des Magenkarzinoms (Hrsg: Bünte H, Langhans P, Meyer HJ, Pichlmayr R), S 143–158, Springer Verlag Berlin Heidelberg New York Tokyo 1985
12. Langhans P, Bünte H Operationsindikation und Verfahrenswahl beim Gastroduodenalulcus. In: Folgeerkrankungen in der Ulcuschirurgie. (Hrsg: Bünte H, Dunling L, Domschke S, Langhans P), S 27–45, Edition Medizin, Weinheim Basel Cambridge New York 1987
13. McDonald JB, Waissbluth JG, Langman MJS (1971) Carcinoma of the Oesophagus and Gastric Surgery. Lancet I, S 19–20
14. Maeta M, Koga S, Andachi H, Yoshioka H, Wakatsuki T (1986) Esophageal cancer developed after gastrektomy. Surgery 99:87–90
15. Oehlert W Speiseröhre, Magen, Darm. In: Lehrbuch der speziellen Pathologie, 6. Auflage, Hrsg: Grundmann E, Urban & Schwarzenberger 1979
16. Rossi M, Ancona E, Finco C, Peracchia A (1984) Esophageal cancer and previous partial gastrektomy. International Surgery 69:369
17. Salo J, Kivilaasko E (1982) Roloe of Luminal H^+ in the Pathogenesis of Experimental Esophagitis. Surgery 92:61–67
18. Shearman DJC, Arnott SJ, Finlayson NDC, Pearson JG (1970) Carcinoma of the Oesophagus after Gastric Surgery. Lancet I, S 581–582

Adeno- versus Plattenepithelkarzinom des Oesophagus

G. HEIDL, P. LANGHANS, B. TÜNNERHOFF, V. KRIEG, K. DUNKEL und W. BÖCKER

Einleitung

Das Adenokarzinom des Oesophagus spielt gegenüber dem Plattenepithelkarzinom mengenmäßig eine untergeordnete Rolle, da es nur in einem Prozentsatz zwischen 1-15% der bösartigen Tumoren dieses Organs auftritt (Puestow et al. 1955; Lortat-Jacob et al. 1968; Gunnlaugsson et al. 1970; Bosch et al. 1979). Schwierigkeiten der Abgrenzungen liegen gegenüber dem Karidakarzinom vor, da hier fließende Übergänge bestehen. Wegen ihres ähnlichen Verhaltens werden beide Karzinome von verschiedenen Autoren als eine Einheit betrachtet (Kalish et al. 1984; Morstyn et al. 1985; McDonald u. McDonald 1987).
Dabei wird aus chirurgischer Sicht soweit gegangen, daß auch das Funduskarzinom mit in die Tumoren des gastro-oesophagealen Übergangs einbezogen wird (Siewert et al. 1984; Siewert et al. 1987).
Abgrenzungsschwierigkeiten bei den Plattenepithelkarzinomen zwischen Oesophagus und Magen bestehen nicht, da solche Tumoren ausgesprochen selten im Magen auftreten.
Während beim Befall des Oesophagus durch ein Plattenepithelkarzinom das mittlere und untere Drittel bevorzugt wird, findet sich das Adenokarzinom des Oesophagus mit starker Betonung im unteren Drittel (Bosch et al. 1979). Da im allgemeinen diese Ergebnisse an einem kleinen Platientengut mit Adenokarzinomen des Oesophagus erhalten wurden, haben wir unser Krankengut von 66 Adeno- und 492 Plattenepithelkarzinomen untereinander verglichen und die bekannten Tatsachen überprüft.

Material und Methoden

In die retrospektive und seit 1986 prospektive pathologisch-anatomische und klinische Studie gingen die Karzinome des Oesophagus von 1973 bis 1987 ein, wobei sowohl die Krankenunterlagen als auch die Operationspräparate und Biopsien ausgewertet wurden. Es wurden folgende Parameter bei beiden Karzinomarten berücksichtigt:

1. Alter
2. Geschlecht
3. Lokalisation

Langhans, Schreiber, Häring, Reding, Siewert, Bünte (Hrsg.)
Aktuelle Therapie des Oesophaguskarzinoms

4. Infiltrationstiefe (Spiessl et al. 1985)
5. Lymphknotenmetastasierung (Spiessl et al. 1985)

Dazu wurden die Adenokarzinome makroskopisch nach Borrmann (1926) und mikroskopisch nach der WHO (Oota und Sobin 1977, nach Ming (1977) und nach Laurén (1965) klassifiziert, als wären sie Magenkarzinome.
Der Oesophagus wurde in 5 Lokalisationen eingeteilt, wobei in das obere, mittlere und untere Drittel sowie die Übergänge oberes/mittleres Dirttel sowie mittleres/unteres Drittel unterschieden wurde. Da die eindeutige Zuordnung zwischen Oesophagus und der Kardia schwierig sein kann, wurde das Kardiakarzinom als ein Tumor definiert, dessen Mittelpunkt zwischen 1 cm unterhalb der Kardia und 0,5 cm oberhalb der Kardia liegt. Somit wurden Zweifelsfälle als Kardiakarzinom aufgefaßt. Für die statistische Auswertung wurde der Chi^2-Test und die M × N-Tafel herangezogen (Immich 1974).

Ergebnisse

Die Gesamtzahl der malignen epithelialen Tumoren des Oesophagus betrug zwischen 1973 und 1987 558. 66 Patienten (11,8%) litten an einem Karzinom mit adenoiden Strukturen, wobei 63 als Adenokarzinome und 3 als adenosquamöse Karzinome klassifiziert werden konnten.
Das Durchschnittsalter der Patienten mit einem Adenokarzinom der Speiseröhre liegt bei 60,7, mit einem Plattenepithelkarzinom bei 59,2 Jahren. Sowohl bei den Adeno- als auch bei den Plattenepithelkarzinomen ist der Altersdurchschnitt der Männer mit 59,5 bzw. 58 Jahren gegenüber den Frauen mit 65,5 bzw. 65 Jahren niedriger. Somit können keine signifikanten Unterschiede im Alter zwischen beiden Karzinomarten nachgewiesen werden. Es findet sich bei den Adenokarzinomen des Oesophagus ein Geschlechtsverhältnis von 4,1:1 zugunsten des Mannes, während bei den Plattenepithelkarzinomen des Oesophagus ein Verhältnis von 4,7:1 vorliegt (Tabelle 1). Die Einteilung hinsichtlich der Lokalisation von Adeno- und Plattenepithelkarzinomen des Oesophagus ist in Tabelle 2 dargestellt. Es finden sich hohe Zahlen an Plattenepithelkarzinomen im mittleren und unteren Drittel sowie am Übergang zwischen mittlerem und unterem Drittel, während die Adenokarzinome vorwiegend im unteren Drittel lokalisiert sind. Stellt man die Karzinome des unteren Drittels denen der anderen Lokalisationen gegenüber, findet sich mit der 2 × 2-Tafel des Chi^2-Testes ein hoch-signifikanter Unterschied ($p < 0,0001$). Die Infiltrationstiefe nach UICC bei der Operation zeigt keine signifikanten Differenzen zwischen den Adeno- und den Plattenepi-

Tabelle 1. Geschlechtsverhältnis bei Adeno- bzw. Plattenepithelkarzinomen des Oesophagus

	♂	♀	♂/♀
Adenokarzinom	53	13	4,1
Plattenepithelkarzinom	405	87	4,7

$chi^2 = 0,1605$; n.s. (nicht signifikant); 2 × 2-Tafel

Tabelle 2. Lokalisation der Adeno- und Plattenepithelkarzinome im Oesophagus

	I	II	III	IV	V
Adenokarzinom	1	1	8	8	42
			Σ I–IV	18	42
Plattenepithelkarzinom	33	37	73	90	159
			Σ I–IV	233	759

I ob. Drittel; II Übergang ob./mittl. Drittel; III mittl. Drittel; IV Übergang mittl./unt. Drittel; V unteres Drittel
$chi^2 = 18{,}2618$; $p < 0{,}0001$; 2 × 2-Tafel

Tabelle 3. Tiefeninfiltration der Adeno- und Plattenepithelkarzinome zum Zeitpunkt der Operation (pT)

	pT_1	pT_2	pT_3	Σ
Adenokarzinom	5 (13,9%)	7 (19,4%)	24 (66,7%)	36
Plattenepithelkarzinom	22 (7,7%)	70 (24,4%)	195 (67,9%)	287

$chi^2 = 1{,}8$; n.s. (nicht signifikant); 2 × 2-Tafel

thelkarzinomen. Es werden relativ mehr, auf die Schleimhaut und Submucosa begrenzte Adeno- als Plattenepithelkarzinome gefunden (vgl. Tabelle 3). Der Lymphknotenstatus weist Unterschiede auf. So sind bei 20 von 38 Adenokarzinomen zum Zeitpunkt der Operation keine Lymphknotenmetastasen nachzuweisen, während sich bei den Plattenepithelkarzinomen nur 60 von 198 Fällen frei von Lymphknotenmetastasen zeigen (Tabelle 4).

Bei den Adenokarzinomen des Oesophagus überwiegen die Typen 1 und 2 gegenüber den Typen 3 und 4 nach Borrmann (1926), wobei ein Verhältnis von 2:1 bei insgesamt 30 untersuchten Karzinomen besteht.

Die WHO-Klassifikation weist 54 differenzierte und 12 undifferenzierte Karzinome auf. Von den 54 differenzierten Tumoren gehören 3 zu dem adenosquamösen Typ.

Tabelle 4. Lymphknotenmetastasierung bei den Adeno- und Plattenepithelkarzinomen des Oesophagus (pN)

	pN_0	pN_1	Σ
Adenokarzinom	20 (52,6)	18 (47,4)	38
Plattenepithelkarzinom	60 (30,3%)	138 (69,7)	198

$chi^2 = 7{,}0937$; $p < 0{,}01$; 2 × 2-Tafel

In der Einteilung nach Ming (1977) sind 17 dem expandierenden Typ, 11 dem infiltrierenden Typ und 7 dem Mischtyp zuzuordnen.
In der Klassifikation nach Laurén (1965) entsprechen 50 dem intestinalen Typ, 7 dem diffusen Typ und 6 dem Mischtyp. 3 Tumoren lassen sich nicht in dieses Schema einordnen, da es sich um adeno-squamöse Karzinome handelt.

Diskussion

Die Adenokarzinome des Oesophagus wie auch die der Kardia scheinen in den letzten Jahren zuzunehmen (Ottenjann et al. 1984).
Während in früheren Jahren 1% der Oesophaguskarzinome als Adenokarzinome imponierten, geben neuere Arbeiten zwischen 4 und 15% an (Bosch et al. 1979).
Unsere Zahlen mit 66 Adeno- von insgesamt 558 Karzinomen des Oesophagus der Jahrgänge 1973 bis 1984 liegen mit 11,8% relativ hoch. Dieser Prozentsatz scheint den Trend in der Zunahme dieser Karzinomart zu bestätigen.
Das Durchschnittsalter mit 60,7 und 59,2 Jahren zeigt, wie auch in anderen Statistiken, einen jüngeren Altersgipfel bei den Plattenepithelkarzinomen. Dabei ist das Durchschnittsalter der Adenokarzinome vom Oesophagus dem der Kardia fast identisch, da bei den Kardiakarzinomen ein durchschnittliches Erkrankungsalter von 60,4 Jahren vorliegt (Heidl et al. 1988). Insgesamt zeigen die Männer einen früheren Altersgipfel als die Frauen sowohl bei den Adeno- als auch bei den Plattenepithelkarzinomen. In unserem Krankengut ließ sich ein signifikanter Unterschied im Geschlechtsverhältnis von 4,1:1 bzw. 4,7:1 nicht finden. Auch bei den von uns untersuchten Kardiakarzinomen war ein deutliches Überwiegen der Männer gegenüber der Frauen von 3,0:1 zu erkennen (Heidl et al. 1988).
In der Lokalisation gab es in unserem Krankengut signifikante Unterschiede zwischen Adeno- und Plattenepithelkarzinomen. Wenn die Zahlen der Adeno- und Plattenepithelkarzinome in unteren Drittel denen anderer Lokalisationen gegenübergestellt wurden, zeigt sich ein signifikant häufigeres Vorkommen der Adenokarzinome im unteren Drittel. Hier scheint das Barrett-Syndrom im Gefolge des Refluxes eine Bedeutung für die Entstehung des Adenokarzinoms zu besitzen (Thompson et al. 1983; Enterline and Thompson 1984).
Hinsichtlich der Tiefeninfiltration zum Zeitpunkt der Operation ergeben sich keine signifikanten Unterschiede. Es treten bei beiden Karzinomen die frühen Formen (pT_1 und pT_2) in einem etwa gleichen Prozentsatz von über 30% auf. Lediglich bei den Frühkarzinomen zeigen die Adenokarzinome ein häufigeres Vorkommen von 5 (13,9%) bei nur 36 operierten Fällen gegenüber 22 (7,7%) von 287 operierten Plattenepithelkarzinomen. Dagegen weisen die Adeno- und Plattenepithelkarzinome einen signifikanten Unterschied hinsichtlich des Lymphknotenstatus auf. Während bei 38 Adenokarzinomen in 20 Fällen (52,6%) keine Lymphknotenmetastasierung erfolgt ist, findet sich in unserem Untersuchungsgut der Plattenepithelkarzinome das pN_0-Stadium nur in 60 (30,3%) von 198 Fällen.
Vergleicht man die Zahlen der makroskopischen und mikroskopischen Typen zwischen den Adenokarzinomen des Oesophagus und der Kardia hinsichtlich

der Klassifikationen nach Borrmann, Who, Ming und Laurén (Heidl et al. 1988) in unserem Untersuchungsgut, dann finden sich zwischen dem Adenokarzinom des Oesophagus und der Kardia keine signifikanten Unterschiede. Damit kann auch gezeigt werden, daß beide Adenokarzinome, wie von verschiedenen Autoren angenommen, eine eigene Entität im Verdauungstrakt darstellen (Kalish et al. 1984; Morstyn et al. 1985; McDonald und McDonald 1987). Das Adenokarzinom des Oesophagus unterscheidet sich somit gegenüber dem Plattenepithelkarzinom dieses Organs in der Lokalisation mit der Bevorzugung des unteren Drittels und in einer geringeren Lymphknotenmetastasierung zum Zeitpunkt der Operation. Im Altersdurchschnitt, Geschlechtsverhältnis und in der Tiefeninfiltration zum Zeitpunkt der Operation bestehen in unserem Untersuchungsgut keine Unterschiede.

Literatur

Borrmann R (1926) Geschwülste des Magens. In: Handbuch der speziellen Pathologischen Anatomie und Histologie. Band IV, Teil 1, S 812-1054. Springer-Verlag Berlin

Bosch A, Frias Z, Caldwell WL (1979) Adenocarcinoma of the Esophagus. Cancer, 43/4:1557-1561

Enterline H, Thompson J (1984) Barrett's Metaplasie and Adenocarcinoma In: Pathology of the Esophagus, Enterline H and Thompson J. Springer-Verlag New York Berlin Heidelberg Tokyo 109-126

Gunnlaugsson GH, Wychulis AR, Roland C, Ellis Jr FH (1970) Analysis of the Records of 1657 Patients with Carcinoma of the Esophagus and Cardia of the Stomach. Surg Gynec Obstet 997-1005

Heidl G, Awlasewicz I, Dunkel K, Langhans P (1988) Das Adenokarzinom als eigenständige Entität des Magenkarzinoms. In: Aktuelle Therpaie des Kardiakarzinoms, Langhans P, Schreiber HW, Häring R, Reding R, Siewert JR, Bünte H (Hrsg) Springer Verlag Berlin Heidelberg New York London Paris Tokyo 29-33

Immich H (1974) Medizinische Statistik. Eine Einführungsvorlesung FK Schattauer, Stuttgart New York

Kalish RJ, Clancy PE, Orringer MB, Appelman HD (1984) Clinical, Epidemiologic and Morphologic Comparison Between Adenocarcinomas Arising in Barrett's Esophageal Mucosa and in the Gastric Cardia. Gastroenterology 86/3:461-467

Laurén P (1965) The two histological main types of gastric carcinoma: diffuse and so-called intestinal-type carcinoma. An attempt at a histo-clinical classification. Acta path et microbiol scandinav 64:31-49

Lortat-Jacob J-L, Maillard JN, Richard Cl-A, Fekete F, Huguier M, Conte-Marti J (1968) Primary esophageal adenocarcinoma: Report of 16 cases. Surgery 64/3:535-543

McDonald WC, McDonald JB (1987) Adenocarcinoma of the Esophagus and/or Gastric Cardia. Cancer 60/5:1094-1098

Ming SC (1977) Gastric carcinoma. A pathobiological classification. Cancer 39:2475-2485

Morstyn G, Thomas RJ, Ma J, John DJBSt, Abbott M, Van Cooten R, Bhathal PS (1985) Similarity between Adenocarcinomas (AC). Arising in Barrett's Esophagus (BE) and Arising at the Cardio-Esophageal junction (CEJ). Proc Ann Meeting Am Assoc Cancer Res 26:147

Oota K, Sobin LH (1977) Histological Typing of Gastric and Oesophageal Tumours. International Histological Classification of Tumours No 18. World Health Organization, Geneva

Ottenjann R (1984) Relative Zunahme des Cardiakarzinoms. Dtsch med Wschr 109:1303

Puestow CB, Gillesby WJ, Guynn VL (1955) Cancer of the esophagus. Arch Surg 70:662-671

Siewert JR, Hölscher AH (1984) Chirurgie des Adenokarzinoms am gastroösophagealen Übergang. Häring R: Therapie des Magenkarzinoms, Weinheim 225-237

Siewert JR, Hölscher AH, Becker K, Gössner W (1987) Kardiakarzinom: Versuch einer therapeutisch relevanten Klassifikation. Chirurg 58:25-32

Spiessl B, Hermanek P, Scheibe O, Wagner G (1985) Zur TNM/pTNM-Klassifikation maligner Tumoren. UICC TNM-Atlas, Illustrierter Leitfaden. Springer Berlin Heidelberg New York Tokyo

Thompson JJ, Zinsser KR, Enterline HT (1983) Barrett's Metaplasia and Adenocarcinoma of the Esophagus and Gastroesophageal Junction. Human Pathol 14/1:42–61

TNM-Klassifikation des Oesophaguskarzinoms

A. H. HÖLSCHER und T. IIZUKA

Einleitung

Die TNM-Klassifikation maligner Tumoren ist eine prognostische Klassifikation. Die Einteilung der Tumorstadien basiert auf den unterschiedlichen Überlebensraten von operierten Patienten. Die TNM-Klassifikation des Oesophaguskarzinoms wurde zum ersten Mal 1968 vorgeschlagen (UICC 1968). Nach einer Studienphase zwischen 1967 und 1971 wurden neue Richtlinien für die Klassifikation erarbeitet und nach der 2. Fassung von 1974 in der 3. Edition im Jahre 1978 festgelegt (UICC 1974, UICC 1978). Diese Klassifikation beruhte auf der Auswertung von mehr als 1000 Patienten mit Oesophaguskarzinomen durch das American Joint Committee for Cancer Staging and End Results Reporting (AJCC 1978). In der Fassung von 1978 wurde die klinische TNM-Einteilung beibehalten, aber eine pathologische Klassifikation (pTNM) aufgrund postoperativer histologischer Ergebnisse hinzugefügt. Die vierte Modifikation der TNM-Klassifikation des Oesophaguskarzinoms wurde völlig neu bearbeitet und basiert auf den Daten des Japanese Joint Committee for TNM-Classification of Esophageal Carcinoma (JCREC 1985, Iizuka 1988).
Die Richtlinien für die klinischen und pathologischen Studien des Oesophaguskarzinoms sind 1969 von der Japanischen Gesellschaft für Oesophaguserkrankungen publiziert worden (JSED 1969 und 1976). Seit dieser Zeit wurden Oesophaguskarzinome in Japan nach diesen Richtlinien und der TNM-Klassifikation vom Japanese Committee for Registration of Esophageal Carcinoma registriert. Im Folgenden sollen die Ergebnisse der dokumentierten Patienten aus der Studienphase zwischen 1969 und 1978 dargelegt werden, die zu der neuen TNM-Klassifikation geführt haben (JCREC 1985, UICC 1987).

Material und Methode

Zwischen 1969 und 1978 wurden Daten von 7742 Patienten mit Oesophaguskarzinom aus 180 Kliniken in Japan vom Japanese Committee for Registration of Esophageal Carcinoma gesammelt. Von diesem Kollektiv wurde in 4376 Fällen das Oesophaguskarzinom reseziert. Ausgewertet wurden 3211 Patienten mit einem thorakalen Oesophaguskarzinom und einer 5-Jahres-Nachbeobachtungsrate von über 95%. Die anderen Patienten wurden aufgrund eines mangelnden

Langhans, Schreiber, Häring, Reding, Siewert, Bünte (Hrsg.)
Aktuelle Therapie des Oesophaguskarzinoms

Follow-up oder anderer Karzinomlokalisationen exkludiert. Die Berechnung der Überlebensraten erfolgte nach der aktuarisierten Methode von Cutler (Cutler 1964).

Anatomische Unterbezirke des Oesophagus

In der TNM-Klassifikation von 1978 war der obere Rand des Oesophagus definiert als der pharyngo-oesophageale Übergang. Dieser Teil gehört bei der jetzigen Einteilung zum Hypopharynx im Rahmen der oropharyngealen Klassifikation. In der neuen TNM-Klassifikation ist der obere Rand des Oesophagus definiert als die untere Grenze des Krikoidknorpels. In der 1978er Klassifikation wurden beim Oesophagus 4 Anteile unterschieden: Der zervikale, obere thorakale, mittlere thorakale und untere Oesophagus. Diese Einteilung hat sich bewährt, es war jedoch schwierig, die Orientierungspunkte zur Einteilung des thorakalen Oesophagus festzulegen. Bei der 1978er Klassifikation wurde dabei der untere Rand des 6. bzw. 8. Brustwirbelkörpers verwendet. Da diese Wirbelkörper bei Röntgenaufnahmen des Oesophagus meist nur schwer bestimmt werden können, wurde in der neuen Einteilung die im Röntgenbild gut identifizierbare Trachealbifurkation als Bezugspunkt gewählt (Tabelle 1).
Die Korrelation zwischen den Überlebensraten und dem Tumorsitz entsprechend der neuen Klassifikation ist in Tabelle 2 dargestellt. Es fand sich kein Unterschied in den Überlebensraten zwischen den Patienten mit Karzinomen im mittleren bzw. unteren Oesophagusdrittel. Patienten mit einem Oesophaguskarzinom im oberen Drittel hatten die schlechteste Prognose.

Tabelle 1. Anatomische Unterbezirke des Oesophagus. Die Angaben in cm beschreiben den endoskopisch gemessenen Abstand bis zur Zahnreihe

1. Zervikaler Oesophagus Unterer Rand des Krikoidknorpels bis zur oberen Thoraxapertur	– 18 cm
2. Intrathorakaler Oesophagus	
a) oberer thorakaler Abschnitt: obere Thoraxapertur bis Trachealbifurkation	– 24 cm
b) mittlerer thorakaler Abschnitt: proximale Hälfte des Abstandes zwischen Trachealbifurkation und Kardia	– 32 cm
c) unterer thorakaler Abschnitt: (incl. abdominaler Oesophagus) untere Hälfte des Abstandes zwischen Trachealbifurkation und Cardia	– 40 cm

Tabelle 2. Tumorlokalisation im thorakalen Oesophagus und 5-Jahres-Überlebensrate (ÜLR)

	n	5 J. ÜLR %
Alle	3211	23,1
Oberer Abschnitt	220	15,3
Mittlerer Abschnitt	1852	22,9
Unterer Abschnitt	1139	24,9

T-Kategorie

In der TNM-Klassifikation von 1978 richtete sich das T-Stadium von T0 bis T3 vorwiegend nach der Länge des Tumors und der Infiltration der Circumferenz des Oesophagus (Tabelle 3).

Tabelle 3. TNM-Klassifikation 1978

T_{is}	Ca. in situ
T_0	kein Nachweis für Primärtumor
T_1	Länge ≤5 cm keine Stenose nicht zirkulär nicht extraoesophageal
T_2	Länge >5 cm Stenose und/od. zirkulär nicht extraoesophageal
T_3	extraoesophgeales Wachstum
N	cerv.: cerv. + supraclaviculäre LN thor.: mediastinale LN

Die Überlebensraten des japanischen Krankengutes unter Anwendung der alten T-Kategorie sind in Tabelle 4 aufgeführt. Die meisten Patienten hatten T2-Tumoren. Es bestand ein Unterschied der Überlebensraten zwischen den 4 Gruppen, aber die Differenz zwischen T1 und T2 war nicht statistisch signifikant. Ein klarer Unterschied fand sich zwischen T3 und T1 bzw. T2 ($p<0,05$).

Tabelle 4. TNM-Klassifikation 1978 und 5-Jahres-Überlebensrate (ÜLR)

	n	5 J. ÜLR %	
Alle	3211	23,5	
T_0	12	33,3	
T_1	695	29,2	n.s.
T_2	1830	24,0	n.s.
T_3	583	12,8	$p<0,05$

Die mangelnde Differenzierung zwischen T1 und T2-Tumoren wird verdeutlicht durch die Darstellung der Überlebensraten in Abhängigkeit von der Tumorlänge (Tabelle 5). Dabei ließ sich nur zwischen Tumoren von 1 bis 2 cm Länge ein signifikanter Unterschied der Überlebenszeiten erkennen, während zwischen Tumoren von 2 bis 7 cm keine signifikanten Differenzen der 5-Jahres-Überlebensraten nachweisbar waren. Erst der Sprung von 7 auf 8 cm war erneut statistisch signifikant. Es fand sich auch keine klare Korrelation zwischen den Überlebensraten und der Tumorgröße beim Vergleich von Karzinomen mit einer Länge von

Tabelle 5. Tumorlänge und 5-Jahres-Überlebensrate (ÜLR)

Länge (cm)	n	5 J. ÜLR %	
–0,9	17	36,9	
1,0–	92	47,0	$p<0{,}05$
2,0–	323	29,2	
3,0–	609	25,5	n. s.
4,0–	701	23,7	
5,0–	587	19,6	
6,0–	360	20,5	
7,0–	215	23,3	$p<0{,}05$
8,0–	113	14,3	
9,0–	58	8,6	
10,0–	39	3,0	
11,0–	31	7,2	

mehr bzw. weniger als 5 cm, wie es in der Differenzierung zwischen T1 bzw. T2-Tumoren vorgesehen ist.

Die Überlebensraten entsprechend der Infiltrationstiefe sind in Tabelle 6 dargestellt. Die Gruppen mit Infiltration des Epitheliums (EP) und der Muscularis mucosae (MM) zeigten die besten Überlebensraten, obwohl die Anzahl der Patienten in diesen Gruppen gering war. Die Gruppe mit Tumorausdehnung in der Submucosa (SM) hatte ebenfalls eine relativ gute Überlebensrate. Daher wurden diese 3 Gruppen in der neuen Klassifikation als T1-Tumoren zusammengefaßt. Die Patienten mit Tumorausdehnung in der Muscularis propria (MP) des Oesophagus zeigten im Vergleich zu den vorgenannten einen deutlichen Abfall der 5-Jahres-Überlebenszeit, so daß sie jetzt als T2-Tumoren beschrieben wurden. Es ließ sich keine klare Differenz erkennen zwischen Tumoren, die die Adventitia erreichen (A1) und Karzinomen, die definitiv die Adventitia infiltrieren (A2). Demgegenüber hatte die Gruppe mit Infiltration benachbarter Strukturen (A3) die schlechteste Überlebensrate. Dementsprechend wurde die weitere Abstufung in T3 und T4-Tumoren festgelegt. Die Überlebensraten entsprechend der neuen T-Klassifikation sind in Tabelle 7 aufgeführt. Es ließ sich dabei zwischen allen

Tabelle 6. Infiltrationstiefe des Oesophaguskarzinoms und 5-Jahres-Überlebensrate (ÜLR)

	n	5 J. ÜLR %	
Alle	3211	23,1	
EP	12	58,2	T_1
MM	18	56,3	
SM	203	47,2	
MP	637	29,5	T_2
A_1	557	24,7	T_3
A_2	1257	20,8	
A_3	527	7,9	T_4

Tabelle 7. TNM-Klassifikation 1987 und 5-Jahres-Überlebensrate (ÜLR)

	n	5 J. ÜLR %	
Alle	3211	23,1	
T_1	233	48,5	
			$p<0,05$
T_2	673	29,5	
			$p<0,05$
T_3	1814	22,0	
			$p<0,05$
T_4	527	7,9	

T-Stadien ein signifikanter Unterschied der 5-Jahres-Überlebensraten errechnen.

Diese gute Unterscheidung zwischen den einzelnen T-Stadien, basierend auf der Infiltrationstiefe des Tumors, ließ sich auch im eigenen Krankengut von 107 Patienten mit Plattenepithelkarzinom des Oesophagus reproduzieren (Abb. 1).

N-Kategorie

Die Registrierung der Oesophaguskarzinome des japanischen Krankengutes erfolgte hinsichtlich der Lymphknoten in 4 Gruppen entsprechend den japani-

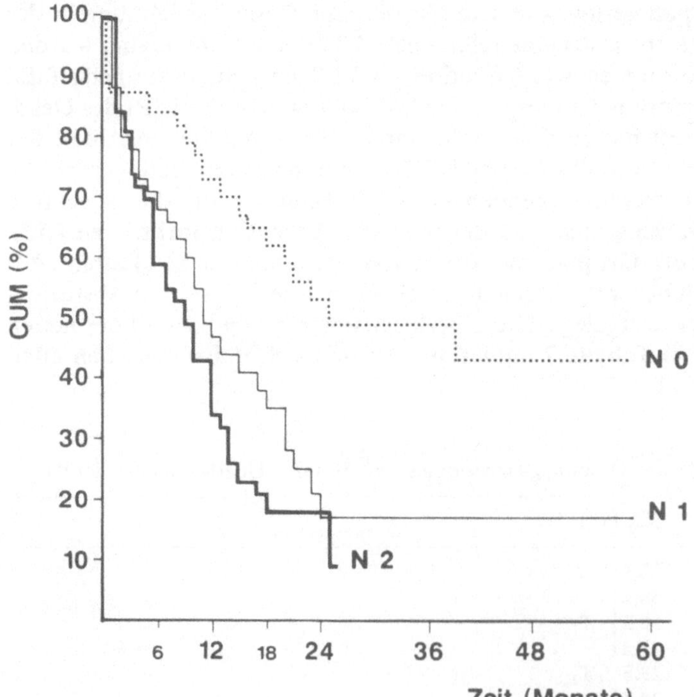

Abb. 1. Überlebenskurven nach Kaplan-Meier von 106 operierten Patienten mit Plattenepithelkarzinom des Oesophagus differenziert nach T-Stadien

Tabelle 8. Lymphknotenmetastasierung nach japanischer Klassifikation (ISED 1976) und 5-Jahres-Überlebensrate (ÜLR)

Alle	3211	23,1	
N_0	1263	39,5	
			$p < 0{,}05$
N_1	306	20,3	
			n. s.
N_2	904	15,9	
			$p < 0{,}05$
N_3	494	6,3	
			n. s.
N_4	244	2,0	
			n. s.
M_1	102	1,6	

schen Richtlinien von 1976 (JSED 1976): N1 periösophageal, N2 mediastinal und perigastrisch, N3 andere abdominale Lymphknoten als perigastrisch, N4 weitere distale Lymphknotengruppen. Die Differenzierung des Krankengutes anhand dieser N-Klassifikation ist in Tabelle 8 angegeben. Die beste 5-Jahres-Überlebensrate zeigte die Gruppe ohne Lymphknotenmetastasen, die sich signifikant von den anderen Gruppen unterschied. Zwischen N1 bzw. N2-Metastasierung fand sich dagegen keine signifikante Differenz, so daß diese Metastasierungstypen in der neuen Klassifikation in einer Gruppe als N1 zusammengefaßt wurden. Damit umfassen die regionalen Lymphknoten in der neuen Einteilung die perioesophagealen, mediastinalen und perigastrischen Lymphknoten.

Ein weiterer signifikanter Unterschied fand sich zwischen N2 und N3. Die 5-Jahres-Überlebensraten zwischen N3 und N4 waren jedoch nicht signifikant unterschiedlich und zeigten auch keine wesentliche Differenz zu Patienten mit Fernmetastasen. Aufgrund dieser mangelnden Unterschiede in der Prognose wurden in der neuen Klassifikation Metastasen in abdominalen Lymphknoten außerhalb der perigastrischen Lymphknoten und in zervikale Lymphknoten als M1-Metastasierung bezeichnet. Würde man die perigastrischen Lymphknoten nicht zu den regionalen Lymphknoten rechnen, so wären alle Patienten mit positiven perigastrischen Lymphknoten in die M1-Gruppe klassifiziert worden. Dieses hätte aber bedeutet, daß es in dieser Gruppe eine Reihe von 5-Jahresüberlebenden gegeben hätte.

Tabelle 9 gibt die Überlebensraten entsprechend der neuen N-Klassifikation wieder. Dabei wurden Metastasen in Lymphknoten außerhalb des regionären Lymphabflußgebietes als M1 LYN bezeichnet. Es fanden sich signifikante Unterschiede zwischen N0, N1 und M1, während zwischen M1 LYN und M1 keine signifikante Differenz nachweisbar war.

Tabelle 9. N-Klassifikation 1987 und 5-Jahres-Überlebensrate (ÜLR)

	n	5 J. ÜLR %	
Alle	3211	23,1	
N_0	1263	39,5	
			$p < 0{,}05$
N_1	1210	17,0	
			$p < 0{,}05$
M_1 LYN	738	4,9	
			n. s.
M_1	102	1,6	

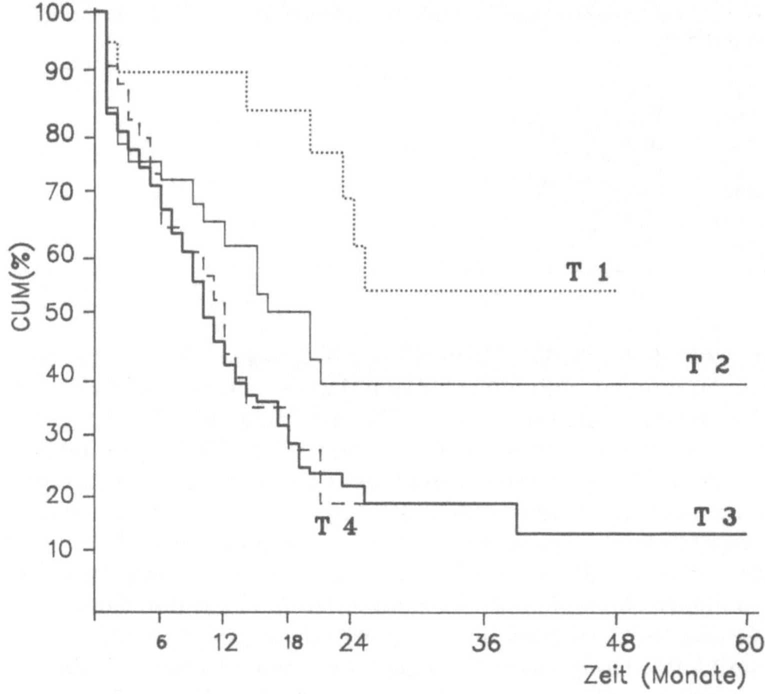

Abb. 2. Überlebenskurven nach Kaplan-Meier von 106 operierten Patienten mit Plattenepithelkarzinom des Oesophagus differenziert nach N-Stadien

Bei der Anwendung der neuen TNM-Klassifikation auf das eigene Krankengut fand sich genauso wie bei den T-Stadien eine gute Differenzierung der einzelnen Überlebenskurven mit signifikanten Unterschieden (Abb. 2).

Die genaue Beschreibung der TNM-Klassifikation 1987 ist in Tabelle 10 angegeben. Diese neue Klassifikation ist grundsätzlich vergleichbar mit der sog. WNM-Klassifikation von Skinner (Skinner 1986 und 1988). Auch diese Klassifikation basiert auf der Infiltrationstiefe des Tumors in der Oesophaguswand. Der Lymphknotenbefall wird jedoch quantitativ angegeben als N1 mit 1–4 befallenen Lymphknoten und N2 mit mehr als 5 positiven Lymphknoten (Tabelle 11).

Um ein genaues Staging des Oesophaguskarzinoms vornehmen zu können, wurden Kombinationen der neuen T, N und M-Stadien in bezug auf die entsprechenden Überlebensraten untersucht. Verschiedene Kombinationen und ihre 5-Jahres-Überlebensraten sind in Tabelle 12 dargestellt. T1NO zeigte die beste Prognose. Entsprechend den 5-Jahres-Überlebensraten wurden vergleichbare Kombinationen in den Stadien I–IV zusammengefaßt (Tabelle 13). Als Ergänzung zu der TNM-Klassifikation ist das histopathologische Grading zur Erfassung des Differenzierungsgrades des Primärtumors vorgesehen (Tabelle 14).

Tabelle 10. TNM-Klassifikation 1987

T - Primärtumor	
TX	Primärtumor kann nicht beurteilt werden
TO	Kein Anhalt für Primärtumor
Tis	Carcinoma in situ
T1	Tumor infiltriert Lamina propria oder Submucosa
T2	Tumor infiltriert Muscularis propria
T3	Tumor infiltriert Adventitia
T4	Tumor infiltriert Nachbarstrukturen
N - Regionäre Lymphknoten	
NX	Regionäre Lymphknoten können nicht beurteilt werden
NO	Keine regionären Lymphknotenmetastasen
N1	Regionäre Lymphknotenmetastasen (Cervikaler Tumor: cervikale und supraclaviculäre Lymphknoten Thorakaler Tumor: mediastinale und perigastrische Lymphknoten)
M - Fernmetastasen	
M LYN	Metastasen in Lymphknoten außerhalb der regionären Lymphknoten
M	Organmetastasen

Tabelle 11. WNM-Klassifikation (Skinner 1986)

W_0	Mukosa
W_1	Submukosa Muscularis propria
W_2	alle Wandschichten
N_0	Kein Lymphknotenbefall
N_1	1-4 LN pos.
N_2	$\geqslant 5$ LN pos.
M	systemische Metastasen

Tabelle 12. Kombinationen der neuen TNM-Klassifikation und 5-Jahres-Überlebensrate (ÜLR)

	n	5 J. ÜLR %	
TNM	3211	23,1	
T_1 N_0	149	60,7	– Stadium 1
T_1 N_1	54	30,8	Stadium IIb (T_1N_1, T_2N_1)
T_2 N_0	338	41,5	Stadium IIa (T_2N_0, T_3N_0)
T_2 N_1	189	23,1	Stadium IIb
T_3 N_0	642	38,8	Stadium IIa
T_3 N_1	716	17,4	Stadium III
T_4 N_0	121	15,9	Stadium III
T_4 N_1	213	8,6	Stadium III
M_1 LYN	687	5,3	Stadium IV
M_1	102	1,5	Stadium IV

Tabelle 13. Stadiengruppierung nach TNM-Klassifikation 1987

Stadium 0	Tis	N0	M0
Stadium I	T1	N0	M0
Stadium II A	T2	N0	M0
	T3	N0	M0
Stadium II B	T1	N1	M0
	T2	N1	M0
Stadium III	T3	N1	M0
	T4	jedes N	M0
Stadium IV	jedes T	jedes N	M1

Tabelle 14. G — Histopathologisches Grading

GX	Differenzierungsgrad kann nicht bestimmt werden
G1	Gut differenziert
G2	Mäßig differenziert
G3	Schlecht differenziert
G4	Undifferenziert

Tabelle 15. Residualtumor (R-) Klassifikation

RX	Vorhandensein von Residualtumor kann nicht beurteilt werden
R0	kein Residualtumor
R1	Mikroskopischer Residualtumor
R2	Makroskopischer Residualtumor

Weiterhin ist eine Angabe zum Vorhandensein von Residualtumor in Form der sog. R-Klassifikation sinnvoll (Tabelle 15).

Zukünftige Aspekte der TNM-Klassifikation

Vom TNM-Committee der UICC ist vorgesehen, die neue Klassifikation so lange unverändert zu lassen, bis größere Fortschritte in Diagnose oder Behandlung für eine spezielle Lokalisation eine Überprüfung der derzeitigen Klassifikation erforderlich machen.

Eine Diskussion ist im Gange hinsichtlich der N-Klassifizierung, da es viele Benutzer gibt, die die N-Klassifizierung modifiziert haben. Dabei spielen besondere wissenschaftliche Aspekte eine Rolle, weil nicht nur allein die Prognose durch die TNM-Einteilung kenntlich gemacht werden soll, sondern auch die genauen Muster der Lymphknotenmetastasierung in den einzelnen Lymphabflußgebieten. Daher wird von einigen Kritikern die Differenzierung der N-Klassifikation in Anlehnung an die Einteilung beim Magenkarzinom gefordert (Siewert 1987, Bardini 1988).

Ein weiterer Aspekt bei der TNM-Klassifikation ist die Erfassung der Qualität der chirurgischen Verfahren. Insbesondere in den japanischen Serien hat sich gezeigt, daß durch die radikale Lymphadenektomie im Rahmen der Oesophagektomie deutliche Verbesserungen der 5-Jahres-Überlebensquoten erreicht werden können (Tabelle 16) (Inokuchi 1988). Es gibt daher in Japan Bestrebungen, die Qualität der Chirurgie und dabei insbesondere der Lymphadenektomie zu

Tabelle 16. 5-Jahres-Überlebensraten der radikalen Lymphadenektomie des thorakalen Oesophaguskarzinoms im Vergleich zum konventionellen Verfahren der Standardoesophagektomie der National Survey in Japan von 1969–1978

Autor	Jahr	n	Operations-Letalität	5-Jahres-Überlebensrate		
				Gesamt	Negative Metastasen	Positive Metastasen
Akiyama	1981	205	1,4%	34,6%*	53,8%**	15,3%
Nishihira	1984	408	11,3%	36,0%**	65,1%**	17,8%
Kakegawa	1986	93	6,5%	33,0%	56,2%	21,0%
Watanabe	1986	122		39,0%**	55,0%**	16,0%
National Survey Japan	1985	3211	6,2%	23,1%	34,3%	14,7%

* $p < 0{,}05$ ** $p < 0{,}001$ im Vergleich zur National Survey

Tabelle 17. Wichtige Lymphknotengruppen für die Lymphadenektomie beim Oesophaguskarzinom (LN = Lymphknoten)

	exstirpierte LN / befallene LN
zervikal	
zervikal paraoesophageal	exstirpierte LN / befallene LN
zervikal paratracheal	exstirpierte LN / befallene LN
V. jugularis interna LN	exstirpierte LN / befallene LN
supraclaviculäre LN	exstirpierte LN / befallene LN
thorakal	
perioesophageal	exstirpierte LN / befallene LN
LN am re. N. recurrens	exstirpierte LN / befallene LN
re. paratracheal	exstirpierte LN / befallene LN
infracarinal	exstirpierte LN / befallene LN
li. paratracheal	exstirpierte LN / befallene LN
infraaortal (Aortenbogen)	exstirpierte LN / befallene LN
unteres hint. Mediast.	exstirpierte LN / befallene LN
abdominal	
re. parakardial	exstirpierte LN / befallene LN
li. parakardial	exstirpierte LN / befallene LN
kleine Curvatur	exstirpierte LN / befallene LN
große Curvatur	exstirpierte LN / befallene LN
A. gastrica sinistra	exstirpierte LN / befallene LN
A. hepatica communis	exstirpierte LN / befallene LN
A. lienalis	exstirpierte LN / befallene LN
A. coeliaca	exstirpierte LN / befallene LN
abdominal paraaortal	exstirpierte LN / befallene LN

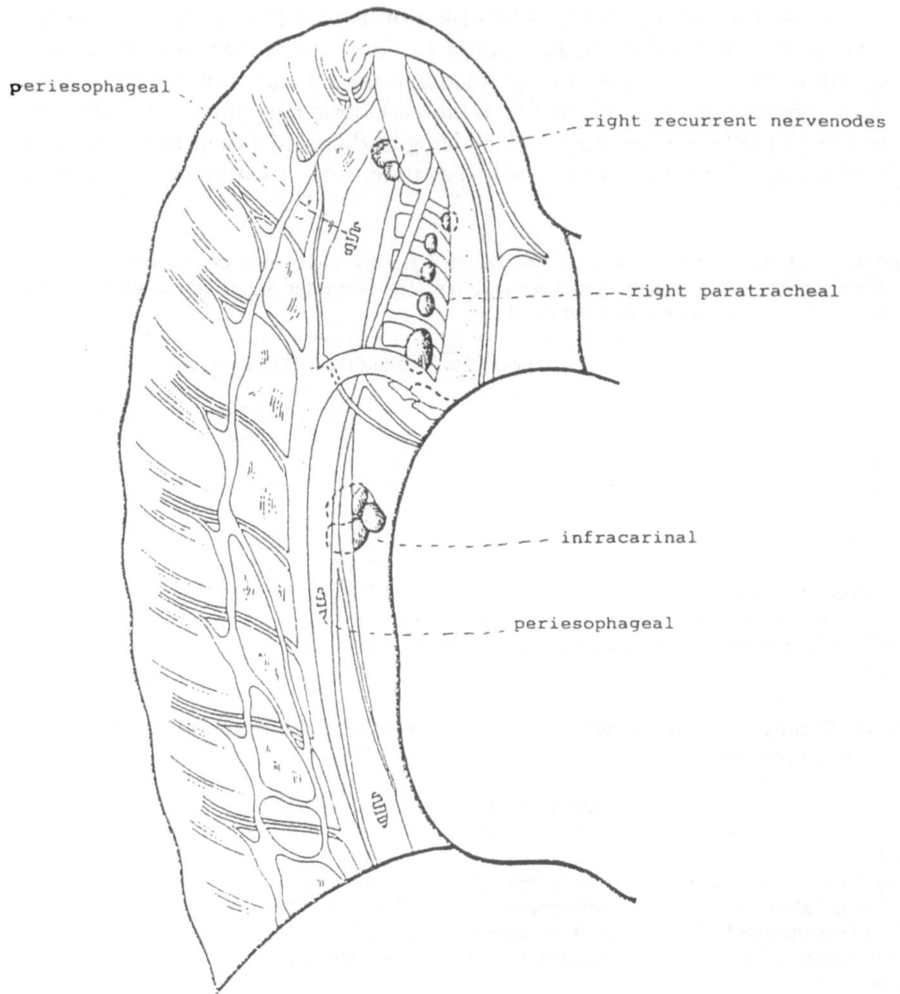

Abb. 3. Lymphadenektomie bei der Oesophagektomie durch rechtsseitige Thorakotomie. Schematische Situation bei Oesophagus in situ (nach Sato 1988). Vergleiche Tabelle 17

klassifizieren (Inokuchi 1988, Iizuka 1988). Diese Einteilung soll den Vergleich der operativen Resultate verschiedener Zentren erleichtern und eine bessere Beurteilung unterschiedlicher Operationsverfahren zulassen.

Vom Research Committee on TNM-Classification der Internationalen Gesellschaft für Oesophaguserkrankungen (ISDE) sind daher zunächst Richtlinien zur genauen Dokumentation der Lymphadenektomie erarbeitet worden (Iizuka 1988). Dabei sollen die exstirpierten Lymphknotengruppen angegeben und in entsprechenden Operationszeichnungen vermerkt werden (Sato 1988) (Tabelle 17, Abb. 3 und 4). In vereinfachter Weise wird dabei die Ausräumung nur der mediastinalen Lymphknoten als 1-Feld-Lymphadenektomie bezeichnet, die Extirpation der mediastinalen und abdominalen Lymphabflußgebiete als 2-Feld-

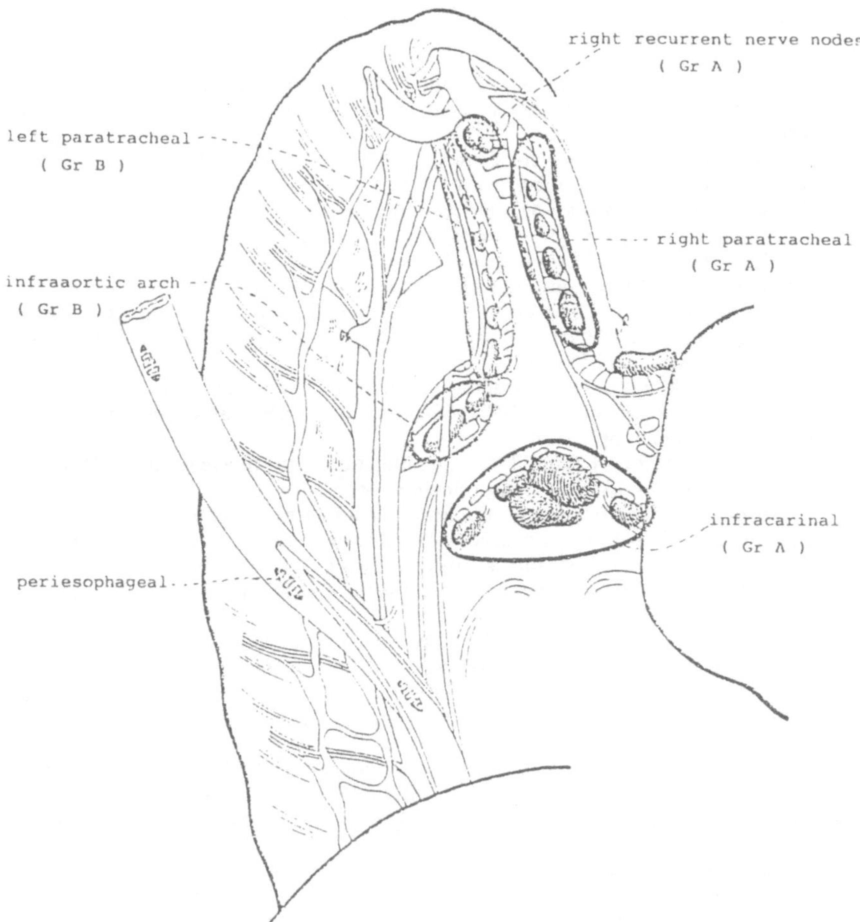

Abb. 4. Lymphadenektomie bei der Oesophagektomie durch rechtsseitige Thorakotomie. Schematische Situation nach Oesophagusmobilisation (nach Sato 1988). Vergleiche Tabelle 17

Lymphadenektomie. Bei zusätzlicher Entfernung der zervikalen Lymphknoten spricht man von einer 3-Feld-Lymphadenektomie (Iizuka 1989). Die Qualität der Lymphadenektomie wird zumindest durch die Gesamtzahl der exstirpierten Lymphknoten verdeutlicht. Anhand des Anteils der befallenen Lymphknoten können eventuell neue Prognose-Kriterien erarbeitet werden (Skinner 1986, Siewert 1987). Nach einer entsprechenden Dokumentationsphase sollen diese Daten ausgewertet werden, um festzustellen, ob ein sog. „Surgical" (S)-Grading der Lymphadenektomie möglich ist. Ähnliche Einteilungen werden für die Beschreibung der Lymphadenektomie bei Magenkarzinomen bereits in einigen Kliniken verwendet (Maruyama 1988).

Sollte sich die Klassifikation der Lymphadenektomie beim Oesophaguskarzinom im Rahmen der genannten Dokumentation bewähren, so wird sie möglicherweise in die neue TNM-Klassifikation im Jahre 1997 Eingang finden.

Literatur

1. Akiyama H, Tsurumaru M, Kawamura T et al (1981) Principles of surgical treatment for carcinoma for the esophagus, analysis of lymph node involvement. Ann Surg 194:438–445
2. American Joint Committee for Cancer Staging and End Results Reporting (AJCC) (1978) Manual for Staging of Cancer. New York
3. Bardini R, Ruol A, Asolati M, Peracchia A (1988) Comparison of different staging systems and prognostic factors for esophageal cancer. ISDE-Research Committee Meeting on TNM-Classification of Esophageal Carcinoma. Tokyo June 19. Book of Abstracts p 18
4. Cutler SJ (1964) Computation of survival rate. Natl Cancer Inst Monogr 15:381
5. Iizuka T (1988) New TNM classification for carcinoma of the esophagus. In: Diseases of the Esophagus. Siewert JR, Hölscher AH (eds) Springer Berlin Heidelberg New York London Paris Tokyo, pp 355–359
6. Iizuka T (1988) Proposal of grading of extent of lymph node dissection. ISDE-Research Committee Meeting on TNM-Classification of Esophageal Carcinoma. Tokyo June 19. Book of Abstracts, pp 33–34
7. Iizuka T (1989) Report about TNM-Classification of esophageal cancer. Research Committee Meeting of the ISDE. Chicago September 5.
8. Inokuchi K (1988) Meaning of addition of grading of surgical radicality (S) to the TNM-classification of esophageal cancer. ISDE-Research Committee Meeting on TNM-Classification of Esophageal Carcinoma. Tokyo June 19. Book of Abstracts, pp 35–36
9. Inokuchi K (1988) Milestones in the treatment of esophageal cancer along the road to improved results. Dis Esoph 1:13–18
10. Japanese Society for Esophageal Diseases (ISED) (1969) Guidelines for the clinical and pathologic studies on carcinoma of the esophagus. Kanehara Co. Ltd. (in Japanese)
11. Jananese Society for Esophageal Diseases (ISED) (1976) Guidelines for the clinical and pathologic studies on carcinoma of the esophagus. Jpn J Surg 6:70–86
12. Japanese Committee for registration of esophageal cancer (ICREC) (1985) A proposal for a new TNM classification of esophageal carcinoma. Jpn J Clin Oncol 14 4:625636
13. Kakegawa T, Yamana H, Fujita H et al (1986) Radical operation of thoracic esophageal carcinoma. In: Kasai M (ed) Esophageal cancer, Excerpta Medica, Amsterdam, pp 122–125
14. Maruyama K (1988) Surgical treatment and end results of gastric cancer. National Cancer Center Tokyo
15. Nishihira T, Watanabe T, Ohmori M et al (1984) Long-term evaluation of patients treated by radical operation for carcinoma of the thoracic esophagus. World J Surg 8:778–785
16. Sato T (1988) Presentation of illustration of surgical anatomy specially prepared for lymph node dissection of esophageal cancer. ISDE-Research Committee Meeting on TNM-Classification of Esophageal Carcinoma. Tokyo June 19. Book of Abstracts, pp 37–38
17. Siewert JR, Roder JD (1987) Chirurgische Therapie des Plattenepithelcarcinoms des Oesophagus — erweiterte Radikalität. Langenbecks Arch Chir 372:129–139
18. Skinner DB, Little AG, Ferguson MK, Soriano A, Staszak VM (1986) Selection of operation for esophageal cancer based on staging. Ann Surg 204 (4):391–401
19. Skinner DB (1988) Staging of esophageal cancer based on wall penetration and lymph node status. In: Siewert JR, Hölscher AH (eds) Diseases of the Esophagus. Springer Berlin Heidelberg New York London Paris Tokyo, pp 364–370
20. UICC (1968) TNM classification of malignant tumors. 1st ed. Geneva
21. UICC (1974) TNM classification of malignant tumors. 2nd ed. Geneva
22. UICC (1978) TNM classification of malignant tumors. 3rd ed. Geneva
23. UICC (1987) TNM classification of malignant tumors, fourth fully revised edition, Springer Verlag Berlin Heidelberg New York London Paris Tokyo
24. Watanabe H (1987) Surgical treatment of thoracic esophageal cancer. 38th Congresso Uruguayo de Cirugia, Montevideo, Dec. 7–11, Uruguay

Klinik und perioperative Maßnahmen

Klinik und endoskopische Diagnostik des Oesophaguskarzinoms

H.-D. JANISCH, D. VON KLEIST, CH. PFRETZSCHNER und K. E. HAMPEL

Einleitung

Im Oesophagus kommen sowohl benigne wie auch maligne Tumoren vor. Benigne Tumoren haben klinisch nur eine geringe Bedeutung, da sie nur selten Beschwerden verursachen. Die malignen Tumoren der Speiseröhre stellen etwa 4% aller malignen Neubildungen des Magen-Darm-Kanals dar, wobei regional große Unterschiede bestehen. Ein gehäuftes Auftreten von malignen Oesophagustumoren ist besonders bekannt in bestimmten Teilen Chinas, des Irans und Rußlands. In diesen Regionen liegt die Inzidenz der Erkrankung bei etwa 100 Patienten pro 100000 Einwohnern, während zum Beispiel in den USA und Europa die Inzidenz zwischen 1 und 4 pro 100000 Einwohnern liegt unter Bevorzugung der städtischen Gebiete im Vergleich zu ländlichen Regionen [1]. Dies mag mit einer Reihe von ätiologischen Faktoren zusammenhängen unter denen zum Beispiel Alkohol und Nikotin zu nennen sind. Ein bevorzugtes Auftreten bei Männern im Vergleich zu Frauen (4:1) läßt sich weltweit nachweisen.

Klinik

Von den malignen Tumoren der Speiseröhre sind mit etwa 90% die überwiegende Mehrheit Plattenepithelkarzinome [2]. Trotz der erweiterten diagnostischen Möglichkeiten bleibt aber die frühe Diagnose dieser Erkrankung die Ausnahme. Auch Reihenuntersuchungen mit speziell gestalteten Sonden zum Gewinnen zytologischen Materials haben bisher nicht den gewünschten Erfolg gebracht. Die Tatsache, daß dieses Tumorleiden erst spät diagnostiziert wird, ist bedingt durch die große Anpassung der Speiseröhre an eine progressive Verengung. So ist es vielfach erlebt, daß auch gutartige Stenosen der Speiseröhre, zum Beispiel im Rahmen der Refluxkrankheit oder der Achalasie, erst in einem späten Stadium den Patienten zum Arzt führen, da er durch Änderung der Eßgewohnheiten die tägliche Nahrungsaufnahme der gestörten Anatomie anpaßt. Von den klinischen anamnestischen Daten ist die progressive Dysphagie (ca. 90%) das führende Leit- aber auch ein Spätsymptom. Bei Patienten im Alter über 45 Jahren sollte eine zunehmende Schluckstörung immer solange den Verdacht auf eine tumoröse Erkrankung der Speiseröhre verdächtig erscheinen lassen bis das Gegenteil durch eine entsprechende Diagnostik ausgeschlossen ist. Weitere

Langhans, Schreiber, Häring, Reding, Siewert, Bünte (Hrsg.)
Aktuelle Therapie des Oesophaguskarzinoms

Tabelle 1. Symptome bei Oesophagustumoren

Symptom	Prozent
Dysphagie	90
Gewichtsverlust	50
Thoraxschmerzen	25
Odynophagie	10
Blutungen	10
Pulmonale Beschwerden	10

Symptome im Gefolge der Erkrankung sind eine Abnahme des Körpergewichtes (ca. 50%), deren Ursache einerseits durch eine zunehmende Schwierigkeit zu schlucken, zunächst von fester später auch von flüssiger Nahrung, andererseits auch durch den Tumor selbst bedingt sein kann, thorakale Schmerzen (ca. 25%), Schmerzen beim Schlucken (ca. 10%), intestinale Blutungen (ca. 10%) meist im Sinne einer Mikroblutung und pulmonale Beschwerden (ca. 10%) (Tabelle 1). Pulmonale Beschwerden treten immer dann als Symptom auf, wenn Fisteln im Rahmen der Tumorausbreitungen entstehen. Fisteln können sich oesophago-tracheal, oesophago-pulmonal und oesophago-pleural ausbilden. Trotz der oben genannten Symptome muß auch heute festgestellt werden, daß die physikalische Untersuchung von Patienten mit malignen Erkrankungen der Speiseröhre nicht spezifisch ist. So geht die Untersuchung beim Nachweis der Erkrankung in die Richtung die Tumorausbreitung festzustellen. Lymphknotenbefall tritt neben einer mediastinalen Ausbreitung zervikal und supraklavikulär auf. Eine eingehende physikalische Untersuchung der Lunge kann bisweilen den Verdacht auf eine tumorbedingte Verbindung des Oesophagus mit dem Trachoebronchialsystem äußern.

Endoskopische Diagnostik

Neben der Röntgenuntersuchung ist die Endoskopie zur Diagnosesicherung insbesondere auch zur feingeweblichen Klassifizierung das überlegene Untersuchungsverfahren. Die Diagnose kann hiermit in etwa 98% gesichert werden [2]. Eine eindeutige Beschreibung des endoskopischen Befundes soll insbesondere auch die Längenausdehnung des Tumorwachstums möglichst exakt mit einer cm Angabe beschreiben. In einer Untersuchung konnten McGregor und Mitarbeiter 1976 zeigen, daß Plattenepithelkarzinome des Oesophagus bei der Diagnosestellung eine mittlere Ausdehnung von ca. 7 cm aufweisen. Besonders inspiziert werden muß auch die Kardiaregion um möglichst ein vom Magen her in den Oesophagus vorwachsendes Kardiakarzinom auszuschließen. Wichtig ist die Zahl der entnommen Biopsien zur Erhöhung der Treffsicherheit. In einer eigenen Untersuchung wurde die bioptische Treffsicherheit zum Nachweis eines Oesophaguskarzinoms untersucht. 197 Patienten konnten ausgewertet werden. Die Verteilung der einzelnen Tumorarten dieses Patientenkollektivs ist in Tabelle 2 wiedergegeben. Nimmt man die Treffsicherheit der Einzelbiopsie, dann

Tabelle 2. Histologische Diagnosen bei Oesophagustumoren

Diagnose	n
Plattenepithelkarzinom	101
Adenokarzinom	34
Solides Karzinom	32
Schleimbildendes Karzinom	18
Kleinzelliges Karzinom	8
Kleinzelliges Sarkom	1
Fibrom	2
Schwannom	1

waren von insgesamt n = 1237 Biopsien nur 435 tumorpositiv und n = 680 tumornegativ. In n = 25 (2%) Biopsien war der histomorphologische Befund fraglich. Bei der Mehrfachbiopsie war bei einer Gesamtzahl von n = 197 Tumoren n = 171 (87%) tumorpositive Befunde zu erheben, tumornegativ waren 10% der Befunde, ein fraglicher Biopsiebefund lag in 3% vor. In Übereinstimmung mit der Literatur ist eine Entnahme von wenigstens 6 Partikel zu empfehlen. Dabei ist darauf zu achten, daß die Entnahme aus dem Rand des Tumors erfolgt, damit die Entnahme von nicht bestimmbarem Nekrosematerial vermieden wird [3]. In Einzelfällen ist zusätzlich eine Bürstenzytologie zur Vervollständigung und Erhöhung der Treffsicherheit angezeigt.

Zusammenfassung

Die Diagnostik einer malignen Tumorerkrankung der Speiseröhre ist weiterhin eine Herausforderung. Klinische Symptome die das Vorliegen der Erkrankung beweisen gibt es nicht. Es handelt sich bei den Beschwerden der Patienten um allgemein bei Erkrankungen der Speiseröhre vorkommende Symptome. Die Endoskopie ist neben der radiologischen Diagnostik die richtungsweisende Untersuchung. Ihre Aussagekraft wird verbessert durch die gezielte Entnahme von Biopsien. Dabei hat es sich erwiesen, daß eine Entnahme von mindestens 6 Biopsien aus dem Tumorrandgebiet die Treffsicherheit deutlich verbessert. Unter Umständen ist eine Bürstenzytologie zusätzhlich hilfreich.

Radiologische Diagnostik des Oesophaguskarzinoms

K.-J. Wolf, T. Römer und T. Nauert

Einleitung

Die Prognose des Oesophaguskarzinoms ist trotz Verbesserung der therapeutischen Möglichkeiten (Magenhochzug mit kollarer Anastomose, computergestützte und intrakavitäre Bestrahlung, Zytostatika, Lasertherapie, peroperative Versorgung) nach wie vor schlecht. Durch die lymphogene Metastasierung in die Lymphknotenketten des Halses, des Mediastinums und des oberen Abdomens und hämatogene Ausbreitung über die V. azygos und V. portae ist der Speiseröhrenkrebs schnell den kurativen, chirurgischen Möglichkeiten entwachsen. Hinzu tritt, bedingt durch die Nähe zu mediastinalen Organen, die frühe Infiltrationstendenz des Karzinoms der serosalosen Speiseröhre. Daher kommt den bildgebenden Verfahren — und insbesondere der Computertomographie — in der prätherapeutischen Ausbreitungsdiagnostik entscheidende Bedeutung zu.
Der Chirurg stellt an die Computertomographie und Kernspintomographie im Rahmen der präoperativen Diagnostik eines Speiseröhrenkrebses folgende Fragen:

- Hat der Tumor die Wandschichten des Oesophagus durchbrochen und ist er in das adventitielle, mediastinale Fettgewebe eingebrochen?
- Welche benachbarten Organe sind tumorös infiltriert?
- Gibt es peritumorale, befallene Lymphknoten?
- Gibt es eine Fernmetastasierung in distale Lymphknoten (gastrisch), Leber, Lunge?

Wir wollen mit Hilfe einer 1983 begonnenen CT- und 1988 auf die Kernspintomographie erweiterten Studie, sowie unter Berücksichtigung der aus der Literatur bekannten Daten, die Wertigkeit dieser modernen bildgebenden Methoden in der Ausbreitungsdiagnostik des Speiseröhrenkrebses beurteilen.

Material und Methoden

Für die CT-Untersuchungen stehen uns 2 moderne CT-Geräte der dritten Generation zur Verfügung (Somatom DRG und DRH, Siemens, Erlangen). Sie erlauben Scanzeiten von 2–3 Sekunden pro Schicht. Die Untersuchungstechnik ist inzwischen weitgehend standardisiert. Nach oraler Kontrastmittelverabreichung

Langhans, Schreiber, Häring, Reding, Siewert, Bünte (Hrsg.)
Aktuelle Therapie des Oesophaguskarzinoms

erfolgt die Nativuntersuchung der Leber. Daran anschließend applizieren wir bolusförmig i.v. Kontrastmittel zur erneuten Darstellung der Leber und zur Abgrenzung der Gefäße und etwaiger Lymphknoten im Mediastinum. Das Mediastinum wird einschließlich der unteren Halsweichteile dargestellt, eine orale, simultane Kontrastmittelgabe über ein Trinkrohr dient zur besseren Abgrenzung des Oesophagus. Im Tumorbereich erfolgt eine Ausschnittdarstellung (Rohdatenzoom) mit 4 mm Schichtdicke zur Abschätzung der lokalen Infiltration.
Die MR-Untersuchungen wurden an einem 1,5 T Ganzkörpermagneten (Magnetom 2.0, Siemens, Erlangen) durchgeführt. In Anlehnung an die Ergebnisse von Quint und Glazer [13] benutzen wir für die MRT des Mediastinums eine T1-gewichtige Gradientenecho-Sequenz mit EKG-Triggerung (TR 500/TE 15). Diese Sequenz erlaubt in transversaler Schnittführung die Acquisition von mehr als zwanzig 5 mm-dicken Schichten in einem Schicht-zu-Schichtabstand von 10–15 mm. Für die Darstellung des gesamten Mediastinums ist somit ein Nativuntersuchungsgang mit einer Untersuchungszeit von etwa 8 min notwendig. Danach applizieren wir Gd-DTPA (Magnevist, Schering AG) in einer Konzentration von 1,5 mmol/Kg Körpergewicht und wiederholen die Untersuchung.
Für das Staging des Tumors lehnen wir uns an ein von Moss et al. vorgeschlagenes, CT-orientiertes, besonders einfaches Stagingsystem an. Danach gilt als Stadium I eine lediglich intraluminal erkennbare Raumforderung ohne Wandverdickung, bei Stadium II besteht eine Wandverdickung von über 5 mm, Stadium III ist gekennzeichnet durch direkte Ausbreitung in benachbarte mediastinale Strukturen und Stadium IV schließlich bedeutet Fernmetastasierung [10].
Die Ergebnisse beziehen sich auf eine prospektive Studie von 62 computertomographisch untersuchten Patienten in den Jahren 1983 bis 1986.
Mit der Kernspintomographie und Computertomographie sind z.Zt. 24 Patienten untersucht worden.
Von den 62 CT-untersuchten Patienten konnte eine Befundkorrelation mit OP (n=31), Probelaparotomie (n=6) und Sektion (n=5) bei 42 Patienten erreicht werden (Tabelle 1). Von den kernspintomographisch untersuchten Patienten waren 13 mit operativen (n=11) bzw. autoptischen (n=2) Befunden zu korrelieren.
Beurteilt wurde mit beiden Verfahren die maximale Wandstärke im Tumorbereich, die Tumorlänge, lokale Dichte/Signalintensitätsänderungen im peritumor-

Tabelle 1. Computertomographie: Infiltration und Metastasen (aus: Halvorsen u. Thompson, Inest Radiol 22:2-16 (1987)

Lokalisation	Sensitivität %	Spezifität %	Genauigkeit %
Trachea, Bronchien	98	95	96
Aorta	88	92	92
Pericard	100	95	96
mediast. LK	60	97	65
abd. LK	76	93	87
Leber	78	100	98
Nebennieren	100	100	100

alen, mediastinalen Fettgewebe, Alterationen der angrenzenden Organkonturen, Fernmetastasen in Lunge und Leber und Lymphknoten.

Ergebnisse

Das mittlere Erkrankungsalter lag in beiden Untersuchungen bei 60 Jahren. Die Geschlechtsverteilung betrug etwa 5/1 zugunsten männlicher Patienten.

Der normale Oesophagus hat eine mittlere Wanddicke von 4, selten 5 mm und ist sowohl mit der Computertomographie als auch mit der Kernspintomographie im gesamten Verlauf darstellbar.

Bei den nur computertomographisch untersuchten und ausgewerteten Oesophaguskarzinomen fanden wir eine durchschnittliche Wanddicke von 23 mm im Tumorbereich. Von den 27 Tumoren dieser Serie mit einer Tumorlänge größer 8 cm waren 20 Patienten primär inoperabel, 7 dennoch operierte Patienten zeigten sämtlich eine transmurale Ausbreitung des Tumors. Aus den Kriterien — maximale Wanddicke größer als 18 mm und Tumorlängsausbreitung größer als 8 cm — ließ sich mit 92%iger Sicherheit die dem intraoperativen Befund entsprechende Tumorklassifikation vorherbestimmen.

12 mit CT beschriebene Lymphknoten konnten im OP-Präparat wiedergefunden werden. Sie hatten einen mittleren Durchmesser von 15 mm und waren karzinomatös befallen (Abb. 1). Bei 8 Patienten wurden peritumorale Lymphknoten im CT nicht identifiziert (Abb. 2). In 12 Fällen wurden mediastinale Lymphknoten in der Aufarbeitung des OP-Präparates gesehen, die der CT-Untersuchung ent-

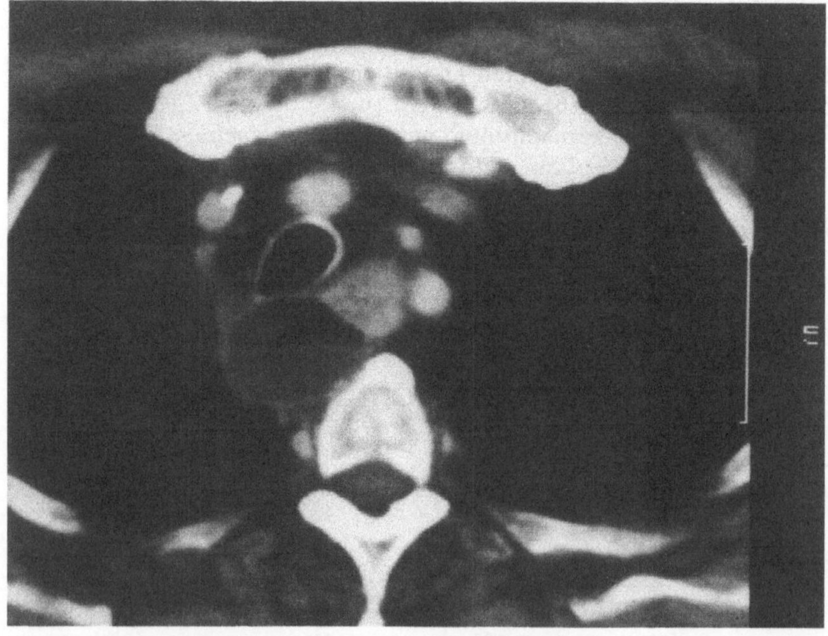

Abb. 1. Computertomographie. Linksparatrachealer karzinomatös befallener Lymphknoten

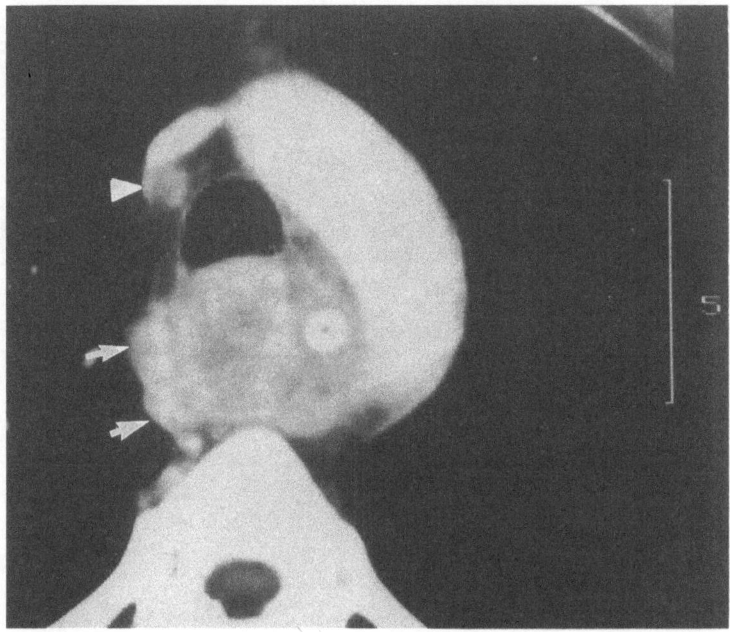

Abb. 2. Computertomographie. Ausgedehntes Karzinom des oberen und mittleren Oesophagusdrittels. Wanddicke mehr als 25 mm. Peritumorale Lymphknoten (Pfeile). Lymphknoten im Azygoswinkel (Pfeilspitze). Magensonde

gangen waren. Linksgastrale Lymphknoten konnten mit der CT erst ab einer Größe von 1,5–2 cm eindeutig identifiziert werden (Abb. 3).

Der Nachweis von Fernmetastasen führte bei 5 Patienten zum OP-Ausschluß (1mal Leber- und Lungenmetastasen, 4mal Lymphknotenmetastasen in den Oberbauchlymphknotengruppen).

Die Befunde der kernspintomographisch untersuchten Patienten sind aufgrund geringer Fallzahlen nicht repräsentativ und sollen daher nur im Rahmen allgemeiner Einschätzungen Erwähnung finden. Allerdings erscheint wichtig, daß immerhin 4 von 24 MR-Untersuchungen mit unzureichendem Ergebnis abgebrochen werden mußten. Die Gründe für den Abbruch waren: Schmerzen und Luftnot bei flacher Lagerung im Tomographen, ungenügende EKG-Triggerung und Atemartefakte, Aspiration von Speiseresten oder Speichel mit Hustenreiz während eines Untersuchungsganges.

Diskussion

Aus der konventionellen Oesophagusbreischluckuntersuchung ist bekannt, daß eine Tumorlänge über 8 cm für das Vorliegen einer Infiltration spricht. Zusätzlich wird eine Achsabknickung des Tumorbereiches mit einer erhöhten Wahr-

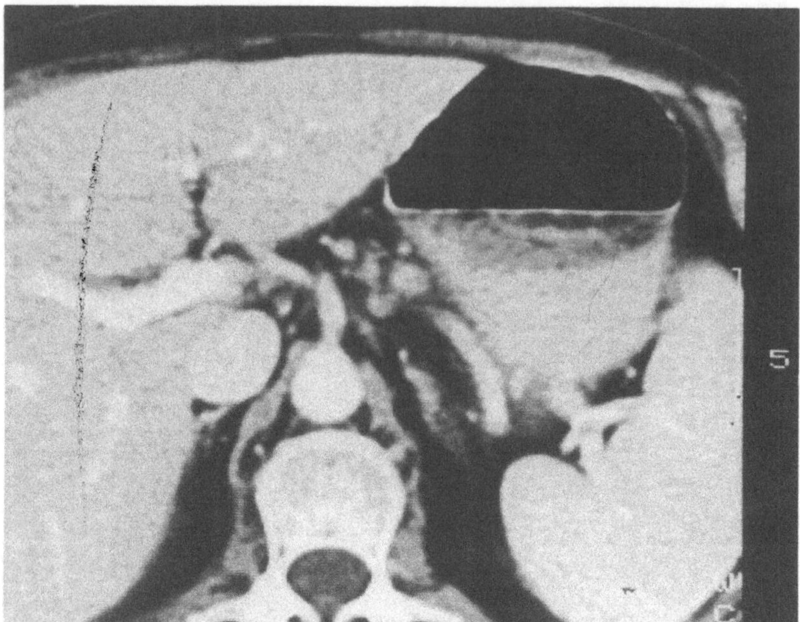

Abb. 3. Computertomographie. Mehrere links-gastrische Lymphknoten mit einem Durchmesser unter 1 cm. 3 von 11 entnommenen Lymphknoten waren karzinomatös befallen

scheinlichkeit für ein Übergreifen des Tumors auf Nachbarstrukturen in Verbindung gebracht [1]. Ein weiteres zuverlässiges Kriterium für die lokale Tumorwandüberschreitung ist die Messung der maximalen Wanddicke im Tumorbereich. Wir fanden — und diese Tatsache wird ebenfalls durch die Auswertung der Kernspintomographiebefunde gestützt — eine 70%ige Wahrscheinlichkeit für Tumorausbreitung über die Muskelschichten des Oesophagus hinaus bei Wandstärken von über 18 mm. Unter Berücksichtigung dieser Kriterien konnten wir retrospektiv in mehr als 90% der Fälle eine richtige präoperative Klassifikation hinsichtlich der lokalen Tumorinvasion treffen. Die bisher überschaubaren Kernspintomographiebefunde waren ähnlich präzise.

In der einzigen größeren Serie (n = 13) von kernspintomographisch untersuchten Oesophaguskarzinomen weisen Quint u. Glazer auf die nach ihrer Meinung schlechte Darstellbarkeit des Tumorrandes und seiner Beziehung zu Nachbarorganstrukturen hin, die leicht zu einem Überstaging führen kann [13]. Wir können diese Einschränkung für Tumore des mittleren und unteren Mediastinums bestätigen, da eine noch nicht zufriedenstellende Kompensation von Atem- und Herzaktionsartefakten die Bildqualität häufig verschlechtert.

Im CT spricht eine Dichtesteigerung des unmittelbar benachbarten Fettgewebes für das Vorliegen einer periösophagialen Infiltration. Das Fehlen einer Fettschicht allein reicht nicht aus, da sie bei kachektischen Patienten ganz fehlen kann. Im Kernspintomogramm sieht man bei einer Tumorinfiltration eine Signalabschwächung im normalerweise signalreichen mediastinalen Fett (Abb. 4).

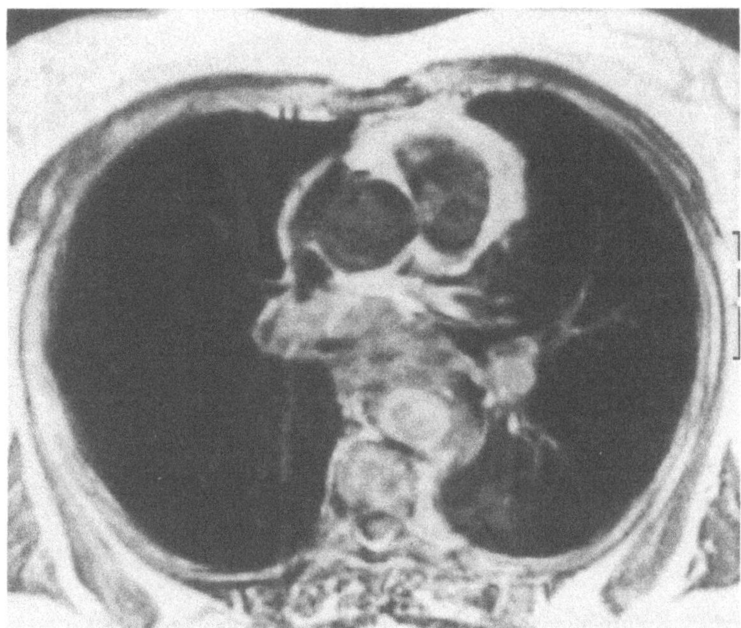

Abb. 4. Kernspintomographie. Ausgedehnt in das mediastinale Fettgewebe infiltrierender Tumor, unter Umscheidung der Aorta und des linken Hauptbronchus. Inoperabilität

Verlagerung und Wand/Organimpressionen sind Kriterien zur Abschätzung einer Karzinomausbreitung in die Schilddrüse, Trachea, den Bronchialbaum, die Pleura und Lungen, den Herzbeutel (Vorhof), die Aorta und großen brachiozephalen Gefäße, den d. thoracicus, die Zwerchfellschenkel und den Magen [3, 7, 8, 14, 15, 17].

Oesophaguskarzinome haben im MR-Bild mit den bei uns verwendeten Sequenzparametern eine Signalcharakteristik wie Muskulatur (Abb. 5). Eine ähnliche Intensität zeigen tumorös befallene periösophagiale Lymphknoten. Nach der Applikation von Gd-DTPA kommte es zu einem gleichförmigen Signalenhancement von Tumor und Lymphknoten, wobei allerdings keine Aussage über die Spezifität dieser Anreicherung möglich zu sein scheint.

Die Abgrenzung des Tumors und des Lymphknotens zu in der T1-betonten Sequenz hyperintensem, mediastinalem und perikardialem Fettgewebe wurde durch die Kontrastmittelapplikation jedoch verschlechtert.

Bei Organen, die nach Gd-DTPA Applikation ein nur unwesentliches Enhancement zeigen wie die Schilddrüse, erreichten wir durch Gd-DTPA eine bessere Abgrenzung.

Die expirationsbedingte konkave Konfiguration der pars membranacea der Trachea thorakal und besonders zervikal darf nicht zu der Fehldiagnose Trachealinfiltration verleiten (Abb. 6).

Oesophagotracheale und Oesophagobronchiale Fisteln sind sowohl im CT als auch unter konventioneller Durchleutung diagnostizierbar. Die Abgrenzung ei-

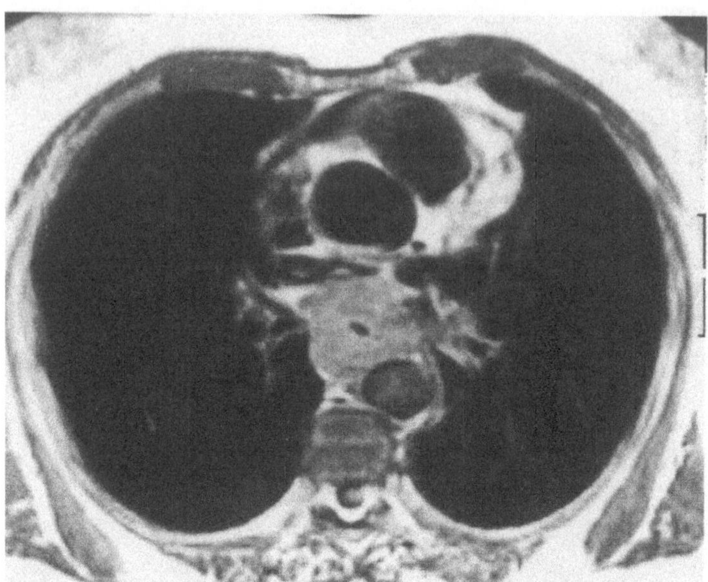

Abb. 5. Kernspintomographie. Zirkulärer Oesophagustumor mit einer Signalintensität wie Muskulatur. Wandstärke 20 mm. Fragliche peritumorale Lymphknoten

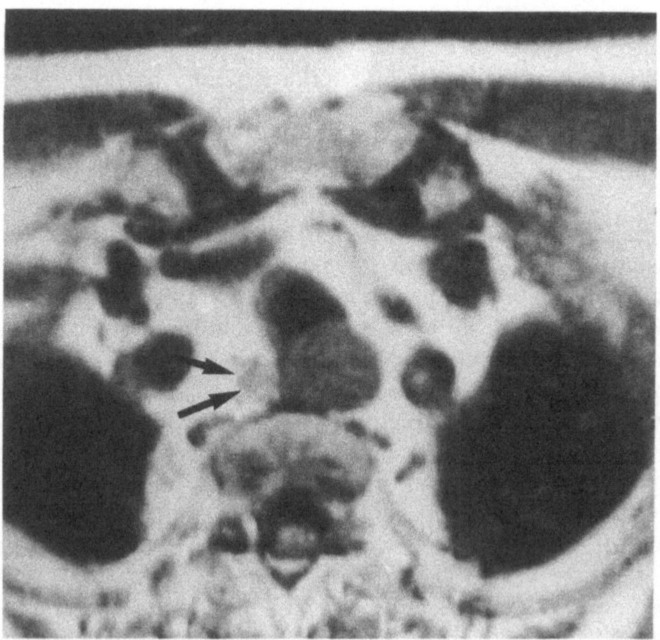

Abb. 6. Kernspintomographie. Oesophagustumor im oberen Drittel. „Physiologische", expirationsbedingte Impression der Tracheahinterwand. Bronchoskopisch und inoperativ keine Infiltration. Peritumoraler Lymphknoten rechts (Pfeile)

ner Invasion des Oesophagus durch einen Bronchialtumor kann im Einzelfall Schwierigkeiten bereiten [5].

Der Nachweis der Aortenwandinfiltration ist durch den normalerweise direkten Kontakt dieser Organe schwierig. Picus und Mitarbeiter weisen jedoch darauf hin, daß bei Fehlen einer Fettlamelle aus der Größe der Kontaktfläche zwischen Aorta und Oesophagus auf die Infiltration geschlossen werden kann. Beträgt diese Kontaktfläche über 90 Grad der Aortenzirkumferenz, also über ein viertel derselben, soll mit einer Genauigkeit von 90% eine Infiltration vorhanden sein. Beim Gesunden überschreitet diese Kontaktfläche 45 Grad nicht [11].

Die Spezifität der MRT und der CT ist hinsichtlich der Dignitätsbeurteilung eines Oesophagusprozeß gering. Eine ulzeröse Oesophagitis und ein distales Oesophaguskarzinom sind morphologisch nicht voneinander zu differenzieren. Die koronale oder saggitale Schnittführung im Kernspintomogramm erbrachten keine wesentliche Verbesserung der Ausbreitungsdiagnostik (Abb. 7).

Prinzipiell ist eine Vielzahl auch kleinerer Lymphknoten in den brachiozervikalen, mediastinalen, paragastralen, hepatikopankreatikolienalen und paraaortalen Lymphknotenstationen darstellbar. Einen primären Hinweis auf metastatischen Befall vermag das CT jedoch nicht zu liefern. Auch mit der KST bleibt die Morphologie der Lymphknoten das einzige Beurteilungskriterium, wie verschiedene Studien bei Patienten mit Lymphknotenmetastasen bei Bronchialkarzinomen zeigen [2, 4, 9, 12, 16, 18].

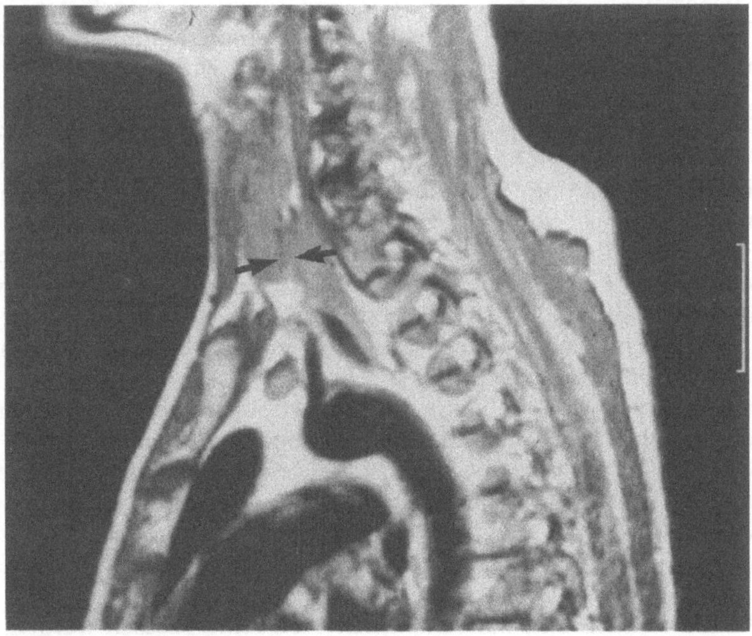

Abb. 7. Kernspintomographie. Oesophaguskarzinom im oberen Drittel. Die sagittale Schnittführung kann die Abgrenzung des Tumors gegen die Schilddrüsenkapsel nicht erleichtern (Pfeile)

Eine Lymphknotengröße von über 10 mm wird von den meisten Autoren als kritische Größe angegeben, oberhalb derer mit einem Tumorbefall gerechnet werden muß. Zusätzliche morphologische Kriterien für maligne Lymphknotenvergrößerung sind Randunschärfe, inhomogenes Enhancement noch Kontrastmittelgabe, und infiltratives oder verdrängendes Wachstum. Ein Lymphknoten von normaler Form und Größe kann durchaus von Mikrometastasen befallen sein, ein vergrößerter Knoten mit unscharfer Abgrenzung und tendenziellem infiltrativen Wachstum ist es mit hoher Wahrscheinlichkeit.
Peritumorale Lymphknoten können mit dem CT bis zu einer Größe von wenigen Millimetern aufgelöst werden. Die MRT ist an der Grenze ihrer, durch Atemexkursions-, Flow- und Herzaktionsartefakte besonders im mittleren und unterem Mediastinum beeinträchtigten, Auflösungsfähigkeit. Allerdings ist mit keiner Imaging-methode eine sichere Aussage über karzinomatösen Befall möglich. Die räumliche Beziehung eines Lymphknoten zum Primärtumor muß in Abhängigkeit seiner histologischen Differenzierung in die Bewertung miteingehen: Adeno- und undifferenzierte Oesophaguskarzinome metastasieren häufiger und bleiben auf das untere Drittel (Primärtumorlokalisation) beschränkt. Plattenepithelkarzinome metastasieren seltener aber dafür über alle Oesophagusabschnitte verteilt. Etwa in gleicher Häufigkeit wie mediastinale Lymphknotenvergrößerungen ist der Befall der abdominellen Lymphknoten beschrieben, insgesamt bis 59% der Fälle. Eine Größe von über 8 mm wird hier bereits als kritisch gesehen. Lymphknoten im oberen Abdomen sind mit CT erst ab einer Größe ab 1,5 cm ausreichend sicher abzugrenzen. Die Kernspintomographie zeigt in dieser durch Atemartefakte nur selten ausreichend räumlich aufgelösten Region deutlich schlechtere Ergebnisse. Da auch die Endosonographie die paragastralen Räume nur ungenügend darstellen kann, bleibt die Methode der Wahl zunächst die Computertomographie.
Die Beurteilung mediastinaler Lymphknoten wird erheblich erschwert durch das Auftreten von Lymphknoten im Gefolge einer gleichzeitig bestehenden entzündlichen Veränderung (Pneumonie, Tuberkulose!); diese Lymphknoten sind morphologisch nicht von tumorbefallenen Knoten zu unterscheiden.
Hinsichtlich der Fernmetastasierung spielt die Leber eine zentrale Rolle. Die Beurteilungsprinzipien im CT sind bekannt. Es soll aber darauf hingewiesen werden, daß nahezu alle Statistiken sich auf eine Lebermetastasengröße von über 2 cm beziehen. Kleinere Metastasen sind lediglich mit einer Sensitivität von allenfalls 30% nachweisbar.
Beurteilt man die Ergebnisse mehrerer Publikationen hinsichtlich der computertomographischen Diagnostik des Oesophaguskarzinoms kann man folgende Schlußfolgerungen ziehen. Die höchste Sensitivität findet sich bei der Infiltration des Tracheo-Bronchialsystems und des Pericards. Besonders schlecht ist die Sensitivität beim Befall paraösophagialer Lymphknoten. Leber und Lymphknoten sind ebenfalls kritisch zu sehen, wobei die Spezifität natürlich recht günstig ausfällt [9] (Tabelle 1).
An dieser Stelle soll noch auf einen Punkt hingewiesen werden, der in der Radiologie oft übersehen wird. So konnte Gamstätter et al. zeigen, daß bei einer Zweitbefundung durch einen Radiologen mit über 3jähriger CT-Erfahrung, die richtige CT-Aussage ganz erheblich anstieg [6].

Zusammenfassung

Der Wert der CT-Untersuchung zum Staging des Oesophaguskarzinoms rechtfertigt eine klare, routinemäßige, präoperative Indikation, vorausgesetzt man ist sich der Grenzen dieser Methode bewußt.

Einen diagnostischen Vorteil/bzw. Ergänzung bietet die MRT nur bei sehr gut kooperationsfähigen Patienten. Ein erster Schritt die Untersuchung für die Patienten erträglicher zu machen ist die Verkürzung der Gesamtuntersuchungszeit durch kurze Multislice-sequenzen mit 20-30 gleichzeitig meßbaren Schichten. Bei Tumoren des oberen Oesophagusdrittels ist die MRT in einigen Belangen der CT überlegen. Das mittlere, untere Drittel und insbesondere die Lymphknotenstationen des Oberbauches sind wegen der nicht vollständig zu kompensierbaren Artefakte verläßlich z. Z. nur durch die CT zu untersuchen.

Die Aussagemöglichkeit über Lymphknotenmetastasen bleiben wie bei der CT weitgehend auf morphologische Kriterien beschränkt. Einen gewissen Hinweis auf Karzinombefall kann die gleichsinnige Signalanreicherung von Lymphknotenmetastasen und Primärtumor geben. Allerdings mindert dieses Enhancement die Kontrastdifferenz zu umgebenden mediastinalem Fettgewebe und bietet daher nur in Einzelfällen Vorteile.

Das Überschreiten des serosalosen Oesophagus durch Tumor wird durch die MRT wahrscheinlich nicht genauer vorhergesagt werden können als mit der CT.

Literatur

1. Akiyama H, Kogure T, Itai T (1972) The Esophageal Axis and its Relationship to the Resectability of Carcinoma of the Esophagus. Ann Surg 176:30-36
2. Betra P, Brown K, Steckel RJ, Collins JD, Ovenfors CO, Aberle D (1988) MR Imaging of the Thorax: A Comparison of Axial, Coronal, and Sagittal Imaging Planes. J Comput Assist Tomogr 12(1):75-81
3. Daffner RH et al (1979) CT of the Esophagus. II. Carcinoma. AJR 133:1051-1055
4. Epstein DM, Kressel H, Gefter W, Axel L, Thickman D, Aronchick J, Miller W (1984) MR Imaging of the Mediastinum: A Retrospective Comparison with Computed Tomography. J Comput Assist Tomogr 8(4):670-676
5. Gale ME, Birnbaum SB, Gale DR, Vincent ME (1984) Esophageal Invasion by Lung Cancer: CT Diagnosis. J Comput Assist Tomogr 8(4):694-698
6. Gamstätter G, Schild H, Günther R, Rothmund M (1983) Computertomographie und präoperatives Staging des Ösophaguscarcinoms. Z Gastroenterologie 21:683-689
7. Grosser G, Wimmer B, Ruf G (1985) Computertomographie beim Ösophaguskarzinom. Fortscht Röntgenstr 143, 3:288-293
8. Halvorsen RA, Thompson WM (1987) Computed Tomographic Staging of Gastrointestinal Tract Malignancies: Part I. Esophagus and Stomach. Invest Radiol 22:2-16
9. Levitt RG, Glazer Hs, Roper CL, Lee JKT, Murphy WA (1985) Magnetic Resonance Imaging of Mediastinal and Hilar Masses: Comparison with CT. AJR 145:9-14
10. Moss AA, Schnyder P, Thoeni RF, Margulis AR (1981) Esophageal Carcinoma: Pretherapy Staging by Computed Tomography. AJR 136:1051-1056
11. Picus D et al (1983) Computed tomography in the Staging of Esophageal Carcinoma: CT Findings. Radiology 146:433-438
12. Poon PY, Bronskill MJ, Henkelman RM et al (1987) Mediastinal Lymph Node Metastases from Bronchogenic Carcinoma: Detection with MR Imaging and CT. Radiology 162:651-656

13. Quint LE, Glazer GM, Orringer MB (1985) Esophageal Imaging by MR and CT: Study of Normal Anatomy and Neoplasm. Radiology 156:727–731
14. Quint LE, Glazer GM, Orringer MB, Gross BH (1985) Esophageal Carcinoma: CT Findings. Radiology 155:171–175
15. Römer T, Wolf KJ (1985) Bedeutung der Computertomographie für die Indikationsstellung zur Operation beim Ösophaguskarzinom. In: Chirurgische Gastroenterologie mit Interdisziplinären Gesprächen: Ösophagus; Teil 1-Karzinom. TM-Verlag Hameln Nr. 2 August 1985:17–24
16. Schulthess v GK, McMurdo K, Tscholakoff D, de Geer G, Gamsu G, Higgins CB (1986) Mediastinal Masses: MR Imaging. Radiology 158:289–296
17. Thompson WM et al (1983) Computed Tomography for Staging Esophageal and Gastroesophageal Cancer. Reevaluation. AJR 141:951–958
18. Webb WR, Jensen BG, Sollitto R, de Geer G, McCowin M, Gamsu G, Moore E (1985) Bronchogenic Carcinoma: Staging with MR Compared with Staging with CT and Surgery. Radiology 156:117–124

Endosonographisches Staging des Oesophaguskarzinoms

H. GRIMM, K. HAMPER und N. SOEHENDRA

Einleitung

In der Primärdiagnostik des Oesophaguskarzinoms kommt heute zunehmend die Endoskopie vor der konventionellen Röntgendiagnostik zur Anwendung. Zum präoperativen Staging wurde hingegen bislang vorwiegend die Computertomographie eingesetzt. Ihre Ergebnisse liegen jedoch weit hinter den Erwartungen zurück. Die CT vermag nicht, die Wandschichten der Speiseröhre und Lymphknoten unter 1 cm Durchmesser darzustellen.
Es ist daher nicht verwunderlich, daß die Endosonographie (EUS) in wenigen Jahren eine zunehmende Verbreitung erfahren hat. Der endoluminal plazierte, hochfrequente Schallkopf ermöglicht die Visualisation der anatomischen Schichten der Oesophaguswand und die Erfassung kleiner regionärer Lymphknoten (ab einem Durchmesser von 0,3 cm). Metastatische und reaktive Lymphknotenvergrößerungen lassen sich anhand der Form und Konturenschärfe sowie des Echomusters unterscheiden [2, 10].
Nach Literaturangaben liegt die Treffsicherheit der Endosonographie in der Beurteilung der Tumortiefeninfiltration beim Oesophaguskarzinom zwischen 70 und 84% (4, 5, 6, 7) und in der Erfassung der regionären Lymphknotenmetastasen bei etwa 88% (5, 6, 9). Präoperativ läßt sich die Resektabilität mit Hilfe der EUS aufgrund der Aussagen über die Tiefenausdehnung und des Lymphknotenbefalls in 85% richtig festlegen (9).
Im folgenden werden unsere Erfahrungen mit der EUS im Staging maligner Oesophagustumoren dargestellt. Neben dem diagnostischen Gewinn soll auch auf die Grenzen sowie die Schwierigkeiten der Technik und Bildinterpretation hingewiesen werden.

Material und Methoden

Von Januar 1987 bis Juni 1988 wurden insgesamt 47 Patienten mit einem endoskopisch und histologisch gesicherten Oesophaguskarzinom untersucht. Es waren 10 Frauen und 37 Männer im Alter zwischen 39 und 87 Jahren (Mittel: 60,5).
Verwendet wurde das Gerät GF UM 2/^{EU} – M2 der Firma Olympus (rotierender Sectorscanner mit 7,5 MHz). Als Prämedikation erhielten die Patienten 10–20

Langhans, Schreiber, Häring, Reding, Siewert, Bünte (Hrsg.)
Aktuelle Therapie des Oesophaguskarzinoms

mg Diazepam und 20–40 mg N-Butylscopolaminiumbromid i.v. Die Untersuchung erfolgte in Linksseitenlage. Stenosen wurden wegen der Dysphagie vorher dilatiert. Eine Passage mit dem EUS-Gerät wurde jedoch nicht in jedem Fall erzwungen. Um einen ausreichenden Kontakt des Schallkopfes mit der zu untersuchenden Läsion herzustellen, wurde der um den Schallkopf angebrachte Gummiballon mit Wasser gefüllt.
Die endosonographischen Untersuchungen konzentrierten sich auf die Tiefenausdehnung des Tumors in der Oesophaguswand und die Infiltration in die Nachbarschaft sowie die regionären Lymphknoten. Die Untersuchung der Organwand erfolgte auf der Basis der 5-Schichtenstruktur mit Differenzierung der Mukosa, Submukosa, Muscularis propria und Adventitia (1, 3, 8). Zur Beurteilung der Lymphknoten wurden die von Tio et al. ausgearbeiteten Kriterien herangezogen (10).
Die EUS-Befunde wurden sorgfältig prospektiv dokumentiert und später mit den Ergebnissen der Computertomographie und der histologischen Untersuchungen sowie den intraoperativen Aussagen verglichen. Die Computertomographie wurde mit dem Somatom II (Siemens) bzw. Tomoscan 350 (Philips) durchgeführt.

Ergebnisse

Unter den 47 Patienten lag 18mal eine Stenose vor, die mit dem EUS-Gerät nicht passierbar war. Trotz der Bougierungen konnte die Enge in 10 Fällen nicht passiert werden.
17 endosonographisch untersuchte Patienten wurden operiert, 15-mal radikal und zweimal palliativ. In diesen Fällen konnten die präoperativ erhobenen EUS-Befunde histologisch anhand der Resektate bzw. der intraoperativ gewonnenen Proben kontrolliert werden. Vier alte Kranke mit einem endosonographisch auf die Submukosa begrenzten Tumor wurden der Lasertherapie zugeführt. Bei den

Tabelle 1. Multizentrische Oesophaguskarzinome, Vergleich zwischen Endoskopie, EUS und Histologie (n = 5)

Pat.-Nr.	Zahl der Tumoren		Wandinfiltration	Histologie
	Endoskopie	EUS		
1.	3	3	Submukosa Submukosa Alle Schichten	Adeno-Ca.
2.	3	3	Submukosa Submukosa Submukosa	Plattenepithel-Ca.
3.	2	2	Submukosa Alle Schichten	Plattenepithel-Ca.
4.	2	1	Alle Schichten	Adeno-Ca.
5.	2	1	Alle Schichten	Plattenepithel-Ca.

EUS = Endosonographie

übrigen 26 Patienten erfolgten wegen des ausgedehnten Tumorbefalls und/oder des hohen Operationsrisikos nur endoskopische Palliationen, wie Tubusimplantation und Laserkoagulation.

Fünf Patienten hatten endoskopisch multifokale Tumoren. Endosonographisch handelte es sich jedoch in Übereinstimmung mit der Histologie nur in drei Fällen tatsächlich um Mehrfachkarzinome. Bei zwei Patienten lag eine endosonographisch nachweisbare submuköse Ausbreitung desselben Karzinoms vor (Tabelle 1).

Bei den 17 operierten Kranken fanden sich insgesamt 22 einzelne Tumorläsionen. In drei Fällen lagen Doppel- bzw. Dreifachkarzinome vor. Neun von ihnen waren auf die Mukosa und Submukosa beschränkt (Abb. 1). Drei Tumoren infiltrierten bereits die Tunica muscularis propria (Abb. 2). Die übrigen zehn hatten alle Wandschichten durchbrochen und das perioesophageale Gewebe befallen (Abb. 3). Die Korrelation zwischen Endosonographie und Histologie ist in der Tabelle 2 zusammengefaßt. Bei einem Patienten mit einem Barrett-Oesophagus konnte ein kleines Karzinom endosonographisch nicht dargestellt werden.

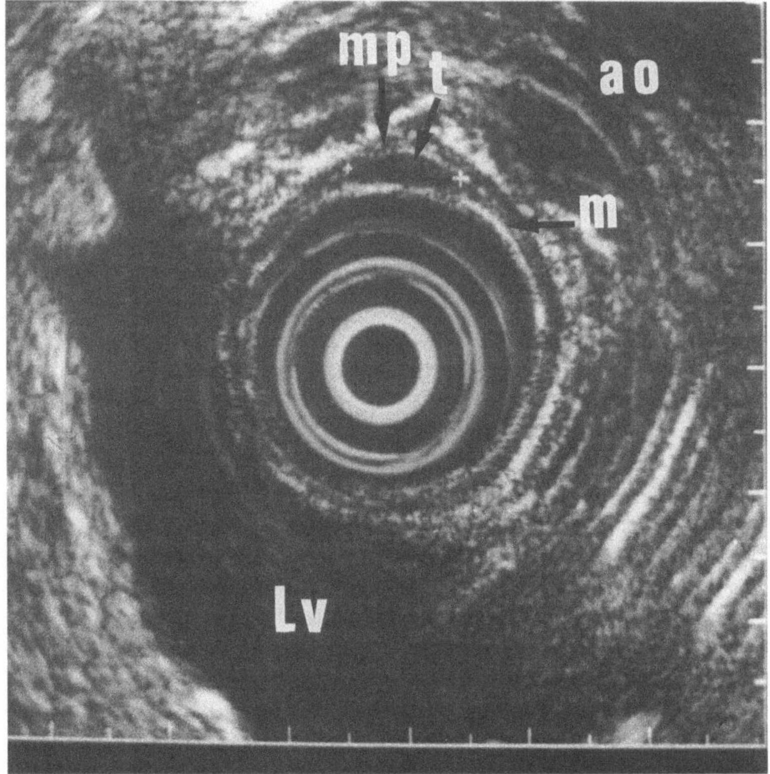

Abb. 1. Frühkarzinom des Oesophagus.
Endosonographisch ist die echoarme Tumorinfiltration auf die Tela submucosa begrenzt. m = Tunica mucosa, sm = Tela submucosa, mp = tunica muscularis propria, t = Tumor, ao = Aorta, Lv = Linker Vorhof

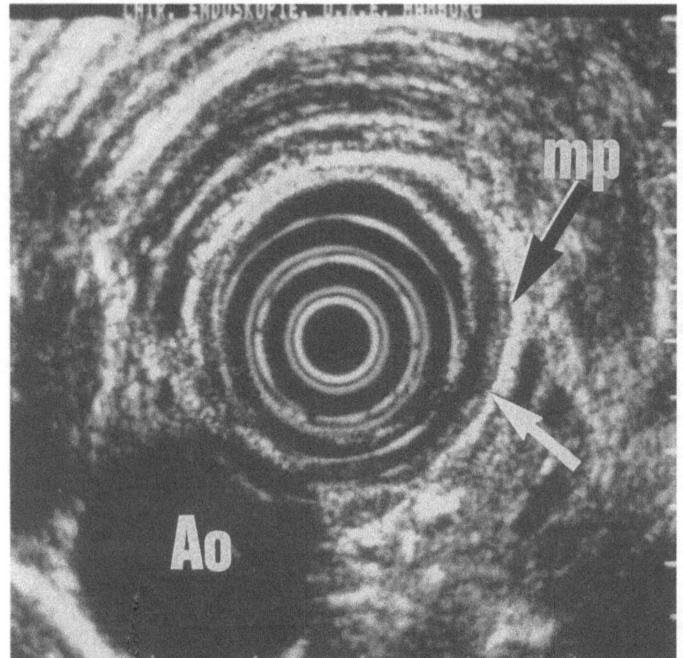

a

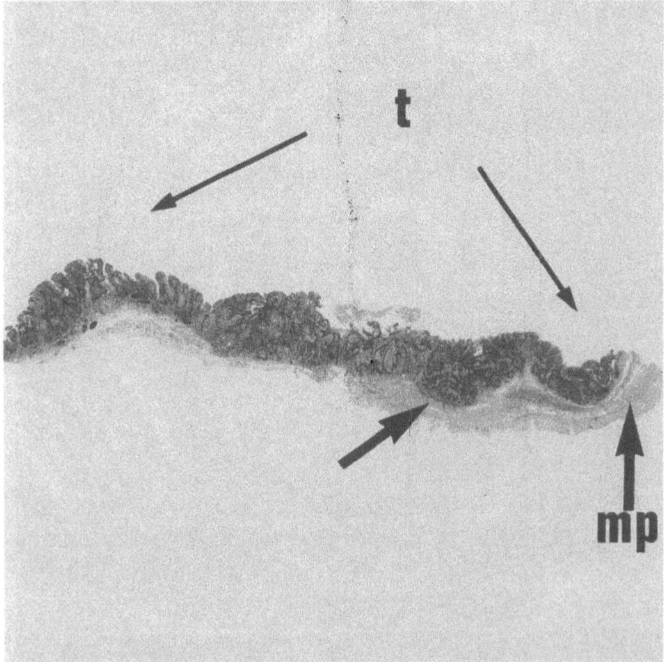

b

Abb. 2a, b. a Semizirkulär wachsendes Oesophaguskarzinom mit beginnender Infiltration der Muskularis propria (Pfeil). Ao = Aorta, mp = Muskularis propria; **b** Großflächenschnitt des Resektates. Die Infiltration (Pfeil) der Muskularis propria wurde mokroskopisch bestätigt. t = Tumor, mp = Muskularis propria

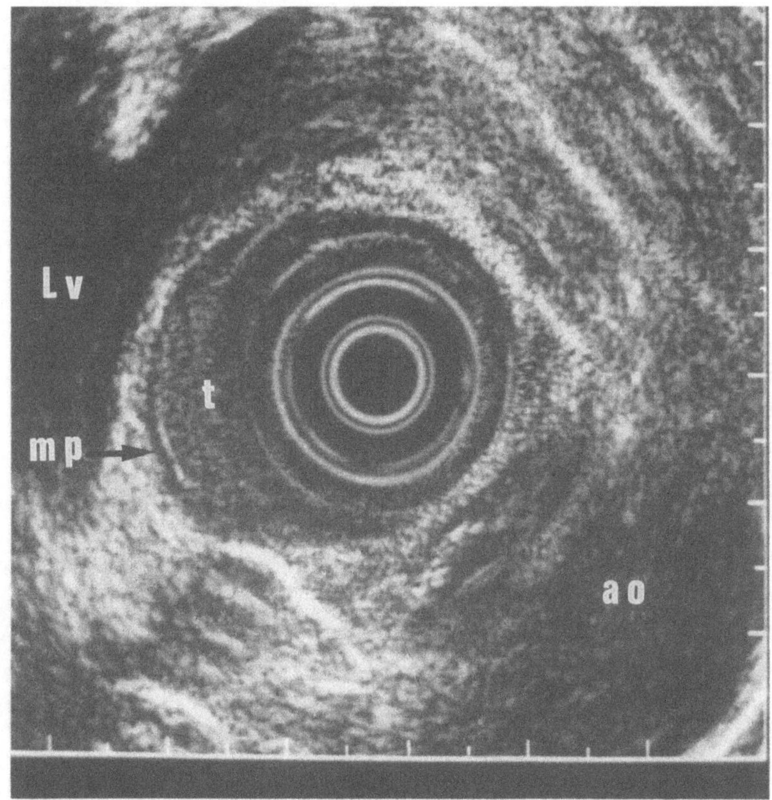

a

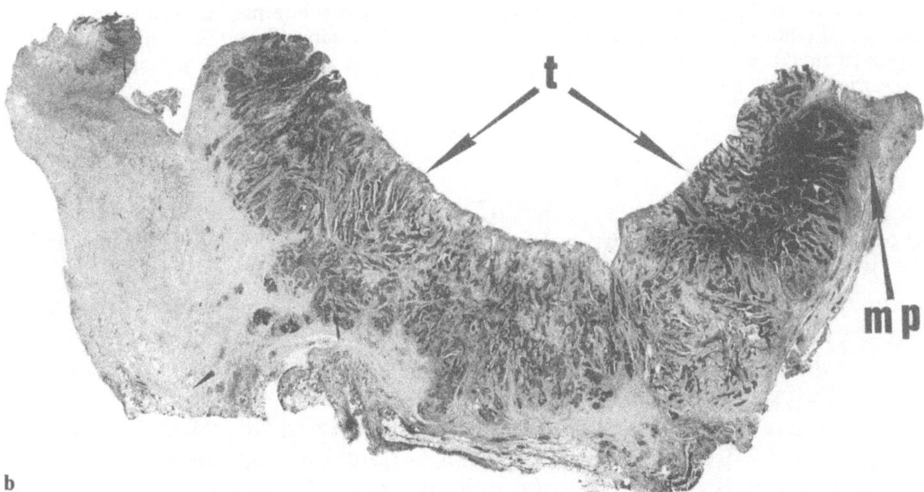

b

Abb. 3a, b. a Links: Endosonographisches Bild. Oesophaguskarzinom mit Durchsetzung der Tunica muscularis propria; **b** Rechts: Histologisches Bild. Karzinomdurchbruch durch die Tunica muscularis propria. t = Tumor, mp = Tunica muscularis propria, ao = Aorta, Lv = Linker Vorhof

Tabelle 2. Tiefeninfiltration des Oesophaguskarzinoms. Vergleiche zwischen EUS und Histologie (Zahl der Patienten: 17)

Tiefeninfiltration	Übereinstimmung	Überbewertung	Unterbewertung
Mukosa/Submukosa	7	1	—
Muscularis propria	1	1	1
Alle Wandschichten	10	—	—

1 Frühkarzinom nicht darstellbar, 1 Patient hatte 2 Tumoren, 2 Patienten hatten 3 Tumoren, EUS = Endosonographie

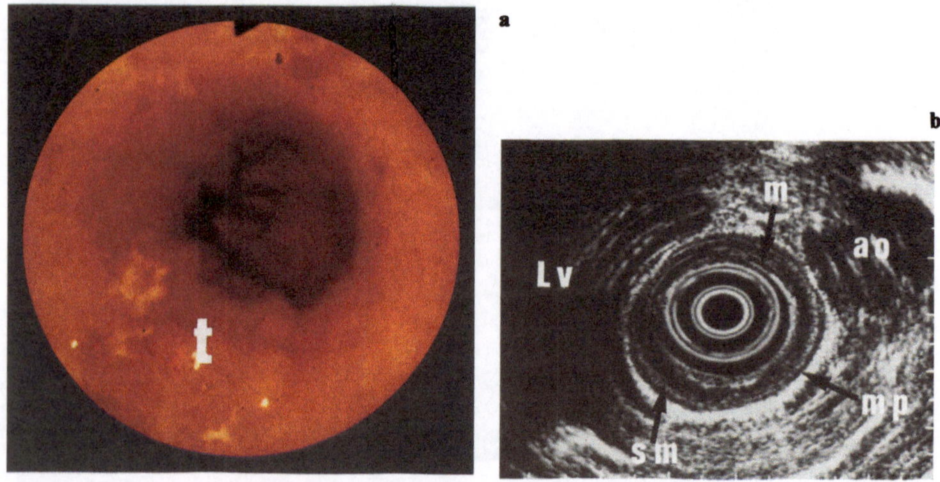

Abb. 4a, b **a** Links: Endoskopisches Bild eines Barrett-Oesophagus mit einem kleinen polypoiden Tumor; **b** Rechts: Endosonographisches Bild. Diffuse echoarme Verdickung der Tunica mucosa und tela submucosa. Das kleine Karzinom ist nicht darstellbar. Die Tunica muscularis propria ist intakt. m = Tunica mucosa, sm = Tela submucosa, mp = Tunica muscularis propria, ao = Aorta, Lv = Linker Vorhof

Die Mukosa-Submukosa wies eine diffuse zirkuläre echoarme Verdickung auf, die auf die Entzündung zurückzuführen war. Die äußere Muskelschicht war intakt (Abb. 4).

In der Beurteilung der perioesophagealen Lymphknoten stimmten die Ergebnisse der EUS mit der Histologie in 14 Fällen überein. Mit der Computertomographie gelang präoperativ in keinem Fall der Nachweis der regionären Lymphknotenmetastasen (Tabelle 3).

Bei fünf Patienten waren die befallenen Lymphknoten nicht größer als 1 cm und bei den anderen dreien maximal zwischen 1–1,5 cm im Durchmesser (Abb. 5). Ein Patient hatte bis zu 3 cm große Lymphknoten, die an der Kardia und am Truncus coeliacus lokalisiert waren.

Bei beiden palliativ operierten Patienten konnte der Tumorbefall der Nachbarschaft endosonographisch, aber nicht mit der CT dargestellt werden. Einmal war

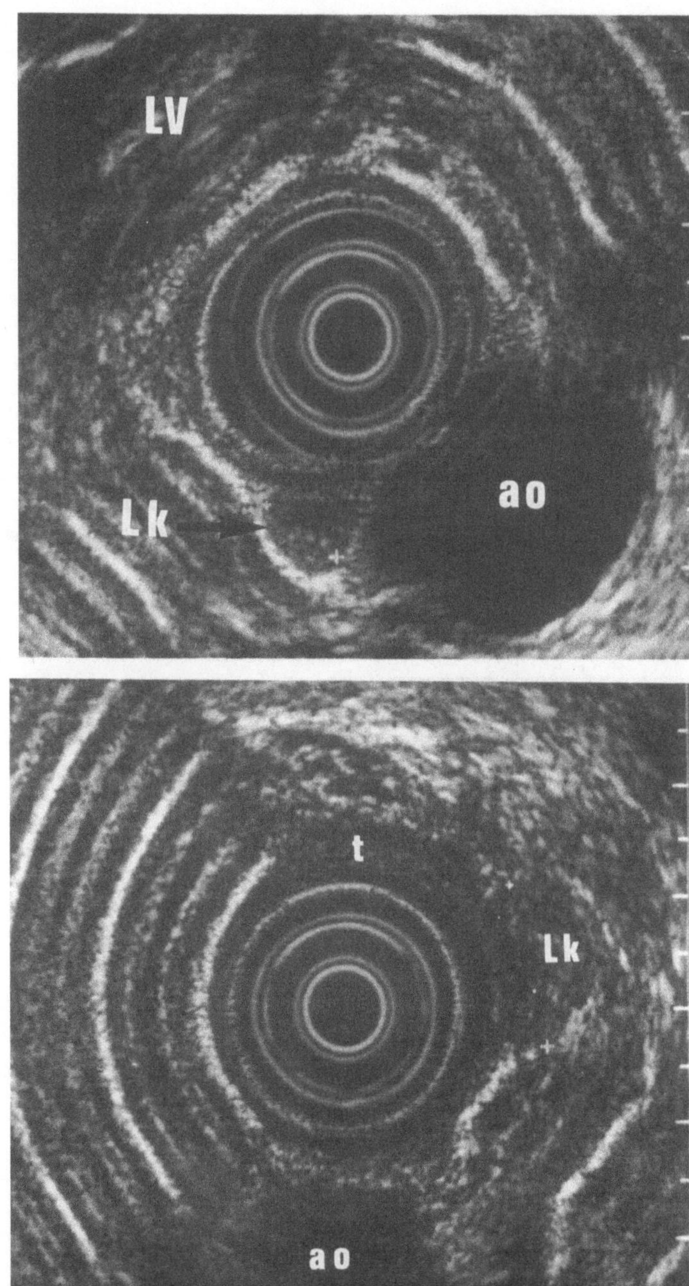

Abb. 5 a, b. a Oben: Das endosonographische Bild zeigt einen 0,8 cm großen metastatischen Lymphknoten; **b** Unten: Endosonographisches Bild eines 1,5 cm großen, am Tumor angrenzenden, metastatisch befallenen Lymphknoten. t = Tumor, Lk = Lymphknoten, ao = Aorta, Lv = Linker Vorhof

Tabelle 3. Lymphknotenbefall beim Oesophaguskarzinom. Vergleich zwischen EUS und CT

	EUS (n = 17)	CT (n = 17)
Richtig positiv	9	0
Richtig negativ	5	7
Falsch positiv	2	0
Falsch negativ	1	10

EUS = Endosonographie

die Aorta durch den Tumor und die metastatischen Lymphknoten ummauert. Im zweiten Fall war neben der Aorta der linke Vorhof infiltriert (Abb. 6).
Die vier Patienten mit endosonographisch auf die Mukosa und Submukosa begrenzten Tumoren, die der Lasertherapie zugeführt wurden, sind bisher rezidivfrei geblieben. Die mittlere Beobachtungszeit beträgt 6,4 Monate (3–13 Monate).

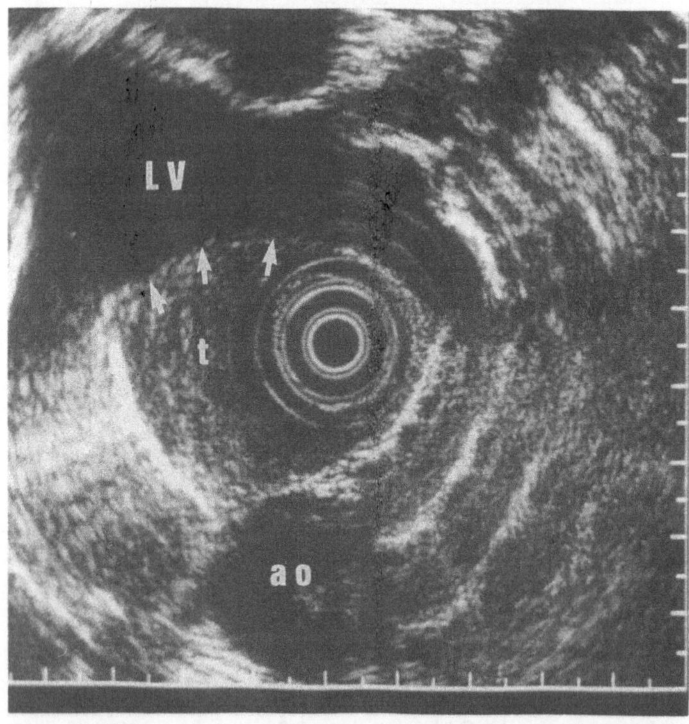

Abb. 6. Endosonographisches Bild. Ausgedehntes Oesophaguskarzinom mit extraluminärem Wachstum und Adherenz am linken Vorhof (Pfeile). t = Tumor, ao = Aorta, Lv = Linker Vorhof

Diskussion

Die Endosonographie ist zur Zeit das einzige bildgebende Verfahren, mit dem die anatomischen Schichten der Oesophaguswand identifiziert werden können. Die Untersuchungsmethode vermag daher, die Tiefenausdehnung eines Tumor genau zu erfassen. Nach unseren ersten Erfahrungen beträgt die diesbezügliche Treffsicherheit 86%.

Ein derzeit noch nicht lösbares Problem stellt die Differenzierung zwichen neoplastischem und entzündlichem Gewebe dar. Die Erkennung eines kleinen Karzinom in einem Barrett-Oesophagus ist daher schwierig.

Ob die bisherigen Ergebnisse durch den Einsatz höherer Schallfrequenzen weiter gesteigert werden können, bleibt offen.

In der Beurteilung von Lymphknoten lag die gesamte Trefferquote der EUS bei 82%, die der CT bei 42%. Metastatische Lymphknoten wurden endosonographisch in 90% der Fälle richtig diagnostiziert, computertomographisch in keinem Fall.

Die klare Überlegenheit der EUS gegenüber der CT ist in erster Linie auf die Tatsache zurückzuführen, daß die meisten befallenen Lymphknoten kleiner als 1 cm sind und somit der CT entgehen. Große Lymphknoten, die nahe am Primärtumor oder im Kardiabereich gelegen sind, bereiten der CT ebenfalls Schwierigkeiten. Auch in der Beurteilung der Beteiligung von Nachbarorganen ist die EUS der CT überlegen.

Die Endosonographie mit ihrem 7,5 MHz-Schallkopf kann allerdings aufgrund der begrenzten Eindringtiefe von maximal 8 cm die Fernmetastasen nicht erfassen.

Mit der Endosonographie ist ein präoperatives Staging beim Oesophaguskarzinom bezüglich der Tiefeninfiltration und der regionären Metastasierung mit relativer Sicherheit möglich. Es ist zu erwarten, daß aufgrund zunehmender Erfahrung damit eine bessere Selektion der Patienten für die unterchiedlichen Therapiekonzepte und -strategien ermöglicht wird. Die endoskopische Lasertherapie der endosonographisch diagnostizierten „Frühkarzinome“ sollte zum jetzigen Zeitpunkt zunächst nur den alten, risikoreichen Kranken vorbehalten bleiben.

Aus technischer Sicht sei noch erwähnt, daß die Passage von hochgradigen Tumorstenosen, insbesondere bei Achsenknickungen, mit dem jetzigen Gerät nach wie vor problematisch ist. Weitere instrumentelle Verbesserungen hinsichtlich der Kaliberabnahme und der Verkürzung der starren Spitze sind zur leichteren Handhabung daher wünschenswert. Dies gilt ebenso für die heute noch karge Punktionsmöglichkeit zur zytologischen Untersuchung.

Literatur

1. Aibe T, Fuji T, Okita K, Takemoto T (1986) A Fundamental Study by Endoscopic Ultrasonography. Scand J Gastroenterol 21 (Suppl 123):6–19
2. Aibe T, Ito T, Yoshida T, Noguchi T, Ohtani T, Fuji F, Takemoto T (1986) Endoscopic Ultrasonography of Lymph Nodes Surrounding the Upper GI Tract. Scand J Gastroenterol 21 (Suppl 123):164–169

3. Heyder N, Kaarmann H, Giedl J (1987) Experimental Investigations into the Possibility of Differentiating Early from Invasive Carcinoma of the Stomach by Means of Ultrasound. Endoscopy 19:228–232
4. Kouzu T, Ogino Y, Isono K (1987) Endoscopic Ultrasonography in Esophageal Disease. In: Takemoto T, Kawai K (eds) Recent Topics of Digestive Endoscopy. Excerpta Medica, Amsterdam-Princeton-Hong Kong-Tokyo-Sydney, S. 54–60
5. Kumegawa H, Murata Y, Akimoto S, Yoshida M and Endo M (1985) Study of Endoscopic Unltrasonography for Esophageal Carcinoma. Spn S Med Ultrasonic 12:21–28
6. Murata Y, Muroi M, Yoshida M, Ide H, Hanyu F (1987) Endoscopic Ultrasonography in the Diagnosis of Esophageal Carcinoma. Surg Endosc 1:11–16
7. Takemoto T, Ito T, Aibe T, Oktia K (1986) Endoscopic Ultrasonography. In: the Diagnosis of Esophageal Carcinoma, with Particular Regards to Staging it for Operability. Endoscopy 18 (Suppl 3):22–25
8. Tio TL, Tytgat GNJ (1986) Endoscopic Ultrasonography of Normal and Pathologic Upper Gastrointestinal Wall Structure. Comparisons of Studies in Vivo and in Vitro with Histology. Scand. J. Gastroenterol. 21 (Suppl 123):27–33
9. Tio TL, Tytgat GNJ (1987) Use of Endoscopic Ultrasonography for Staging Esophagogastric and Biliopancreatic Malignancy. In: Takemoto T, Kawai K (eds) Recent Topics of Digestive Endoscopy. Excerpta Medica, Amsterdam-Princeton-Hong Kong-Tokyo-Sydney, S. 40–53
10. Tio TL (ed) (1988) Endosonography in Gastroenterology. Springer, Berlin-Heidelberg-New York-London-Paris-Tokyo, S. 16–22

Präoperative Vorbereitung und Anästhesie beim Oesophaguskarzinom

TH. MÖLLHOFF und H. VAN AKEN

Präoperative Vorbereitung

Bei Patienten, deren Kardia- oder Oesophaguskarzinom operativ behandelt wird, handelt es sich häufig um Patienten mit zahlreichen Risikofaktoren [1]. Hierzu zählen insbesondere eine eingeschränkte Lungenfunktion, ein reduzierter Ernährungs- und Allgemeinzustand sowie ein vermehrter Alkoholkonsum. Allgemeine Begleiterkrankungen wie koronare Herzerkrankung, Diabetes mellitus, Hypertonus und andere können hinzukommen.
Die eingehende Untersuchung des pulmonalen und kardiovaskulären Zustandes sowie die Einschätzung des Ernährungszustandes der Patienten müssen in jedem Fall erfolgen.

Pulmonale Einschätzung

Pulmonale Komplikationen sind wahrscheinlich die häufigste Ursache der Morbidität nach Oesophagus-Chirurgie. Bei allen Patienten muß präoperativ eine Röntgenaufnahme des Thorax erfolgen, die auf Zeichen der Aspiration sowie auf den Grad der Lungenreduktion untersucht werden muß.
Die funktionelle Residualkapazität (FRC) ist nach Thorakotomie um 60% und nach Operationen im Bereich des oberen Gastrointestinaltraktes um 35% reduziert. Patienten mit Obstruktion des Oesophagus können unter chronischer Aspiration leiden, die in wiederholten Episoden von Pneumonitis oder Bronchopneumonie resultieren. Folge dieser Ereignisse sind die Reduktion der Lungenvolumina und der funktionellen Residualkapazität sowie Bronchokonstriktion. Die exspiratorische Einsekundenkapazität (FEV_1, Tiffeneau-Test) ist ein direktes Maß des Schweregrades der wesentlich häufigeren Obstruktion [1, 2]. Es ist notwendig, die respiratorischen Reserven der Patienten präoperativ einzuschätzen. Lungenfunktionsteste sollten bei allen Patienten in jedem Fall durchgeführt werden.
Eine Thorakotomie wird meist schlecht toleriert, wenn die Vitalkapazität präoperativ unter 70% des Normwertes liegt, die exspiratorische Einsekundenkapazität (FEV_1) kleiner als 2 Liter ist und der Tiffeneau-Test kleiner als 50% ist. Die Wahrscheinlichkeit des Lungenversagens sowie die Mortalität steigen deutlich.

Langhans, Schreiber, Häring, Reding, Siewert, Bünte (Hrsg.)
Aktuelle Therapie des Oesophaguskarzinoms

Dies muß vor allem bei palliativen Eingriffen beachtet werden. Präoperative Blutgasanalysen sind als Index für den perioperativ zu erwartenden Zustand der Patienten kaum zu verwerten, obwohl man Beatmungsprobleme bei präoperativ erniedrigtem PaO_2 und erhöhtem $PaCO_2$ erwarten dürfte.
Patienten, die Zeichen einer Aspiration aufweisen, sollten intensive Physiotherapie und Antibiotika nach Antibiogramm vor der Operation erhalten. Präoperative Atemtherapie mit „incentive spirometry" oder „coached respiration" dienen nicht so sehr der Verbesserung als dem Training der Atemmuskulatur. Durch Applikation von Beta-Sympathikomimetika und Sekretolytika sollte präoperativ die obstruktive Komponente einer chronischen Lungenerkrankung verbessert werden [3].

Kardiovaskuläre Einschätzung

Eine direkte Beziehung zwischen oesophagealer Erkrankung und kardiovaskulärer Dysfunktion besteht nur sehr selten.
Dennoch finden wir bei älteren Patienten häufig Erkrankungen des Herz-Kreislauf-Systems. Die Oesophaguschirurgie erfordert einen beträchtlichen Anstieg der Herzarbeit während und nach der Operation, die bei Patienten mit koronarer Herzerkrankung zu Myokardischämie führen kann. Während der intrathorakalen Mobilisation des Oesophagus wird an Herz und großen Gefäßen viel manipuliert. Hierdurch kann ein Abfall des Herzminutenvolumens durch eine Beeinflussung des venösen Rückstroms entstehen. Ebenfalls kann die Manipulation zu ventrikulären und supraventrikulären Arrhythmien führen. Ein erheblicher Blutverlust während der Operation kann außerdem noch hinzukommen. Das Risiko eines Myokardinfarkts steigt bei Patienten, die einen Infarkt in den letzten sechs Monaten erlitten haben deutlich an. Doch kann man diese Patienten nicht von der Operation ausschließen. Bei dringlichen Eingriffen reduziert ein invasives Monitoring während und bis zu 72 Stunden nach der Operation das Risiko eines Re-infarktes!

Ernährungszustand

Gewichtsverlust und Kachexie sind bei diesen Patienten Resultat inadäquater Protein- und Kalorienzufuhr, die aus der progressiven Dysphagie resultieren. Folgende Probleme müssen beachtet werden.

Dehydration

Als Folge der fortschreitenden Dysphagie finden wir eine Dehydratation sowie eine Reduktion des extrazellulären Flüssigkeitsvolumen.

Veränderungen des Elektrolyt-Gleichgewichts

Die wichtigsten Veränderungen des Elektrolyt-Haushaltes bei diesen Patienten sind Hypokaliämie, die zu Rhythmusstörungen führen kann und Hypomagnesiämie, die Muskelschwäche und eine Potenzierung der Muskelrelaxantien zur Folge haben kann.
Veränderungen des Wasser-Elektrolythaushaltes sollten durch Infusion der geeigneten Infusionlösungen ausgelgichen werden.

Erniedrigte Plasma-Proteine

Eine Hypalbuminämie wird bei diesen Patienten relativ häufig als Folge inadäquater Proteinzufuhr gesehen. Dabei sind Konzentrationen von 1,5 g% keine Seltenheit. Plasmaalbumin ist eine der Schlüsseldeterminanten des kolloid-osmotischen Druckes. Eine Erniedrigung der Plasmakonzentration führt infolge Erniedrigung des kolloid-osmotischen Druckes zu Flüssigkeitsverschiebungen in das Interstitium. Darüberhinaus sind viele in der Anästhesie gebrauchten Medikamente an Albumin gebunden. Als Folge der Hypalbuminämie resultiert eine höhere Konzentration ungebundener Substanz im Plasma; daraus ergibt sich ein größerer therapeutischer Effekt des Medikamentes, sowie auch ausgeprägtere Nebenwirkungen. Eine parenterale oder enterale Ernährung sollte präoperativ erfolgen, wenn eine leichte Hypoproteinämie (3 g%) vorliegt. Dabei muß beachtet werden, daß die präoperative Ernährung 7 bis 10 Tage vor der Operation erfolgen muß. Viele Studien belegen, daß die kurzfristige (3 Tage) präoperative Ernährung nutzlos ist. Bei schwerer Hypalbuminämie sollten hypertone Albuminlösungen (20%) zugeführt werden, um den kolloid-osmotischen Druck zu normalisieren. Das Regime der parenteralen und enteralen Ernährung solle Aminosäuren, Fette, Glukose, Vitamine und Spurenelemente beinhalten.

Anämie

Blutungen aus ulcerierten Tumoranteilen können eine Anämie verursachen. Hinzu kommt, daß die Hämoglobinbildung durch den erniedrigten Eisen- und Folsäuregehalt reduziert ist. Bei chronischer Anämie steigt das Herzzeitvolumen an um die Gewebe-Oxygenation zu gewährleisten. Darüber hinaus steigt der Gehalt von 2,3 Diphosphoglycerat in den roten Blutzellen und die Sauerstoffbindungskurve wird nach rechts verschoben. Das bedeutet, daß bei gleichem PO_2 weniger Sauerstoff vom Hämoglobin gebunden wird, der Sauerstoff jedoch auch besser aus dem Hämoglobin an das Gewebe abgegeben wird. Weiterhin verbessert die herabgesetzte Blutviskosität den kapillären Blutfluß beim anämischen Patienten. Die Oxygenation der Gewebe kann jedoch verschlechtert werden, wenn der Anstieg des Herzminutenvolumens durch Begleiterkrankungen und kardiodepressiv wirkende Anästhetika verhindert wird. Außerdem wird die Sauerstoffbindungskurve nach links verschoben, wenn der PCO_2 durch Hyperventilation während der Narkose abfällt. Obwohl die Inzidenz schwerer anästhesiologischer und chirurgischer Komplikationen beim anämischen Patienten nicht sicher erhöht ist, sollte die Hämoglobinkonzentration ungefährt 10 g% betragen, um eine optimale Sauerstoffversorgung des Gewebes zu gewährleisten. Augenscheinlich erfolgt eine optimale Wundheilung bei Hämoglobinkonzentrationen von 11-12 g/Liter. Anämische Patienten sollten daher Bluttransfusionen erhalten, um die Hämoglobinkonzentration auf diesen Bereich einzustellen.

Anästhesie

Aspirationsprophylaxe

Bei oesophagealer Obstruktion kann das Risiko der Regurgitation und Aspiration von Speiseresten reduziert werden, wenn mittels nasogastealem Tubus versucht wird, vor Einleitung der Narkose die Speisereste vorsichtig zu entfernen. Bei Patienten mit insuffizientem gastro-oesophagealen Sphinkter sollte der Magen pH erhöht werden. Die meisten gebräuchlichen Antacida verursachen eine schwere Pneumonitis, falls sie aspiriert werden. Natriumzitrat (300 ml einer 0,3 m Lösung) ist wirksam und verhindert dieses Problem. Weiterhin sind H_2-Blocker wie Ranitidine sehr effektiv, um den restlichen Mageninhalt zu reduzieren und den Magen pH anzuheben. Es muß jedoch mehrere Stunden vor der Operation zugeführt werden [4].

Wahl des endotrachealen Tubus

Bei Operationen die eine Thorakotomie erfordern, wird möglicherweise ein Doppellumentubus gebraucht, damit die Lunge der entsprechenden Seite kollabiert werden kann. Zwar ist die seitengetrennte Intubation beider Lungen für diese Operation nicht zwingend notwendig, es werden jedoch für den Chirurgen durch die selektive unilaterale Ventilation optimale Operationsbedingungen geschaffen [5, 6]. Dabei sollte ein linksläufiger Dopellumentubus verwendet werden, um das Risiko einer Okklusion des rechten oberen Bronchus durch einen rechtsläufigen Tubus zu vermeiden [7]. Die Plazierung des linksläufigen Tubus ist relativ einfach, doch muß seine korrekte Positionierung durch Auskultation bei getrennter Ventilation der rechten und linken Lunge sorgfältig überprüft werden: dies gilt besonders nach der Umlagerung des Patienten in Seitenlage für die Thorakotomie. Fehlplazierung, wie eine zu tiefe links-endobronchiale Intubation, kann bei Ein-Lungen-Beatmung mit Ausschaltung der rechten Lunge eine gefährlich Hypoxie verursachen: es entsteht dann nicht nur eine Atelektase der rechten Lunge, sondern auch des linken Oberlappens. In einer kürzlich veröffentlichten Studie konnten Smith und Mitarbeiter mit Hilfe eines fiberoptischen Bronchoskopes zeigen, daß 48% der Dopellumentuben trotz aller klinischen Zeichen einer korrekten Lage, nicht richtig positioniert waren. Die wichtigsten aufgeführten Fehler bestanden aus Cuffhernien des bronchialen Teils, die teilweise den Bronchus okkludierten und Verschlüssen des linken Oberlappens infolge zu weiten Vorschiebens des Tubus. Wenn diese Fehlplazierungen während einer rechtsseitigen Thorakotomie nicht erkannt werden, resultieren sie in einer ausgeprägten Hypoxie während der Ein-Lungen-Beatmung [8].

Ventilation und Oxygenation

Zwei-Lungen-Beatmung

Der pulmonale Blutfluß ist abhängig von der Körperposition und steigt in der untenliegenden Lunge im Vergleich zur obenliegenden Lunge an [9]. Die Einleitung der Narkose verursacht einen Abfall der FRC in beiden Lungen. Die obenliegende Lunge bewegt sich von einem flachen nichtkomplianten Teil zu einem steilen komplianten Teil der Druck-Volumen-Kurve. Die untenliegende Lunge bewegt sich von einem steilen komplianten Teil zu einem flachen nicht-komplianten Teil der Druck-Volumen-Kurve. Aus diesem Grund hat der anästhesierte Patient in Seitenlage bei geschlossenem Thorax eine obenliegende Lunge, die gut ventiliert und schlecht perfundiert ist, und eine untenliegende Lunge, die besser durchblutet aber schlechter belüftet wird. Ein Mißverständnis zwischen Ventilation und Perfusion resultiert aus dieser Lage [10]. Eine Eröffnung von Thorax- und Pleuralwand verursacht nur minimale Veränderungen der Perfusion, jedoch signifikante Veränderungen der Distribution der Ventilation. Die obenliegende Lunge wird nicht länger durch die Thoraxwand zurückgehalten, sondern kann sich frei expandieren und wird vermehrt belüftet.

Schematische Zusammenfassung

- Die obenliegende Lunge wird gut ventiliert und schlecht perfundiert.
- Die untenliegende Lunge wird schlecht ventiliert und gut perfundiert.
- Außerdem können an der untenliegenden Lunge Atelektasen auftreten, die durch den erhöhten intra-abdominellen Druck auf diese Lunge verursacht werden.

Wenn beide Lungen ventiliert werden, kann ein selektiver PEEP der untenliegenden Lunge deren pulmonalvasuklären Widerstand erhöhen und Blut zu der obenliegenden Lunge umleiten. Hierdurch wird das Ventilations-Perfusions-Mißverhältnis und damit die Oxygenation verbessert [11, 12].

Ein-Lungen-Beatmung

Während der Ein-Lungen-Beatmung wird jeglicher Blutfluß der nichtventilierten Lunge zum sogenannten „shunt flow", der zum bereits bestehenden „shunt flow" der untenliegenden Lunge hinzukommt. In einer kürzlich veröffentlichten Studie wurde nachgewiesen, daß der Anstieg des intrapulmonalen Rechts-Links-Shunts bei Ein-Lungen-Beatmung den gleichzeitigen Abfall des PaO_2 verursacht [13]. Die Ursache der verschlechterten Oxygenation ist die Durchblutung der nicht belüfteten Lunge [14].

Glücklicherweise gibt es passive Mechanismen sowie aktive vasokonstriktorische Mechanismen, die normalerweise während der Ein-Lungen-Beatmung den Blutfluß zu der obenliegenden nicht-ventilierten Lunge vermindern, und somit den erwarteten Anstieg des Rechts-Links-Shunts und den Abfall des PaO_2 begrenzen.
Der passiv mechanische Mechanismus, der den Blutfluß zur obenliegenden Lunge herabsetzt, besteht aus Schwerkraft und chirurgischer Beeinflussung des Blutflusses. Die größte Reduktion des Blutflusses zur obenliegenden Lunge wird durch den aktiven vasokonstriktorischen Mechanismus verursacht, der hypoxische pulmonale Vasokonstriktion (HPV) genannt wird [15].
Im Bereich von 30–70% der hypoxischen Lunge kann die HPV den PaO_2 signifikant erhöhen. Die HPV ist ein autoregulativer Mechanismus, der bei hypoxischen Lungenarealen in Kraft tritt, und einen Abfall des PaO_2 durch Reduzierung des Shunt Flow kompensiert. Die hypoxische pulmonale Vasokonstriktion wird durch zahlreiche Faktoren zusätzlich beeinflußt, die bei Durchführung der Narkose berücksichtigt werden müssen.

- Vasodilatatoren (Nitroglyzerin, Nitroprusside) inhibieren die HPV [16, 17, 18, 19]
- Inhalationsanästhetika inhibieren in geringer Weise die HPV [20, 21, 22, 23]
- Ein erhöhter pulmonal-arterieller Druck wirkt einer effektiven HPV entgegen
- Die HPV ist maximal bei normalem PvO_2 und herabgesetzt bei niedrigem und höherem PvO_2 [24]
- Ein niedriger FiO_2, verursacht einen progressiven Anstieg des pulmonalen Widerstands in der belüfteten Lunge und verursacht hierdurch einen Abfall der Blutumverteilung von hypoxischen zu normoxischen Lungenarealen.

Auch das Beatmungsmuster der belüfteten Lunge kann die Perfusion der nichtbelüfteten Lunge verändern [25, 26].

Konventionelles Management der Ein-Lungen-Beatmung

1. Die Zwei-Lungen-Beatmung wird so lange wie möglich aufrechterhalten.
2. Beginn der Ein-Lungen-Beatmung mit einem Hubvolumen von 10 ml/kg [27].
3. Anpassung der Beatmung durch die Frequenz, so daß der $PaCO_2$ 40 mm Hg entspricht [28].
4. $FiO_2 = 1$
5. Kontinuierliche Messung von SaO_2 und endexspiratorischem $PaCO_2$.

Die positiven Wirkungen des hohen FiO_2 der ventilierten Lunge überwiegen die negativen. Die positiven Effekte bestehen aus Vasodilatation der untenliegenden Lunge. Der Blutfluß steigt an, während der Flow der obenliegenden Lunge reduziert wird. Eine Erhöhung des arteriellen PaO_2 ist die Folge. Andererseits kann eine inspiratorische hohe Sauerstoffkonzentration das Auftreten von Resorptionsatelektasen fördern.

Engmaschiges Monitoring der arteriellen Oxygenation ist bei Ein-Lungen-Anästhesie obligat. Intermittierende Bestimmungen des PaO_2 ist die am häufigsten eingesetzte Technik. Dennoch ist der Zeitverlust der zwischen Entnahme, Bestimmung, Interpretation und notwendiger therapeutischer Intervention besteht, zu lang. Kontinuierliches Monitoring der arteriellen Sauerstoffsättigung durch Gebrauch des Pulsoximeters erhöhen die Sicherheit bei der Ein-Lungen-Beatmung. Tritt ein nicht tolerabler Abfall des SaO_2 ($<90\%$) ein, so fängt man mit einer Insufflation von O_2 über ein separates CPAP-System in die nicht belüftete Lunge an [11, 29, 30]. So kann diese an der Oxygenation teilhaben, ohne den Chirurgen zu sehr zu behindern. Durch die Erhöhungen des PVR in die obenliegende Lunge, nimmt auch der Blutfluß in der belüfteten Lunge zu. Eine Verbesserung der Oxygenation während der Ein-Lungen-Beatmung wird am besten dadurch erreicht, daß man die untenliegende Lunge mit PEEP und die obenliegende Lunge mit CPAP behandelt [31, 32, 33]. Bleibt der Abfall der SaO_2 weiter intolerabel, so muß die Ein-Lungen-Beatmung beendet werden. Nach Beendigung des intrathorakalen Eingriffs, muß der Anästhesist entscheiden, ob vor der Verlegung des Patienten auf die Intensivstation der Dopellumen-Tubus gegen einen konventionellen Tubus ausgetauscht werden sollte. In der Regel passiert dies fast immer: manchmal kann jedoch eine seitendifferente PEEP-Beatmung für eine kürzere Zeit notwendig sein, wenn die ehemals atelektasische Lunge noch nicht ganz entfaltet ist.

Thorakale peridurale Analgesie

Um postoperativ eine perfekte Analgesie ohne sedierende Nebenwirkungen durchführen zu können, bekommen alle Patienten vor Beginn der Narkose einen Periduralkatheter im Niveau Th7–Th8. Abhängig vom kardiovaskulären Zustand des Patienten kann dieser auch intraoperativ benutzt werden. Aus eigenen Erfahrungen in den letzten zwei Jahren konnten wir feststellen, daß mit der postoperativen epiduralen Gabe von Opiaten, mit oder ohne zusätzliche Gabe von lokalen Anästhetika, eine hervorragende Analgesie gewährleistet war. Hierdurch konnten die Patienten perfekt spontan atmen und abhusten. Die Extubation erfolgt so früh wie möglich durchgeführt, meistens nach 6 bis 8 Stunden.

Literatur

1. Lawin P, Brussel TH, Hartenauer U, Scherer F (1988) Das Adenokarzinom des gastrooesophagealen Überganges-Anästhesiologische und intensivmedizinische Aspekte in der postoperativen Phase. In: Aktuelle Therapie des Kardiakarzinoms von Langhans P, Schreiber HW, Häring R, Reding R, Siewert JR, Bünte H (Hrsg) Springer Verlag Berlin, Heidelberg, New York, London, Paris, Tokyo
2. Larsen MC, Cliften EE (1965) The prognostic value of preoperative evaluation of patients undergoing thoracic surgery. Dis Chest 47:589
3. Gracey DR, Divertie MB, Didier EP (1979) Preoperative pulmonary preparation of patients with chronic obstructive pulmonary disease. A prospective study. Chest 76:123
4. Bynum LJ, Pierce AK (1976) Pulmonary aspiration of gastric contents. Am Rev Resp Dis 114:1129

5. Hartenauer U, Reinhold P (1983) Indikation zur seitengetrennten Intubation und Beatmung. In: Intubation, Tracheotomie und bronchopulmonale Infektion. Hrsg.· Rugheimer, Springer Verlag
6. Bjork VO, Carlens E (1950) The prevention of spread during pulmonary resection by use of a double lumen catheter. J Thorac Surg 20:151
7. Robertshaw FL (1962) Low resistance double lumen tubes. Br J Anaesth 34:576
8. Smith GB, Hirsch NP, Ehrenwerth J (1986) Placement of double-lumen endobronchial tubes. Br J Anaesth 58:1317
9. Froese AB, Bryan CA (1974) Effect of anesthesia and paralysis on diaphragmatic mechanics in man. Anesthesiology 41, 242–255
10. Scherer R, Lawin P (1984) Pathophysiologie und Klinik der Ein-Lungen-Beatmung. Anesth Intensivther Notfallmed 19, 168–174
11. Caplan LM, Turndorf H, Chandrakant P, Ramannathan S, Acinapuro A, Shalon J (1980) Optimization of hypoxaemia and intrapulmonary shunting in one lung anaesthesia. Anesth Analg 59:847
12. Alfery DD, Benumof LJ, Trousdale FR (1981) Improving oxygenation during one-lung ventilation: the effects of PEEP and blood flow restriction to the nonventilated lung. Anesthesiology 55:381
13. Scherer R, Van Aken H, Lawin P (1984) Hämodynamische und respiratorische Veränderungen bei Operationen am Oesophagus unter unilateraler Ventilation. Chirurg 55:665–669
14. Kerr JH, Smith AC, Prys Roberts C (1974) Observation during endobronchial anaesthesia. II. Oxygenation. Br J Anaesth 46:84
15. Euler von UA, Liljestrand G (1946) Observation on the pulmonary arterial blood pressure in the cat. Acta Physiol Scand 12:301
16. Benumhof JL, Wahrenbrock EA (1975) Local effects of anaesthetics on regional hypoxic pulmonary vasoconstriction. Anesthesiology 43:525
17. Sykes MK, Hurtig JB, Tatt AR, Chakrarbarty MK (1977) Reduction of hypoxic pulmonary vasoconstriction in the dog during administration of nitrous oxide. Br J Anaesth 49:301
18. Castheley PA, Lear S, Cotrell JE, Lear E (1982) Intrapulmonary shunting during induced hypotension. Anesth Analg 61:231
19. D-Oliveira M, Sykes MK, Chakrarbarti MK, Orchard C, Keslin J (1981) Depression of hypoxic pulmonary vasoconstriction by sodium nitroprusside and nitroglycerine. Br J Anaesth 53:11
20. Benumof JL, Wahrenbrock EA (1975) Local effects of anaesthetics on regional hypoxic pulmonary vasoconstriction. Anesthesiology 43:525
21. Bjaertnaes LJ (1978) Hypoxia induced pulmonary vasoconstriction in man: Inhibition due to diethylether and halothane anaesthesia. Acta Anaesthesiol Scand 22:570
22. Bjaertnaes LJ (1977) Hypoxia induces vasoconstriction in isolated perfused lungs exposed to injectable or inhalational anesthetics. Acta Anaesthesiol Scand 21:133
23. Sykes MK, Hurtig JB, Tatt AR, Chakrarbarti MK (1977) Reduction of hypoxic pulmonary vasoconstriction in the dog during administration of nitrous oxide. Br J Anaesth 49:301
24. Benumof JL (1985) One-lung ventilation and hypoxic pulmonary vasoconstriction: Implications for anaesthetic management. Anesth Analg 64:821
25. Benumof JL (1982) One-lung ventilation: Which lung should be PEEPed? Anesthesiology 56:161
26. Katz JA, Laverne RG, Failey B, Thomas AN (1982) Pulmonary oxygen exchange during endobronchial anaesthesia: Effect of tidal volume and PEEP. Anesthesiology 56:164
27. Kerr JR (1972) Physiological aspects of one-lung (endobronchial) anaesthesia. Int Anesthesiol Clin 10 (4):61
28. Benumof JL, Mathers JM, Wahrenbrock EA (1976) Cyclic pulmonary vasoconstriction induced by concomittend carbon dioxide changes. J Appl Physiol 41:466
29. Baraka A, Sibai AN, Muallem N, Baroody M, Haroun S, Mekkaoui T (1986) CPAP oxygenation during one-lung ventilation using an underwater seal assembly. Anesthesiology 65:102
30. Scheller MS, Varvel JR (1987) CPAP oxygenation during one-lung ventilation using a bain circuit. Anesthesiology 66:708

31. Carlon GC, Kahn R, Howland WS, Baron R, Ramaker J (1978) Acute life threatening ventilation — perfusion inequality: an indication for independant lung ventilation. Crit Care Med 6:380
32. Gallagher TJ, Banner MJ, Smith RA (1980) A simplified method of independent lung ventilation. Crit Care Med 8:380
33. Venus B, Pratap KS, Op'Tholt T (1980) Treatment of unilateral pulmonary insufficiency by selective administration of continuous positive airway pressure through a double-lumen tube. Anesthesiology 52:74

Versuch einer Risikoabschätzung vor Oesophagusresektion

L. LEHR und H. BARTELS

Einleitung

Die Vorhersage der Wahrscheinlichkeit (Tabelle 1) postoperativer Komplikationen in Art und Häufigkeit aufgrund präoperativ erhebbarer Daten ist vom ethischen Standpunkt eine besondere Herausforderung an die therapeutische Verfahrenswahl. Dazu können auch andere Aspekte kommen, wenn Behandlungsalternativen zur Verfügung stehen. So sind beim Plattenepithelkarzinom des Oesophagus Bestrahlung und/oder Chemotherapie in Diskussion.

Tabelle 1

Risiko = Wahrscheinlichkeit für das Eintreten des negativen Ereignisses
(Tod, Anasomoseninsuffizienz etc.)
$w = -\frac{n_N}{n_M}$

Der traditionelle Weg des Versuchs einer Risikoabwägung ist die subjektive Einschätzung des Patientenzustandes durch den Operateur, unterstützt durch konsiliarische Zuziehung von Spezialisten für Einzelorganfunktionen (Kardiologe, Pulmonologe, Nephrologe). Deren Untersuchungen liefern entweder eine definierte Diagnose (z. B. koronare Herzkrankheit) oder schon zahlenmäßige Meßwerte (z. B. pulmonale Ventilationsgrößen), die dann auch eine Abstufung und damit das Aufstellen von sog. Risikoschwellen ermöglichen sollten.

Beispiele für die beiden genannten Möglichkeiten sind:

1. Die an einem eigenen prospektiven Krankengut von 103 Patienten in 12 Fällen gestellte kardiologische Diagnose einer koronaren Herzkrankheit (Anamnese, Szintigraphie, Angiographie) war in deutlich höherem Maße mit dem Auftreten von postoperativen gravierenden kardialen Komplikationen verbunden (Tabelle 2).
2. Dagegen ließ sich der von Goldman [3] beschriebene Zusammenhang zwischen einem von ihm entwickelten kardialen Risikoscore und der postopera-

Langhans, Schreiber, Häring, Reding, Siewert, Bünte (Hrsg.)
Aktuelle Therapie des Oesophaguskarzinoms

Tabelle 2. Kardiales Risiko

KHK	n	kardiale Komplikationen beherrschbar	Exitus n	Todesursache
–	91	2	2	1 × Sepsis 1 × Trachealleck
+	12	7	2	1 × Herzversagen 1 × Koagulopathie
	103		4	

tiven kardialen Komplikationsrate nicht bestätigen. Eine Erklärung für diese Diskrepanz könnte das bei Goldman ganz andere, betont gefäßchirurgische Krankengut sein.

3. In der Lungenchirurgie sind pulmonale Funktionsgrößen als Risikoparameter allgemein anerkannt. Auch für die Oesophagektomie wurden 3 Risikogruppen mit steigender Letalität beschrieben [7]. Eigene Untersuchungen konnten diese Aussage nicht bestätigen (Tabelle 3).

Tabelle 3. Pulmonales Risiko

Risikogruppe	n	Exitus n	Todesursache
I+II	86	4	1 × Sepsis 1 × Trachealleck 1 × Koagulopathie 1 × Herzversagen
III	17	0	
	103	4	

Der klinischen Situation nur ungenügend entspricht beim beschriebenen traditionellen Vorgehen natürlich auch, daß viel häufiger gering- bis mittelgradige Funktionseinschränkungen mehrerer Organe gleichzeitig vorliegen, deren Summations- oder gar Potenzierungseffekt so nicht erfaßtbar ist.

Ergebnisse

Die Bestrebungen zielen daher auf die Entwicklung multifaktorieller Klassifizierungssysteme. Das erste und einfachste war der 1963 von der *American Society of Anesthesiologists* (ASA) empfohlene Score. Dieser ist aber rein deskriptiv und sehr subjektiv, wie die von verschiedenen Untersuchern für die einzelnen Risikogruppen sehr unterschiedlich gefundenen Letalitätsquoten zeigen. Eine Weiterentwicklung unter Einbeziehung auch von objektiven Laborparametern ist z. B. die vom Anästhesiologischen Institut der LMU verwendete Checkliste [6]. Die Zielrichtung ist aber natürlich nicht die möglichst detaillierte Aussage zu chirurgischen Komplikationen bei einer speziellen Operation, eben der Oesophagektomie, sondern die Anwendbarkeit unter anästhesiologischen Gesichtspunkten für ein möglichst großes Operationsspektrum incl. z. B. urologischer und orthopädischer Eingriffe. Ein solcher spezieller Score für das Oesophaguskarzinom wurde von der *Organisation internationale d'Etudes Statistiques pour les maladies de l'Oesophage* (OESO) für eine Multicenterstudie vorgeschlagen (Tabelle 4). Dabei wird versucht, eine Kombination von objektiven und subjektiven Parametern sowohl jeweils für sich im Schweregrad als auch untereinander zu werten. Im eigenen Krankengut konnte er jedoch an 73 Patienten seine Brauchbarkeit nicht unter Beweis stellen: In den Gruppen I und IV war zwar die Letalität 0 bzw. 100% (Abb. 1), doch beinhalten beide einen zu kleinen Bruchteil

Tabelle 4. Klinische Klassifikation von Patienten mit Oesophagus-/Kardia-/Magen-Karzinom

Name: .... geb. .... Station: ....

	0	1	2	3	Punkte Score
Alter	<40 Jahre	41-50	51-60	>60	
Lungenfunktion					
- Klin. Belastbark. (z. B. Treppensteigen)	+++	++	+	Ruhedyspnoe	
- Atemstoßtest	100%	100%-80%	70%-80%	<70%	
Organinsuffizienzen (Niere, Leber, Diabetes etc.)	0	eine, unter Kontrolle	mehrere, unter Kontrolle	fortbestehende Organ-insuffizienz	
Alkoholkonsum	0	gelegentlich	regelmäßig <60 g/die	regelmäßig >60 g/die	
Gewichtsverlust*	0	5%	5-10%	>10%	
objekt. Kriterien der Malnutrition (Buzby-Index)	<20	20-30	30-40	>40	
Anamnesenlänge	1 Monat	1-3 Monate	3-6 Monate	>6 Monate	
Patienten-Kooperation und Motivation	+++	++	+	Psychische Depression	
				Summe = Grad d. Risiko	

* Adipositas (+20% Idealgewicht n. Broca) = 2 Pkt.

I: Grad = 0-5 Punkte
II: 6-10 Punkte
III: 11-20 Punkte
IV: 21-27 Punkte

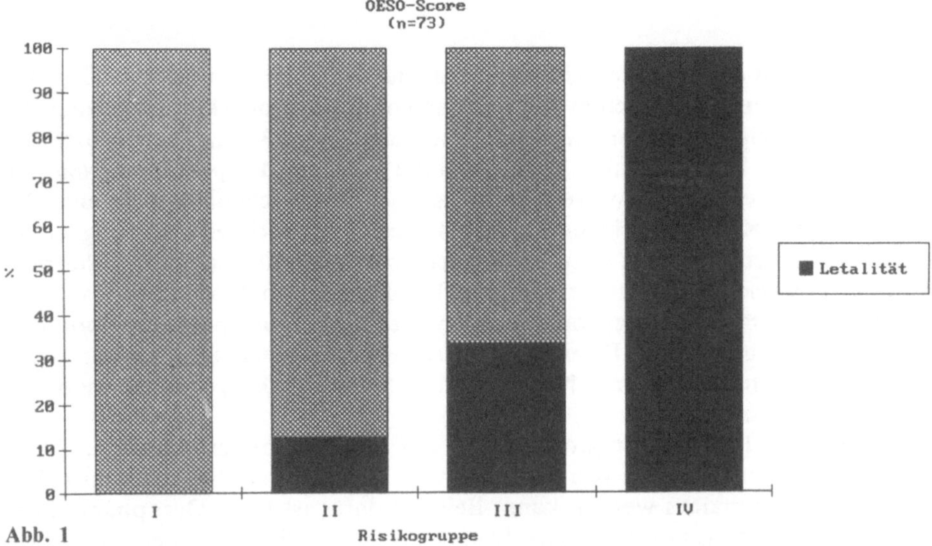

Abb. 1

aller Patienten. Auffallend war andererseits, daß der sog. Buzby-Index [2], ein Maß für den Ernährungszustand des Patienten, im Mittelwert für die beiden Gruppen — Überlebende und Verstorbene — einen signifikanten Unterschied aufwies. Derselbe Parameter — der sich aus mehreren Detailbefunden errechnet — als individueller Risikofaktor herangezogen, war jedoch bei 60 weiteren Patienten ohne verwertbare Aussagekraft (Abb. 2). Dasselbe gilt auch für eine parallel dazu angewandte andere Methode der Erfassung des Ernährungsstatus [1].

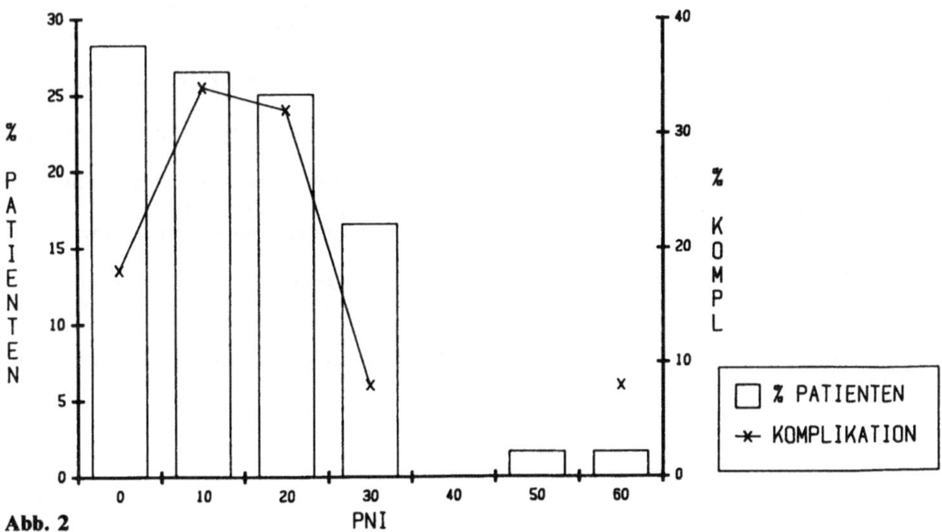

Abb. 2

Ausblick

Leider zur Zeit noch keine schlüssige Aussage möglich ist über das Ergebnis einer diskriminanzanalytischen Auswertung von je 59 prospektiv erhobenen Parametern an weiteren 93 Patienten mit Oesophagus- und 31 mit Magenkarzinom. Als besonderes Problem dabei erwies sich die Wertung des postoperativen Verlaufes. Wiegen etwa 10 schwere Komplikationen mit wochenlanger Intensivtherapie im einen Kollektiv schwerer als ein Todesfall im anderen oder umgekehrt? Einen ersten neuen Ansatz dazu bieten Versuche, auch die Ergebnisse der postoperativen Phase zu klassifizieren [5]. Nicht zuletzt ist noch offen, ob das angewandte Operationsverfahren oder der Tumortyp die postoperative Komplikationsrate mehr beeinflußt. Denkbar ist auch letzteres, vielleicht aber nur mittelbar, weil Alkoholismus und Nikotinabusus beim Plattenepithelkarzinom des Oesophagus häufiger sind.

Ein relevantes Problem ist nicht zuletzt das der Risikoüberschätzung. Sie ist ebenfalls für den Patienten von Nachteil, weil ihm dadurch die wirksamste Therapieform vorenthalten werden kann. Beispiel dafür ist beim Oesophaguskarzinom die computertomographische Diagnose einer Infiltration der Aorta oder des Tracheobronchialbaumes. So ergaben eigene prospektive Untersuchungen an 60 Patienten, daß diese Diagnose für 20–25% der Patienten falsch-positiv gestellt wird [4] und damit irrtümlicherweise Irresektabilität angenommen wird. Dasselbe gilt auch für die Kernspin-Tomographie, zumindest zum derzeitigen technischen Stand. Ob hier die Endosonographie den z. B. auch für die Stratifizierung in Studien dringend notwendigen diagnostischen Fortschritt bringen kann ist z. Zt. Gegenstand der Untersuchungen.

Literatur

1. Brandmair W, Lehr L, Siewert JR (1989) Ernährungsstatus beim Oesophaguscarcinom: Erfassung und Bedeutung für eine postoperative Risikoabschätzung. Langenbecks Arch Chir 374:25–31
2. Buzby GP, Mullen JL, Matthews DC, Hobbs CL, Rosato EF (1980) Prognostic nutritional index in gastrointestinal surgery. Am J Surg 139:160–167
3. Goldman L (1983) Cardiac risks and complications of noncardiac surgery. Ann Surg 198:780–791
4. Lehr L, Rupp N, Siewert JR (1988) Assessment of resectability of esophageal cancer by computed tomography and magnetic resonance imaging. Surgery 103:344–350
5. Mc Peek B, Gasko M, Mosteller F (1986) Measuring outcome from anesthesia and operation. Theor Surg 1:2–9
6. Peter K, Unertl K, Wroblewski H (1984) Wertung der Risikofaktoren und präoperative Untersuchungsprogramme. In: Der Risikopatient in der Anästhesie (Hrsg Ahnefeld FW, Seelig W). Springer, Berlin Heidelberg New York Tokyo, S 45–56
7. Röher HD (1987) Prozesse des perioperativen Risikos — aus der Sicht des Chirurgen. Langenbecks Arch Chir 372:227–232

Intensivmedizinische Maßnahmen nach Oesophagusresektion aus der Sicht des Chirurgen

H. BARTELS, J. LANGE und J. R. SIEWERT

Einleitung

Unser Management nach Oesophagektomien ist in der Abb. 1 zusammengefaßt. Zur Zeit werden alle Patienten postoperativ nachbeatmet mit individuell adaptierten PEEP. Die Extubation erfolgt zwischen dem 2. und 3. Tag. eine parenterale Ernährung wird ab dem 5. Tag nach Lagekontrolle des intraoperativ eingelegten Jejuno-Kath kombiniert mit zunehmender enteraler Belastung. Zu diesem Zeitpunkt haben die Patienten den eigentlichen Intensivbereich verlassen und werden auf der Intermediatestation überwacht. Die zervikale Anastomose wird am 7. Tag geröntgt. Dann erfolgt, wenn alle Drainagen und invasiven Katheter entfernt sind, die Verlegung auf die Normalpflege.

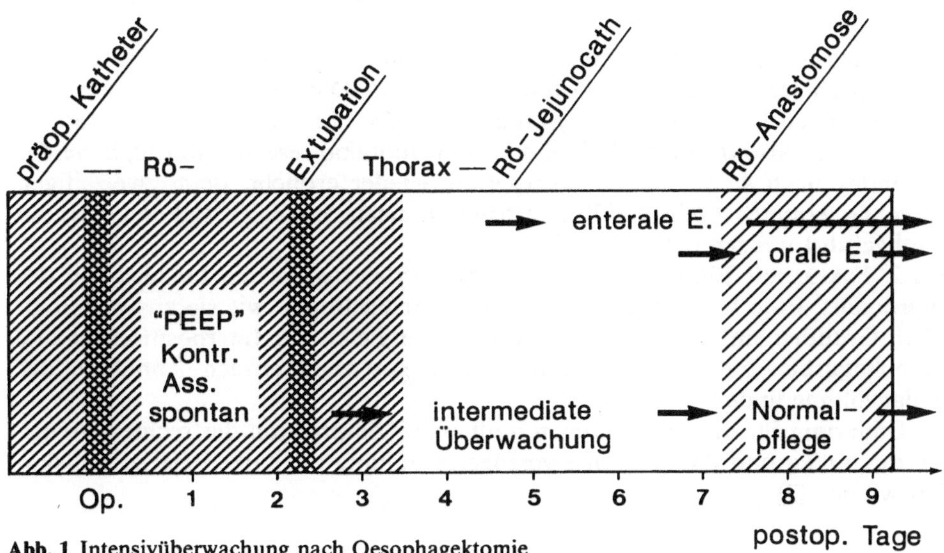

Abb. 1 Intensivüberwachung nach Oesophagektomie

Langhans, Schreiber, Häring, Reding, Siewert, Bünte (Hrsg.)
Aktuelle Therapie des Oesophaguskarzinoms

Rhythmusstörungen

In den ersten postoperativen Tagen steht natürlich die pulmonale Problematik im Vordergrund [4]. Von gleich großer Bedeutung sind aber auch Veränderungen der Herz-Kreislauffunktion: Wir haben prospektiv bei 25 Patienten mit Oesophaguskarzinom eine perioperative Rhythmusanalyse durchgeführt. Dabei zeigte sich, daß bereits präoperativ in 53% der Fälle komplexe VES der Lown-Klassen 3 und 4 vorlagen und postoperativ sogar in über 90% nachweisbar waren [1].
Die Ursache dieser Rhythmusstörungen ist nicht klar, ihre klinische Bedeutung liegt aber darin, daß eine geregelte Interaktion von Vorhof- und Kammerkontraktionen und damit eine optimale Herzauswurfleistung nicht gewährleistet ist.

Frühzeitige Erfassung

Um solche hämodynamischen Veränderungen bereits frühzeitig erfassen zu können führen wir schon präoperativ kardiopulmonale Funktionsmessungen durch. Dabei werden u.a. Drucke im großen und kleinen Kreislauf, Füllungsdrucke des rechten und linken Herzens und Herzzeitvolumina bestimmt und nach Standardformeln Gefäßwiderstände und verschiedene Herzarbeitsindizes berechnet. Die Messungen werden postoperativ im 12-h-Intervall bis zum Beatmungsende weitergeführt.
Dabei konnten wir nachweisen, daß der *Herzindex,* als der entscheidende kardiale Parameter, unmittelbar postoperativ abfällt. Dies ist auch der Zeitpunkt der maximalen Häufung von Rhythmusstörungen. Unabhängig vom operativen Vorgehen, ob also transmediastinal oder transthorakal reseziert wurde, hatte der Herzindex nach 48 h seine Ausgangsgröße wieder erreicht. Beim zweizeitigen Vorgehen konnte somit die Rekonstruktion nach kardialer Rekompensation durchgeführt werden (Abb. 2).
Ein 2. Faktor mit Einfluß auf die *Herzauswurfleistung* ist die Lokalisation des Interponats. Eine Interposition ins vordere Mediastinum, wie sie aus onkologischen Gründen sinnvoll erscheint, führt im Vergleich zur Interposition ins alte Oesophagusbett zu einer stärkeren und länger andauernden Abnahme des Schlagvolumenindex.
Als Erklärung für dieses Phänomen muß eine Kompression des rechten Ventrikel von außen und dadurch eine verzögerte Füllung des linken Herzens diskutiert werden [3].

Low-Cardiac-Output Syndrom

Um das gefürchtete Low-Cardiac-Output-Syndrom zu vermeiden, arbeiten wir deshalb – trotz bekanntem pulmonalen Risiko – postoperativ mit hohen Flüssigkeitsumsätzen. Bei einer Einfuhr von 60 ml/kg/KG bedeutet dies eine Gesamtmenge von ca. 4 l/die. Voraussetzung für ein solches Infusionsprogramm ist na-

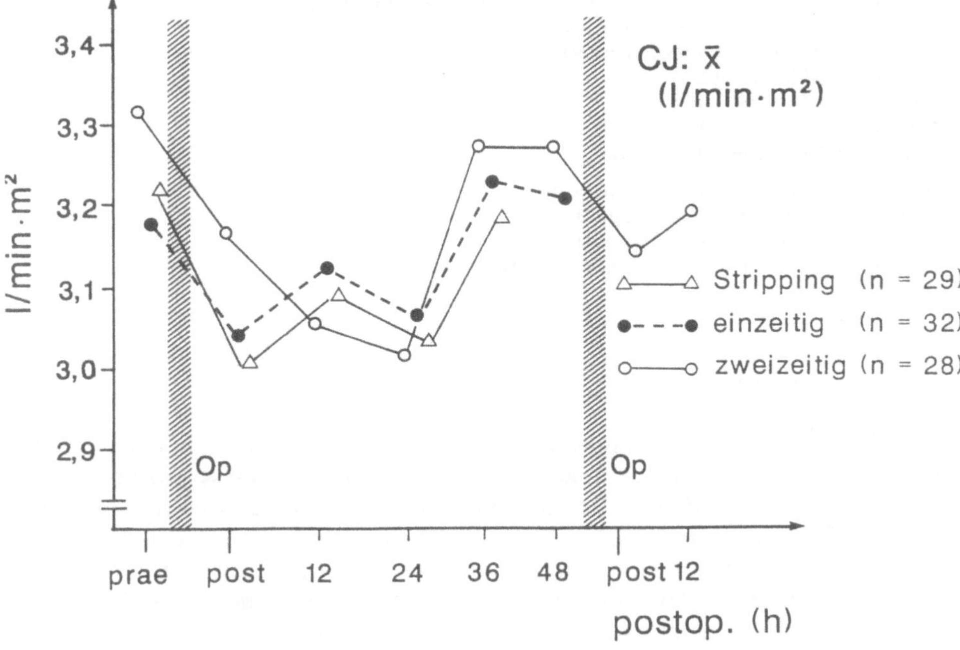

Abb. 2 Herzindex (CJ) nach Oesophagektomie 1. 10. 86 – 28. 2. 88

türlich eine ausgeglichene Flüssigkeitsbilanz und die kontinuierliche Überwachung der kardialen Füllungsdrucke am Pulmonalismeßplatz.
Mit dem Infusionsprogramm wird der kalorische Bedarf der Patienten vollständig abgedeckt. Untersuchungen von Brandmair und Lehr am eigenen Krankengut haben gezeigt, daß der Bedarf in den ersten 48 postoperativen Stunden bei 1500 kcal liegt und im weiteren Verlauf nicht über 2000 kcal ansteigt. Dies gilt auch beim Auftreten von postoperativ septischen Komplikationen [2].
Unsere Regelüberwachung umfaßt die übliche Laborchemie, das Monitoring von Vitalfunktionen, die wiederholte klinische Untersuchung und zusätzlich Rö-Thoraxaufnahmen und kardiopulmonale Funktionsprofile.
Eine weiterführende Diagnostik wird erforderlich bei jedem Abweichen vom erwarteten, also dem anfangs skizzierten, postoperativen Verlauf. Dabei steht die Suche nach der chirurgischen Komplikation im Vordergrund.
Die häufigste *Komplikation* neben der Nachblutung, die aber diagnostisch leicht zu fassen ist, ist die postoperative Sepsis. Ihr Nachweis gelingt über die Analyse von Drainagesekreten, Ultraschallsonographie, Endoskopie, Bronchoskopie mit der Fragestellung trachealer Läsionen und röntgenologischer Jejuno-Kath-Kontrolle zum Ausschluß einer Katheterdislokation.
Untersuchungsverfahren außerhalb der Intensivstation sind natürlich die Anastomosenkontrolle mit Gastrografin, die Computertomographie, die Angiographie und als ultima ratio die diagnostische Relaparotomie (Tabelle 1).

Tabelle 1. Diagnostische Prinzipien bei septischen Komplikationen

- Sekret aus Drainagen (Intestinalsekret?)
- Ultraschall (Flüssigkeit?)
- Endoskopie (Vitalität?, Fistel?)
- Bronchoskopie (tracheale Läsion?)
- Jejunocath-Kontrolle (Dislokation?)

- Anastomosenkontrolle mit Gastrografin
- Computertomographie (Flüssigkeit?)
- Angiographie (Vitalität d. Interponats?)
- Diagnostische Relaparotomie (Rethorakotomie)

Eigene Untersuchungen

Daß bei postoperativen Störungen die chirurgische Komplikation in der Tat zahlenmäßig im Vordergrund steht, zeigt die Analyse des eigenen Krankenguts:
Seit Oktober 1986 wurden im Rahmen einer prospektiv angelegten randomisierten Studie 103 Patienten oesophagektomiert. Davon wurden 37 transmediastinal, 36 transthorakal einzeitig und 30 transthorakal zweizeitig reseziert, d.h. in dieser Gruppe erfolgte die Rekonstruktion erst 48 h nach Oesophagektomie. Hinsichtlich Alter, Geschlechtsverteilung und Körpergewicht waren die Gruppen nicht unterschiedlich. Auffallend ist lediglich, daß beim zweizeitigen Vorgehen Patienten mit höherem operativen Risiko und auch fortgeschritteneren Tumorstadien zusammengefaßt waren.
Die Komplikationsrate war innerhalb der einzelnen Therapiegruppen nicht unterschiedlich. Insgesamt wurde 7 × eine Nachblutung beobachtet, 20 × lag eine Insuffizienz der zervikalen Anastomose vor. 5 × sahen wir eine diffuse Peritonitis, für die in 3 Fällen eine Jejuno-Kath Dislokation verantwortlich war.
An allgemeinen Komplikationen, also primären Störungen der Vitalfunktionen ohne Nachweis von eingriffspezifischen Komplikationen sahen wir 9 × eine

Tabelle 2. Oesophagusresektionen 1. 10. 86–1. 7. 88. Komplikationen

chirurgisch		
- Nachblutung	n = 7	(6,8%)
- Anastomosen-Insuffizienz	n = 20	(19,4%)
- Peritonitis	n = 5	(14,8%)
- tracheale Läsion	n = 4	(3,9%)
- Pleuraempyem	n = 3	
- Chylothorax	n = 2	
- Platzbauch	n = 1	
- Interponat-Nekrose	n = 1	
allgemein		
- Pneumonie	n = 9	(8,7%)
- „low output syndrom“	n = 7	(7%)
- C_2H_5OH-Entzug	n = 3	
- ANV (Dialysepflichtig)	n = 1	

Pneumonie, 7 × ein Low-Cardiac-Output-Syndrom, 3 × ein schweres Alkoholentzugssyndrom und 1 × ein dialysepflichtiges Nierenversagen (Tabelle 2).
Bei den 103 durchgeführten Oesophagektomien traten somit insgesamt 51 × postoperative Störungen auf. Dabei handelte es sich in 30,1% um chirurgische und in 19,4% um allgemeine Komplikationen (Tabelle 3).

Tabelle 3. Oesophagusresektionen. 1. 10. 86–1. 7. 88. Komplikationen

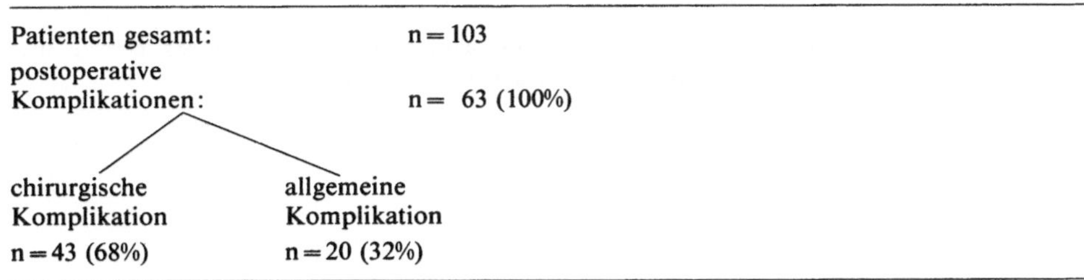

Patienten gesamt: n = 103
postoperative Komplikationen: n = 63 (100%)

chirurgische Komplikation n = 43 (68%)
allgemeine Komplikation n = 20 (32%)

Bei der Analyse der postoperativen Beatmungs- und Verweildauer auf der Intensivstation ist auffällig die 136 h Nach-Beatmungszeit in der Gruppe mit zweizeitigen Vorgehen. Die Erklärung dafür sind schwere respiratorische Insuffizienzen bei 3 Patienten mit präoperativ durchgeführter Radio-Chemotherapie.
Insgesamt sind in dem Beobachtungszeitraum 4 Patienten verstorben. Das entspricht z. Zt. einer 30-Tage Letalität von 2,7% nach transmediastinaler und 2,8% bzw. 6,6% nach transthorakaler Oesophagektomie (Tabelle 4).

Tabelle 4. Oesophagusresektionen. 1. 10. 86–1. 7. 88. Ergebnisse

	„Stripping" n = 37	„1-zeitig" n = 36	„2-zeitig" n = 30
Anaesthesie-Dauer (Med)	5 h	7,3 h	7,6 h
Beatmung postop. (Med)	36 h	48 h	136 h
Behandlung auf IPS (Med)	8 Tg	12 Tg	16,9 Tg
verstorben (n)	1	1	2
Letalität 30. p.op. Tag	2,7%	2,8%	6,6%

Zusammenfassung

1. Die Intensivtherapie nach Oesophagusresektion muß vor allem prophylaktische Maßnahmen zur Vermeidung pulmonaler und *kardialer* Störungen beinhalten.
2. Aus chirurgischer Sicht von besonderer Bedeutung: Postoperative Komplikationen sind überwiegend auf den Eingriff selbst zurückzuführen. Damit steht die Suche nach der „chirurgischen Komplikation" im Vordergrund.

Literatur

1. Bartels H et al (1987) Herzrhythmusstörungen: ein perioperativer Risikofaktor bei der Ösophagektomie? Langenbecks Arch Chir 372:844
2. Brandmair W et al Der postoperative Energiebedarf nach großen abdominalchirurgischen Eingriffen: Vergleich der Messung durch indirekte Kaloriemetrie mit rechnerischer Schätzung. Langenbecks Arch Chir im Druck
3. Niederle B et al (1987) Influence of transthoracic and transmediastinal esophagectomy and of various degrees of gastric filling on cardiopulmonary function. Preliminary results of an experimental study in the dog. In: Diseases of the esophagus. Edited: Siewert JR, Hölscher AH. Springer Verlag
4. Kido Y et al (1987) Pulmonary complications following surgery for esophageal cancer. In: Disease of the esophagus. Ed.: Siewert JR, Hölscher AH. Springer Verlag

Chirurgische Strategie und Therapiekonzept

Oesophaguskarzinom: Chirurgische Strategie und Therapiekonzept

R. Häring

Einleitung

In unserem Lande ist das Oesophaguskarzinom glücklicherweise relativ selten. Dies bedeutet aber, daß auf jede einzelne Klinik jährlich nur wenige Patienten entfallen. Daher bleibt die Erfahrung des einzelnen Chirurgen mit dieser technisch aufwendigen und mit erheblichem Risiko belasteten Operation relativ begrenzt. Dies ist sicherlich mit einer der Gründe, die die Ergebnisse ostasiatischer Chirurgen — bei Letalität und Überlebenszeiten — deutlich von den unseren abweichen lassen. Eine Konsequenz daraus wäre, die Behandlung des Speiseröhrenkrebses in besonders hierfür ausgewiesenen Kliniken mit größeren Fallzahlen und entsprechender Erfahrung zu konzentrieren. Nur dann ist eine Erweiterung der Operationsindikation, insbesondere auch für alte Patienten sowie die Senkung des Operationsrisikos und die Verbesserung der Überlebenszeiten zu erreichen.
Chirurgische Strategie und Therapiekonzept beim Oesophaguskarzinom haben sich an der Berliner Klinik im Laufe der Zeit immer wieder verändert.
Die Gründe hierfür:

1. neugewonnene Erfahrungen wurden in Detailabänderungen bei Operationstaktik und -technik umgesetzt und
2. um die größtmögliche Radikalität zu erreichen, wurden die Operationsverfahren nach Tumorlokalisation und Tumorstadium ausgerichtet.

Im wesentlichen haben wir unsere Operationsverfahren in den letzten Jahren auf drei Methoden beschränkt:

1. Auf die subtotale transmediastinale Ösophagusresektion ohne Thorakotomie und
2. auf die transthorakale „Standard"-Oesophagektomie und
3. auf die transthorakale En bloc-Oesophagektomie.

Voraussetzung für diese Verfahrenswahl ist eine sorgfältige präoperative Risikoabschätzung und Erfassung des Tumorstadiums.
Ich möchte daher folgende Punkte diskutieren:

- Tumorstaging und Risikobeurteilung
- Indikationsstrategie
- Operationstaktik und -technik

Langhans, Schreiber, Häring, Reding, Siewert, Bünte (Hrsg.)
Aktuelle Therapie des Oesophaguskarzinoms

Tumor-Staging und Risikobeurteilung

Die Prognose des Oesophaguskarzinoms ist vor allem von Penetrationstiefe und Einbeziehung benachbarter Strukturen insbesondere des Tracheobronchialbaums abhängig, weniger dagegen von der Längsausdehnung des Tumors in der Speiseröhrenwand. Mit der Tiefe der Wandinfiltration nimmt auch die Häufigkeit lymphogener Metastasen zu. Rein pragmatisch kann davon ausgegangen werden, daß im Initialstadium oberhalb der Trachealbifurkation gelegene Tumoren nach proximal und zervikal, unterhalb davon gelegene nach distal und abdominal und Karzinome in Höhe der Bifurkation in beide Richtungen lymphogen metastasieren.
Penetrationstiefe und Metastasierung sind also wichtig Parameter zur Beurteilung der Operabilität des Oesophaguskarzinoms. Um dies zu prüfen, führen wir neben den Verfahren zur Diagnosesicherung wie Röntgen-Kontrastuntersuchung, Oesophagoskopie und Biopsie ein „Tumorstaging" durch (Tabelle 1).

Tabelle 1

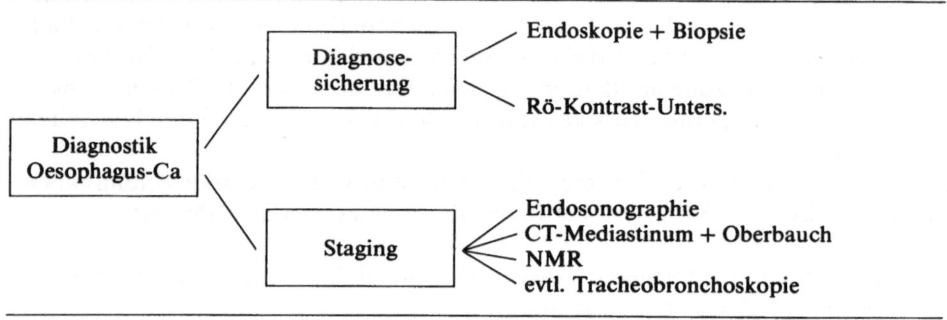

Hierzu dienen:
- CT des Mediastinums und Oberbauchs
- Endosonographie
- Kernspintomographie und
- Bronchoskopie bei oralwärts der Bifurkation gelegenen Tumoren mit Verdacht auf Infiltration des Tracheobronchialbaums.

Die Computertomographie hat bei der Beurteilung der Tumorinfiltration in mediastinale Strukturen enttäuscht, ebenso hinsichtlich der Abgrenzung mediastinaler Lymphome. Ihre Aussage ist hier nicht verläßlich. Mit der Kernspintomographie scheint man die Tiefeninfiltration des Tumors in der Oesophaguswand und auch eine Vergrößerung mediastinaler Lymphknoten besser zu beurteilen.
Mit der Endosonographie lassen sich Infiltrationstiefe und Lymphknotenvergrößerungen zuverlässiger beurteilen. Nachteil dieses Verfahrens ist jedoch, daß es bei hochgradiger Tumorstenose nicht angewandt werden kann.

Tabelle 2. Ergebnisse des Tumorstaging

	Endosonographie	CT/Rö-Kontrast
Tumorausdehnung proximal/distal	exakt	unsicher
Infiltrationstiefe	91%	45%
Regionale Lymphknotenvergrößerung	81%	36%

In Zusammenarbeit mit unserer Gastroenterologie gelang es mit Hilfe der Endosonographie (Tabelle 2):
- die proximale und distale Tumorausdehnung exakt zu bestimmen, die mit Endoskopie und Computertomographie meist unterschätzt wird
- in 91% der Fälle eine präzise Aussage über die Infiltrationstiefe zu machen, mit der Computertomographie nur in 45% und
- in 81% eine regionale Lymphknotenvergrößerung richtig zu erkennen, computertomographisch dagegen nur in 36%.

Eine Bronchoskopie führen wir nur fakultativ durch, wenn wir bei höhergelegenen Karzinomen den Eindruck einer Mitbeteiligung des Tracheobronchialbaums haben. Hat die Trachea bereits Beziehung zum Tumor, so ist er u. E. inoperabel.
Auf eine sorgfältige präoperative Risikobeurteilung legen wir größten Wert, soweit diese überhaupt für den Einzelpatienten verläßlich möglich ist. Die bekannten Risikoscores sind dabei nicht von Nutzen. Besonders wichtig erscheint es uns die Lungenfunktion und Stoffwechselsitutation zu überprüfen. Eine ausgeprägte obstruktive Lungenerkrankung und eine katabole Stoffwechsellage bergen ein großes Risiko in sich. Wenn trotz intensiver präoperativer Maßnahmen wie Atemgymnastik, Inhalationen und Hyperalimentation keine Verbesserung zu erreichen ist, muß man die Indikation sehr ernstlich überdenken.

Indikationsstrategie

Prinzipiell streben wir die Resektion des Karzinoms an. Selbst wenn sie nur noch palliativ sein kann, bringt sie durch Wiederherstellung der Schluckfähigkeit eine deutliche Verbesserung der Lebensqualität.
Die Wahl des Operationsverfahrens richtet sich nach [4, 5] (Tabelle 3):
- Lokalisation des Tumors
- Tumorstadium
- Allgemeinzustand des Patienten

Strittig ist nach wie vor, wie radikal operiert werden muß, d. h. en bloc-Resektion mit Lymphknotendissektion oder nur transmediastinele Oesophagektomie, die nicht als radikal im onkologischen Sinne gelten kann. In diesem Zusammenhang stellt sich die Frage, ob das Oesophaguskarzinom als lokale oder systemische Erkrankung z betrachten ist. Die Erfahrung zeigt, daß wir mit unserer Operation

Tabelle 3. Oesophaguskarzinom: Indikationsstrategie

En-bloc-Oesophagektomie	⟶	Tumorstadium T_{1-2} N_{0-1} (mittleres u. proximales Drittel)
„Standard"-Oesophagektomie (thorakal)	⟶	Tumorstadium T_{3-4} N_{1-2} (mittleres u. proximales Drittel)
Transmediastinale Oesophagektomie	⟶	Tumorlokalisation zervikal und distal, beim Risikopat. auch mittleres u. proximales Drittel

meist zu spät kommen. Hierbei sei an die große Statistik von Earlam [2] erinnert (Abb. 1). M. E. kann nur eine kleine Gruppe von Patienten von dem radikaleren Vorgehen profitieren. Auch adjuvante Maßnahmen haben hieran bisher nichts entscheidendes geändert.

Beim Karzinom im distalen und zervikalen Oesophagus ist u. E. eine Thorakotomie nicht erforderlich. In diesen Fällen ist eine „Lymphknotendissektion unter Sicht" vom abdominalen Zugang her durchaus möglich. Ist bereits präoperativ eine ausgedehnte Lymphknotenmetastasierung nachweisbar, bleibt auch die En-bloc-Resektion mit Thorakotomie sicherlich nur palliativ [3].

Die En-bloc-Resektion führen wir aber dann aus, wenn es sich um Tumoren im Stadium I/II M_{0-1} handelt.

Bei Tumoren im mittleren und proximalen Drittel, bei denen möglicherweise eine Beteiligung mediastinaler Strukturen vorliegt, ist die „Standard"-Oesophagektomie indiziert.

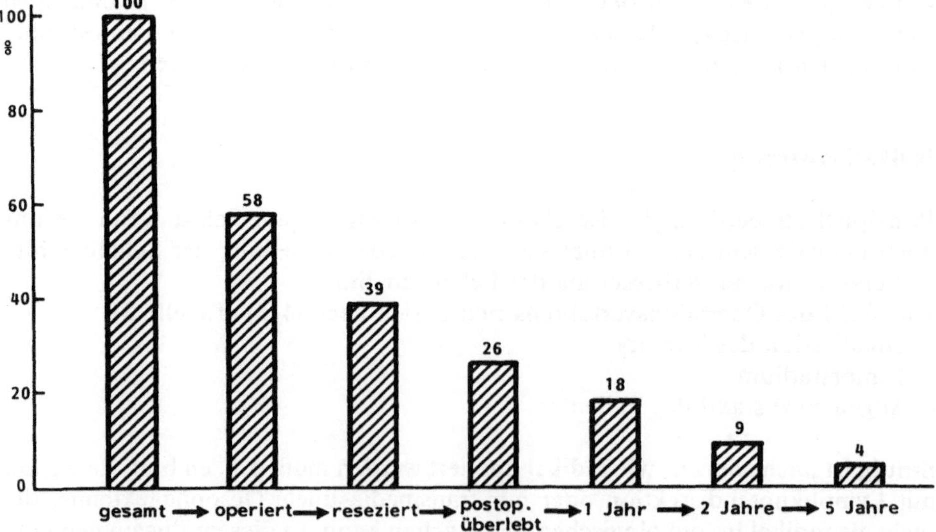

Abb. 1. Schicksal von 83783 Patienten mit Oesophaguskarzinom aus 122 Publikationen (n. Earlam, 1980)

Operationstaktik und -technik

Die wesentlichen Details unserer Operationstaktik und -technik seien in den wichtigsten Schritten kurz skizziert:

En-bloc-Oesophagektomie [4, 5]

Prinzip (Tabelle 4). Resektion des gesamten thorakalen Oesophagus en bloc mit der linksseitigen Pleura mediastinalis, dem umgebenden Lymphgewebe, den mediastinalen, paraösophagealen, paratrachealen und Bifurkationslymphknoten inkl. des Fettlagers und Unterbindung des Ductus thoracicus sowie der V. azygos.
Vorgehen: Thorakotomie rechts im 5. ICR, Inzision der Pleura mediastinalis lateral, entlang der Wirbelsäule und medial entlang des Herzbeutels, der Lungenwurzel und der Trachea, vom Diaphragma bis in die Pleurakuppel hinein. Durchtrennung der V. azygos, schrittweise Abhebung des mediastinalen Fettgewebes von dorsal nach ventral auf der Adventitia der Aorta. Aus der Aorta kommende, zum Oesophagus ziehende Äste — meist 3-4 — sind gut zu identifizieren und zu versorgen.

Tabelle 4. Operationstaktik: En-bloc-Oesophagektomie

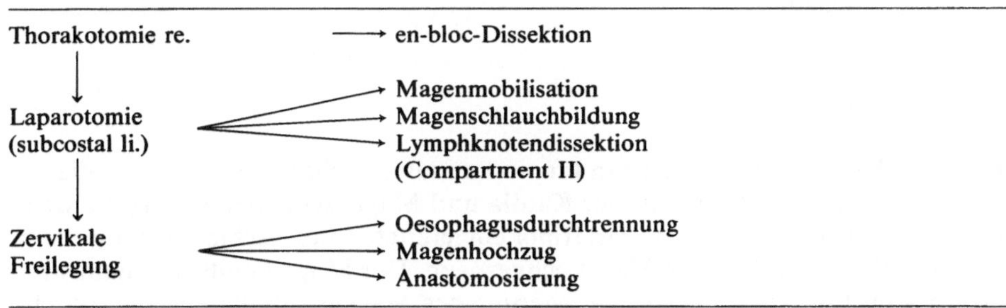

Sämtliche Lymphknoten werden inkl. des Karzinolymphknotens mitentfernt. Sorgfältige Präparation entlang der Trachea, um eine Trachelafistel zu vermeiden. Nach Mobilisation des Oesophagus, Blutstillung, Thoraxdrainage, Wundverschluß und Umlagerung des Patienten.

Laparotomie

Großer Rippenbogenrandschnitt links, der eine optimale Übersicht gibt. Mobilisation des Magens für die Transposition.

Wichtige Schritte: Ausgiebiges Kocher-Manöver und Durchtrennung des Lig. gastrocolicum, Unterbindung der A. gastroepiploica sinistra und der Vasa gastrica breves sowie der A. gastrica sinistra. Subtile Lymphknotendissektion im Compartment II. Erhaltung der A. gastroepiploica dextra und A. gastrica dextra zwecks optimaler Durchblutung des Magenschlauches. Skelettierung der kleinen Kurvatur bis unterhalb des Angulus [1], entsprechend dem Vorschlag von Akiyama. Damit wird der Magenschlauch um gut 2–3 cm länger.
Neuerdings sind wir dazu übergegangen den Magenschlauch nach dem Vorschlag von Sugimachi [6] zu präparieren. Im Bereich der Resektionslinie (Kardia und kleine Kurvatur) wird die seromuskuläre Schicht unter Schonung der Mukosa an der Vorder- und Hinterwand eingeschnitten und danach der Magen gedehnt. Auf diese Weise läßt sich der Magenschlauch um weitere 5–8 cm verlängern. Erst dann wird die Mukosa mit dem Stapler durchtrennt und zusätzlich mit seromuskulären Nähten eingestülpt.

Freilegung des Halsoesophagus

Bogenförmige Schnittführung an der linken Halsseite, Durchtrennung der geraden Halsmuskulatur links, Mobilisation des linken Schilddrüsenlappens mit Unterbindung der A. thyreoidea inferior. Der Oesophagus wird in Höhe des Jugulums mit einer Umstechung ligiert und dann durchtrennt. An die langbelassene Ligatur wird eine mit Poylvidon-Jodsalbe eingefettete Jodoformstreifenlage befestigt. Sie dient als Tamponade im Oesophaguslager und zugleich als Zügel für den Magenhochzug.

Exstirpation der Speiseröhre

Der Oesophagus wird nunmehr in kranio-kaudaler Richtung aus dem Mediastinum herausgezogen. Resektion der Kardia und Magenschlauchbildung mit dem GIA-Nahtinstrument. Der mit Paraffinöl eingefettete Magenschlauch, wird dann mit Hilfe des Zügels bis zum Hals hochgezogen. Der Magen muß spannungsfrei plaziert sein. Eine retrosternale Verlagerung des Magens führen wir nicht durch, da eine zusätzliche große Wundfläche im Mediastinum entsteht und die Distanz auch etwas länger ist.

Anastomosierung

End-zu-Seit-Anastomose, auflösbares Nahtmaterial 4- bzw. 5/0, Allschichten-Einzelknopfnaht, X-förmig gestochen. Fixation des Magens am Lig. anterius und am Hiatus. Keine Pyloroplastik, dünne transnasale Magensonde.

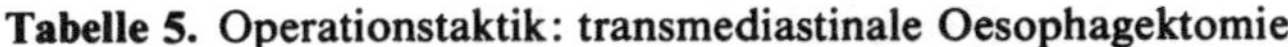

Tabelle 5. Operationstaktik: transmediastinale Oesophagektomie

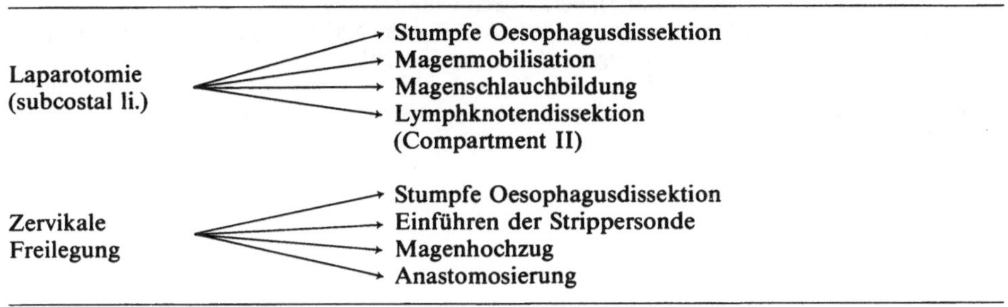

Postoperative Behandlung

Parenterale Ernährung und 10 Tage orale Flüsigkeitskarenz, dann Röntgenkontrolle mit Gastrografin. Bei intakter Anastomose oraler Nahrungsaufbau. Nachbeatmung bis zum ersten postoperativen Tag.

Die transmediastinale Oesophagektomie wird — abgesehen von der unterlassenen Thorakotomie — nahezu identisch wie die En bloc-Oesophagektomie ausgeführt (Tabelle 5). Zu beachten ist:

1. Großzügige Erweiterung des Hiatus, stumpfe Mobilisation des Oesophagus von abdominal und zervikal, Einstellung des unteren Mediastinums mit einem besonders langen Haken zur Exstirpation der erreichbaren Lymphknoten.
2. Herausziehen des Oesophagus von kranial nach kaudal mit einer transluminal eingeführten Varizenstripper-Sonde.

Beim zervikalen Oesophaguskarzinom wird die Indikation zur Operation allgemein zurückhaltend gestellt. In besonderen Fällen mag der Eingriff, der Schilddrüsen- und Kehlkopfentfernung inkl. der Halslymphknoten umfaßt, gerechtfertigt sein. Die Überbrückung der Speiseröhre bis zum Pharynx mit dem gut mobilisierten, hochgezogenen Magen bietet keine besonderen Probleme. Im Gegenteil, die Anastomose mit der breiten Parynxöffnung läßt sich leichter durchführen. Sie kann daher mit fortlaufender Naht, die alle Schichten faßt, erfolgen. Die Pharynxwand bietet ein wesentlich stabileres Nahtlager als die des Oesophagus. Die Trachea wird direkt oberhalb des Jugulums an der Haut fixiert.

Literatur

1. Akiyama H (1981) Technique and results of surgical treatment for carcinoma of oesophagus. In: Häring R (Hrsg): Chirurgie des Ösopghaguskarzinoms. Edition Medizin, Weinheim Deerfield Beach Basel, S 149
2. Earlem R, Cunha-Melo JR (1980) Oesophageal squamous cell carcinoma: A critical review of surgery. Brit J Surg 67:381
3. Pichlmaier H, Müller JM, Huber P (1987) Chirurgische Therapie des Plattenepithelcarcinoms des Ösophagus — eingeschränkte Radikalität. Langenbecks Arch Chir 372:122

4. Siewert JR, Roder JD (1987) Chirurgische Therapie des Plattenepithelkarzinom des Ösophagus — erweiterte Radikalität. Langenbecks Arch Chir 372:129
5. Skinner DB, Ferguson MK, Soriano A, Little AG, Staszak VM (1980) Selection of operation for esophageal cancer based on staging. Ann Surg 204:391
6. Sugimachi K, Yaita A, Ueo H, Natsuda Y, Inokuchi K (1980) A safer and mor reliable operative technique for esophageal reconstruction using a gastric tube. Amer J Surgery 140:471

Therapie des Plattenepithelkarzinoms der Speiseröhre — Chirurgische Therapie und multimodale Maßnahmen

B. HUSEMANN

Einleitung

Die Therapie von Plattenepithelkarzinomen der Speiseröhre ist seit etwa 20 Jahren in ständiger Bewegung [9, 30, 31, 36, 54]. Zwei Aspekte werden vor allem diskutiert: Die Radikalität des chirurgischen Eingriffes [39] und mögliche multimodale Therapiemodelle [40]. Die Idee, die Tumorresektion mit anderen Maßnahmen zu kombinieren, geht auf Nakayama zurück [24, 29, 58]. Er konnte in einer ersten Studie einen positiven Effekt bei der Kombination von Operation und Bestrahlung [47] feststellen. Begründung für ein derartiges Vorgehen ist heute wie damals die im Vergleich zu anderen Tumoren des Gastrointestinaltraktes ungünstige Prognose des Plattenepithelkarzinoms der Speiseröhre. Beide Probleme sollen basierend auf dem Krankengut der Chirurgischen Klinik der Universität Erlangen-Nürnberg diskutiert werden.

Chirurgische Therapie

Die chirurgische Therapie des Plattenepitzelkarzinoms der Speiseröhre wirft drei Fragen auf: Wie umfangreich soll der Tumor reseziert und disseziert werden? Welches Ersatzorgan bietet sich an? Welcher Zugang gibt die günstigsten Voraussetzungen für operatives Vorgehen und postoperativen Verlauf?

Resektionsumfang

Das Resektionsausmaß bei Plattenepithelkarzinomen der Speiseröhre bezieht sich wie bei allen anderen Tumoren des Gastrointestinaltraktes auch auf Primärtumore und Dissektion der regionären Lymphabstromgebiete [49].
Die hohe *subtotale Oesophagusresektion* [52] wird heute allgemein akzeptiert. Sie ergibt sich aus dem typischen Tumorwachstum mit Ausbreitung in der Längsrichtung und multifokalen Entstehung (Abb. 1). Auch diskontinuierliche, tumorferne Dysplasieherde sprechen für dieses Vorgehen: 8 von 22 Patienten mit schwerer Dysplasie zeigten Dysplasieareale bzw. Carcinomata in situ fern des fortgeschrittenen Tumors (Tabelle 1) [64]. Gut dokumentiert ist auch die intramurale Metastasierung entlang der Lymphbahnen (Abb. 2) [4]. Daraus müßte

Langhans, Schreiber, Häring, Reding, Siewert, Bünte (Hrsg.)
Aktuelle Therapie des Oesophaguskarzinoms

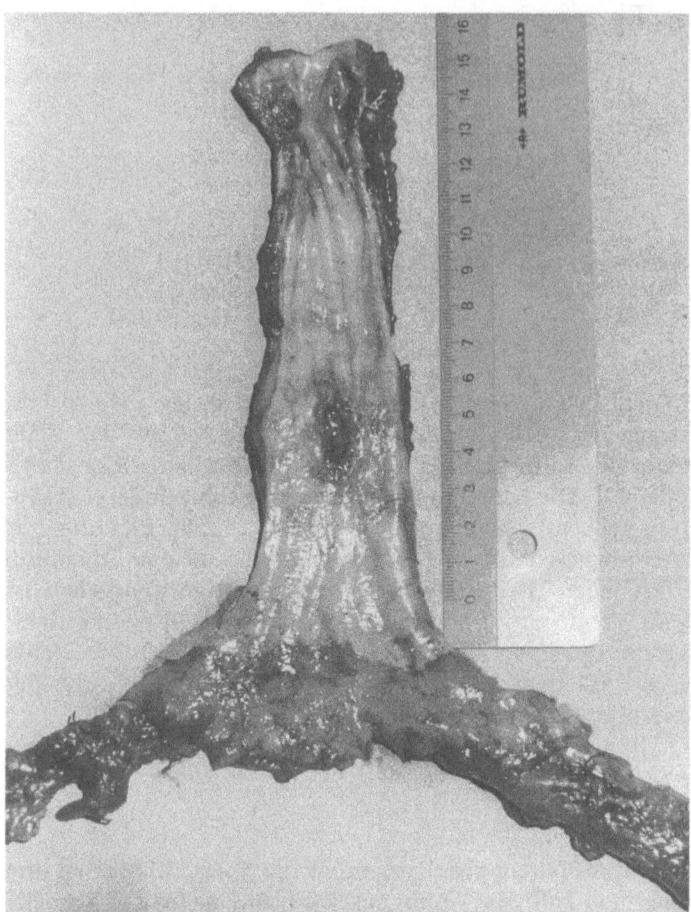

Abb. 1. Multifokale Oesophaguskarzinome

Tabelle 1. Häufigkeit einer schweren Dysplasie bzw. eines Carcinoma in situ bei fortgeschrittenen Plattenepithelkarzinomen der Speiseröhre (Chirurg. Klinik d. Univ. Erlangen-Nürnberg)

präkanzeröse Läsion	Häufigkeit
schwere Dysplasie	22/122 = 18%
- in Tumornähe	14
- tumorfern	8
Carcinoma in situ	40/122 = 33%
- in Tumornähe	29
- tumorfern	11

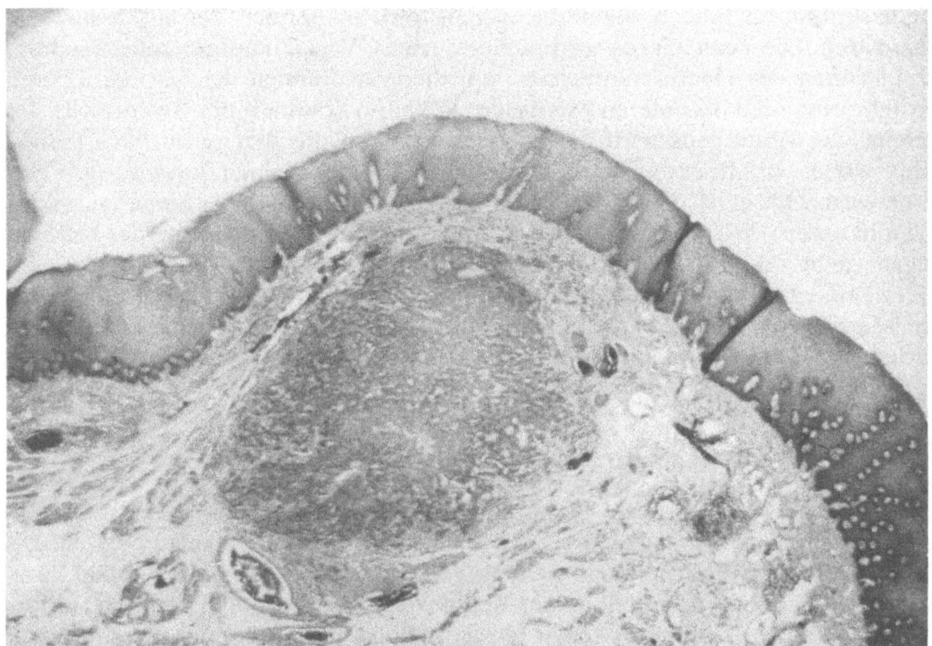

Abb. 2. Submuköse Metastase bei Plattenepithelkarzinom des Oesophagus (Institut f. Klin. Pathologie der Chir. Klinik d. Univ. Erlangen-Nürnberg, Leiter: Prof. Dr. P. Hermanek)

man an sich die Forderung ableiten, die gesamte Speiseröhre sei bei Vorliegen eines Plattenepithelkarzinoms zu entfernen (Exstirpation des Oesophagus). Diese Folgerung ist aber theoretischer Natur. Denn die Anastomose zwischen Hypopharynx und Ersatzorgan führt zu einer erheblichen Schluckstörung, die über Monate anhalten kann. Eine Aspiration wird häufig beobachtet. Bei intrathorakalem Tumorsitz hat sich daher heute die hohe subtotale Oesophagusresektion als vernünftige Alternative bewährt, sofern der Speiseröhrenrest endoskopisch tumorfrei ist. Er sollte nicht länger als 4 cm sein.

Wesentlich kontroverser wird die Frage diskutiert, ob eine ausgedehnte *Lymphknotendissektion* [48] für den Patienten prognostische Vorteile bringt. Sie ist beim Oesophaguskarzinom bis heute nicht in gleicher Weise akzeptiert wie beim Magenkarzinom oder colorektalen Tumor. Unseres Erachtens nach kann man jedoch die günstigen Ergebnisse dieser Tumoren auch auf das Oesophaguskarzinom übertragen und eine radikale Lymphadenektomie fordern, obwohl ihr Wert bislang am eigenen Krankengut nicht beweisbar und auch durch japanische Statistiken nicht zweifelsfrei belegbar ist. Dies müssen weitere Untersuchungen klären.

Offen ist die Frage, wie ausgedehnt die Dissektion erfolgen soll. Entscheidet man sich für die Thorakotomie als Zugangsweg, so ist die mediastinale Dissektion kein besonderer Aufwand, im Gegenteil, da in nicht tumorös infiltrierten Gewebeschichten präpariert wird, wird die kurative Tumorresektion erheblich erleichtert. Wir führen die radikale Lymphadenektomie im gesamten hinteren

Mediastinum, an beiden Stammbronchien und im Bereich der supra-aortalen Äste durch. Die Vena azygos wird nicht reseziert. Wegen häufiger unbeabsichtigter Läsionen des Ductus thoracicus, vor allem im Bereich der Carina, ligieren wir ihn prinzipiell im unteren Mediastinum kanpp oberhalb des Zwerchfells. Im Bereich des Abdomens wird die Dissektion bis an die Arteria coeliaca fortgeführt, wobei vor allem das Lymphabflußgebiet an der kleinen Kurvatur mit entfernt wird. Offen ist die Frage der proximalen Lymphadenektomie (zervikale Lymphknoten). Wir dissezieren die Lymphknoten, die auf der Seite der Inzision liegen, nicht jedoch die kontralateralen.
Ziel ist ein en bloc-Resektat von Tumor und Lymphknoten [55]. Bewährt hat sich die Markierung der einzelnen Lymphknotenstationen mit verschiedenfarbigen Fäden, um ihre Zuordnung am Resektat zu verbessern.

Zervikale Oesophaguskarzinome

Hochsitzende, intrathorakale Tumoren (oberhalb des Aortenbogens) und zervikale Karzinome der Speiseröhre sind in Deutschland (noch) relativ selten. Bei Diagnosestellung sind sie meist weit fortgeschritten und kaum mehr lokal kurativ resezierbar. Die unmittelbar am Beginn der Speiseröhre sitzenden Tumore sind meist nur in Zusammenarbeit mit dem Hals-Nasen-Ohren-Arzt entfernbar, wenn gleichzeitig der Kehlkopf reseziert wird. So ist zwar die Speisenpassage auf normalem Weg möglich, der Patient kann jedoch, da er lebenslang eine endständige Tracheostomie hat, nie mehr normal sprechen. Wir sind bei der Indikation zu derartigen Eingriffen daher außerordentlich zurückhaltend.

Ersatzorgan

Alle Versuche, eine künstliche Speiseröhre aus verschiedenen Materialien zu konstruieren, sind bislang gescheitert (Abb. 3). Ob neue Versuche mit resorbierbarem Material, das das Einsprossen von Bindegewebe erlaubt und bahnt, bessere Ergebnisse ermöglichen, müssen erst experimentelle Untersuchungen belegen. Aus diesem Grund sind wir auf biologischen Organersatz angewiesen. Hierzu bieten sich prinzipiell Magen, Dünndarm und Kolon an, für den langstreckigen Oesophagusersatz eignen sich aber in der Regel nur Magen und Kolon (Tabelle 2).

Tabelle 2. Der Magen wird als Ersatzorgan zur Rekonstruktion der Speiseröhre bevorzugt

zur Rekonstruktion verwendetes Organ	
Magen	204/81,3%
Kolon	39/15,5%
Jejunum	8/ 3,2%

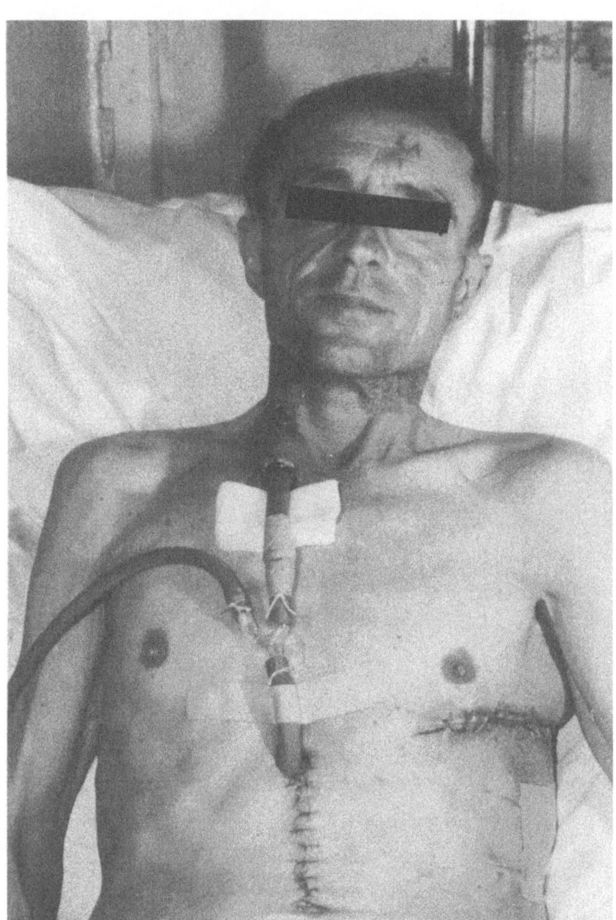

Abb. 3. Versuch, die Speiseröhre durch eine externe Umleitung vorübergehend bis zur zweizeitigen Rekonstruktion zu ersetzen (Chir. Univ. Klinik Erlangen, 1964)

Der *Magen* als Ersatzorgan wird heute bevorzugt (Abb. 4) [14]. Die Rekonstruktion erfolgt hierbei in der von Akiyama [1, 2] beschriebenen Technik. Die Arteria gastrica sinistra wird radikulär ligiert und die kleine Kurvatur reseziert, um den Magen zu tubulisieren. Die arterielle Versorgung erfolgt über die Arteria gastroepiploica dextra und die Arteria gastrica dextra (Abb. 5). Üppig angelegte intramurale Gefäße sorgen für ausreichende Oxygenierung bis in die Fundusspitze. Spannungsfrei lassen sich in dieser Technik Anastomosen zwischen Speiseröhre und Magen in jeder gewünschten Höhe, auch am Hals, realisieren (Abb. 6, 7) [61].

Die gefürchteste Komplikation, eine Nekrose des Ersatzorgans, ist bei nicht unterbrochener Arkade entlang der großen Kurvatur eine große Seltenheit. Mitunter bilden sich kleine numuläre Nekrosen an der Anastomose aus, die in der Regel spontan abheilen. Sie lassen sich mit Fibrinkleber, der endoskopisch appliziert wird, abdecken [46].

Durch die zwangsläufig notwendige Durchtrennung des Nervus vagus wird die Motorik des in der Thoraxraum verlagerten Magens theoretisch entscheidend

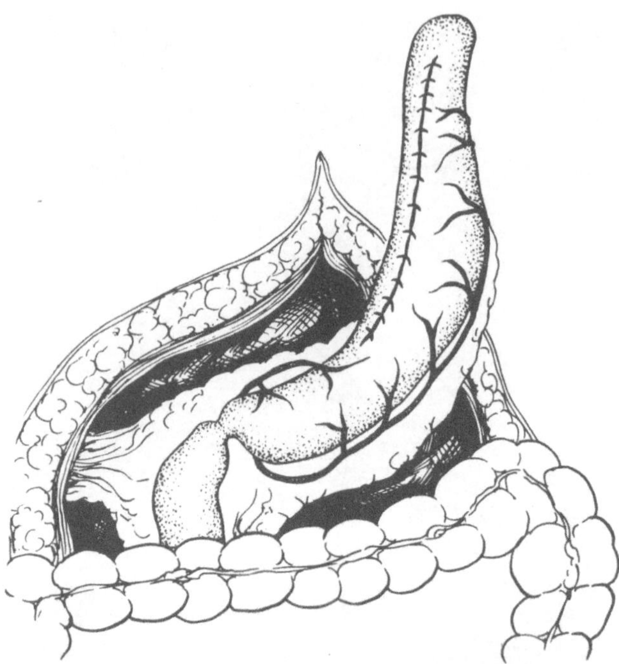

Abb. 4. Tubulisierung des Magens mit Stielung an der Arteria gastroepiploica dextra und der Arteria gastrica dextra zum langstreckigen Ersatz der Speiseröhre

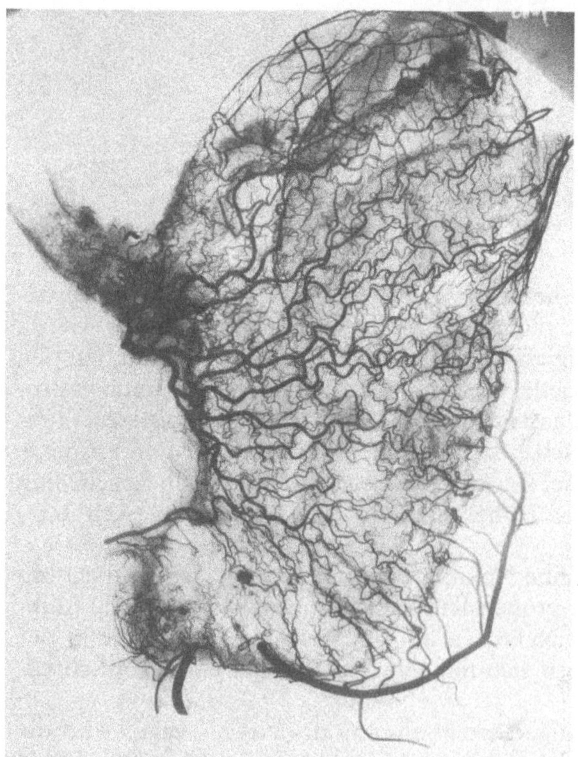

Abb. 5. Intramurales Gefäßnetz des Magens

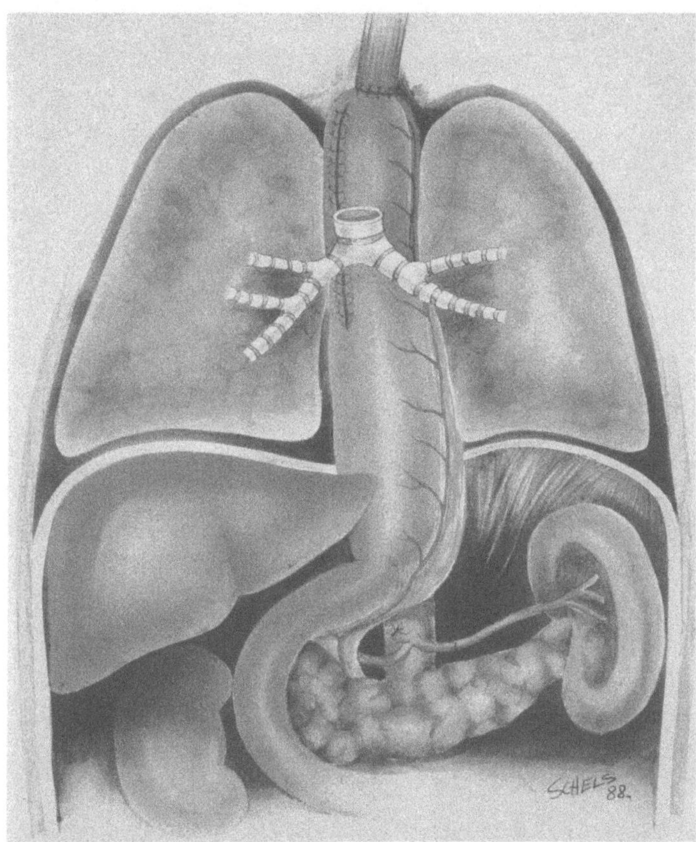

Abb. 6. Magenersatz mit retrosternaler Positionierung

beeinträchtigt. Daraus resultiert die Forderung, eine Pyloromyotomie oder Pyloroplastik [7, 10] durchzuführen. Die eigenen klinischen Erfahrungen sprechen dagegen. Auch klagen die Patienten nur selten nach Adaptation über Schluck- und Passagestörungen. Szintigraphisch ist die Kontraktionsfrequenz des tubulären Magens im Vergleich zur orthotopen Situation im Abdomen nur gering verlangsamt (Tabelle 3). Der Entleerungsbeginn ist im Vergleich eher etwas be-

Tabelle 3. Szintigraphisch gemessene Entleerung des Magens (T 1/2 = Entleerung der Hälfte des Kontraktionsmittels) und Kontraktionsfrequenz in Abhängigkeit von der Position der Anastomose

Anastomosenhöhe	n	Beginn der Entleerung	Kontraktionsfrequenz/2 mm	T 1/2
zervikal	3	30	5,3	49 ± 11
intrathorakal	11	41 ± 23	6,4 ± 0,8	52 ± 17
total	14	39 ± 23	6,4 ± 0,9	52 ± 16

Chirurgische Universitätsklinik Erlangen (1987, unbestimmt n = 1/15)

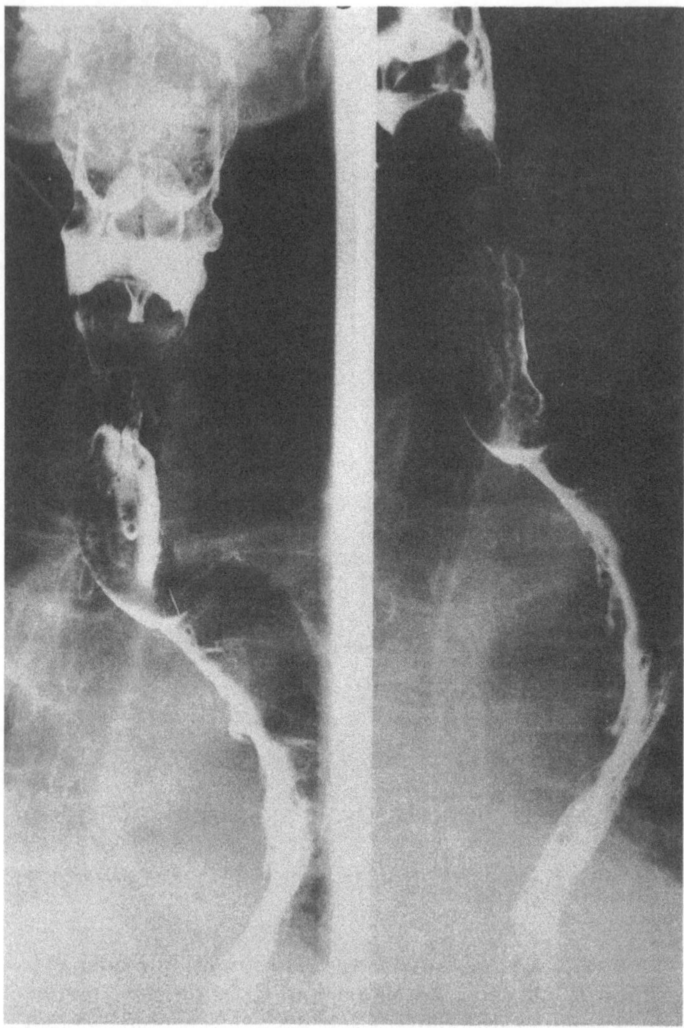

Abb. 7. Postoperatives Oesophagogramm mit Oesophagogastrostomie in der Pleurakuppe

schleunigt. Bei insgesamt 204 Mageninterpositionen nach Oesophagusresektion war bei nur zwei Patienten eine zweizeitige Pyloroplastik wegen Entleerungsstörungen notwendig. Weit häufiger sind Passagebehinderungen des Magens in Höhe des Diaphragmas bzw. in anatomisch bedingten divertikelartigen Aussakkungen. Insgesamt ist der Magen auch unter funktionellen Aspekten ein ideales Ersatzorgan für die Speiseröhre.

Auf das *Kolon* wird ein Operateur dann zurückgreifen, wenn wegen Voroperationen der Magen nicht zur Verfügung steht. Grundsätzlich stellen wir die gesamten Gefäßarkaden von Kolon ascendens und Transversum dar, ehe wir uns für einen Dickdarmabschnitt entscheiden, denn Gefäßvariationen sind häufig

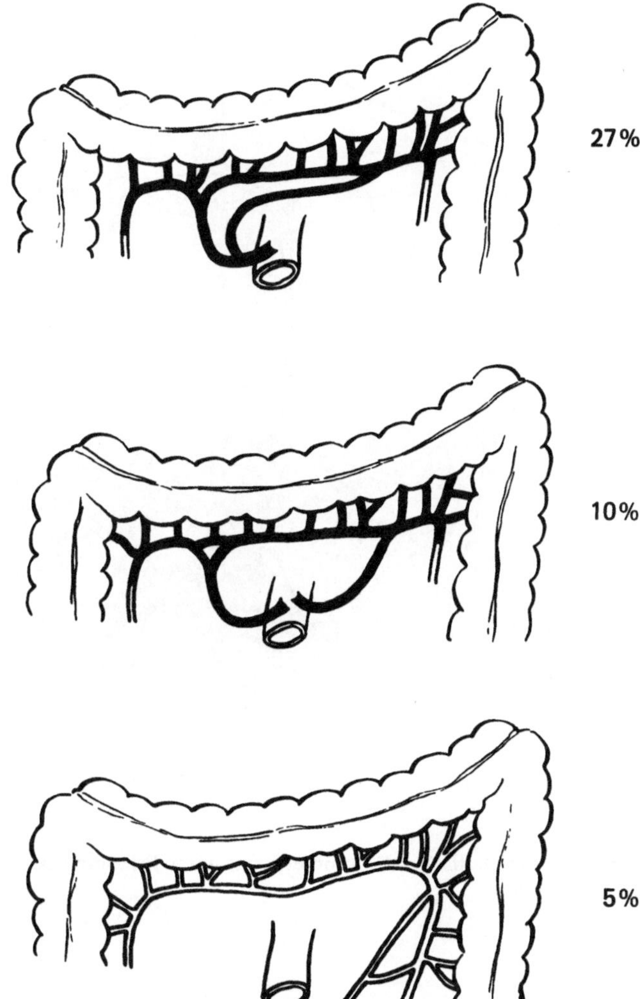

Abb. 8. Gefäßvariationen im Bereich der Arteria colica Media und ihre Häufigkeit

(Abb. 8). Stets streben wir die isoperistaltische Interposition an. Die Kolonlänge selbst sollte nicht zu großzügig bemessen werden, da wegen der möglichen Rückresorption von Wasser die Speisen eingedickt und die Passage im Laufe der Zeit durch eine Dilatation verzögert werden kann [26]. Bewährt haben sich rechts- und linksseitiges Kolon. Wir bevorzugen das Colon ascendens, das an der Arteria colica dextra und media gestielt wird (Abb. 9). Hierbei wird die Arkade an keiner Stelle durchtrennt, unter Umständen ist eine kurzstreckige tubuläre Kolonresektion notwendig, um die intraabdominelle Anastomosen ohne Spannung oder Verdrehung anlegen zu können.

Dünndarm ist für den Ersatz der Speiseröhre nur im unteren Drittel oder als freies Transplantat am Hals möglich. Entsprechend gering ist die Indikation für dieses Vorgehen.

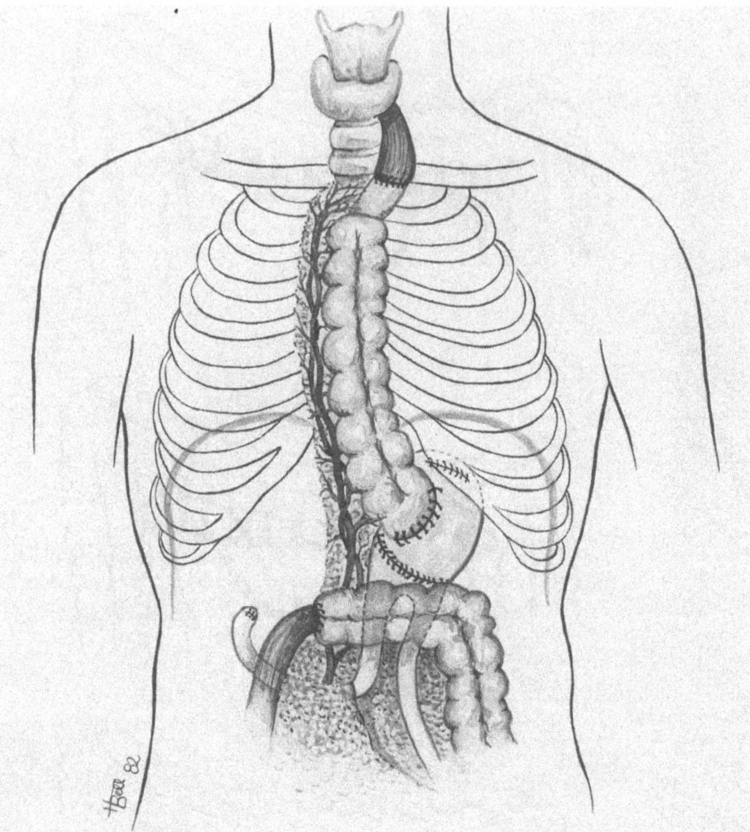

Abb. 9. Isoperistaltisches Koloninterponat unter Erhaltung der Valvula Ileocoecalis mit Oesophagoileostomie

Transplantatlage

Die Plazierung des Ersatzorgans für die Speiseröhre kann ante-, retrosternal und posteromediastinal erfolgen (Abb. 10). Aus kosmetischen Gründen ist die prästernale Positionierung ungünstig. Der posteromediastinale Weg bietet sich bei intrathorakaler Anastomose zwanglos an. Bei linksthorakalem Zugang führen wir den Magen seitlich des Aortenbogens vorbei und anastomosieren extrapleural in der Pleuralkuppe (Abb. 11). Somit ist ein möglicher Kontakt zwischen einem evtl. entstehenden Tumorrezidiv im Bereich der häufigsten Tumorlokalisation im mittleren intrathorakalen Abschnitt und dem Interponat nicht möglich, die Chance von Einbrechen des Tumors ins Interponat ist somit nahezu ausgeschlossen [60]. Ungünstig wirkt sich die Verdrängung der Lunge bei Gasüberblähung des Magens aus (Abb. 12). Aus diesem Grund wählen wir, vor allem wenn eine Nachbestrahlung des Tumorbettes geplant ist, den retrosternalen Weg.

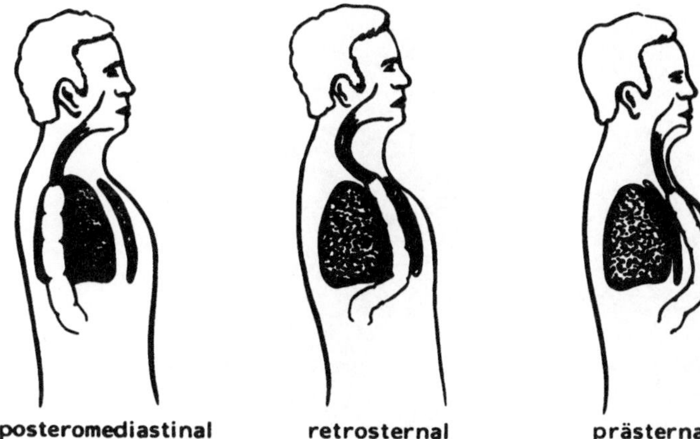

Abb. 10. Mögliche Plazierung für das Ersatzorgan im hinteren oder vorderen Mediastinum bzw. vor dem Sternum

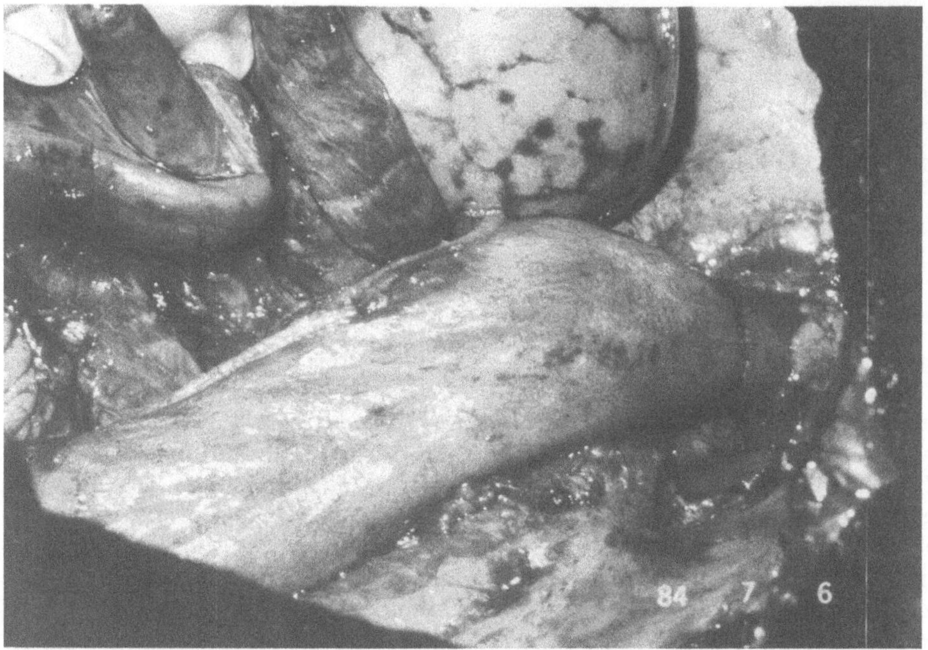

Abb. 11. Linksthorakale Oesophagusresektion mit Interposition des Magens und Anastomosierung in der Pleurakuppe. Der Magen ist seitlich des Aortenbogens vorbeigeführt

Zugang

Der klassische Zugang für die Speiseröhre ist die *rechtsseitige Thorakotomie* im 5. oder 6. Intercostalraum. Der Oesophagus liegt auf seiner gesamten Länge frei und kann unter Mitnahme des Lymph-Fettgewebes und evtl. benachbarter

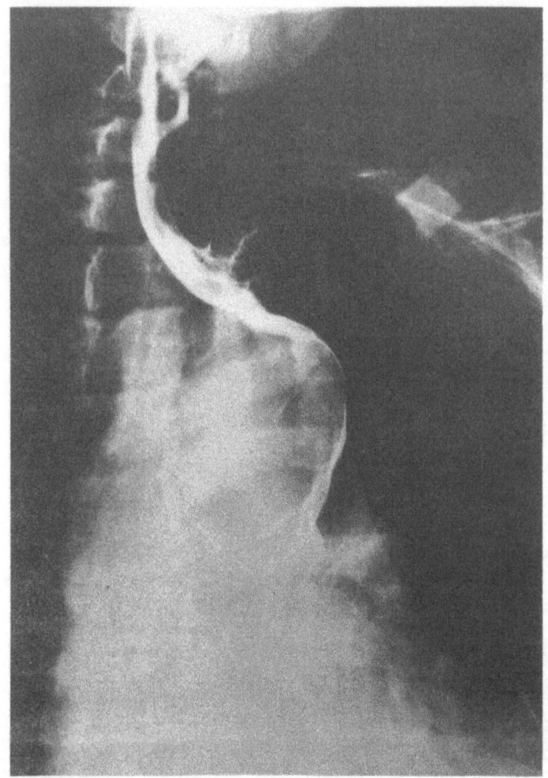

Abb. 12. Postoperatives Oesophagogramm mit Darstellung der Oesophagogastrostomie. Man erkennt die weite Gasüberblähung des Magenfundus

Strukturen wie der Vena azygos oder des Herzbeutels problemlos reseziert werden [8, 20, 32, 51].

Im Prinzip gilt das Gleiche für den *links-thorakalen Zugang* [13, 33]. Schwierig ist in diesem Fall die Dissektion hinter dem Aortenbogen und im oberen intrathorakalen Drittel sowie im Bereich der supraaortalen Äste (Abb. 13). Der Vorteil des linksthorakalen Zugangs liegt in der Möglichkeit, auf die zusätzliche Eröffnung des Abdomens verzichten zu können. Kann der Magen als Ersatzorgan eingesetzt werden, so ist er nach radiärer Inzision der Diaphragmas schrittweise mobilisierbar. Aber, die Dissektion der Lymphknoten kann nur bis zur Arteria coeliaca erfolgen, eine Lymphadenektomie entlang der Arteria hepatica ist bei dem Zugang nicht möglich (Abb. 14). Der ursprünglich angenommene Vorteil, durch dieses Vorgehen ließen sich die postoperativen pulmonalen Probleme vermindern, hat sich aber nicht bestätigt (Tabelle 4). Zum einen führt der lateral des Aortenbogens vorbeigeführte Magen, vor allem wenn er gasgebläht ist, zu einer Kompression der linken Lunge, andererseits ist die Schmerztherapie, z. B. durch Periduralanalgesie kein Problem.

Aus diesem Grund bevorzugen wir das rechts-thorakale Vorgehen [38] zur Resektion des Tumors und führt zusätzlich Laparotomie und zervikale Incision durch, um das Ersatzorgan präparieren und interponieren zu können.

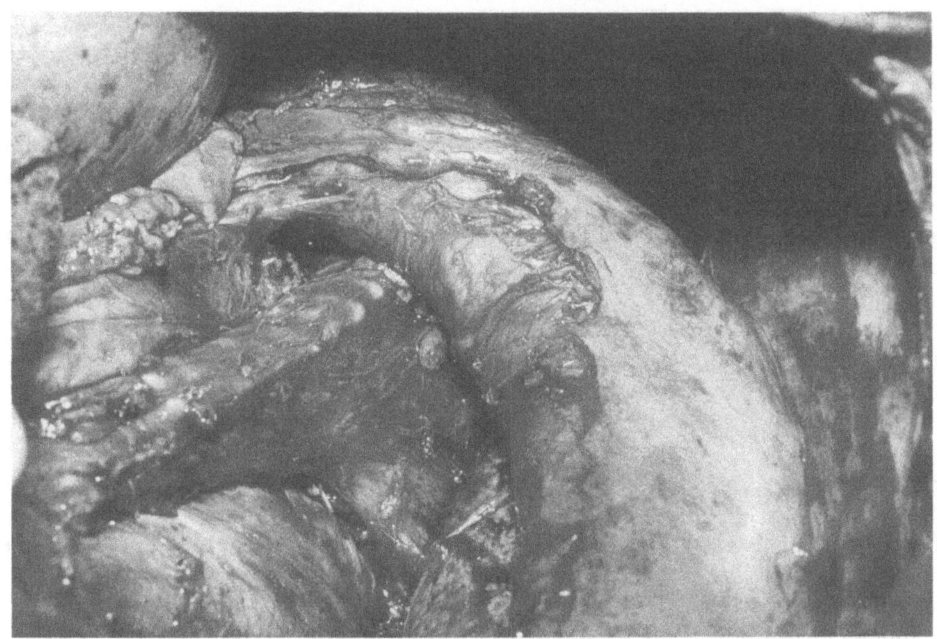

Abb. 13. Dissektion bei linksthorakalem Zugang im Bereich der Carina und hinter dem Aortenbogen

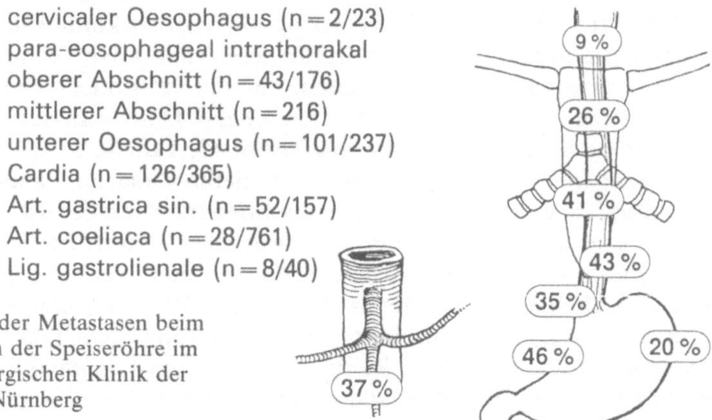

Abb. 14. Lokalisation der Metastasen beim Plattenepithelkarzinom der Speiseröhre im Krankengut der Chirurgischen Klinik der Universität Erlangen-Nürnberg

Tabelle 4. Zusammenhang zwischen Komplikation und Zugang

Komplikationen	abdomino-thorakal rechts n = 53	links-thorakal transdiaphragmal n = 57
Nahtinsuffizienz	20,8%	8,8%
- davon letal	11,2%	3,5%
Aspiration	1,9%	3,5%
Ateminsuffizienz	15,1%	14,0%
Chylusfistel	2,4%	6,0%

Das *transmediastinale Vorgehen* mit Dissektion im unteren Mediastinum und weitgehend „blinder" Dissektion der Speiseröhre im mittleren und oberen Mediastinum halten wir für keinen entscheidenden Vorteil [3, 11, 23, 34, 42]. Man verzichtet beim häufigsten Tumorsitz im Bereich der mittleren und thorakalen Speiseröhre auf die onkologischen Kriterien genügende Resektion des Tumors [43, 44, 53, 62] und Läsionen von Gefäßen, die zur Thorakotomie zwingen, sind immer wieder beschrieben. Bei zwei Patienten mußten wir unter Notfallbedingungen den Thorax eröffnen. Der angenommene Vorteil, das Operationstrauma ließe sich reduzieren, konnte bislang im eingenen Krankengut und nach den vorliegenden Erfahrungen der Literatur nicht bewiesen werden. Ist ein Tumor ohnehin nur palliativ unter Zurücklassung von größeren Tumorresten entfernbar, sollte man auf andere Palliativmaßnahmen wie After-Loading-Technik oder Laserkoagulation bzw. Implantation von Tuben zurückgreifen [22, 37, 45].

Komplikationen und Wahl des chirurgischen Vorgehens

Die chirurgische Therapie des Plattenepithelkarzinoms der Speiseröhre ist auch heute noch trotz erheblicher Verbesserungen wegen
- typischer chirurgischer Komplikationen und
- der Komorbidität des Patienten

ein Verfahren mit hoher Komplikationsdichte [41, 56, 57]. Die typischen chirurgischen *Komplikationen* sind Anastomoseinsuffizienz und Transplantatnekrose. Die Häufigkeit dieser klassischen Komplikationen konnte im letzten Jahrzehnt entscheidend gesenkt werden. Sorgfältigere präparative Techniken, vor allem die Kenntnis möglicher Gefäßvarianten, hat die Häufigkeit einer Transplantatnekrose nahezu ausgeschaltet. Das Gleiche gilt Dank Einsatz der Klammernahttechniken auch für die Anastomose (Abb. 15, Tabelle 5). Trotzdem werden immer wieder kleinere Fisteln beobachtet, deren Ursache wahrscheinlich weniger ein chirurgischer Fehler als eine umschriebene Nekrose ist. Diese Frage kann evtl. mit gewebeoxymetrischen Verfahren geklärt werden. Klinisch sind solche Fisteln ohne wesentliche Bedeutung, da sie unter Nahrungskarenz in der Regel spontan ausheilen. Bei größeren Höhlen hat sich in unserer Klinik die mehrmalige Einbringung von Fibrinkleber auf endoskopischem Weg bewährt.

Unvermindert hoch ist das Risiko postoperativer *pulmonaler Probleme*. Diese Gefahr ist vor der Operation schwer kalkulierbar. Spontan- pO_2-Sättigungswerte von unter 60% sind eine Kontraindikation zum chirurgischen Eingriff, vor allem wenn Nikotinabusus bekannt ist. Eine objektivierbare Beeinträchtigung der Lungenfunktion liegt im eigenen Krankengut bei 16% aller Patienten vor [35].

Die Komorbidität ist an sich kein entscheidendes Argument, auf eine kurative Karzinomtherapie zu verzichten. ⅓ aller Patienten ist in gutem Allgemeinzustand, weitere 45% sind körperlich aktiv, obwohl sie eine Körperbehinderung aufweisen (Tabelle 6). Zu berücksichtigen ist ein weiterer Umstand: Immer jüngere Patienten erkranken an Oesophaguskarzinom. Der Altermedian ist in den letzten 20 Jahren in eigenen Krankengut um 6 Jahre gesunken.

Besteht bei einem Patienten allgemeine Operabilität, und ist aufgrund des klinischen Staging eine kurative Tumorresektion zu erwarten (R O), so besteht bei

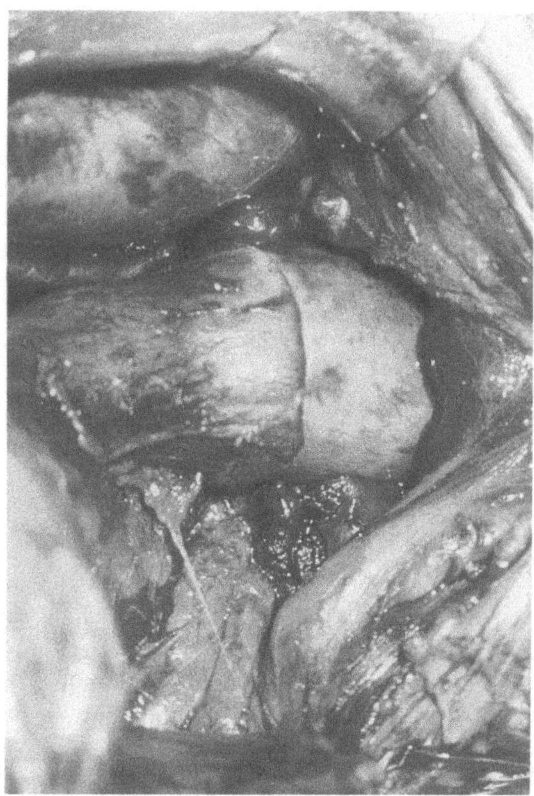

Abb. 15. Zervikale Oesophagogastrostomie mit Nahtmaschine

Tabelle 5. Insuffizienzrate beim Oesophaguskarzinom unter Einschluß von kleineren, spontan abheilenden Fisteln

Komplikationen	1969-1983 n = 204	1984-1986 n = 67
Nahtinsuffizienz	12,3%	3,0%
Interponatnekrose	3,4%	1,5%
pulmonale Probleme	16,2%	26,9%
Chylusfistel	2,5%	6,0%

Tabelle 6. Komorbidität von Patienten mit Plattenepithelkarzinom in der Speiseröhre (n = 547/582, 1967-1986)

Komorbidität	Häufigkeit
ohne	335/61,2%
Lungenfunktionsstörung	86/15,7%
Herzgefäßerkrankung	52/ 9,5%
Leberzirrhose	23/ 4,2%
Nierenfunktionsstörung	7/ 1,3%
Diabetes mellitus	17/ 3,1%

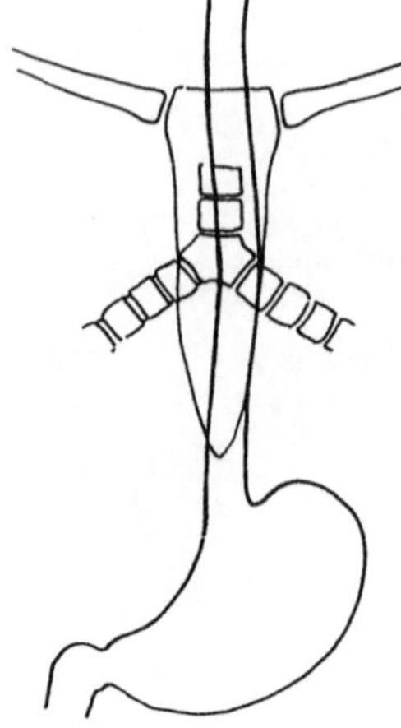

cervicaler Oesophagus	3,7%
oberer intrathorakaler Abschnitt	16,5%
mittlerer intrathorakaler Abschnitt	40,0%
unterer Oesophagus	39,8%

Abb. 16. Tumorlokalisation des Plattenepithelkarzinoms der Speiseröhre (Krankengut der Chir. Univ. Klinik Erlangen, 1967–1986). Im mittleren unteren Abschnitt sitzen fast 80% aller Karzinome

einer Tumorlokalisation unterhalb des Aortenbogens, der häufigsten Tumorlokalisation (Abb. 16), unserer Ansicht nach prinzipiell die Indikation zum operativen Eingriff [59].

Bei Tumoren oberhalb des Aortenbogens handelt es sich außerordentlich häufig um weit fortgeschrittene Karzinome, die bereits in Nachbarstrukturen eingedrungen, zumindest verdrängt vorgewachsen sind. Eine onkologischen Kriterien entsprechende kurative Tumorresketion ist nur außerordentlich selten möglich. Da die Prognose im Vergleich zu konservativen Methoden, die die Passage wiederherstellen, kaum günstiger ausfällt, sollte man vor Erwägen einer chirurgischen Therapie eine multimodale Karzinomtherapie mit Chemotherapie und Bestrahlung durchführen. Nur wenn eine echte Tumorreduktion (starke oder komplette Remission) möglich ist, sollte man chirurgisch intervenieren.

Vor der Entscheidung, welche Therapiemaßnahmen bei Bestehen eines Plattenepithelkarzinoms der Speiseröhre einzuschlagen ist, muß eine Vielzahl an diagnostischen Maßnahmen durchgeführt werden. Im Vordergrund steht die Oesophagoskopie mit Biopsie [12, 21, 28]. Bei Tumoren in der oberen intrathorakalen Hälfte gehört auch die Bronchoskopie hinzu. Die Tumorausdehnung wird durch eine Oesophagogramm in mehrere Strahlengänge bestimmt. Ein CT kann darüber hinaus kaum wesentlich mehr Information bieten [17, 28]. Nur Tumoren unter 10 cm Länge mit Lokalisation unterhalb des Aortenbogens bei guter Lungenfunktion sind primär kurativ resektabel. In allen anderen Fällen muß man die Indikation zur Operation sorgfältig klären, Zurückhaltung ist besser als aggressives Vorgehen (Tabelle 7) [22, 27].

Kostaufbau

Nach Resektion der Speiseröhre und Ersatz durch Magen oder Kolon sollte man nicht zu schnell mit dem Kostaufbau beginnen. Dies begründet sich weniger auf der Gefahr einer möglichen Anastomoseinsuffizienz als der häufig zu beobachtenden Transportstörung in der frühen postoperativen Phase. Hinzu kommt die

Tabelle 7. Fließdiagramm für Diagnosesicherung und Wahl des operativen Vorgehens

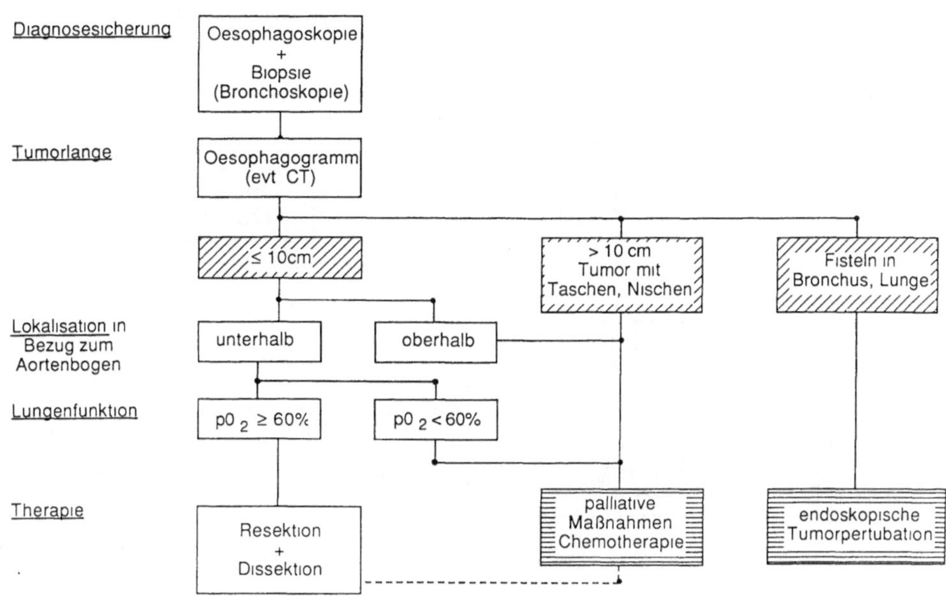

bei vielen Patienten wegen der hohen Anastomose vorhandene Schluckstörung, die zusammen mit der Passageverzögerung eine schleichende Aspiration begünstigen. Bei uns hat sich daher der Aufbau der enteralen Ernährung ab dem 7. postoperativen Tag bewährt, wobei wir in der Regel die Entleerungsfunktion des Magens durch Gabe eines wasserlöslichen Kontrastmittels prüfen. Längeres Zuwarten ist im Zweifesfall [6] besser, als zu schneller Kostaufbau.

Multimodale Therapie

Die Prognose des Oesophaguskarzinoms ist im Vergleich zu anderen gastrointestinalen Tumoren außerordentlich schlecht (Tabelle 8).

Tabelle 8. Die pT- und pN-Klassifikation von Plattenepithelkarzinomen der Speiseröhre zeigt, in welch fortgeschrittenen Stadien die Tumoren diagnostiziert werden

pT (1987)		pN (1987)	
pT0	1/ 0,4%	pN0	91/35,5%
pT1	23/ 8,7%	pN1	165/64,5%
pT2	53/20,0%		
pT3	135/51,2%		
pT3	52/19,7%		
pT4			
pTX	7	pNX	15

Tabelle 9. Resektabilität und Tumorstadium resezierter Tumoren am nicht selektierten Krankengut der Chirurgischen Klinik der Universität Erlangen-Nürnberg

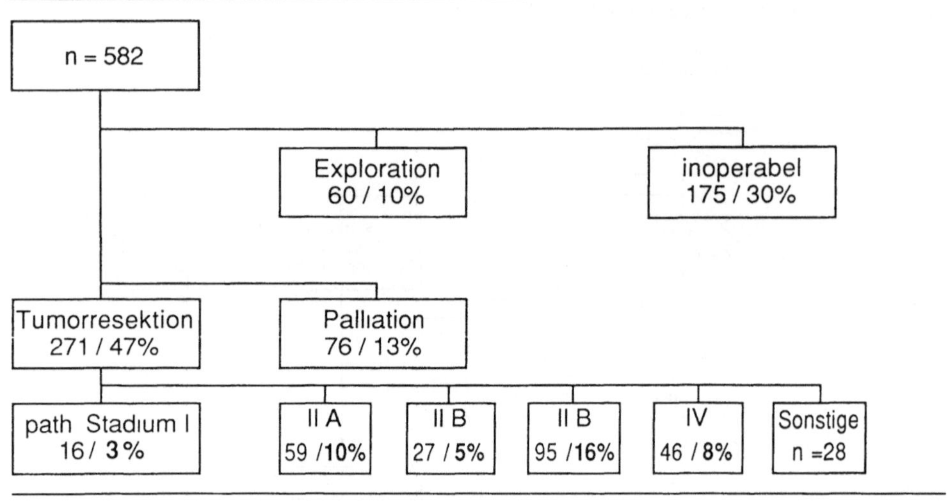

Frühstadien werden nur selten diagnostiziert [17], obwohl Statistiken aus Japan, China und die Analysen des eigenen Krankengutes die Entstehung aus der schweren Dysplasie nahelegen. Im eigenen Krankengut finden wir mit Häufigkeiten von 18–33% tumornah und tumorfern des fortgeschrittenen Karzinoms Areale mit schwerer Dysplasie und Carcinomata in situ [15, 16].
Entsprechend gering ist am nicht selektierten Krankengut die Rate von Tumorresektionen. Sie liegt bei etwa 50% (Tabelle 9).
Selbst bei kurativer Tumorresektion ist die Prognose mit einer Fünfjahresüberlebensrate um 40% außerordentlich ungünstig. Nur wenn keine Lymphknoten infiltiert waren, können Fünfjahresüberlebensraten um 50% erzielt werden (Tabelle 10).

Tabelle 10. Prognose bei resezierten Plattenepithelkarzinomen der Speiseröhre in Abhängigkeit vom pathologischen Stadium

path. Stadium (1987)		Überlebensrate (Kaplan und Meier)			
	n	1	2	3	5 Jahre
I	11	82 ± 23	(57)	(57)	(57)
II A	39	69 ± 15	35 ± 15	(27)	(24)
II B	17	59 ± 24	(31)	(23)	—
III	65	42 ± 12	20 ± 10	(11)	(9)
IV	32	13	3	—	—

Tabelle 11. Beziehung zwischen klinischer Remission und histologischer Effektivität (n = 20, unbestimmt n = 1) bei Chemotherapie (DDP-VDS-BLEO)

Klinische Remission	histologische Effektivität			
	0	1	2	3
ohne (n = 2)	1			
gering (n = 6)	4	2		
mäßig (n = 5)		2	3	
komplett (n = 7)				7

Aus diesem Grund wurden immer wieder Therapiekonzepte erprobt, bei denen zusätzliche Maßnahmen eingesetzt wurden [5, 18, 25, 50, 63]. In einer prospektiven randomisierten Studie vergleichen wir derzeit die alleinige Tumorresektion mit prä- und postoperativer Chemotherapie und postoperativer Strahlentherapie [19]. Die Ergebnisse liegen derzeit noch nicht vor. Interessant ist jedoch eine Beobachtung: Nur bei kompletter Remission nach Chemotherapie besteht eine Korrelation mit der histologisch am Resektat gemessenen Effektivität (Tabelle 11). Das heißt, ist eine Chemotherapie nicht in den ersten 2 Zyklen effektiv, so kann man auch bei längerer Durchführung mit keinem weiteren Erfolg rechnen. Sie sollte daher abgesetzt werden. Bislang sind die Ergebnisse ermutigend.

Literatur

1. Akiyama H (1980) Surgery for Carcinoma of the Esophagus. Current Problems in Surgery 17:53–120
2. Akiyama H, Miyazono H, Tsurumaru M, Hashimoto Ch, Kawamura T (1979) Thoracoabdominal Approach for Carcinoma of the Cardia of the Stomach. Am J Surgery 137:345–349
3. Allgöwer M, Rüedi Th, Siewert JR (1983) Die blinde oder stumpfe transmediastinale Dissektion der Speiseröhre. Langebecks Arch Chir 359:227–228
4. Anderson LL, Lad ThE (1982) Autopsy Findings in Squamous-Cell Carcinoma of the Esophagus. Cancer 50:1587–1590
5. Bains MS, Kelsen DP, Beattie EJ, Martini N (1982) Treatment of Esophageal Carcinoma by Combined Preoperative Chemotherapy. Ann Thoracic Surg 34:521–528
6. Brandmair W, Lehr L (1988) Frühe postoperative enterale Ernährung nach Oesophagusresektion. Langebecks Arch Chir 373:248–255
7. Cheng HC, Siu KF, Wong J (1987) Is pyloroplastic necessary in esophageal replacement by stomach? A prospective randomized controlles trial. Surgery 102:19–24
8. DeMeester TR, Zaniotto G, Johansson KE (1988) Selective therapeutic approach to cancer of the lower esophagus and cardia. J Thoracic Cardiocasc Surg 95:42–54
9. Desa L, Raghunath S, Chawla SL, Peel ALG, Dellipiani AW (1988) Treatment policy for the management of carcinoma of the oesophagus. Br J Surg 75:275–278
10. Duranceau A, Lafontaine ER, Archambault SC, Jamieson GG (1987) Motor Function in the Excluded Esophagus and Its Implications in the Management of Patients with Unresectable Carcinoma of the Esophagus. Ann Surg 206:787–790
11. Finley RJ, Grace M, Duff JH (1985) Esophagogastrectomy without Thoracotomy for Carcinoma of the Cardia and Lower Part of the Esophagus. Surg Gyn Obstet 160:49–56
12. Giuli R, Sancho-Garnier H (1986) Diagnostic, therapeutic, and prognostic features of cancers of the esophagus: Results of the international prospektive study conduced by the OESO group (790 patients). Surgery 99:614–622

13. Husemann B (1980) Der linksthorakale Zugang beim Carcinom am oesophagogastralen Übergang. Chirurg 51:584–588
14. Husemann B (1982) Behandlung des Plattenepithelkarzinoms der Speiseröhre. Dtsch Med Wschr 107:13-0-1313
15. Husemann B (1984) Chirurgische Therapie und Prognose beim Plattenepithelkarzinom der Speiseröhre. Fortsch Med 102:301–305
16. Husemann B (1986) Maligne Tumoren des Ösophagus. In: Chirurgische Onkologie. Hrsg: Gall, Hermanek, Tonak, Springer Verlag: Berlin-Heidelberg New York-London-Paris-Tokyo
17. Japanese Committee for Registration of Esophageal Carcinoma (1985) A Proposal for a New TNM Classification of Esophageal Carcinoma. Jpn J Clin Onkol 14:625–636
18. Kelsen DP, Rein R, Coonley C, Heelan R, Bains M (1986) Cisplatin Vindesine, and Mitoguazone in the Treatment of Esophageal Cancer. Cancer Treatm Reports 70:255–259
19. Kelsen DP (1987) Preoperative Chemotherapie in Esophageal Carcinoma. World J Surg 11:433–438
20. King RM, Pairolero PC, Trastek VF, Payne WSp, Bernatz PhE (1987) Ivor Lewis Esophagogastrectomy for Carcinoma of the Esophagus: Early and Late Functional Results. Ann Thorac Surg 44:119–122
21. Konder H, Pönitz-Pohl E, Röher HD, Lennartz H (1988) Risikoeinschätzung und Vorbehandlung bei Ösophaguskarzinom-Patienten. Anästh Intensivther Notfallmed 23:9–13
22. Krasner N, Barr H, Skidmore C, Morris AI (1987) Palliative laser therapy for malignant dysphagia. Gut 28:792–798
23. Kron IL, Joob AW, Levine PA, Canttrell RW (1986) Blunt Esophagectomy and Gastric Interposition for Tumors of the Cervical Esophagus and Hypopharynx. Am Surg 52:140–141
24. Launois B, Delarue D, Campion JP, Kerbaol M (1981) Preoperative Radiotherapy for Carcinoma of the Esophagus. Surg Gyn Obstet 153:690–692
25. Langer M, Choi NC, Orlow E, Grillo H, Wilkins EW (1986) Radiation Therapy Alone or in Combination with Surgery in the Treatment of Carcinoma of the Esophagus. Cancer 58:1208–1213
26. Larson ThC, Shuman LS, Libshitz HI, McMurtrey MJ (1985) Complications of Colonic Interposition. Cancer 56:681–690
27. Leichman L, Herskovic A, Leichman CG, Lattin PB, Steiger Z, Tapazoglou E, Rosenberg JC, Arbulu A, Asfaw I, Kinzie H (1987) Nonoperative Therapie for Squamous-Cell Cancer of the Esophagus. J Clin Oncol 5:365–370
28. Levine MS, Langer J, Laufer I, Kligerman MM (1987) Radiation Therapy of Esophageal Carcinoma: Correlation of Clinical and Radiographic Findings. Gastrointest Radiol 12:99–105
29. Liu GS, Huang ZF, Rong TH, Yang MT, Chang EP, Xiao QX (1986) Measures for Improving Therapeutic Results of Esophageal Carcinoma in Stage III: Preoperative Radiotherapy. J of Surg Oncol 32:248–255
30. Lortat-Jacob JL, Maillard JN, Richard ClA, Fékété F, Huguier M, Contre-Marti J (1968) Primary esophageal adenocarcinoma: Report of 16 cases. Surgery 64:535–543
31. Mahoney JL, Condon RE (1987) Adenocarcinoma of the Esophagus. Ann Surg 205:557–562
32. Mathisen DJ, Grillo HC, Wilkins EW, Moncure AC, Hilgenberg AD (1988) Transthoracic Esophagectomy: A Safe Approach to Cercinoma of the Esophagus. Ann Thorac Surg 45:137–143
33. Matthews HR, Steel A (1987) Left-sided subtotal oesophagectomy for carcinoma. Br J Surg 74:1115–1117
34. McInnes IE, Johnson WR (1987) Oesophagectomy without Thoracotomy in the Treatment of Esophageal Carcinoma. Australian and New Zealand J of Surg 57:819–822
35. MeKenna WG, Yeakel K, Klink A, Fraass BA, van de Geijn J, Glatstein E, Lichter AS (1987) Is Correction for Lung Density in Radiotherapy Treatment Plannung Neccessary? Int J Radiation Oncol Biol Phys 13:273–278
36. McKeown KC (1987) The Ernest Miles Memorial Adventures on a Surgical Everest. European H of Surgical Oncology 13:375–398

37. Mellow M, Pinkas H (1985) Endoscopic Laser Therapy for Malignancies Affectin the Esophagus and Gastroesophageal Junction. Arch Intern Med 145:1443–1446
38. Mitchell RL (1987) Abdominal and right thoracotomy approach as standard procedure for esophagogastrectomy with low morbidity. J Thoracic Cardiovasc Surg 93:205–211
39. Morstyn G, Thomas RJ, Mullerworth M, John DJBSt, Bhathal PS, Abbot M, Van Cooten R (1986) Improved Survival in Esophageal Cancer in the Period 1978 to 1983. J Clin Oncol 4:1062–1067
40. Mountain CF (1988) Combined Therapy for Carcinoma of the Esophagus: Panacea or Puzzle? Ann Thorac Surg 46:353–354
41. Nishi M, Hiramatsu Y, Hioki K, Kojima Y, Sanada T, Yamanaka H, Yamamoto M (1988) Risk fasctos in Relation to Postoperative Complications in Patients Undergoing Esophagectomy or Gastrectomy for Cancer. Ann Surg 207:148–154
42. Orringer MB (1984) Transhiatal Esophagectomy without Thoracotomy for Carcinoma of the Thoracic Esophagus. Ann Surg 200:282–288
43. Orringer MB (1986) Transhiatal Esophagectomy without Thoracotomy for Carcinoma of the Esophagus. Year Book Medical Publ 19:1–49
44. Papachristou DN, Skandalaki P (1987) Total Esophagectomy without Thoracotomy for Cancer. Am Surg 53:587–591
45. Pietrafitta JJ (1987) New Laser Technique for the Treatment of Malignant Esophageal Obstruction. J of Surgical Oncology 35:157–162
46. Riboli EB, Bertoglio S, Arnulfo G, Terrizzi A (1986) Treatment of Esophageal Anastomotic Leakages after Cancer Resektion. The Role of Total Parenteral Nutrition. J of Parenteral and Enteral Nutrition 10:82–85
47. Rowland CG, Pagliero KM (1985) Intracavitary Irradiation in Palliation of Oesophagus and Cardia. Lancet Nov 2:981–984
48. Saito T, Iizuka T, Kato H, Watanabe H (1988) Esophageal Carcinoma Metastatic to the Stomach. Ann Surg 207:446–454
49. Sakurani H, Lajam F, McElhinney AJ (1987) Carcinoma of the Esophagus: Surgical Treatment with Low Operative Mortality and Low Rate of Anastomotic Leakage. The Mount Sinai J of Med 54:401–408
50. Schlag P, Herrmann R, Fritze D, Buhr H, Herfarth Ch, Schettler G (1985) Preoperative Chemotherapie in Localized Cancer of the Esophagus with CIS-Plantinum, Vindesine and Bleomycin. Primary Chemotherapy in Cancer Med. 253–258
51. Shahian DM, Neptune WB, Ellis FH, Watkins E (1986) Transthoracic versus Extrathoracic Esophagectomy: Mortality, Morbidity, and Long-term Survival. Ann Thorac Surg 41:237–246
52. Siu FK, Cheung HC, Wong J (1986) Shrinkage of the Esophagus after Resection for Carcinoma. Ann Surg 203:173–176
53. Siewert JR, Hölsch AH, Horvath ÖP (1986) Transmediastinale Oesophagektomie. Langenbecks Arch Chir 367:203–213
54. Siewert JR, Lepsien G, Peiper HJ (1977) Das Karzinom von Ösophagus und Kardia. Internist 18:451–462
55. Skinner DB (1983) En bloc resection for neoplasm of the esophagus and cardia. J Thorac Carciovasc Surg 85:59–71
56. Skinner DB, Ferguson MK, Soriano A, Little AG, Staszak VM (1986) Selection of Operation for Esophageal Cancer Based on Staging. Ann Surg 204:391–401
57. Sugimachi K, Inokuchi K, Ueo H, Matsuura H, Matsuzaki K, Mori M (1985) Surgical treatment for carcinoma of the esophagus in the elderly patient. Surg Gyn Obstet 160:317–319
58. Sugimachi K, Matsufuji H, Kai H, Masuda H, Ueo H, Inokuchi K, Jingu K (1986) Preoperative irradiation for carcinoma of the esophagus. Surg Gyn Obstet 162:174–176
59. Sugimachi K, Maekawa S, Koga Y, Ueo H, Inokuchi K (1986) The quality of life is sustained after operation for carcinoma of the esophagus. Surg Gyn Obstet 162:544–546
60. Tam PC, Siu KF, Cheung HC, Ma L, Wong J (1987) Local recurrences after subtotal esophagectomy for squamous cell cracinoma. Ann Surg 205:189–194
61. Wong J (1987) Stapled esophagogastric anastomotis in the apex of the right chest after subtotal esophagectomy for carcinoma. Surg Gyn Obstet 164:568–572

62. Wong J (1986) Transhiatal oesophagectomy for carcinoma of the thoracic oesophagus. Br J Surg 73:89–90
63. Wopfner F, Husemann B, Giedl J (1982) Wirkung von Bleomycin bei Ösophaguskarzinomen. Beitr Onkol 12:133–146
64. Yang ChS (1980) Research on Esophageal Cancer in China: A Review. Cancer Research 40:2633–2644

Chirurgische Therapie und Therapiekonzept beim Oesophaguskarzinom

G. Lepsien, A. Schafmayer und H.-J. Peiper

Einleitung

Die Speiseröhre, dieser beim Erwachsenen bis zu 25 cm lange Transportschlauch, entzieht sich durch seine besondere anatomische Lage gänzlich der äußeren Wahrnehmung. Auch ist die Speiseröhre nicht mit symbolhafter Bedeutung, wie z. B. das benachbarte Herz belegt. Offenbar führt die Selbstverständlichkeit der Funktion der Speiseröhre dazu, daß sie vom Menschen üblicherweise gar nicht wahrgenommen wird. Leider dient auch bei der modernen Endoskopie die Speiseröhre vielfach eigentlich nur dazu, den Magen und das Duodenum mühelos besichtigen zu können.

Einen typischen Speiseröhrenschmerz gibt es nicht. Vielmehr entsteht ein Bewußtsein für die Speiseröhre erst dann, wenn z. B. plötzlich das Schlucken behindert ist. Eine der Möglichkeiten der Wahrnehmung der Speiseröhre über das Symptom der Dysphagie oder gar der Aphagie ist der Speiseröhrenkrebs. Dieser kann sich in unterschiedlicher Lokalisation und Gewebeausbildung manifestieren. Das Ergebnis ist stets gleich: unbehandelt kommt es zu einer Verlegung des Transportweges.

Als vor knapp mehr als 100 Jahren erstmals öffentlich die Möglichkeiten einer chirurgischen Therapie des Oesophaguskarzinoms diskutiert wurden, waren die Vorstellungen unserem heutigen Wissen entgegengesetzt. Mikulicz [11] rechnete das Oesophaguskarzinom jenen Krebsformen zu, welche an und für sich günstige Chancen für eine dauerhafte Heilung durch die Exstirpation bieten müßten, führte jedoch weiterhin aus, daß man wohl daran verzweifeln müsse, daß es je gelingen werde, Mittel und Wege zu finden, den Oesophagus im Bereiche des Brustteils zu resezieren. Die technischen Probleme konnten seitdem gelöst werden. Jedoch haben wir erfahren müssen, daß eine radikale, onkologisch sinnvolle Chirurgie nur bei einem Bruchteil unserer Patienten mit Oesophaguskarzinom möglich ist. Vielfach begegnen uns weit fortgeschrittene Tumorstadien, zumal das Aufnahme-Leitsymptom bei über 80% unserer Patienten die Dysphagie ist, welche — bezogen auf die Tumorentwicklung — immer ein Spätsymptom darstellt.

Die Prognose der Oesophaguskarzinome ist daher unvermindert schlecht und eine chirurgische Behandlung nur durch relativ risikoreiche Eingriffe möglich. Unter dem Aspekt der Verhältnismäßigkeit und dem Wissen um eine Vielzahl von wirkungsvollen konservativen Palliativmaßnahmen müssen die zur Verfü-

Langhans, Schreiber, Häring, Reding, Siewert, Bunte (Hrsg.)
Aktuelle Therapie des Oesophaguskarzinoms

gung stehenden Operationsverfahren besonders kontrovers diskutiert werden. Zielvorstellung einer jeden und damit auch der chirurgischen Therapie muß eine Verbesserung der Lebensqualität und hierbei vor allem der Schluckfähigkeit sein. In Einzelfällen kann auch bei uns eine Lebensverlängerung und letztendlich gar Heilung erreicht werden.

Diagnostik

Eine besondere Bedeutung kommt, wie bei jeder Krebserkrankung, der Frühdiagnostik zu. Dabei ist die Endoskopie nach wie vor das einzige Verfahren, mit dem sich tumorverdächtige Frühbefunde erkennen und dann zur histologischen Abklärung biopsieren lassen. Ein breiter Einsatz endoskopischer Vorsorgeuntersuchungen scheidet bei uns jedoch wegen der niedrigen Oesophaguskarzinominzidenz aus. Allgemeine Risiken, über die vorsorgend zu untersuchende Patienten definiert werden könnten, wurden bislang für unsere Bevölkerung nicht herausgestellt. Andersartig stellt sich die Situation bei Patienten mit bekannten Vorerkrankungen der Speiseröhre dar. 38% (n = 43) der von uns in den Jahren 1980 bis einschließlich 1987 wegen eines Oesophaguskarzinoms operierten Patienten (n = 114) wiesen Vorerkrankungen im Bereich der Speiseröhre auf und waren deswegen zuvor in ärztlicher Behandlung gewesen. Abbildung 1 stellt die Anteile der verschiedenen Vorerkrankungen dar. Bei allen Patienten mit Endobrachyoesophagus war dieser als Folge einer Refluxkrankheit entstanden. Von nicht zu unterschätzender Bedeutung ist die „diagnostische Verdeckung" der auf ein Oesophaguskarzinom hinweisenden Symptome durch die Annahme einer anderen Erkrankung. Hier reicht das uns bekannte Spektrum von der Angina pectoris über Wirbelsäulenbeschwerden bis hin zur Diagnose einer Psychose.

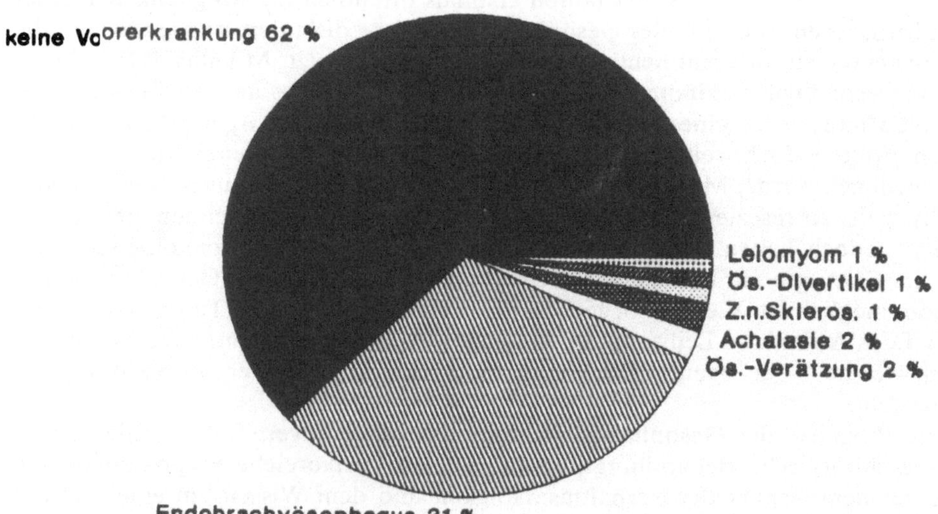

Abb. 1. Vorerkrankungen der Speiseröhre bei wegen Oesophaguskarzinom resezierten Patienten

Hierdurch wird einerseits die Problematik der Ausdeutung von thorakalen Beschwerden deutlich, auf der anderen Seite jedoch auch klar, daß bei dem geringsten Verdacht oder nicht ausreichender Sicherheit einer anderen Diagnose auch an ein Speiseröhrenkarzinom gedacht werden muß. Endoskopie und gegebenenfalls Biopsie und/oder Ballonzytologie sind dann unabdingbar.

Operationsindikation

Die Indikation zur kurativen oder palliativen Resektion bzw. zur Bypass-Operation oder aber zur Wahl eines nicht chirurgischen palliativen Verfahrens z. B. der endoskopischen Tubusimplantation oder zur Anlage einer perkutanen, endoskopisch kontrollierten Gastrostomie (PEG) wird bestimmt durch die lokale Infiltration von Nachbarstrukturen (Trachea, Bronchus, Aorta, Herzbeutel etc.) bzw. eine oesophago-tracheale Fistel, durch Lymphknoten- und Fernmetastasen und nicht zuletzt natürlich auch durch Patientencharakteristika wie Allgemeinzustand, Alter, Begleiterkrankungen, Alkoholismus und Risikobereitschaft bzw. Kooperationsfähigkeit. Bei 57,5% (n = 119) der uns vorgestellten Patienten entschieden wir uns zur Operation und führten letztendlich bei 97,5% (n = 116) eine Oesophagusresektion durch.
Für die Diagnostik gilt, daß selbst mit modernsten Verfahren (Computertomographie, Kernspintomographie) das bezüglich der präoperativen Beurteilung der lokalen Operabilität bestehende Dilemma nicht wesentlich verringert werden konnte. Vielmehr bleibt die operative Freilegung der einzig endgültig klärende Weg. Bestehen keine Kontraindikationen, sollte daher trotz auf lokale Infiltration verdächtigen CT-Befundes stets die Freilegung von Oesophaguskarzinomen angestrebt werden. Dabei gilt für uns, daß ein Tumor T3 oder T 4 oder regionale Metastasen nicht als unbedingte Kontraindikation zur Resektion gesehen werden. Die neuesten Zahlen von Wong [20] aus Hongkong bestätigen, daß trotz positiver Lymphknoten bei curativer Resektion ein Langzeitergebnis erreicht wird, welches sich nicht signifikant von dem Ergebnis bei Patienten ohne Lymphknotenmetastasierung unterscheidet (hochgerechnete 4-Jahres-Überlebensquote bei 78 curativ Resezierten mit Lymphknotenbefall = 30,4% und bei 58 ohne Lymphknotenbefall = 45,3%). Dabei ist es wichtig, die Lymphknotenstationen systematisch zu präparieren und die maximale Anzahl an Lymphknoten zu entfernen. Im Mittel sollte die Lymphknotenzahl bei 19–22 liegen.

Verfahrenswahl beim Oesophaguskarzinom

Grundsätzlich werden die Prognosen und damit auch die Wahl des chirurgischen Verfahrens von dem jeweiligen Tumorstadium bestimmt. Eindringtiefe des Tumors und Ausmaß des Lymphknotenbefalles sowie die Fernmetastasierung entscheiden über das Spätergebnis operativer Therapie. Bedauerlicherweise wird — mit Ausnahme der Gebiete mit hoher Oesophaguskarzinominzidenz in China — in der übrigen Welt höchstens in ⅓ der Fälle das prognostisch günstige Stadium I oder II angetroffen [3].

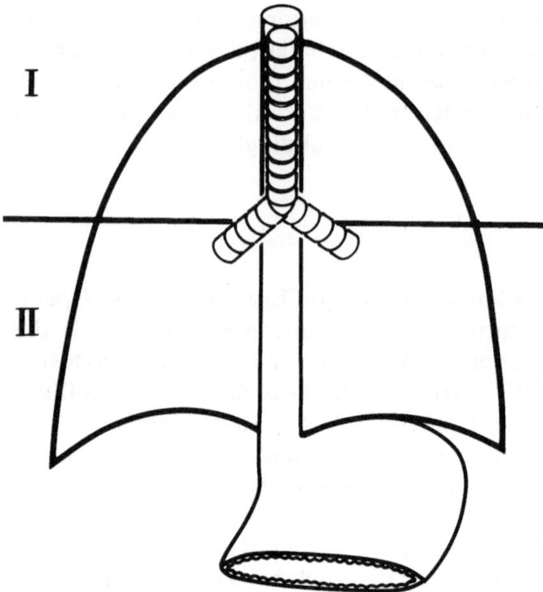

Abb. 2. Wertung des Oesophaguskarzinoms bezogen auf seine Lage zur Bifurkationsebene: I (oberhalb und in der Ebene): technisch schwierig und aufwendig, onkologische Orientierung nach proximal; II (unterhalb der Ebene): technisch einfach, onkologische Orientierung nach distal

Entscheidend für die Verfahrenswahl ist die Lokalisation des Tumors. Dabei ist chirurgisch nur von Bedeutung, ob er ober- oder unterhalb einer queren, durch die Trachealbifurkation verlaufenden Ebene liegt (Abb. 2). In Abhängigkeit von den Lymphabflußbahnen [19] unterscheiden sich die Tumoren ober- und unterhalb dieser Ebene in ihrem biologischen Verhalten. Therapeutische Überlegungen müssen diesen biologischen Gegebenheiten besonders unter onkologischen Aspekten Rechnung tragen. Klassifiziert man die chirurgische Technik anhand der Bifurkationsebene, so gilt, daß Tumorresektionen oberhalb derselben in aller Regel technisch aufwendiger und schwieriger sind als unterhalb. Die bisher bezüglich der Zuordnung bestimmter Therapieverfahren geübte Dreiteilung der Speiseröhre entbehrt sowohl einer anatomisch als auch einer technisch fundierten Grundlage und sollte zugunsten der einfachen und biologisch sinnvolleren Zweiteilung verlassen werden.
Obwohl meistens nicht mehr operabel seien für das zervikale Oesophaguskarzinom folgende Operationsprinzipien angeführt: entweder eine totale Oesophagektomie, evtl. mit Laryngektomie, totaler Thyreoidektomie und mindestens Lymphadenektomie entlang der A. carotis und der V. jugularis inf. oder gar Neck-Dissection mit nachfolgendem Magenhochzug oder Segementresektion mit Defektüberbrückung durch ein freies Dünndarmtransplantat. Wir haben bisher 4 collare Oesophagusresektionen — immer mit Laryngektomie — durchgeführt. Rekonstruiert wurde mit einem freien Dünndarminterponat. Die aborale Anastomose erstellten wir maschinell End-zu-End und die orale Anastomose mittels Handnaht End-zu-Seit. Anastomoseninsuffizienzen sahen wir nicht. Alle Patienten leben noch.
Die Operationsprinzipien beim thorakalen Oesophaguskarzinom sind in Abb. 3 dargestellt. Sie sollten je nach Sitz des Tumors Anwendung finden.

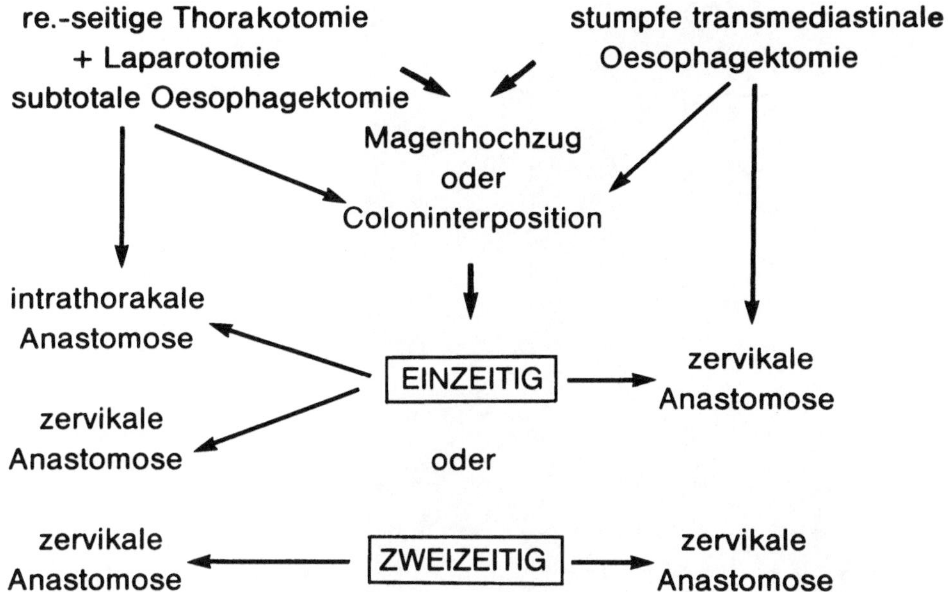

Abb. 3. Operationsstrategie und -prinzipien beim thorakalen Oesophaguskarzinom. Das jeweilige Verfahren sollte je nach Tumorlokalisation zur Anwendung kommen (s. Text)

Beim thorakalen Oesophaguskarzinom oberhalb und in der Bifurkationsebene ist der Zugang stets transthorakal. Bezüglich der Rekonstruktion stehen mehrere konkurrierende Verfahren zur Verfügung. Nach Magenhochzug kann entweder intrathorakal oder zervikal anastomosiert werden. Ist eine Magenresektion vorausgegangen, so wird mit einem Kolonabschnitt rekonstruiert.
Wir lagern den Patienten zum einzeitigen kombinierten Eingriff und erreichen unsere Zugänge über eine rechtsseitige kollare Inzision vor dem m. sternocleidomastoideus, eine Thorakotomie rechts (4./5. ICR) und eine quere Oberbauchlaparotomie. Wir bevorzugen seit 5 Jahren die zervikale Anastomose, die sich nach adäquater Präparation eines Magenschlauches (Abb. 4) durch Hochzug desselben immer mühelos und spannungsfrei durchführen läßt. Hierdurch lassen sich die deletären Folgen einer intrathorakalen Insuffizienz vermeiden. Seit einem knappen Jahr folgen wir einem Ratschlag von Siewert und resezieren das orale Ende des Magenschlauches, um danach mittels End-zu-End Anastomose zu rekonstruieren. Eine Speichelfistel sahen wir seitdem nicht mehr. Eine von Launois [8] vorgestellte prospektive Studie zum Vergleich der intrathorakalen und der zervikalen Anastomose bestätigt die Erfahrung, daß intrathorakal die Insuffizienzrate zwar geringer, respiratorische Komplikationen und Mortalität aber deutlich höher sind, als zervikal (Abb. 5). Dem Magenhochzug zur Halsregion ist also begründet der Vorzug zu geben. Nur eine niedrige Komplikationsrate berechtigt neben einer geringen Letalität zu einer weiten chirurgischen Indikationsstellung, insbesondere dann, wenn der Eingriff palliativ bleiben muß.

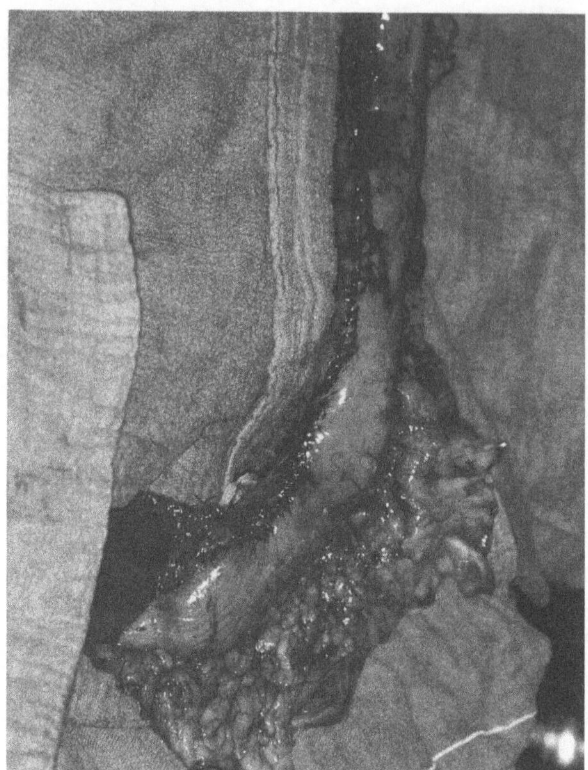

Abb. 4. Präparierter Magenschlauch, der zum Einsatz der Speiseröhre mühelos über alle 3 möglichen Routen (im alten Oesophagusbett, retrosternal oder antesternal) zur collaren Anastomose hinaufgezogen werden kann

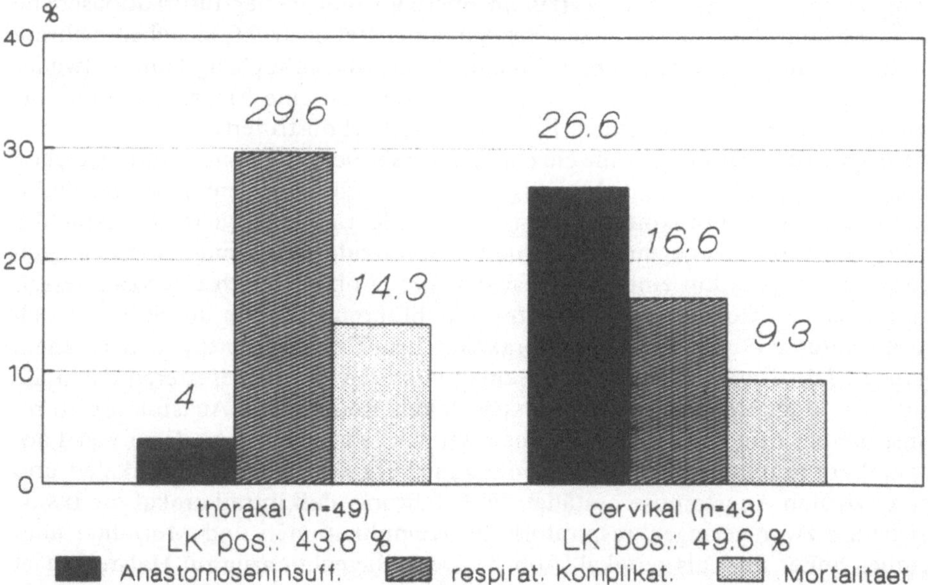

Abb. 5. Ergebnisse einer prospektiven Studie (8) zum Vergleich der intrathorakalen und der zervikalen Oesophago-Gastrostomie. Nach zervikaler Anastomose kommt es zwar häufiger zu Insuffizienzen, jedoch ist die Mortalität deutlich geringer

Für Tumoren unterhalb der Bifurkationsebene bietet sich neben den genannten ein weiteres Verfahren an, die stumpfe transmediastinale Oesophagektomie, ebenfalls mit Rekonstruktion durch Magenhochzug und zervikale Anastomose.
Dieses Verfahren wendeten wir bei 16,4% (n = 19) unserer Patienten an. Hinsichtlich der Vorteile und Bevorzugung der transthorakalen Oesophagusresektion bzw. der transmediastinalen Oesophagektomie ist es zu heftigen Kontroversen gekommen. Für eine bewertende Entscheidung müssen folgende Kriterien herangezogen werden:
- Komplikationen
- Letalität und
- onkologische Relevanz.

Neuere Zahlen lassen erkennen, daß das transmediastinale Vorgehen keineswegs risikoärmer als das transthorakale zu sein scheint. Tabelle 1 stellt die mitgeteilten Letalitätsraten zusammen, wobei japanische Kliniken für beide Verfahren eine Rate unter 5% angeben.

Tabelle 1. Letalität

Transthorakale Oesophagektomie		Transmediastinale Oesophagektomie	
Ellis 1983	1,3%	Kunath 1981	16,7%
McKeown 1981	15,7%	Orringer 1984	4,6%
Skinner 1986	11,0%	Ulrich 1984	20,0%
Eigenes Krankengut 1987	7,6%	Eigenes Krankengut 1987	5,3%
Siewert 1987	6,6%	Siewert 1987	7,7%
im Mittel	8,4%		10,8%

Auch hinsichtlich der Komplikationen und der postoperativen Risikosituation unterscheiden sich beide Verfahren nicht signifikant. Die Frage nach der onkologischen Relevanz kann für beide Verfahren aus kombinierter morphologischer und technischer Sicht keinen faßbaren Unterschied ergeben, bleiben doch bei der transthorakalen Standardresektion, bedingt durch die präparatorische Orientierung am Oesophaguskorpus, die relevanten Lymphknotenareale unangetastet.
Eine Verbesserung der onkologischen Radikalität kann allein die „en-bloc-Resektion" erbringen. Eine wichtige Frage ist, ob sich durch die systematische Lymphadenektomie eine positive Änderung der klinischen Ergebnisse erreichen läßt.
Aus heutiger Sicht stellen sich die Argumente zur mediastinalen Lymphadenektomie wie folgt dar:
1. exaktes Staging (Indikator für Prognose und Notwendigkeit adjuvanter Therapie)

2. verbesserte Überlebensraten: T 1 u. 2 N1 MO = T 1 u. 2 NO MO!! [14, 15, 17, 20]
3. Steigerung der Resektionsquote bei T 3 u. 4 mit Verbesserung der Überlebenszeiten [17, 20]
4. kein größeres Operationsrisiko als bei der Standardoesophagektomie [1, 2, 14, 15, 17].

Dabei ist entscheidend, daß es durch die systematische Lymphadenektomie gelingt, bei Patienten mit Tumoren T 1/2 und N1 ein gleiches Langzeitergebnis zu erzielen, wie in Fällen mit T 1/2 und NO und MO. Hier zeigen sich gleichsinnige Ergebnisse wie bei der Gastrektomie mit Lymphadenektomie. Einen weiteren Beweis für die mediastinale Lymphadenektomie liefern die Ergebnisse von Ishida [6] (3-Jahresüberlebensrate bei 18 Patienten mit „en-bloc-Resektion" = 59% und bei 122 Patienten mit „Standardresektion" =28%). Wertet man die vorliegenden Daten, so ist die Kontroverse zwischen Standard- und „en-bloc-Resektion" für uns derzeit zugunsten des radikaleren Vorgehens entschieden, wobei sich allerdings eine eindeutige Abhängigkeit von den unterschiedlichen Metastasierungswegen ober- und unterhalb der Bifurkationsebene ergibt. Die Metastasenstraßen der distalen Oesophagustumoren sind auch ohne Thorakotomie in aller Regel vollständig entfernbar.
Bezüglich der Ergebnisse von nicht zu unterschätzender Bedeutung ist nach einer Studie von Matthews et al. [9] die Erfahrung des Operateurs. Wurden von einem Operateur weniger als 3 Oesophagusresektionen pro Jahr vorgenommen, so betrug die Operationsletalität 39,4%, wurden jeweils mehr als 6 Resektionen pro Jahr von einem Chirurgen durchgeführt, betrug sie nur 21,6%. Hierdurch wird verdeutlicht, daß die Chirurgie des Oesophaguskarzinoms Zentren vorbehalten sein sollte, in denen Chirurgen mit ausreichender Erfahrung tätig sind.
Wenn auch die Resektionsweise beim Oesophaguskarzinom unterschiedlich sein kann, so gilt eines für alle Verfahren: das Interponat sollte beim Plattenepithelkarzinom nicht im ehemaligen Oesophagusbett, sondern stets retrosternal hinaufgeführt werden. Nur so kann gegebenenfalls eine Nachbestrahlung gefahrlos durchgeführt werden.

Adjuvante Therapie

Der hohe Anteil fortgeschrittener Tumorstadien bestimmt unserer therapeutisches Konzept und engt die Breite chirurgisch sinnvollen Handelns ein. Immer wieder wurde deshalb die Frage nach adjuvanten Maßnahmen aufgeworfen. Ist die präoperative Bestrahlung sinnvoll? Hat die Chemotherapie Bedeutung? Können die Ergebnisse durch Nachbestrahlung verbessert werden?
Aussagen zur Beantwortung dieser Fragen können aus Angaben über eine Erhöhung der Resektionsrate und über verbesserte Langzeitergebnisse erhalten werden. Sugimachi [18] steigerte seine Resektionsrate durch Vorbestrahlung auf 97%. Bei 85,6% der Patienten registrierte er eine Tumorrückbildung auf <50%. Skinner [15] machte allerdings auf eine Erhöhung der post-operativen pulmonalen Komplikationen bei vorbestrahlten Patienten aufmerksam.

Für eine präoperative Chemotherapie sprechen die Ergebnisse von Carey [4] mit einer Resektionsrate von 79% und einer Tumorrückbildung auf <50% bei 67,5% der Patienten und von Miller [12] mit einer Resektionsquote von 90% und einer Tumorrückbildung auf <50% bei 61% der Patienten. Wir konnten allerdings bei insgesamt 5 von uns chemotherapierten Patienten keine Beeinflussung des Tumors erkennen.

Wurde bei der Resektion Tumorgewebe zurückgelassen oder waren Lymphknotenmetastasen vorhanden, so führen wir beim Plattenepitehlkarzinom eine Nachbestrahlung durch, wobei wir allerdings das Bestrahlungsfeld auf den Thorax begrenzen und wegen gesehener Komplikationen (18% der Bestrahlten) die collare Anastomosenregion aussparen. Parker [14] konnte mit einer neueren Studie eine Verbesserung der Langzeitergebnisse belegen.

Zusammenfassung

In den letzten Jahrzehnten konnte erreicht werden, daß die technischen Probleme beim Oesophaguskarzinom weitgehend gelöst oder in den Hintergrund getreten sind. Zwar haben präoperative Diagnostik, intraoperative Technik und Intensivnachbehandlung bewirkt, die Letalität der chirurgischen Eingriffe in diesem Bereich ständig zu senken, dennoch sind die Langzeitergebnisse weiterhin ernüchternd. Der Grund liegt in der engen Beziehung zwischen Prognose und Tumorstadium bei Diagnosestellung. So können, abgesehen von der chirurgisch nahezu stets errechenbaren Palliation, selbst aufwendigste Operationen bisher nur in den Tumorstadien 1 und 2 Erfolge bringen. Die Ergebnisverbesserungen bei fortgeschrittenen Stadien bewegen sich in den Bereichen weniger Prozente. Soll die Prognose beim Oesophaguskarzinom generell günstiger werden, so gelingt das nicht allein chirurgisch, sondern ist im wesentlichen an eine verbesserte Frühdiagnostik gebunden. Erst dann können die technischen Erfolge der Chirurgie sowie die Kenntnis und die Beachtung onkologischer Prinzipien auch bei dieser Erkrankung wirklich Früchte tragen. Durch die chirurgische Resektion ist das Oesophaguskarzinom heilbar. Dieses setzt jedoch voraus, daß bei geringsten Verdachtsmomenten auch daran gedacht wird, und daß alle Patienten mit Vorerkrankungen der Speiseröhre in mindestens jährlichem Abstand von einem erfahrenem Untersucher endoskopisch kontrolliert werden. Hierin besteht bei uns vorläufig die einzige Chance, zum Wohle des Patienten ein Oesophaguskarzinom wirklich frühzeitig zu entdecken.

Literatur

1. Akiyama H (1980) Surgery for carcinoma of the esophagus. Curr Probl Surg 55–112
2. Akiyama H, Tsurumary M, Kawamura T, Ono Y (1981) Principles of surgical treatment for carcinoma of the esophagus. Ann Surg 194:438–445
3. Borchard F (1985) Epidemiologie, Ätiologie und pathologische Anatomie des Oesophaguskarzinoms. Chirurg Gastroenterol 2:7–15
4. Carey RW, Hilgenberg AD, Wilkins EW, Choi NC, Mathisen DJ, Grillo H (1986) Preoperative Chemotherapy Followed by Surgery with Possible Postoperative Radiotherapy in

Squamous Cell Carcinoma of the Esophagus: Evaluation of the Chemotherapy Component. J Clin Oncol 5:697-701
5. Ellis FH, Gibb SP, Watkins E (1983) A safe, widely applicable, and expeditous Form of Palliation for Patients with Carcinoma of the esophagus and Cardia. Ann Surg 198:531
6. Ishida K, Mori S, Okamoto K, Ohtzu T, Murakami J, Suzuki K, Sato N (1986) Results of Extended dissection of Lymph Nodes in Thoracic Esophageal cancer. In: Diseases of the esophagus. Hrsg. JR Siewert, AH Hölscher, Springer, Berlin Heidelberg New York
7. Kunath U (1981) Ergebnisse und Erfahrungen mit der Oesophagektomie durch stumpfe Dissektion. Chirurg 52:706-710
8. Launois B (1987) Technics for esophageal resection. Vortrag auf dem 32. World Congress of Surgery, Sydney 20.-26.9.
9. Matthews HR, Powell DJ, McConkey CC (1986) Effects of surgical experience on the results of resection for oesophageal carcinoma. Br J Surg 73:621-623
10. McKeown KC (1981) Resection of Midesophageal Carcinoma with Esophagogastric Anastomosis. World J Surg 517-525
11. Mikulicz v. J (1886) Ein Fall von Resection des carcinomatösen Oesophagus mit plastischem Ersatz des excidirten Stückes. Prag Med Woschr XI 93-94
12. Miller JI, McIntyre B, Hatcher CR (1985) Combined Treatment Approach in Surgical Management of Carcinoma of the Esophagus: A Preliminary Report. Ann Thorac Surg 40:289-293
13. Orringer MB (1984) In: Cancer of the Esophagus, Hrsg. R Giuli, Maloine SA éditeur, Paris
14. Parker EF, Marks RD, Kratz JM, Chaikhouni A, Warren ET, Bartles DM (1982) Chemoradiation -therapy and Resection for Carcinoma of the Esophagus: Short — term Results. Ann Surg 195:618-623
15. Skinner DB, Ferguson MK, Soriano A, Little AG, Staszak VM (1980) Selection of operation for esophageal cancer based on staging. Ann Surg 204:391-301
16. Skinner DB (1986) Recent results of esophageal cancer. In: Diseases of the esophagus. Hrsg. JR Siewert, AH Hölscher, Springer, Berlin Heidelberg New York
17. Siewert JR, Roder JD (1987) Chirurgische Therapie des Plattenepithelkarzinoms des Oesophagus — erweiterte Radikalität. Langenbecks Arch klin Chir 372:129-139
18. Sigumachi K, Matsufuji H, Kai H, Masuda H, Ueo H, Inokuchi K, Jimgu K (1986) Preoperative Irradiation for Carcinoma of the Esophagus. Surg Gyn Obstet 162:174-176
19. Tanabe G, Baba M, Kuroshima K, Natugoe S, Yoshinaka H, Aikou T, Kajisa T (1986) Clinical Evaluation of Esophageal Lymph Flow System based on the RI Uptake of removed Regional Lymph Nodes following Lymphoscintigraphy. J Jpn Surg Soc 87:315-323
20. Wong J (1987) persönl. Mitteilung, 32. World Congress of Surgery, Sydney 20.-26.9.

Multimodale Therapie als Konzept zur Verbesserung der Prognose beim Oesophaguskarzinom

P. SCHLAG

Einleitung

Es hat in der Vergangenheit nicht an Versuchen gefehlt, nach Möglichkeiten zu suchen, die Behandlungssituation beim Oesophaguskarzinom durch Ausdehnung und Ausweitung operativer Therapie zu verbessern [4, 7, 12]. Die Ergebnisse sind aber nach wie vor enttäuschend. Die schlechten Resultate werden unter anderem durch eine hohe Rate primär inoperabler Tumoren, aber auch durch frühzeitiges Auftreten von Lokalrezidiven sowie Fernmetastasen bedingt. Nicht zuletzt darf die immer noch relativ hohe Mortalität der operativen Therapie des Oesophaguskarzinoms außer Acht gelassen werden. Ansätze zur Verbesserung der Therapieergebnisse sind daher zum einen in einer weiteren Standardisierung des operativen Eingriffs, in einer Verbesserung der Risikoabschätzung und vor allem auch in einem multimodalen Behandlungskonzept zu sehen.

An verschiedenen Zentren konnte mittlerweile eine weitgehende Standardisierung in der operativen Therapie des Oesophaguskarzinoms erreicht werden [7, 12]. Diese besteht in der Regel in der Durchführung einer thoraco - abdomino - collaren, subtotalen Oesophagektomie. Das transthorakale Vorgehen hat hier gegenüber der stumpfen Oesophagusdissektion nicht nur den Vorteil der Präparation unter Sicht, sondern ermöglicht auch eine zweifelsfreie Klärung der Operabilität des Tumors und vor allem eine standardisierte Lymphadenektomie. Die hintere Mediastinektomie mit Entfernung der paraoesophagealen und parathrachealen sowie Bifurkationslymphknoten ist hierbei ebenso obligatorisch wie die Lymphadenektomie des Oberbauches, die die paracardialen sowie coeliacalen Lymphknotenstationen mit einschließt. Die Kontinuität der Nahrungspassage wird hiernach am günstigsten durch Magenschlauchbildung wieder hergestellt, wobei der retrosternale Magenhochzug aus onkologischen Gesichtspunkten Vorteile bietet. Bei Auftreten eines Tumorrezidivs im ehemaligen Oesophaguslager wird hierdurch eine erneute Verlegung der Magenpassage verhindert und gleichzeitig auch günstigere Voraussetzung für eine postoperative Strahlentherapie geschaffen. Die kollare Anastomosierung wird favorisiert, da bei Auftreten einer Anastomoseninsuffizienz diese besser beherrscht werden kann als dies bei intrathorakaler Anastomosierung der Fall ist. Trotz dieser Standardisierung in der operativen Methodik, ist der Eingriff nach wie vor mit einer teilweise nicht unerheblichen Mobidität und Mortalität belastet.

Langhans, Schreiber, Haring, Reding, Siewert, Bunte (Hrsg.)
Aktuelle Therapie des Oesophaguskarzinoms

Minderung des Operationsrisikos

Da ohne Zweifel bisher mit chirurgischen Maßnahmen nur ein geringer Teil von Patienten mit einem Speiseröhrenkrebs geheilt werden kann, stellt sich die Frage, inwieweit ausgedehnte Operationsverfahren generell in der Behandlung zur Anwendung kommen sollten oder ob hier eine gezieltere Risikoabschätzung als bisher allgemein üblich durchgeführt werden kann. Insbesondere sollte unter palliativen Gesichtspunkten die Indikation zur Operation zurückhaltend gestellt werden. Soweit daher eine Nahrungspassagewiederherstellung unter palliativer Zielsetzung durch nichtoperative, endoskopische oder radiotherapeutische Maßnahmen in gleicher Weise zu erzielen ist, sollte den nichtoperativen Verfahren der Vorzug gegeben werden [2, 5]. Bypassverfahren sind somit unter palliativen Gesichtspunkten kaum noch notwendig und indiziert. Die Indikation zur Operation ist auch problematisch bei Tumorsitz im proximalen Oesophagusdrittel, wo durch die Operation ohnehin oft nur ein unzureichender Sicherheitsabstand erzielt werden kann. Dies durch einen noch stärker multilierenden Eingriff, wie eine Oesophagolaryngektomie zu erreichen, ist ebenfalls in Abwägung von therapeutischem Gewinn, Operationsrisiko und Kurabilität nicht nur problematisch sondern äußerst fragwürdig. Prinzipiell gilt es auch bei potentiell kurativ operablen Patienten, Operationsrisiko und therapeutischen Gewinn sorgfältig abzuwägen. Dies insbesondere, da es sich bei einem Großteil der Patienten um multimorbide Kranke handelt. Ansätze, ein individuelles Risiko präoperativ besser abzuschätzen, sind zahlreich. Neben der Analyse des Ernährungsstatus der Patienten gewinnen hierbei vor allem auch Scores, die nicht nur das pulmonale und cardiale Risiko kalkulieren helfen sollen, zunehmende Beachtung. Wie aber auch die eigenen bisherigen Erfahrungen zeigen, können diese Parameter bisher in ihrer Aussagekraft nicht befriedigen [1, 10, 14].

Konzept der multimodalen Therapie

Das Konzept einer multimodalen Therapie hat zum Ziel, durch eine tumorspezifische Vorbehandlung die Resektabilitätsrate zu steigern und die Prognose der Patienten nach operativer Tumorresektion zu verbessern. Als präoperative Behandlungsverfahren kommen hierbei die Strahlentherapie, als auch die zytostatische Chemotherapie in Betracht. In beiden Fällen soll versucht werden, durch Devitalisierung der Tumorzellen die Tumormasse zu verkleinern und dadurch die Resektabilität zu verbessern. Andererseits sollte auch hierdurch eine intraoperative Tumorpropagation vermindert werden. Der Einsatz einer zytostatischen Behandlung in Form einer Systemtherapie hat zusätzlich den theoretischen Vorteil, daß vorhandene Mikrometastasen zerstört und die Wirksamkeit der Behandlung an der Rückbildungsrate des Primärtumors gemessen werden kann, so daß sich hierauf basierend die Möglichkeit einer gezielten postoperativen adjuvanten Therapie ergibt. Da wir in den letzten Jahren Erfahrungen sowohl mit der präoperativen Vorbestrahlung als auch der zytostatischen präoperativen Chemotherapie sammeln konnten, sollen diese im folgenden kurz resümiert werden.

Erfahrungen mit der präoperativen Strahlentherapie

Der Frage einer präoperativen Strahlentherapie beim Oesophaguskarzinom sind wir im Rahmen einer EORTC-Studie (GI 7062) nachgegangen. Es handelte sich hierbei um eine randomisierte Studie, bei der eine präoperative Vorbestrahlung mit 32 Gy verglichen wurde mit der ausschließlichen Operation. An dieser multizentrischen Studie, über deren Ergebnisse ausführlich erst kürzlich berichtet wurde, sind jeweils 100 Patienten in jeden Therapiearm randomisiert aufgenommen worden [6]. Leider zeigte sich, daß nicht wie erhofft die präoperative Strahlentherapie in der gewählten Form und Dosis einen Einfluß auf die Resektabilität der Tumoren besaß. Es konnte durch Vorbestrahlung auch nicht das krankheitsfreie Intervall noch die Überlebenszeit der Patienten verbessert werden. Lediglich die lokale Rezidivfreiheit war nach Vorbestrahlung geringfügig länger. Nachdem auch andere Untersuchungen zu ähnlichen Ergebnissen kamen, erscheint die Behandlungsstrategie einer ausschließlichen präoperativen Strahlentherapie wenig erfolgversprechend.

Grundlagen der präoperativen Chemotherapie

Wir verfolgen daher seit 1983 das Konzept der präoperativen (neoadjuvanten) Chemotherapie beim Oesophaguskarzinom [13]. Eine relativ hohe Ansprechrate auf eine Cis-Platin-haltige Kombinations-Chemotherapie bei metastasiertem Oesophaguskarzinom läßt auch eine Rückbildung des Primärtumors und damit eine mögliche Verbesserung der Resektabilität erwarten. Weiterhin soll durch Devitalisierung der Tumorzellen die Gefahr einer Tumorzellimplantation während des operativen Eingriffes vermindert und gleichzeitig evtl. vorhandene Mikrometastasen, die für ein späteres Metastasenwachstum verantwortlich sind, abgetötet werden. Wenn auch das Konzept der präoperativen Chemotherapie von seiner theoretischen Basis her attraktiv erscheint, war zunächst zu überprüfen, inwieweit eine zytostatische Vorbehandlung von Patienten mit einem Oesophaguskarzinom allgemein durchführbar ist. Zum einen sind Patienten mit einem Speiseröhrenkrebs meist multimorbide Kranke, zum anderen ist zu berücksichtigen, daß durch kurz- oder längerfristige Nebenwirkungen einer präoperativen zytostatischen Behandlung die Durchführung einer operativen Therapie ungünstig beeinflußt werden kann. Im Folgenden sollen daher die eigenen Erfahrungen zur präoperativen Chemotherapie beim Oesophaguskarzinom berichtet und den bisherigen Ergebnissen anderer Untersucher vergleichend gegenübergestellt werden. Hieraus sollte dann eine kritische Einschätzung der derzeitigen Wertigkeit dieser Behandlungsform für die Primärtherapie des Oesophaguskarzinoms möglich sein.

Eigene Studie zur präoperativen Chemotherapie

In der Zeit vom März 1983 bis Oktober 1986 wurden im Rahmen einer Phase II-Studie von uns 42 Patienten mit einem Plattenepithelkarzinom der Speise-

Tabelle 1. Neoadjuvante DVB-Chemotherapie beim Oesophaguskarzinom. Patienten-Selektion

- Plattenepithelkarzinom der Speiseröhre
- Klinische Tumorgröße T_{1-2}
- Alter unter 68 Jahre
- Karnofsky-Index >70%

- Ausschluß von Fernmetastasen oder collaren bzw. abdominalen Lymphknotenmetastasen
- Keine anderen Tumorerkrankungen
- Keine vorangegangene Chemo- oder Strahlentherapie

- Einwilligung des Patienten zur Studienteilnahme

röhre mit einer präoperativen Chemotherapie behandelt. Die Eingangskriterien für die Studie sind in Tabelle 1 wiedergegeben. Die zytostatische Therapie wurde in Modifikation eines von Kelsen [8] angegebenen Therapieplans durchgeführt (Abb. 1). Spätestens 2 Wochen nach Applikation des 2. Zyklus einer Kombinationstherapie mit Cis-Platin, Vindesine und Bleomycin sollte der operative Eingriff erfolgen. Bei Tumoren mit Lokalisation im oesophago-cardialen Übergang wurde die abdominothorakale Oesophagusresektion durchgeführt und bei den weiter proximal lokalisierten Tumoren das thoraco-abdomino-kollare Vorgehen gewählt. Obligatorisch war eine Lymphadenektomie des Oberbauches sowie die hintere Mediastinektomie mit Entfernung der paraoesophagialen und paratrachealen Lymphknoten. Die Kontinuität der Nahrungspassage

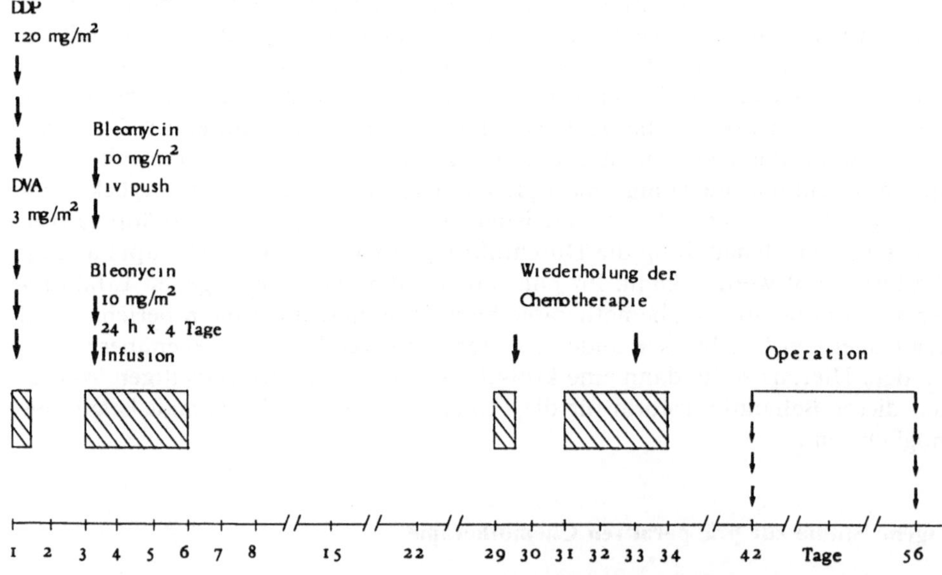

Abb. 1. Neoadjuvante DVB-Chemotherapie beim Oesophaguskarzinom (modifizierte nach D. Kelsen)

Tabelle 2a. Nebenwirkungen der neoadjuvanten DVB-Chemotherapie beim Oesophaguskarzinom (42 Patienten)

	WHO-Grad				
	0	1	2	3	4
Leukozytopenie	16	11	10	3	2
Thrombozytopenie	20	10	7	3	2
Nephrotoxizität	33	5	3	—	1

Tabelle 2b. Nebenwirkungen der neoadjuvanten DVB-Chemotherapie beim Oesophaguskarzinom (42 Patienten)

	WHO-Grad				
	0	1	2	3	4
Übelkeit/Erbrechen	5	13	10	13	1
Haarausfall	0	6	11	25	0
Fieber	28	7	7	—	—
Diarrhoe	30	8	4	—	—
Stomatitis	38	3	1	—	—

wurde in allen Fällen durch Magenhochzug wieder hergestellt. Beim abdomino-thorakalen Vorgehen wurde der Magen im ehemaligen Oesophagus-Lager intrathorakal anastomosiert. Beim thorako-abdomino-kollaren Zugang wurde der Magenhochzug retrosternal mit links-collarer Anastomose angelegt.

Häufigkeit und Schweregrad der Chemotherapie-induzierten Nebenwirkungen sind in Tab. 2a und b wiedergegeben. Schwere Nebenwirkungen waren relativ selten. Allerdings mußte bei 3 Patienten nach dem ersten Chemotherapie-Zyklus die zytostatische Behandlung abgebrochen werden, zweimal wegen erheblicher haematologischer Nebenwirkungen und einmal wegen Nephrotoxizität. Am häufigsten traten bei den Patienten Nausea und Erbrechen sowie eine partielle oder komplette Alopezie auf. Eine komplette Tumorremission konnten wir bei 2 Patienten feststellen, eine partielle Remission bei 17 Patienten. 8 weitere Patienten profitierten zumindest subjektiv von der Therapie, ohne daß zweifelsfrei eine Tumorregression mittels bildgebender Diagnostik nachweisbar wurde. Bei 5 Patienten blieb die Tumorgröße gegenüber dem prächemotherapeutischen Status unbeeinflußt. Hier sind 3 Patienten eingeschlossen, bei denen die zytostatische Therapie wegen Nebenwirkungen vorzeitig abgebrochen werden mußte. Bei 10 Patienten konnte die zytostatische Behandlung das Tumorwachstum nicht beeinflussen. Bei 4 Patienten kam es zu einer deutlichen Befundprogression bereits während des ersten Chemotherapie-Zyklus, so daß die Behandlung hiernach abgebrochen und der operative Eingriff ohne Verzug durchgeführt wurde.

Somit wurden 9 Patienten nach dem ersten Chemotherapie-Zyklus operiert und 33 Patienten nach dem 2. Chemotherapie-Zyklus. 2 Patienten mit Tumorlokali-

Tabelle 3. Neoadjuvante DVB-Chemotherapie beim Oesophaguskarzinom. Vergleich von Operabilität und Ansprechen auf die präoperative Chemotherapie

	Kurative Resektion (n = 22)	Palliative Resektion (n = 14)	Explorativer Eingriff (n = 4)
Progression	2	5	3
No Change	2	4	—
Minor Response	4	2	1
Partielle Remission	12	3	—
Komplette Remission	2	—	—

sation im proximalen Oesophagusdrittel lehnten jedoch den operativen Eingriff nach partiellem Ansprechen auf die zytostatische Therapie ab, da für sie die Operation in einer Oesophago-Laryngektomie resultiert hätte. Beide Patienten wurden zytostatisch weiterbehandelt und konsekutiv bestrahlt. Diese Patienten verstarben 8 Monate bzw. 35 Monate nach primärer Diagnosestellung. Somit wurden insgesamt 40 der 42 zytostatisch vorbehandelten Patienten einer Operation unterzogen. Bei 36 der 40 Patienten war eine Tumorresektion möglich (Resektabilitätsquote 90%). Die Resektion nach Abschluß des Eingriffes und unter Berücksichtigung des histologischen Untersuchungsbefundes wurde bei 22 Patienten als kurativ und bei 14 Patienten als palliativ eingestuft. Bei Vergleich von Ansprechen auf die präoperative Chemotherapie und Radikalität des operativen Eingriffes ist ein Überwiegen kurativ resezierter Patienten unter den Chemotherapie-Respondern auffällig (Tabelle 3). Die postoperative Mortalität der resezierten Patienten betrug 4 von 36 (11%). Die Überlebenszeit aller in der Studie behandelten Patienten vom Zeitpunkt der Diagnosestellung beträgt im Median 14 Monate (Abb. 2). Kurativ operierte Patienten leben hierbei signifikant länger als palliativ operierte (Abb. 3). Ein signifikanter Unterschied im Überleben ergab sich zusätzlich in Abhängigkeit vom Ansprechen auf die präoperative Chemotherapie (Abb. 4). Besonders beachtenswert ist, daß Patienten mit gesichertem Ansprechen auf die präoperative Chemotherapie und nachfolgender kurativer Oesophagusresektion im Median über 42 Monate überleben (Abb. 5).

Allgemeine Erfahrungen mit der präoperativen Chemotherapie

Weitere Studienergebnisse zur präoperativen Chemotherapie mit einer größeren Anzahl von Oesophaguskarzinom-Patienten sind bisher von Kelsen [8, 9] und Carey [3] mitgeteilt worden. Unterschiede in den Studien ergeben sich hinsichtlich Patientenselektion, operativer Verfahrenswahl und gewählter zytostatischer Behandlung. In Übereinstimmung auch mit unserer Studie ergibt sich hierbei, daß in ca. 50% der im Rahmen einer solchen Phase II-Studie therapierter Patienten eine Tumorrückbildung zu erzielen ist, in einigen Fällen sogar eine komplette Tumorremission. Die Resektabilitätsrate der zytostatisch vorbehandelten

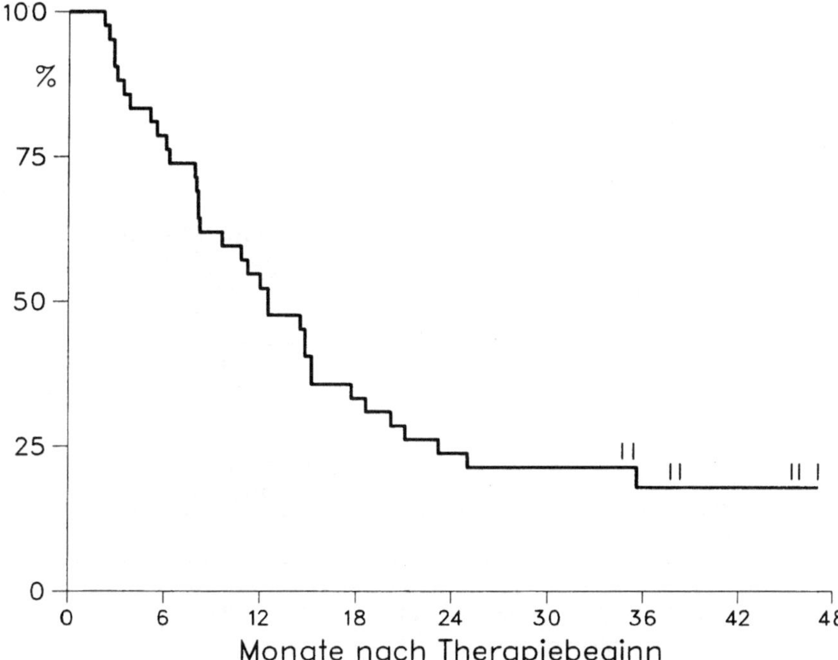

Abb. 2. Neoadjuvante DVB-Chemotherapie beim Oesophaguskarzinom. Überlebenszeit aller Studienpatienten (n = 42)

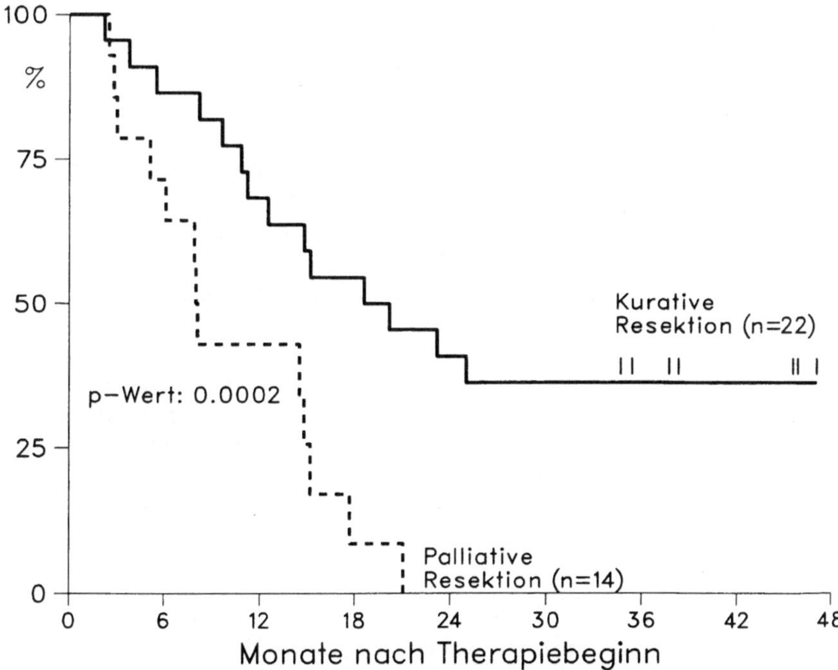

Abb. 3. Neoadjuvante DVB-Chemotherapie beim Oesophaguskarzinom. Vergleich der Überlebenszeit von palliativ- und kurativ resezierten Patienten

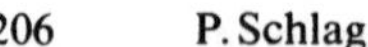

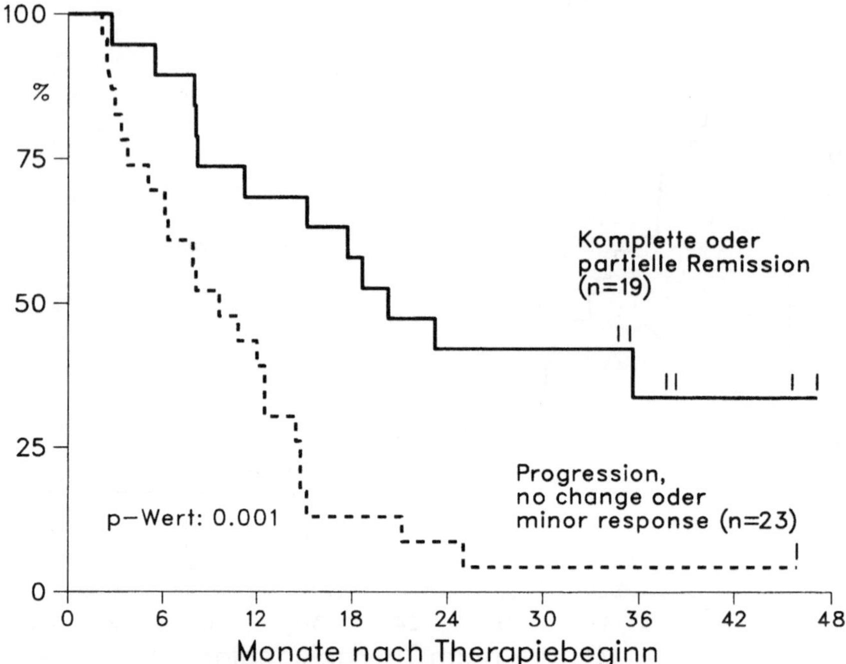

Abb. 4. Vergleich der Überlebenszeit in Abhängigkeit vom Ansprechen auf die neoadjuvante DVB-Chemotherapie. Gesamtgruppe (n = 42)

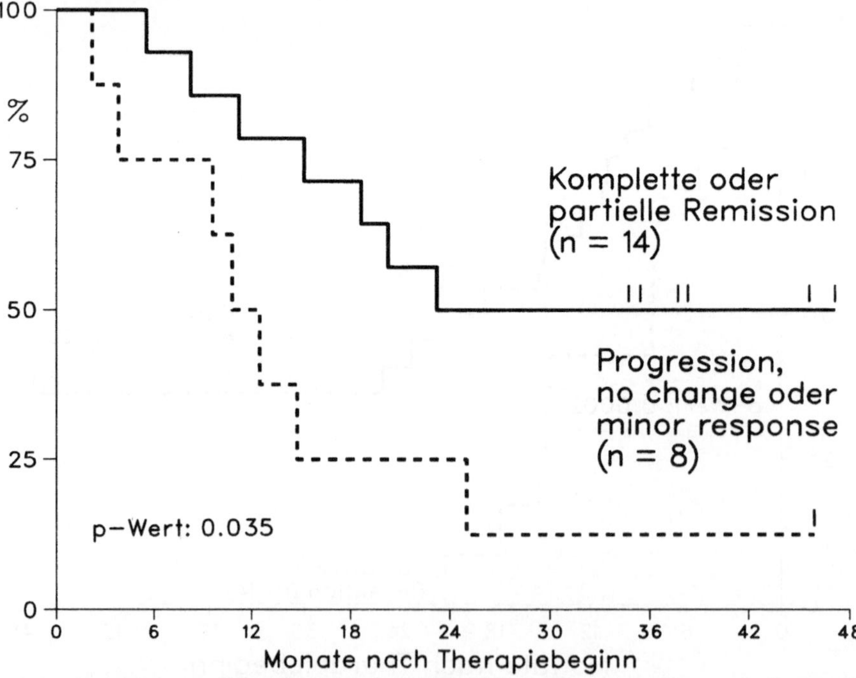

Abb. 5. Vergleich der Überlebenszeit in Abhängigkeit vom Ansprechen auf die neoadjuvante DVB-Chemotherapie. Kurativ resezierte Patienten (n = 22)

Patienten ist im Vergleich zur Literatur deutlich erhöht und die mediane Überlebenszeit der bisher in diesen Studien therapierten Patienten äußerst günstig. Die zytostatische Behandlung führt zu keiner Steigerung der postoperativen Komplikationsrate vergleicht man dies zu Angaben in der Literatur. Zwischenzeitlich ist das Konzept der präoperativen Chemotherapie beim Oesophaguskarzinom auch dahingehend erweitert worden, daß eine Kombination von Strahlen- und Chemotherapie überprüft wurde [11, 15]. Als Vorteil ergab sich, daß die Tumorrückbildungsrate offensichtlich hierdurch zusätzlich gesteigert werden kann. Als Nachteil zeigte sich aber, daß die postoperative Komplikationsrate durch das kombinierte radiochemotherapeutische Vorgehen sich erhöht. Offen bleibt aber generell, inwieweit die prinzipiell günstigere Überlebenszeit der in diesen Studien behandelten Patienten tatsächlich Folge der durchgeführten Behandlung oder lediglich durch eine Patientenselektion hervorgerufen wird. Aufgrund dieser Situation haben wir im Rahmen der chirurgischen Arbeitsgemeinschaft für Onkologie der Deutschen Gesellschaft für Chirurgie eine Studie zur präoperativen Chemotherapie beim Oesophaguskarzinom iniziiert.

Randomisierte Studie zur präoperativen Chemotherapie

Das Studienkonzept ist in Abb. 6 wiedergegeben. Da aus den Voruntersuchungen bekannt ist, daß bei fehlendem Ansprechen auf den ersten Chemotherapie-Zyklus eine Tumorrückbildung im Rahmen einer weiteren Chemotherapie nicht zu erwarten ist, wird in dieser Studie vorgesehen, daß Patienten, die nicht nach dem ersten Therapie-Zyklus ansprechen, unmittelbar hiernach operiert werden. Hierdurch soll eine unnötige und wirkungslose Behandlung vermieden werden. Andererseits sollen aber Patienten, die von einer zytostatischen Vorbehandlung profitieren, durch einen zusätzlichen dritten Chemotherapie-Zyklus eine weitere Tumorreduktion erfahren. Nachdem sich auch in den Voruntersuchungen zeigte,

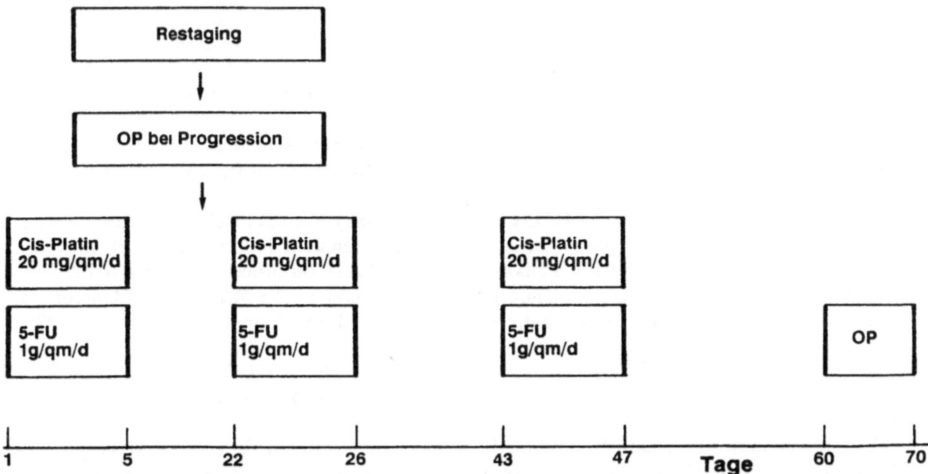

Abb. 6. CAO-Studie zur präoperativen Chemotherapie beim Oesophaguskarzinom

daß vor allem Bleomycin im Rahmen der operativen Therapie zu pulmonalen Problemen führen kann, wurde als Chemotherapie-Regime nunmehr die Kombination von 5-Fluorouracil und Cis-Platin gewählt. Nach Angaben der Literatur kann hier mit ähnlichen Ansprechraten wie mit dem von Kelsen propagierten Schema gerechnet werden [3, 8]. Dies bestätigen auch die ersten vorläufigen Ergebnisse dieser Studie. Aus der eigenen Klinik wurden bisher 8 Patienten in die Chemotherapie-Gruppe und 7 Patienten in die Kontrollgruppe randomisiert. Bei einem Patienten der Chemotherapie-Gruppe kam es unter der zytostatischen Therapie zu einer kompletten histologisch nachgewiesenen Remission. Bei 4 weiteren Patienten konnte eine partielle Tumorremission dokumentiert werden. Eine Aussage hinsichtlich Resektabilitätsquote und postoperativer Komplikationen im Vergleich der beiden Gruppen ist derzeit aufgrund der äußerst geringen Fallzahl und erst kurzen Laufzeit der Studie weder möglich noch zulässig. Eine schnelle und ausreichende Patientenrekrutierung ist notwendig, um hier zu möglichst baldigen und verläßlichen Aussagen über die Wertigkeit eines multimodalen Therapiekonzeptes in der Behandlung von Plattenepithelkarzinomen der Speiseröhre zu gelangen.

Literatur

1. Belghiti J, Langonnet F, Bourstyn E, Fekete F (1983) Surgical implications of malnutrition and immunodeficiency in patients with carcinoma of the oesophagus. Br J Surg 70:339-341
2. Böttger T, Ungeheuer E, Rösch W (1986) Ösophagus- und Kardiakarzinom — Problematik der palliativen Behandlung. Deutsches Ärzteblatt 46:3185-3190
3. Carey RW, Hilgenberg AD, Wilkins EW, Choi NC, Mathisen DJ, Grillo H (1986) Preoperative Chemotherapy Followed by Surgery With Possible Postoperative Radiotherapy in Squamous Cell Carcinoma of the Esophagus: Evaluation of the Chemotherapy Component. J Clin Oncol 4:697-701
4. Earlam R, Cunha-Melo JR (1980) Oesophageal squamous cell carcinoma: I. A critical review of surgery. Br J Srug 67:381-390
5. Earlam R, Cunha-Melo JR (1980) Oesophageal squamous cell carcinoma: II. A critical review of radiotherapy. Br J Surg 67:457-461
6. Gignoux M, Roussel A, Paillot B, Gillet M, Schlag P, Dalesio A, Buyse M, Duez N (1987) The Value of Preoperative Radiotherapy in Esophageal Cancer. World J Surg 11:426-632
7. Giuli R, Gignoux M (1980) Treatment of Carcinoma of the Esophagus. Ann Surg 192:44-52
8. Kelsen DP (1984) Chemotherapy of Esophageal Cancer. Sem Oncol 11:159-168
9. Kelsen DP, Bains M, Hilaris B, Martini N (1984) Combined Modality Therapy of Esophageal Cancer. Sem Oncol 11:169-177
10. Konder H, Pönitz-Pohl E, Röher HD, Lennartz H (1988) Risikoeinschätzung und Vorbehandlung bei Ösophaguskarzinom-Patienten. Anästh Intensivth Notfallmed 23:9-13
11. Leichman L, Steiger Z, Seydel HG, Vaitkevicius VK (1984) Combined Preoperative Chemotherapy and Radiation Therapy for Cancer of the Esophagus: The Wayne State University, Southwest Oncology Group and Radiation Therapy Oncology Group Experience. Sem Oncol 11:178-185
12. Linder F, Belsey R, Ong GB, Richard CA, Siewert JR, Skinner DB, Dietz R, Hissen W (1982) Panel Discussion on Treatment of Oesophageal Carcinoma. Langenbecks Arch Chir 357:237-257
13. Schlag P, Herrmann R, Raeth U, Lehner B, Schwarz V, Herfarth Ch (1988) Neoadjuvante Chemotherapie beim Ösophaguskarzinom. In: Herrmann R, Schlag P (Hrsg.) Neoadjuvante Chemotherapie maligner Tumoren. Georg Thieme Verlag Stuttgart—New York, 30-38

14. Schlag P, Fritz T, Hölting T (1988) Prognostic Significance of Nutritional Status in Cancer Surgery. Rec Res Cancer Res 108:154–159
15. Steiger Z, Franklin R, Wilson RF, Leichman L, Seydel H, Loh JJK, Vaishampayan G, Knechtges T, Asfaw I, Dindogru A, Rosenberg JC, Buroker T, Torres A, Hoschner D, Miller P, Pietruk T, Vaitkevicius V (1981) Eradication and palliation of squamous cell carcinoma of the esophagus with chemotherapy, radiotherapy and surgical therapy. Thorac Carciovasc Surg 82:713–179

Chirurgische Strategie beim Speiseröhrenkarzinom

J. M. Müller, U. Brenner und H. Pichlmaier

Das Grundkonzept

Der Chirurgischen Universitätsklinik Köln-Lindenthal wurden seit dem 1. 1. 1964 822 Patienten mit einem Karzinom der Speiseröhre zur ambulanten oder stationären Behandlung zugewiesen. Nur 34 von ihnen (4,1%) haben bisher nach Stellung der Diagnose 5 Jahre überlebt. Angesichts dieser Zahl ist unser primäres Therapieziel bei der Behandlung des Speiseröhrenkarzinoms die rasche Wiederherstellung der Schluckfunktion durch Verfahren, die dem Patienten ein Maximum an Lebensqualität ermöglichen. Wenn immer möglich, streben wir die Resektion und den Ersatz in einer Sitzung an.
Kontraindikationen für die Resektion sind:

a) ein erheblich reduzierter Allgemeinzustand des Patienten,
b) Organmetastasen, deren Entfernung zur substantiellen Ausweitung des Eingriffs führen würde,
c) die ausgedehnte Infiltration von Nachbarorganen,
d) fixierte intraabdominelle Lymphknotenpakete.

Ist die Resektion nicht möglich, bevorzugen wir die Erhaltung oder gegebenenfalls Wiederherstellung der Passage bei Karzinomen der zervikalen Speiseröhre und des oberen Speiseröhrendrittels durch Laserchirurgie, bei distal davon gelegenen Karzinomen durch endoskopische Einlage eines Endotubus. Beide Verfahren werden mit der Strahlentherapie kombiniert.
Das Therapiekonzept bei resezierbaren Karzinomen der zervikalen Speiseröhre beinhaltet die Pharyngo-Laryngektomie, eine konservative Ausräumung der zervikalen Lymphknoten, die stumpfe Dissektion der thorakalen Speiseröhre und den retromediastinalen Magenhochzug. Speiseröhrenkarzinome im oberen und mittleren thorakalen Drittel, bei denen präoperativ der Verdacht auf eine Infiltration von Nachbarorganen besteht, werden durch eine transthorakale Resektion über einen rechtsseitigen posterolateralen Zugang behandelt. Wir entfernen hierbei lediglich makroskopisch verdächtige Lymphknoten. Der Magen wird retrosternal hochgezogen und am Hals mit dem Speiseröhrenstumpf anastomosiert. Bei Karzinomen distal der Bifurkation der Trachea sowie bei kranial davon gelegenen Tumoren, die auf die Speiseröhre beschränkt sind, bevorzugen wir die stumpfe Dissektion in Form des „eversion stripping“. Zum Ersatz wird der Magen retromediastinal hochgezogen und am Hals anastomosiert.

Langhans, Schreiber, Häring, Reding, Siewert, Bünte (Hrsg.)
Aktuelle Therapie des Oesophaguskarzinoms

Spezielle Techniken

Bei den von uns angewandten Operationen handelt es sich im wesentlichen um Standardtechniken, die keiner ausführlichen Beschreibung bedürfen. Lediglich auf einige Punkte sei hingewiesen. Die Anastomose führen wir in der Regel zweireihig nach der von Akiyama [2] angegebenen Technik durch. Als Alternativverfahren hierzu untersuchen wir zur Zeit im Rahmen einer prospektiv vergleichenden Studie die einreihige Anastomose mit fortlaufender Naht.
Der zum Ersatz der Speiseröhre verwendete Magen wird durch Resektion der kleinen Kurvatur umgeformt. Ist ein zusätzlicher Längengewinn notwendig, wird der Magen bei der Schlauchbildung durch getrennte Inzision von Mukosa und Muskularis gedehnt. Es läßt sich so ein zusätzlicher Längengewinn um 5 bis 10 cm erreichen.
Die Durchführung eines Kocher'schen Manövers sowie einer Pyloroplastik ist fakultativ.

Adjuvante Therapiemaßnahmen

Präoperative adjuvante onkologische Therapiemaßnahmen kommen an unserer Klinik nicht zum Einsatz. Postoperativ wird ein Teil der Patienten im Rahmen einer prospektiv vergleichenden Studie mit 60 Gy nachbestrahlt.

Ergebnisse

Die hier vorgestellte Strategie zur Behandlung resezierbarer Speiseröhrenkarzinome wurde 1983 entwickelt. Seit dieser Zeit wurden an der Chirurgischen Universitätsklinik Köln-Lindenthal 120 Patienten nach diesem Konzept behandelt. Die Kliniksletalität betrug insgesamt 8,3% nach stumpfer Dissektion 7,4% und nach transthorakaler Resektion 12,0% (Tabelle 1). Vergleicht man diese Ergebnisse mit denen vergleichbarer Eingriffe in den Jahren 1978–1982, zeigt sich ein Abfall der Kliniksletalität um 23%. Die kumulative 5-Jahres-Überlebensrate des Gesamtkollektivs beträgt mit Kliniksletalität 20,7% und ohne Kliniksletalität 22,6% (Abb. 1). Wesentlichen Einfluß auf sie hatte nur das Tumorstadium (Abb. 2). Kein Patient im Stadium I ist bisher verstorben, so daß die Berechnung einer kumulativen Überlebensrate nicht möglich ist. Die kumulative 5-Jahres-Überlebensrate im Stadium II beträgt 38,3%. Im Stadium III ist die kumulative 2-Jahres-Überlebensrate 22,0%. 6 Patienten leben 2–7 Jahre nach dem Eingriff. Von 26 Patienten im Stadium IV haben nur 2 länger als 2 Jahre überlebt.

Begründung des Konzepts

Adjuvante Therapie: Wir führen generell keine präoperative adjuvante onkologische Therapie durch, da es bis jetzt keine gesicherten Erkenntnisse gibt, daß durch präoperative Strahlentherapie oder Chemotherapie bzw. die Kombination

Tabelle 1. Ergebnisse nach Resektion oder Dissektion der Speiseröhre und ihrem Ersatz durch den Magen in gleicher Sitzung wegen eines Karzinoms

	insgesamt		st. Dissektion		transth. Resektion	
	n	(%)	n	(%)	n	(%)
Patienten	136	(11,8)	95	(7,4)	42	(19,5)
1978-1982	16	(31,3)	0		16	(31,3)
1983-1988	120	(8,3)	95	(7,4)	25	(12,0)
Lokalisation						
zervical	6		6		0	
oberes 1/3	12		9		3	
mittleres 1/3	45	(15,6)	27	(11,1)	18	(22,2)
unteres 1/3	31	(6,5)	24	(4,2)	7	(14,3)
Kardia	42	(14,3)	29	(10,3)	13	(23,1)
Histologie						
Plattenepithel	85	(11,8)	49	(8,5)	26	(19,2)
Adeno	44	(11,4)	32	(6,3)	12	(25,0)
undifferenziert	7		4		3	
Stadium						
I	12	(16,7)	9		3	(66,7)
II	30	(6,7)	22	(4,5)	8	(12,5)
III	68	(13,2)	48	(8,3)	20	(25,0)
IV	26	(7,7)	16	(12,5)	10	

():Kliniksletalität in Prozent

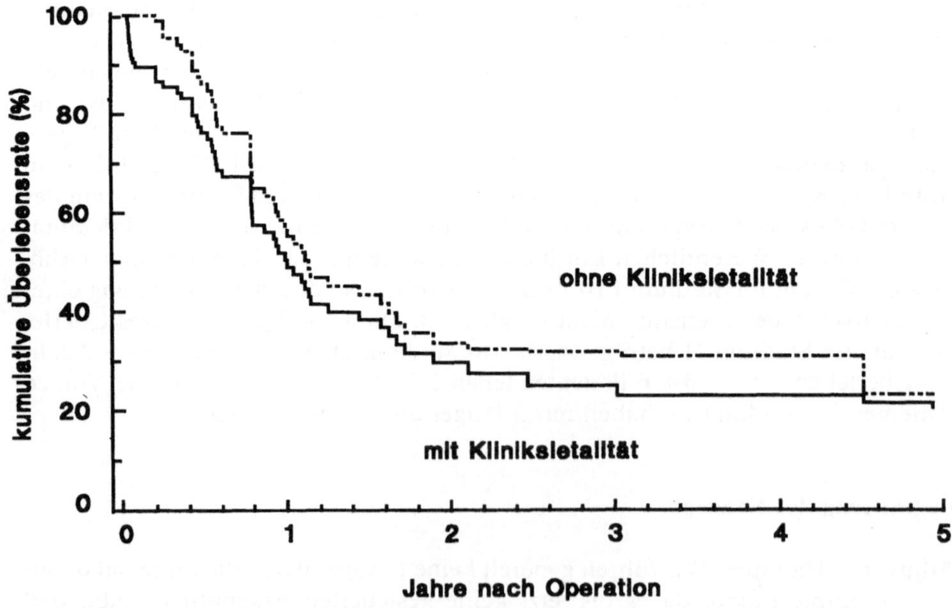

Abb. 1. Kumulative Überlebensraten nach Resektion mit und ohne Kliniksletalität

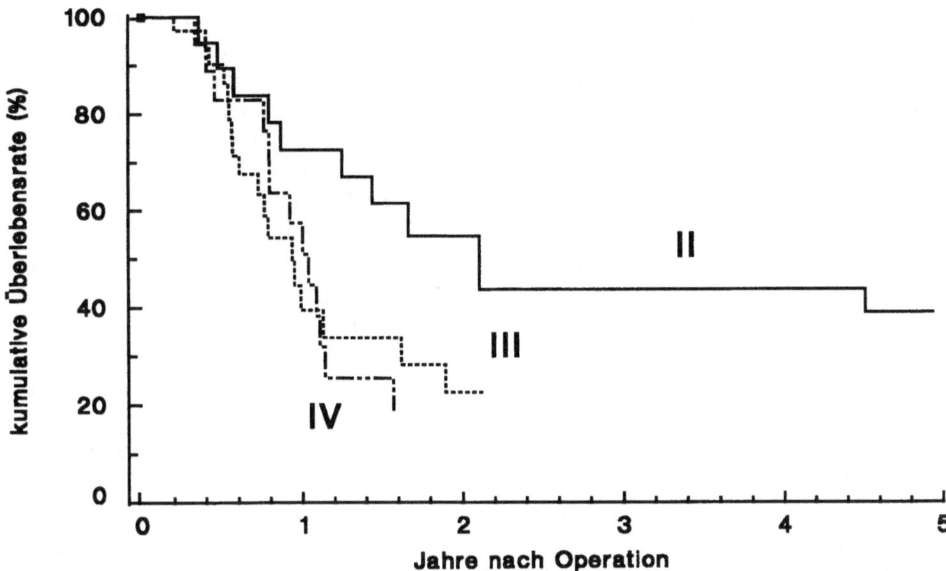

Abb. 2. Kumulative Überlebensraten in Abhängigkeit vom Tumorstadium (ohne Kliniksletalität)

beider Methoden die Resektionsfrequenz gesteigert oder die Spätprognose nach Resektion verbessert werden könnte.

Von 4 prospektiv vergleichenden Studien [5, 6, 7, 10] zur präoperativen Strahlentherapie konnte lediglich Huang [6] eine signifikant höhere 5-Jahres-Überlebensrate in der bestrahlten Gruppe nachweisen. Die Angaben über diese Studie sind jedoch so spärlich, daß ihre differenzierte Bewertung schwierig ist. Eine Beurteilung der Effektivität der präoperativen Chemotherapie ist nicht möglich. Von 10 bisher publizierten prospektiven Studien [11] verfügte keine über eine allein chirurgisch behandelte Vergleichsgruppe.

Zur präoperativen Chemo- und Strahlentherapie liegen 11 prospektive, darunter 4 prospektiv randomisierte Studien vor [11]. Als einziger verglich Husemann [7] ein Kollektiv, das ausschließlich chirurgisch behandelt worden war, mit einem, das präoperativ zusätzlich Bleomycin und eine Bestrahlung mit 30 Gy erhalten hatte. Die postoperative Kliniksletalität lag in der Gruppe, die präoperativ therapiert wurde, mit 47% um 16% höher als in der nur chirurgisch behandelten Vergleichsgruppe. Nach relativ kurzer Nachbeobachtungszeit fand sich kein signifikanter Unterschied in der medianen Überlebenszeit zwischen beiden Gruppen.

Prospektiv vergleichende Studien zur postoperativen Strahlen- oder Chemotherapie liegen nach unseren Erkenntnissen bisher nicht vor. Die Ergebnisse von 4 Studien [1, 3, 8, 9, 17] mit historischen Kontrollkollektiven deuten, insbesondere im Stadium III, auf eine mögliche Verbesserung der Spätprognose durch postoperative Bestrahlung mit 40–60 Gy hin. Wir hielten es deshalb für sinnvoll, dieses Konzept in einer prospektiv vergleichenden Studie zu überprüfen.

Ausmaß der Resektion: Wir ziehen die stumpfe Dissektion oder die konservative transthorakale Resektion der ausgedehnten „en bloc“ Resektion vor, da insbesondere die stumpfe Dissektion bei vergleichbaren Spätresultaten die geringere Belastung für den Patienten darstellt. Unsere Ansicht kann, da vergleichende Untersuchungen fehlen, weder zweifelsfrei begründet, noch abgelehnt werden. Vergleicht man die Literatur seit 1980 [11], so liegt die Kliniksletalität bei 7823 abdomino-rechts-thorako-zervikalen Resektionen mit 12,3 ± 10,4% höher als nach 2177 stumpfen Dissektionen mit 10,6 ± 8,0%. Dies entspricht im wesentlichen den Erfahrungen von Siewert [14], der für 121 „en-bloc“ Resektionen eine Kliniksletalität von 12,4% und für 92 stumpfe Dissektionen eine Kliniksletalität von 10,9% angibt. In unserem eigenen Krankengut liegt ebenfalls die Kliniksletalität der stumpfen Dissektion um 3,7% unter der der transthorakalen Resektion. Demnach ist zwar die stumpfe Dissektion der risikoärmere Eingriff, die Unterschiede zwischen beiden Verfahren erreichen in keiner der drei oben genannten Studien ein Signifikanzniveau von 5%. Wir sind deshalb der Ansicht, daß die oben genannten Zahlen nicht die tatsächlichen Unterschiede zwischen beiden Operationen wiedergeben, da der Ausgangszustand des Patienten unberücksichtigt bleibt. Geht man davon aus, daß es sich bei den Patienten mit Oesophaguskarzinomen in der Regel um langjährige Raucher mit einem Durchschnittsalter von 60 Jahren handelt, für die „en-bloc Resektion“ eine mehr als doppelt so lange Operationszeit — 8,6 Stunden (13) — benötigt wird als für die stumpfe Dissektion (2,8 Stunden im eigenen Krankengut) und zudem eine zweite Körperhöhle eröffnet werden muß, so dürften die Unterschiede in der Kliniksletalität bei vergleichbaren Patientengruppen deutlich höher liegen als es die Literaturvergleiche zeigen. Daß diese Fakten zumindest einem Befürworter der „en-bloc“ Resektion bekannt sein dürften, zeigt ein Hinweis von Skinner [15, 16], der die Indikation zur „en bloc“ Resektion auf jüngere Patienten in gutem Allgemeinzustand mit begrenzten Tumoren einschränkt.

Inwieweit durch eine Ausdehnung der Resektion die Spätprognose verbessert werden kann, ist ebenfalls offen. Zu erwarten ist dies, wenn überhaupt, nur für Patienten im Stadium III mit lokal begrenzten Lymphknotenmetastasen. Vergleicht man die Ergebnisse (Abb. 3) von 3 Vertretern mit unterschiedlichen Ansichten zum Ausmaß der Resektion, so zeigt sich, daß die Spätergebnisse nach der ausgedehnten „en bloc“ Resektion von Skinner [16] der begrenzten thorakalen Resektion von Ellis [4] und der stumpfen Dissektion von Orringer [12] nahezu identisch sind. In einer von uns durchgeführten Literaturrecherche (11) wies die „en bloc“ Resektion zwar die beste Spätprognose auf (Tabelle 2). Die Unterschiede in den Überlebensraten waren jedoch nur für die ersten beiden Jahre signifikant. Dies bestätigt nach unserer Ansicht die These, daß die günstigen Ergebnisse der „en bloc“ Resektion in erster Linie auf einer Selektion des Krankenguts beruhen und der Verlauf der Erkrankung ab dem dritten Jahr nach Resektion unabhängig von ihrem Ausmaß ist. Ausgenommen hiervor wären zumindest theoretisch die wenigen Patienten mit vereinzelten positiven Lymphknoten, die der „en bloc“ Resektion anheim fallen könnten. In diesen Fällen bliebe zu bedenken, ob eine postoperative Strahlentherapie bei geringerem Risiko nicht gleiches oder mehr für den Patienten bewirken könnte.

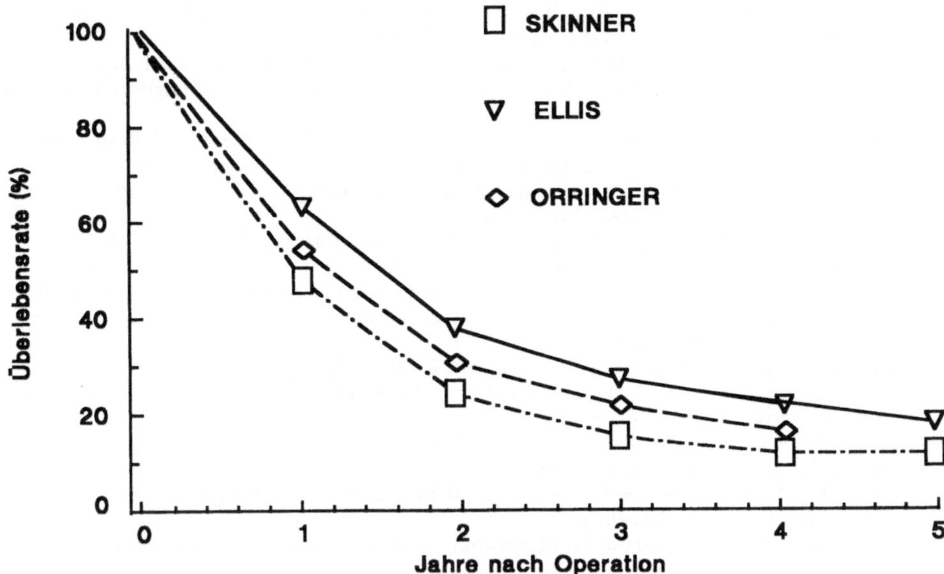

Abb. 3. Überlebensraten nach ausgedehnter oder konservativer Resektion bzw. stumpfer Dissektion

Tabelle 2. Überlebensraten nach unterschiedlich ausgedehnter Resektion und Lymphknotendissektion

	Publikationen (1980–1987) (n)	Patienten (n)	Überlebensraten Jahre 1	2	3	4	5
Ausmaß der Resektion/ Lmyphknotendissektion							
nicht näher angegeben	166	70671					
MW (%)			58,09	36,62	30,79	27,48	23,93
SD (%)			20,01	21,55	21,73	22,98	23,02
systematisch	37	4312					
MW (%)			55,34	34,55	25,87	18,92	18,03
SD (%)			22,11	20,13	17,94	15,84	14,01
ausgedehnt („en-bloc“)	8	346					
MW (%)			74,63	53,75	43,60	37,80	35,40
SD (%)			15,45	19,96	28,12	27,77	26,90

Literatur

1. Abo S, Kudo T (1986) reconstruction of the thoracic esophagus: Esophago-gastrotomy via posterior mediastinal route. Excerpta Medica 40:157
2. Akiyama H (1980) Surgery for carcinoma of the esophagus. Curr Probl Surg 17:54

3. Baulieux J, Barth X, Boulez J, Peix JL (1985) The advantage of palliative resection in squamous cell carcinoma of the esophagus. Int Surg 70:197
4. Ellis FH, Gibb SP, Watkins Jr E (1983) Esophagogastrectomy. A safe, widely applicable, and expeditious form of palliation for patients with carcinoma of the esophagus and cardia. Ann Surg 198:531
5. Gignoux M, Roussel A, Paillot B, Gillet M (1987) The value of preoperative radiotherapy in esophageal cancer: Results of a study of the E.O.R.T.C.. World J Surg 11:426
6. Huang GJ (1984) Pre-operative radiotherapy or chemotherapy. In: Cancer of the Esophagus in 1984. Maloine s.a. editeur Ed.: Giuli R, 58
7. Husemann B (1984) Pre-operative radiotherapy or chemotherapy. In: Cancer of the Esophagus in 1984. Maloine s.a. editeur Ed.: Giuli R 55
8. Kasai M, Nishihira T, Kitamura M, Hirayama K (1987) Long-term survival after curative resection of carcinoma of the thoracic esophagus. In: Diseases of th Esophagus. Springer-Verlag, Berlin Ed.: Siewert JR, 635
9. Kasai M, Nishihira T, Kitamura M, Hirayama K (1986) Long-term survival after curative resection of carcinoma of the thoracic esophagus: Improvement by postoperative combined therapy. Excerpta Medica 40:203
10. Launois B, Delarue D, Campion JP, Kerbaol M (1981) Preoperative radiotherapy for carcinoma of the esophagus. Surg Gynecol Obstet 153:690
11. Müller JM, Pichlmaier H (1980–1988) Surgical treatment of esophageal cancer: A critical review of results (in Vorbereitung)
12. Orringer MB (1986) Transhiatal esophagectomy without thoracotomy for carcinoma of the esophagus. Adv Surg 19:1
13. Siewert JR, Hölscher AH, Adolf J, Bartels H (1987) Esophageal Cancer: En bloc esophagectomy with mediastinal lymphadenectomy and esophageal reconstrction with delayed urgency. In: Diseases of the Esoiphagus. Springer-Verlag, Berlin Ed.: Siewert JR, 427
14. Siewert JR, Hölscher AH, Roder J, Bartels H (1988) En-bloc Resektion der Speiseröhre beim Oesophaguscarcinom. Langenbecks Arch Chir 373:367
15. Skinner DB (1983) En bloc resection for neoplasms of the esophagus and cardia. J Thorac Cardiovasc Surg 85:59
16. Skinner DB, Little AG, Ferguson MK, Soriano A (1986) Selection of operation for esophageal cancer based on staging. Ann Surg 204:391
17. Tanaka Y, Fujita K, Miyama T, Sakura M (1987) An evaluation of postoperative prophylactic irradiation for esophageal cancer. In: Diseases of the Esophagus. Springer-Verlag, Berlin Ed.: Siewert JR, 342

Chirurgische Strategie und Therapiekonzept der Chirurgischen Klinik der Technischen Universität München

J. R. SIEWERT

Einleitung

Unsere therapeutischen Überlegungen gehen davon aus, daß eine chirurgische Therapie nur dann sinnvoll ist — d. h. für den Patienten von Nutzen — wenn sie zu einer sog. R_0-Situation führt, d. h. zu einer kompletten mikroskopisch wie makroskopischen lokalen Tumorentfernung. Patienten mit einer R_1-Resektion (mikroskopischer Tumorrest) oder gar einer R_2-Resektion (makroskopischer Tumorrest) profitieren in der eigenen Erfahrung nicht oder nur unwesentlich von der Oesophagektomie (Abb. 1).

Unter diesen Gesichtspunkten halten wir eine präoperative neo-adjuvante Radio-Chemotherapie bei allen Tumoren — mit Ausnahme sehr früher Tumoren ($T_{1/2}$) — oberhalb der Trachealbifurkation für sinnvoll. Die lokale Tumorinfiltration (T) der Oesophaguswand läßt sich inzwischen zuverlässig mit dem intraluminalen Ultraschall erfassen. Tumoren unterhalb der Trachealbifurkation sind, auch wenn sie die Oesophaguswand überschritten haben, in aller Regel chirurgisch resektabel. Da derzeit ⅔ unserer Patienten in einem Tumorstadium $T_{3/4}$ in unsere Behandlung kommen, bedürfen ca. 70% der Tumoren oberhalb der Trachealbifurkation der präoperativen Therapie. Ziel dieser Maßnahme ist ein sog. „down-staging" des Primärtumors, um den Tumor dann einer R_0-Resektion zuführen zu können. Dies kann in einem hohen Prozentsatz der Fälle er-

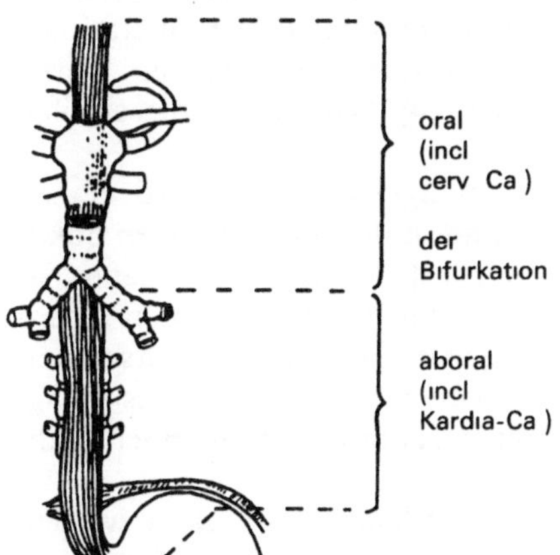

Abb. 1. Therapieentscheidung in Abhängigkeit von der Tumorlokalisation aus [17]

Langhans, Schreiber, Haring, Reding, Siewert, Bünte (Hrsg.)
Aktuelle Therapie des Oesophaguskarzinoms

reicht werden [5]. Ob der Patient auch hinsichtlich seiner Überlebenszeiten von dieser präoperativen Therapie profitiert, muß zur Zeit noch offen bleiben, wenngleich erste präliminäre Ergebnisse im eigenen Krankengut dafür sprechen.

Verfahrensspektrum und Verfahrenswahl

Unter den theoretisch zur Verfügung stehenden Verfahren (partielle Oesophagusresektion, Standard-Oesophagektomie, en-bloc Oesophagektomie, transmediastinale Oesophagektomie) haben nur die transthorakale en-bloc Oesophagektomie und die transmediastinale Oesophagektomie in unserer Klinik praktische Bedeutung. Die en-bloc Oesophagektomie beinhaltet die mediastinale und abdominelle Lymphadenektomie und ist deshalb aus onkologischer Sicht das theoretisch sinnvollste Verfahren in der chirurgischen Therapie des intrathorakalen Oesophaguskarzinoms. Die transmediastinale Oesophagektomie erlaubt neben der abdominellen Lymphadenektomie nur eine partielle Lymphadenektomie im unteren Mediastinum und ist deshalb in unserer Erfahrung nur für distale und kardiale Karzinome geeignet, am besten für die Adenokarzinome im Endobrachyoesophagus, selten für die eigentlichen Kardiakarzinome (Typ II) und ganz distal gelegenen Plattenepithelkarzinome [23].
Patienten, die lokal irresektabel oder aufgrund eines deutlich erhöhten Risikos inoperabel erscheinen, werden am besten der intraluminalen Tumorreduktion durch Laser, ggf. mit intraluminalem After-loading, zugeführt.

En-bloc Oesophagektomie

Die en-bloc Oesophagektomie umfaßt in unserer Klinik neben der Entfernung der Speiseröhre die mediastinale Lymphadenektomie incl. der Resektion der V. azygos und des Ductus thoracicus. Zusätzlich beinhaltet sie die suprapankreatische abdominelle Lymphadenektomie und bei oberhalb der Trachealbifurkation gelegenen Tumoren auch die zervikale Lymphadenektomie. Diese Operationstechnik ist 1963 von Logan [11] beschrieben worden und in den letzten Jahren von Skinner standardisiert und propagiert worden [24]. Wir führen die en-bloc Oesophagektomie seit 1982 routinemäßig aus.
Die mediastinale Lymphadenektomie beim Oesophaguskarzinom wird derzeit nur von wenigen Zentren konsequent ausgeführt und in ihren Ergebnissen dokumentiert (Akiyama, Mori, Skinner, Peracchia, etc.) [18]. An der Spitze stehen japanische Zentren. In der Umfrage von Skinner in den USA bekannten sich 4 Zentren zur en-bloc Resektion [25]. Bei unserer eigenen Umfrage in Deutschland bekannten sich von 25 befragten Universitätskliniken 13 zur en-bloc Oesophagektomie [23]. Ergebnisse sind von diesen Zentren bislang allerdings noch nicht vorgelegt worden.
Die Operationstechnik kann inzwischen als standardisiert angesehen werden und ist im Detail beschrieben [17, 19]. In der Diskussion ist noch die Frage, ob die V. azygos mitreseziert werden soll oder nicht. Objektive Vor- oder Nachteile sind nicht belegt. In unserer Erfahrung wird die en-bloc Oesophagektomie über-

sichtlicher und damit leichter ausführbar, wenn man die V. azygos mitreseziert. Eigentliche Tumoreinbrüche in die V. azygos sind im eigenen Krankengut allerdings nur in 16,5% der Fälle beobachtet worden.
Führt man die mediastinale Lymphadenektomie sorgfältig aus, so kann man am thorakalen Oesophaguspräparat durchschnittlich 23,2 Lymphknoten präparieren und pathologisch-anatomisch untersuchen lassen. Dies entspricht in etwa den Angaben japanischer Autoren, die die durchschnittliche Zahl an Lymphknoten mit 29 angeben. Vergleicht man hiermit die Anzahl der Lymphknoten, die bei der transmediastinalen Oesophagektomie erhalten werden, so stellt man fest, daß hier nur ca. 10 Lymphknoten am Präparat nachweisbar sind; mit anderen Worten, die transthorakale en-bloc Resektion führt zu einer doppelt so reichhaltigen Lymphadenektomie wie das transmediastinale Vorgehen. Hinzu kommen die Lymphknoten, die bei der abdominellen Lymphadenektomie gewonnen werden (ca. 25–30).
Mit der en-bloc Resektion wird ein exaktes pathologisch-anatomisches Staging möglich. Nur in Kenntnis des exakten Tumorstadiums ist die Beurteilung von Therapieergebnissen möglich.
Intraoperative Komplikationen bei der en-bloc Oesophagektomie sind relativ selten. Blutungen, die am ehesten aus einer Läsion von Interkostalarterien resultieren, können in aller Regel sicher versorgt werden. Kritische Regionen der en-bloc Oesophagektomie sind die Trachealhinterwand (Ischämiegefahr) und die beiden Hauptbronchien. Hier muß darauf geachtet werden, daß eine zu scharfe Präparation an der Trachealhinterwand unterbleibt bzw. daß Trachealläsionen vermieden werden.
Postoperative chirurgische Komplikationen traten in 23,1% der Fälle auf. Dabei sind in erster Linie Nachblutungen (3,3%), Trachealläsionen (4,9%) und ein Chylothorax (1,6%) zu erwähnen [19].
Wie die eigene Erfahrung zeigt, ist die Letalität der en-bloc Resektion nicht höher als die der Standard-Oesophagektomie oder die der transmediastinalen Oesophagektomie. Faßt man die publizierten Literaturergebnisse zusammen, so liegt sie unter oder um 10%. Durchschnittlich wird eine 30-Tage-Letalität von 6,0% angegeben [19].

Transmediastinale Oesophagektomie

Unter dem Begriff transmediastinale Oesophagektomie versteht man die subtotale Entfernung der Speiseröhre auf transhiatal-mediastinalem Weg ohne Thorakotomie. Der Eingriff wird somit nur von abdominal und von zervikal her ausgeführt [21]. Das theoretische Konzept für diese Operation wurde bereits im Jahre 1913 durch Denck formuliert und publiziert [4]. Als eigentlicher klinischer Vater der transmediastinalen Oesophagektomie gilt Grey-Turner [7], weil er als erster erfolgreich diesen Eingriff durchführte.
Der Eingriff wird überwiegend vom Abdomen her nach ausgiebiger Spaltung des Hiatus oesophageus durchgeführt. Dabei gelingt es, die Speiseröhre bis etwa in Höhe der Trachealbifurkation unter Sicht zu präparieren und zu mobilisieren.

Im Bereich des unteren Mediastinums kann auch eine Lymphadenektomie ausgeführt werden, wobei die Radikalität deutlich unter der der transthorakalen en-bloc Oesophagektomie bleibt. Das abdominelle Resektionsausmaß bzw. abdominelle Lymphadenektomie entspricht der der transthorakalen en-bloc Oesophagektomie. Aus diesen Gründen erscheint dieser Eingriff nur bei ganz distal gelegenen Oesophaguskarzinomen, insbesondere bei Adenokarzinomen im Endobrachyoesophagus indiziert, da diese Tumoren überwiegend nach abdominal metastasieren.
Zusätzlich erfolgt die Freilegung des Oesophagus von zervikal her. Dabei wird der Oesophagus soweit wie möglich unter Sicht präpariert. Eigentlich stumpf und ohne visuelle Kontrolle muß der Oesophagus nur über wenige cm mobilisiert werden.
Der vermeintliche Vorteil dieser Operationsmethode ist die Vermeidung der Thorakotomie. Wie die jetzt vorliegenden Literaturangaben und die eigene Erfahrung zeigen, schlägt sich dieser vermeintliche Vorteil in der postoperativen Letalität nicht nieder. Im eigenen Krankengut beträgt die 30-Tage-Letalität 6,5%, die Kliniksletalität 10,9%. Damit besteht kein Unterschied in der Letalität zwischen transthorakaler en-bloc und transmediastinaler Oesophagektomie. Diese Erfahrung wird auch in der Literatur bestätigt. So ermittelte die GEEMO [12] die Letalität bei 838 transmediastinalen Oesophagektomien mit 10,6% [21], also als nicht niedriger als bei der transthorakalen Oesophagektomie. Ähnliche Zahlen sind von der OESO vorgelegt worden [6].
Häufigste intraoperative Komplikation der transmediastinalen Oesophagektomie ist die Eröffnung der mediastinalen Pleura. Diese Komplikation kann leicht beherrscht werden und stellt keine Gefährdung für den Patienten dar. Erwähnenswert ist die relativ hohe Rate von meist panageren Recurrensparesen bei der transmediastinalen Oesophagektomie. Im eigenen Krankengut beträgt sie 30%, in der Zusammenstellung der GEEMO 23,2% [12]. Sie liegt damit deutlich über der Rate an Recurrensparesen, die nach transthorakaler en-bloc Oesophagektomie beobachtet werden (6–10%).

Speiseröhrenersatz

In ähnlicher Weise wie die Oesophagektomie ist heute auch der Speiseröhrenersatz standardisiert. Es gibt keinen Zweifel mehr, daß das einfachste und zuverlässigste Verfahren der Speiseröhrenersatz durch einen Magenschlauch ist. Die Koloninterposition sollte nur dann zum Einsatz kommen, wenn der Magen für die Rekonstruktion nicht mehr zur Verfügung steht (z. B. als Folge von Voroperationen). Wir haben uns in letzter Zeit erneut mit der Durchblutung des zu bildenden Magenschlauches beschäftigt [10]. Dabei hat es sich gezeigt, daß die A. gastroepiploica dextra die zuverlässigste Durchblutungsquelle für den parallel zur großen Kurvatur gebildeten Magenschlauch ist. Diese Arterie weist häufig anatomische Varianten auf. Die numerische Analyse zeigt aber, daß man in praktisch allen Fällen mit einer optimalen Durchblutung über ⅔ der großen Kurvatur rechnen kann. Dies entspricht einer Länge von ca. 30 cm. Bei ausreichender Mobilisation von Duodenum und Pylorus reicht diese Magenschlauch-

länge praktisch immer aus, um eine extrathorakale zervikale Anastomose mit dem oralen Oesophagusstumpf anlegen zu können. Da die Arkaden der A. gastropeiploica dextra nur ein Teil der Magenwand sicher versorgen, sollte der Magenschlauch eine Breite von 3–4 cm nicht überschreiten. Dies ergibt auch die besten postoperativen funktionellen Ergebnisse.
Die zervikale Anastomose sollte immer End-zu-End erfolgen, weil auf diese Weise der Magenschlauch so kurz wie möglich gehalten werden kann. Eine Neueinpflanzung des Oesophagusstumpfes auf die Magenvorderwand kann zu Durchblutungsstörungen in der Magenschlauchspitze führen. Diese Technik hat sich uns deshalb nicht bewährt. Intrathorakale Anastomosen führen wir in der Regel nicht mehr aus, da die Folgen einer Insuffizienz gravierender sind als bei zervikalen Anastomosen. Aus diesem Grund ist die Gefährdung des Patienten höher [3].

Eigenes Krankengut

Im *eigenen Krankengut* wurden vom 1. 7. 1982–30. 6. 1988 355 Oesophaguskarzinome behandelt (Tabelle 1). Davon wurden 72,3% operiert (Operationsquote 72,3%). Von den operierten Patienten war nur in 2 Fällen eine Resektion des Tumors nicht möglich (Resektionsquote 99%). Während in den Jahren 1982 und 1983 noch atypische Resektionen mit intrathorakaler Anastomose ausgeführt wurden (n = 44), ist seit 1984 das Vorgehen auf die beiden beschriebenen Methoden beschränkt. In dieser Zeit wurden 121 transthorakale en-bloc Resektionen durchgeführt und 92 transmediastinale Oesophagektomien, davon in 62 Fällen wegen eines Adenocarcinoms im Endobrachyoesophagus. In 30 Fällen wurde die transmediastinale Oesophagektomie beim Vorliegen eines eigentlichen Kardiakarzinoms oder bei sehr distal gelegenen Plattenepithelkarzinomen vorgenommen. Aus diesen Zahlen ergibt sich für das eigene Krankengut bei den eigentlichen Oesophaguskarzinomen der Jahre 1984–1988 ein Verhältnis von 2:1 zugunsten der Plattenepithelkarzinome (191/62). In 98 Fällen wurde präoperativ eine Irresektabilität des Tumors oder eine Inoperabilität des Patienten konstatiert, so daß eine palliative Therapie mit intraluminaler Tumorreduktion durch Laser durchgeführt wurde.

Tabelle 1. Eingriffstypen und Letalität im Krankengut der Chirurgischen Klinik der TU München (1. 7. 1982–30.6. 1988)

Eingriffe		Letalität 30-Tage/Klin. Let.
– thor. en-bloc Resektion	n = 121	6,6%/12,4%
– transmed. Oesophagektomie	n = 92	6,5%/10,9%
– atyp. Resektionen mit intrathor. Anastomose	n = 44	11,4%
– palliative Therapie (Laser)	n = 98	—
	n = 355	
Resektionsquote insg.	72,3%	MRI/C

Ergebnisse der Chirurgie des Oesophaguskarzinoms

Im eigenen Krankengut beträgt die 5-Jahres-Überlebensrate 23,4%. Damit ist die Prognose des Oesophaguskarzinoms nur unwesentlich schlechter als z. B. die des Magenkarzinoms (5-Jahres-Überlebensraten zwischen 25% und 35%). Es besteht kein Unterschied zwischen der Prognose des Plattenepithelkarzinoms und des Adenokarzinoms. Inwieweit perioperative additive Therapiemaßnahmen wie Chemotherapie und/oder Bestrahlung diese Prognose verbessern können, muß derzeit noch offen bleiben. Eindeutig ist aufgrund vorliegender kontrollierter Studien, daß eine alleinige präoperative Bestrahlung die Prognose nicht günstig zu beeinflussen vermag.

Unklar ist derzeit noch, ob eine erweiterte Radikalität (en-bloc Oesophagektomie) zu einer Verbesserung der Prognose führt oder ob es ausreichend ist, eine onkologisch limitierte Resektion (transmediastinale Oesophagektomie) auszuführen. Skinner [24] sowie Sasaki und Mori [14] glauben Vorteile bezüglich der Überlebensraten von Patienten nach en-bloc Resektion aufzeigen zu können. Jeweils handelt es sich um sehr unterschiedliche, kaum vergleichbare Patientengruppen. Eine Literaturzusammenstellung ergibt für die en-bloc Oesophagektomie eine durchschnittliche 5-Jahres-Überlebensrate von 29% [19]. Es ist nicht überraschend, daß ein eindeutiger Vorteil im Hinblick auf die Überlebenszeiten für die regionale Lymphadenektomie beim Oesophaguskarzinom nur schwer aufzeigbar ist. Nach den Erfahrungen, die für das Magenkarzinom vorliegen, kann ein solcher Vorteil nur für Patienten mit früher Lymphknotenmetastasierung erwartet werden. Im eigenen Krankengut ist eine besonders gute Prognose für Patienten mit weniger als 5 Lymphknotenmetastasen im Mediastinum aufzeigbar [19]. Auch Inokuchi [8] hat unlängst zurecht darauf hingewiesen, daß nur frühe Oesophaguskarzinomstadien ($T_{1/2}$ $N_{0/1}$) von dieser radikalen Chirurgie profitieren. Folgt man der Ansicht, daß die Oesophagektomie die beste Palliation in der Behandlung des Oesophaguskarzinoms darstellt, können mit der en-bloc Oesophagektomie auch fortgeschrittene Tumoren sicher reseziert werden. Schließlich darf davon ausgegangen werden, daß die Rate der mediastinalen Lokalrezidive nach en-bloc Resektion geringer ist als nach Standard-Oesophagektomie oder transmediastinaler Oesophagektomie. Im eigenen Krankengut kam in 24,4% der Fälle ein Lokalrezidiv zur Beobachtung. Bei transmediastinaler Oesophagektomie wurden unlängst 46% Lokalrezidive beschrieben [1, 2].

Literatur

1. Barbier PA, Becker CD, Wagner HE (1988) Esophageal carcinoma: Patient selection for transhiatal esophagectomy. A prospective analysis of 50 consecutive cases. World J Surg 12:263-269
2. Barbier PA, Luder PJ, Schüpfer G, et al. (1988) Quality of life and patterns of recurrence following transhiatal esophagectomy for cancer: Results of a prospective follow-up in 50 patients. World J Surg 12:270-276
3. Chausseray VM, Kiroff GK, Buard JL, Launois B (1989) Oesophagectomy for Carcinoma — cervical or thoracic anastomosis? SGO 169:55-62
4. Denck W (1913) Zur Radikaloperation des Oesophaguskarzinoms. Zentral Chir 40:1065-1069

5. Fink U, Goßmann A, Ries G, Lukas P, Siewert JR (1988) Nichtchirurgische prä- und postoperative Therapieverfahren beim Plattenepithelcarcinom des Oesophagus. Z Herz-/Thorax-/Gefäßchir 2:139-145
6. Giuli R, Sancho-Garnier H (1986) Diagnostic, therapeutic, and prognostic features of cancers of the esophagus: Results of the international prospective study conducted by the OESO group (790 patients). Surgery 99:614-622
7. Grey-Turner G (1936) Carcinoma of the esophagus: The question of its treatment by surgery. Lancet XVII:130
8. Inokuchi K (1988) Milestones in the treatment of esophageal cancer along the road to improved results. Diseases of the Esophagus 1:13-18
9. Japanese Committee for Registration of Esophageal Cancer (1985) A proposal for a new TNM classification of esophageal carcinom. Jpn J Clin Oncol 14:625-636
10. Liebermann-Meffert D, Siewert JR (1989) Die Gefäßarchitektur des Magenschlauches als Oesophagusersatz (in Vorbereitung)
11. Logan A (1963) The surgical treatment of carcinoma of the esophagus and cardia. J Thorac Cardiovasc Surg 46:150-161
12. Peracchia A (1985) L'Oesophagectomie totale sans thoracotomie. Ergebnisse einer Umfrage der Groupe Europeen Etudes Maladies Oesophage (GEEMO) 1985. Persönliche Mitteilung
13. Pichlmaier H, Muller JM, Huber P (1987) Chirurgische Therapie des Plattenepithelcarcinoms des Oesophagus — eingeschränkte Radikalität. Langenbecks Arch Chir (Kongreßbericht) 372:123-128
14. Sasaki K, Muto T, Tanaka O, Soga J (1988) The significance of systemic lymphadenectomy for thoracic esophageal carcinoma. In: Siewert JR, Hölscher AH (Hrsg.) Diseases of the Esophagus. Springer, Berlin—Heidelberg—New York—London—Paris—Tokyo, S 697-702
15. Siewert JR (1989) Esophageal cancer from the German point of view. Jpn J Surg 19:11-20
16. Siewert JR (1988) Leistungen der Tumorchirurgie bei Tumoren der Speiseröhre. Langenbecks Arch Chir (Kongreßbericht) 119-126
17. Siewert JR (1988) Chirurgie des Oesophaguscarcinoms (Indikation — Verfahrenswahl — Ergebnisse). Z Herz- Thorax- Gefäßchir 2:123-130
18. Siewert JR, Hölscher AH (1988) (Hrsg.) Diseases of the Esophagus. Springer, Berlin—Heidelberg—New York—London—Paris—Tokyo
19. Siewert JR, Hölscher AH, Roder JD, Bartels H (1988) En-bloc Resektion der Speiseröhre beim Oesophaguscarcinom. Langenbecks Arch Chir 373:367-376
20. Siewert JR, Adolf J, Bartels H, Hölscher AH, Hölscher M, Weiser HF (1986) Ösophaguskarzinom: transthorakale Ösophagektomie mit regionaler Lymphadenektomie und Rekonstruktion mit aufgeschobener Dringlichkeit. Dtsch med Wochenschr 111:647-651
21. Siewert JR, Hölscher AH, Horváth ÖP (1986) Transmediastinale Oesophagektomie. Langenbecks Arch Chir 367:203-213
22. Siewert JR, Lange J, Böttcher K, Becker K, Stier A (1986) Lymphadenektomie beim Magencarcinom. Langenbecks Arch Chir 368:137-148
23. Siewert JR, Roder JD (1987) Chirurgische Therapie des Plattenepithelcarcinoms des Oesophagus — erweiterte Radikalität. Langenbecks Arch Chir (Kongreßbericht) 372:129-139
24. Skinner DB (1983) En bloc resection for neoplasms of the esophagus and cardia. J Thorac Cardiovasc Surg 85:59-71
25. Skinner DB, Soriano A, Little AG, Ferguson MK (1988) Selection of patients for en bloc esophagectomy. In: Siewert JR, Hölscher AH (Hrsg.) Diseases of the Esophagus. Springer, Berlin—Heidelberg—New York—London—Paris—Tokyo, S 411-415

Chirurgische Strategie und Therapiekonzept beim Plattenepithelkarzinom des Oesophagus

P. Langhans, B. Schellmann, H.-U. Spiegel, W. Sasse, H. Bünte

Einleitung

Deutschland zählt zu den Niedriginzidensgebieten für das Oesophaguskarzinom und liegt mit einer Mortalitätsrate von 5/100000 Einwohner bei den Männern und einer von 1,9 bei den Frauen in Europa im mittleren Bereich. Insgesamt gesehen ist das Oesophaguskarzinom in unserem Lande nach dem Magen- und Rektumkarzinom die 3.-häufigste maligne Geschwulst des Verdauungskanals. Bezüglich seiner Häufigkeit läßt sich bei uns für beide Geschlechter ein unterschiedlicher Trend ablesen, für das männliche ist ein leichter Anstieg, für das weibliche ein leichter Rückgang zu verzeichnen [3, 14].

Aufgrund der Tatsache, daß Oesophaguskarzinome erst in einem fortgeschritteneren Stadium Symptome verursachen, kommt der Großteil der Patienten erst zu einem Zeitpunkt zur Therapie, an dem die Ausgangssituation für kurative Behandlungsmaßnahmen meist nicht mehr gegeben ist. Erst in den letzten Jahren wagte man durch radikalere Eingriffe der Palliation chirurgisch zu begegnen, um die Prognose dieses Tumorleidens zu verbessern.

Fragen nach dem Ausmaß der Tumorresektion und des Lymphabflußgebietes gilt es nun zu beantworten und zusammen mit Chemotherapeuten und Radioonkologen ein Konzept für die Behandlung des Oesophaguskarzinoms zu erarbeiten.

Definition

Literaturangaben zufolge führen die Plattenepithelkarzinome mit 80 bis 90% gegenüber allen anderen Malignomen des Oesophagus. Adenokarzinome, die vorwiegend im distalen aber auch mittleren und zervikalen Oesophagus gefunden werden, treten in weit weniger als 20% der Fälle auf [16]. Sie sind zwar definitionsgemäß ebenfalls Karzinome der Speiseröhre, werden jedoch, wie auch andere Sonderformen maligner Neubildungen, die zahlenmäßig nicht ins Gewicht fallen und als Raritäten zu werten sind, aus Gründen der vergleichbaren, exakten Auswertung in den weiteren Ausführungen nicht mitberücksichtigt [2].

Langhans, Schreiber, Häring, Reding, Siewert, Bünte (Hrsg.)
Aktuelle Therapie des Oesophaguskarzinoms

Chirurgische Strategie und Therapiekonzept der Chirurgischen Universitätsklinik Münster

Da Ergebnisse prospektiver Studien bislang fehlten, war man hinsichtlich der chirurgischen Therapie beim Oesophaguskarzinom auf eigene Erfahrungen und Mitteilungen anderer angewiesen.
Zum Zeitpunkt der Klinikeinweisung ist der Tumor bei etwa ⅔ aller Patienten in die Nachbarstrukturen eingewachsen und hat hämatogene bzw. lymphogene Metastasen gesetzt. Damit ist für diesen Kreis der Patienten primäre Inkurabilität gegeben [7, 11].
In diesem Zusammenhang kommt der endoskopisch verifizierbaren Tumorlängenausdehnung prognostische Bedeutung zu. Bei einer Tumorlänge von weniger als 5 cm weisen bereits ca. 50% der Patienten, bei einer Größe von über 5 cm 90% Lymphknotenmetastasen auf [1].
In den letzten Jahren wurde deshalb durch präoperative Chemo- bzw. Radiotherapie versucht, dieses Stadium dahingehend zu beeinflussen, den Patienten nach erfolgter Tumorremission einer kurativen Karzinomresektion zuzuführen.
Ziel einer präoperativen Radiatio war die Reduzierung intraoperativer Aussaat von vitalen Tumorzellen, die Herabsetzung einer Lymphangiosis carcinomatosa bzw. von Mikrometastasen in Tumornähe und eine Verminderung der Tumormasse und damit Verbesserung der Resektionsrate [15].
Bisher ist jedoch noch ungesichert, ob durch die präoperative Strahlentherapie die Überlebensrate verbessert wird.
Anders als die Radiotherapie setzt die präoperative sogenannte neoadjuvante Chemotherapie systemisch an.
Da Speiseröhrentumoren ab einer gewissen Größe als Systemerkrankung anzusehen sind, werden der Chemotherapie Chancen für einen Langzeiterfolg eingeräumt.
Durch Kombinationsbehandlung von Radiatio und Chemotherapie werden Resesktionsquoten eines ausgewählten Patientengutes bis zu 75% angegeben, eine abschließende Beurteilung in bezug auf die Überlebenszeit steht derzeit allerdings noch aus [10].
Neben dem Stadium der Karzinomerkrankung steht oft das fortgeschrittene Alter der Patienten, Begleiterkrankungen und andere Risikofaktoren der Größe des Eingriffes entgegen.
Als weiteres Kriterium für die Letalität ist die Tumorlokalisation von Bedeutung. So werden bei hochsitzenden Tumoren 40 bis 50%, bei mittleren 20 bis 60% und bei tiefsitzenden Karzinomen etwa 25% Letalität angegeben [4]. Durch verschiedene therapeutische Maßnahmen konnte in den letzten Jahren die postoperative Letalität auf durchschnittlich 10% gesenkt werden. Hierfür sind besonders die Verbesserungen in der Nahttechnik, intensivmedizinische Maßnahmen und die prä- und postoperative hochkalorische parenterale Ernährung zu nennen [6, 12, 13].
Während die jährliche Resektionsquote innerhalb unseres 14jährigen Beobachtungszeitraumes sehr schwankt, so wurden doch grundsätzlich alle operablen Oesophaguskarzinome des unteren und mittleren Drittels reseziert. Die Passagerekonstruktion erfolgte mittels Magenhochzug oder durch Koloninterposition,

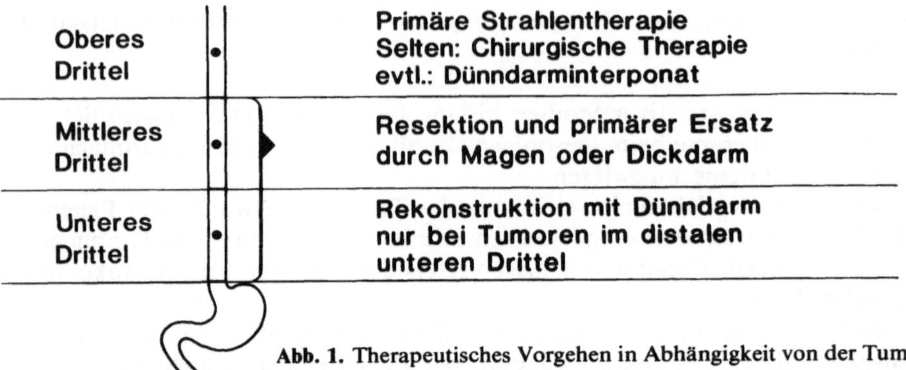

Abb. 1. Therapeutisches Vorgehen in Abhängigkeit von der Tumorlokalisation

wenn zusätzlich eine totale Gastrektomie durchgeführt wurde. Bei Tumoren im distalen Drittel erfolgte die Passagewiederherstellung durch eine Oesophagojejunostomie. Bis auf wenige Ausnahmen, bei denen ein antethorakaler Magenhochzug durchgeführt wurde, wurde der Transplantatweg fast ausnahmslos transthorakal gewählt und die Anastomose zwischen Schlauchmagen und Oesophagus intrathorakal durchgeführt. Patienten, die einen Tumor im zervikalen Drittel entwickelten, wurden in den Anfangsjahren meistens einer Strahlentherapie zugeführt und selten reseziert. Erst in letzter Zeit wurde es durch eine subtilere Operationstechnik möglich, nach Resektion des Tumors die Passage durch Dünndarminterponat wiederherzustellen (Abb. 1).

Zusammenfassend kann festgestellt werden, daß die Patienten häufiger bestrahlt wurden, je höher das Karzinom des Oesophagus lokalisiert war. Im zervikalen Speiseröhrenabschnitt mit der niedrigsten Resektionsquote steht diese Therapie im Vordergrund. Die chirurgische Tumorresektion wurde am häufigsten bei Karzinomen im distalen Drittel des Oesophagus durchgeführt, gefolgt von Tumoren im mittleren Drittel. Die primär als palliativ einzuschätzenden transmediastinalen Oesophagektomien und transthorakalen totalen Oesophagusexstirpationen wurden bis heute nicht durchgeführt. Auch wurde bisher auf die Lymphknotenresektion i. S. einer subtilen Mediastinektomie verzichtet und nur die perioesophagealen sowie sichtbaren und tastbaren Lymphknoten nach Tumorresektion mitentfernt. In den letzten Jahren sind Oesophaguskarzinome, die nicht resektabel waren, einer Chemotherapie und nach Tumorremission erneut einer chirurgischen Intervention zugeführt worden. Palliative Eingriffe i. S. von Tubusimplantationen sind u. E. bei fehlener Tumorremission nach Chemo- bzw. Strahlentherapie und primär nicht operablen Patienten indiziert.

Eigenes Krankengut

Vor dem Hintergrund nicht kontrollierter Fakten, die für ein standardisiertes Therapiekonzept unabdingbar sind, ist die folgende Auswertung der Ergebnisse des eigenen Krankengutes zu sehen.

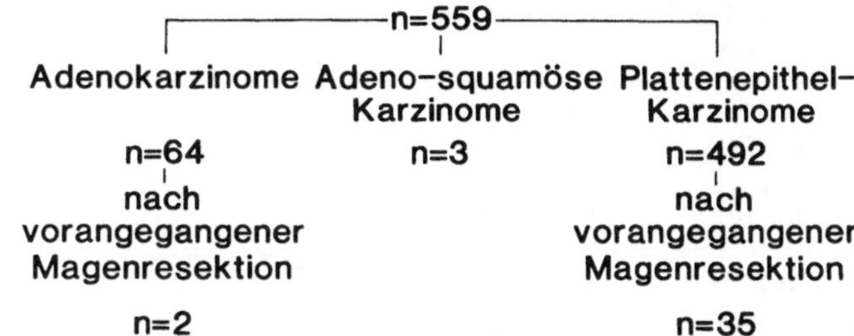

Abb. 2. Oesophaguskarzinome des Krankengutes der Chirurgischen Universitätsklinik Münster 1974–1987

Insgesamt wurden in den Jahren 1974 bis 1987 an unserer Klinik 559 Patienten mit einem Oesophaguskarzinom behandelt, davon 492 Plattenepithel-, 64 Adeno- und 3 adeno-squamöse Karzinome. Von den der Definition entsprechenden Plattenepithelkarzinomen, auf die ausschließlich im Folgenden eingegangen wird, hatten sich 35 Patienten, entsprechend 7,1% durchschnittlich 19,5 Jahre vorher einer Magenresektion wegen einer Ulkuserkrankung unterziehen müssen. Diese anatomische Situation wirkt sich erschwerend auf die Operation aus, da in derartigen Fällen der Magen nicht mehr zur Passagewiederherstellung nach Tumorresektion verwendet werden kann (Abb. 2).

Bei den insgesamt 492 Patienten beträgt das Verhältnis Männer zu Frauen 4,7:1, das durchschnittliche Alter aller Patienten lag bei 59,2 Jahren, der jüngste Patient war 35, der älteste 94 Jahre alt. Frauen sind im Mittel 7 Jahre später von der Erkrankung betroffen als Männer.

Nur bei 159 Patienten, entsprechend 32,3%, konnte eine Tumorresektion durchgeführt werden, 113mal wurde der Eingriff als kurativ abgeschlossen, weitere 342 Patienten konnten nur noch einer Palliation i. S. einer endoskopischen oder chirurgischen Tubusimplantation zugeleitet werden. 35 blieben ohne jegliche Therapie oder wurden ab 1986 einer Polychemotherapie zugeführt.

Wie der Abbildung 3 zu entnehmen ist, war von 1974 bis einschließlich 1980 die Zahl der Patienten und damit auch die Operationsfrequenz relativ niedrig. Erst

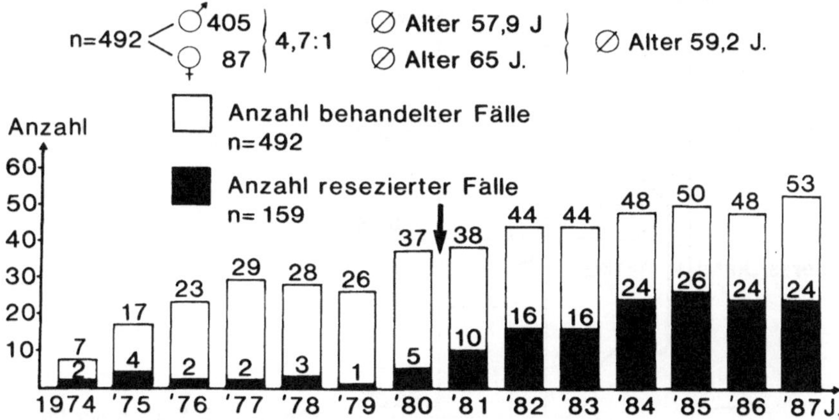

Abb. 3. Alters- und Geschlechtsverteilung sowie Verteilung resezierter Patienten im Beobachtungszeitraum

Tabelle 1. Letalität im eigenen Krankengut nach Resektion eines Plattenepithelkarzinoms des Oesophagus

1974–1987 (n = 26/159)	16,4%
1974–1980 (n = 9/ 19)	47,4%
1981–1987 (n = 17/140)	12,1%

ab 1981 stieg die Anzahl der Patienten und damit auch die Zahl der resezierten Tumoren enorm an, eine Beobachtung, die wir auch für das Kardiakarzinom machen konnten (Abb. 3).

Mit zunehmender Erfahrung, aber auch durch die verbesserten perioperativen therapeutischen Maßnahmen gelang es, die anfänglich hohe Klinikletalität von 47,4% in der 2. Hälfte der Beobachtungszeit auf 12,1% zu senken, so daß sich über den Gesamtzeitraum von 1974 bis 1987 eine Letalität von 16,4% errechnen ließ (Tabelle 1).

Therapeutische Maßnahmen

Im eigenen Krankengut beeinflußte neben vielen anderen Parametern der Sitz des Tumors die Entscheidung zur therapeutischen Vorgehensweise (Abb. 4).

Wie aus der Abbildung 4 ersichtlich ist, konnte bei 300 Patienten (61%) eine Karzinomlokalisation im mittleren Abschnitt der Speiseröhre diagnostiziert wer-

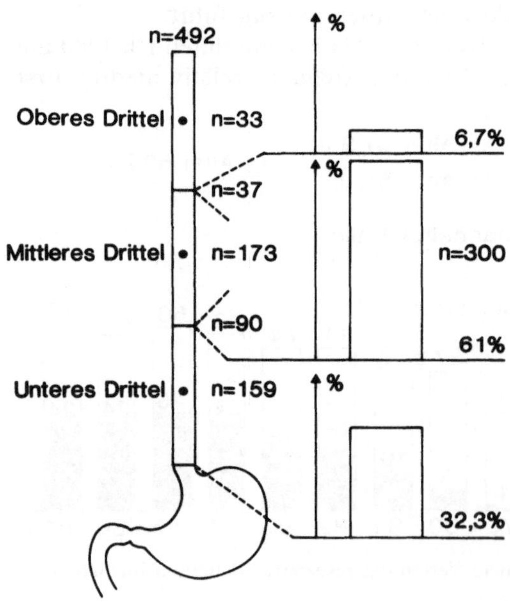

Abb. 4. Lokalisation der Plattenepithelkarzinome des Oesophagus des eigenen Krankengutes

den. Tumoren der Übergangsbereiche zum proximalen bzw. distalen Oesophagusdrittel wurden in den mittleren Abschnitt miteinbezogen. Bei 159 der Patienten (32,3%) lag der Tumor im distalen Drittel, lediglich 33 Patienten (6,7%) wiesen eine Karzinomlokalisation im proximalen Oesophagusdrittel auf.
Entsprechend unserem Behandlungskonzept stand bei den Patienten mit *Tumoren im oberen Speiseröhrendrittel* die Radio- bzw. Chemotherapie im Vordergrund. Eine chirurgische Tumorresektion wurde bei 2 Patienten durchgeführt, in 4 Fällen eine palliative Tubusimplantation vorgenommen, 2 weitere Patienten blieben ohne Therapie.
Von den 300 Patienten mit *Karzinomen im mittleren Drittel* konnten 98 Patienten (32,6%) reseziert werden, wobei in 5 Fällen durch die vorangegangene Operation am Magen zusätzlich eine Gastrektomie erforderlich wurde. Eine Radio- bzw. Chemotherapie erhielten 126 Patienten (42%). Im Rahmen rein palliativer Behandlungsmaßnahmen wurde bei 35 Patienten (11,6%) ein Endotubus implantiert und in 18 Fällen eine Thermosondenbougierung durchgeführt.
Bei 59 Patienten (37,1%) mit *Tumorlokalisation im distalen Oesophagusdrittel* war die chirurgische Tumorexstirpation möglich. Radio- bzw. Chemotherapie erhielten 48 Patienten (30,2%), jedem 5. Patienten wurde ein Endotubus implantiert. Eine Thermosondenbougierung wurde in 3 Fällen angewandt, 5% der Erkrankten blieben ohne Therapie.
Von den insgesamt 159 Tumoren wurden 152 durch eine Oesophagusteilresektion mit Fundektomie reseziert, die zusätzliche Gastrektomie war bei insgesamt 7 Patienten erforderlich. Die chirurgische Tumorresektion wurde bei Karzinomen im distalen Oesophagus am häufigsten durchgeführt, gefolgt von Tumoren des mittleren Drittels. Bei Karzinomen im oberen Speiseröhrendrittel war die Malignomexstirpation die Ausnahme.
Die Passagewiederherstellung erfolgte in 147 Fällen (92,5%) durch Magenhochzug, davon 4mal antethorakel, 7mal (4,4%) war eine Koloninterposition nötig und 5mal (3,1%) der Defekt mit Dünndarm überbrückt worden.
Zur Erfassung der Tumorstadien aller Patienten diente die seit 1987 gültige Fassung der TNM-Klassifikation der UICC [5].
Retrospektiv wurden die Stadien der zuvor gültigen Klassifikation entsprechend der aktuellen Regelung geändert (Tabelle 2).
Insgesamt schwankt die Quote operabler Patienten für die einzelnen Tumorstadien zwischen 65,5 und 24,4%. Sie ist für die frühen Stadien I und IIa vergleichs-

Tabelle 2. Stadieneinteilung aller 492 Plattenepithelkarzinome nach der TNM-Klassifikation der UICC 1987 (5)

	Resezierte Fälle (n=159)	Fälle ohne Resektion (n=333)	alle Patienten (n=492)
Stadium I	10 (6,3%)	6 (1,8%)	16 (3,25%)
Stadium IIa	57 (35,8%)	30 (9,0%)	87 (17,7%)
Stadium IIb	5 (3,1%)	13 (3,9%)	18 (3,6%)
Stadium III	56 (35,2%)	173 (51,9%)	229 (46,5%)
Stadium IV	31 (19,6%)	79 (23,72%)	110 (22,4%)

Unklassifizierbar 32 (9,61%)

weise hoch und sinkt verständlicherweise für Erkrankte mit Befall der regionären Lymphknoten im Stadium IIb drastisch ab. So konnten 67 Patienten (42,1%) der Stadien I und IIa reseziert werden, dagegen lagen bereits bei 92 Patienten (57,9%) der Stadien IIb bis IV regionäre Lymphknoten, Infiltration von Nachbarstrukturen oder Fernmetastasen vor. Daraus läßt sich erklären, daß nur noch in wenigen Fällen von einer kurativen Operation ausgegangen werden kann.

Überlebensraten

Anhand der statistischen Beobachtung aller Patienten über einen Zeitraum von 5 Jahren konnten Überlebenswahrscheinlichkeiten für die Zeit nach der Durchführung einer Karzinomtherapie ermittelt werden.
Die Darstellung der Überlebenskurven erfolgte nach Kaplan und Meier mit einem 95%-Vertrauensintervall [8].
Die in Abbildung 5 dargestellte Kurve verdeutlicht die Abnahme der Überlebenswahrscheinlichtkeit für alle erfaßten Patienten unabhängig vom altersbedingten Rückgang der Lebenserwartung und vom Umfang der durchgeführten Therapie. Ebenso wurde die Klinikletalität der resezierten Fälle mit einbezogen. Nach 1 Jahr konnte eine statistische Überlebensquote von 28,2% ermittelt werden.
Für den nachfolgenden Beobachtungszeitraum wurden bei abnehmender Zahl überlebender Fälle folgende Überlebensraten errechnet: 2 Jahre = 11,5%; 3 Jahre = 8,9%; 4 Jahre = 6,9%; die 5-Jahresheilungsrate lag bei 5,04% (Abb. 5).
Im Hinblick auf den Umfang der durchgeführten Karzinomtherapie erfolgt eine Differenzierung des Gesamtkrankengutes. Für die Gruppen der Patienten mit kurativer, palliativer und ohne Therapie konnten gesondert die statistischen Überlebensraten ermittelt und zu einem Vergleich herangezogen werden. Die

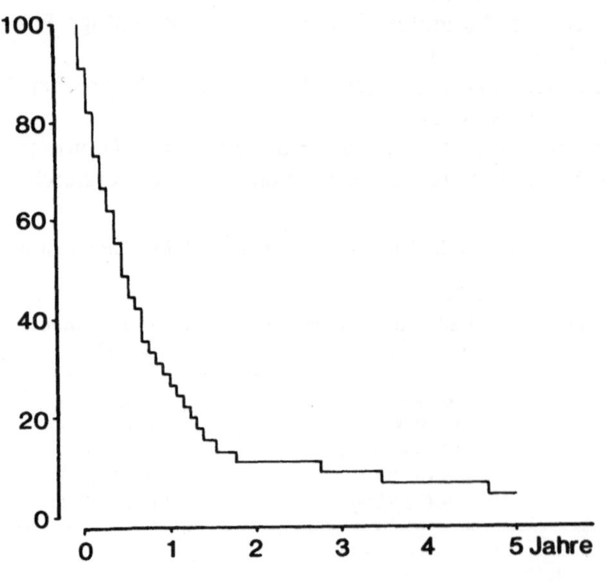

Abb. 5. Überlebensraten aller 492 Partienten (nach Kaplan und Meier [8])

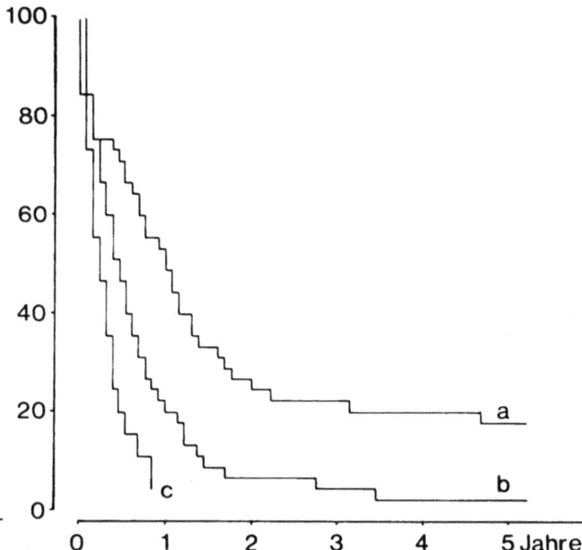

Abb. 6. Überlebensraten aller 492 Patienten in Abhängigkeit vom Therapieumfang (nach Kaplan und Meier [8]), a) kurative Therapie; b) palliative Therapie; c) ohne Therapie

Voraussetzung und das Vorgehen der statistischen Untersuchung sind mit dem vorgenannten Verfahren zur Erhebung der Überlebensraten aller Patienten identisch, d.h. für resezierte Patienten wurde die postoperative Klinikletalität hinsichtlich der Ermittlung der Überlebenswahrscheinlichkeit miteinbezogen.
Wie Abbildung 6 verdeutlicht, stellen Patienten ohne Therapie hinsichtlich der Prognose ihrer Erkrankung eine Negativauswahl dar. Entsprechend zeigt der Verlauf der zugehörigen Überlebenskurve einen rapiden Abfall der Überlebenswahrscheinlichkeit. Für einen Zeitraum von 310 Tagen ist eine beurteilbare Abnahme der Wahrscheinlichkeit zu überleben, bis auf 3,97% zu ermitteln.
Die statistisch signifikant höhere Überlebenswahrscheinlichkeit der mit Heilungsaussicht therapierten Erkrankten gegenüber Patienten mit palliativer Behandlung findet ihren Ausdruck im direkten Vergleich mit der Kurve a und b der Abbildung 6 (Abb. 6).
Die Fünfjahresheilungsrate palliativ behandelter Patienten liegt bei 1,5%, die der kurativ Resezierten bei 17,3%.
Hinsichtlich der Ermittlung von Überlebensraten der Patienten mit Tumorresektion hat die Berücksichtigung der Klinikletalität nach dem chirurgischen Eingriff signifikante Auswirkungen, wie in Abbildung 7 graphisch dargestellt ist. So ergab die 5-Jahresheilungsrate für die Gruppe der Resezierten ohne Klinikletalität 18,0%, für die mit Klinikletalität 3,7% (Abb. 7).

Schlußbetrachtung

Die Prognose des Oesophaguskarzinoms ist, was die Operationsletalität und Langzeitergebnisse angeht, in unserem Lande als unbefriedigend einzustufen.

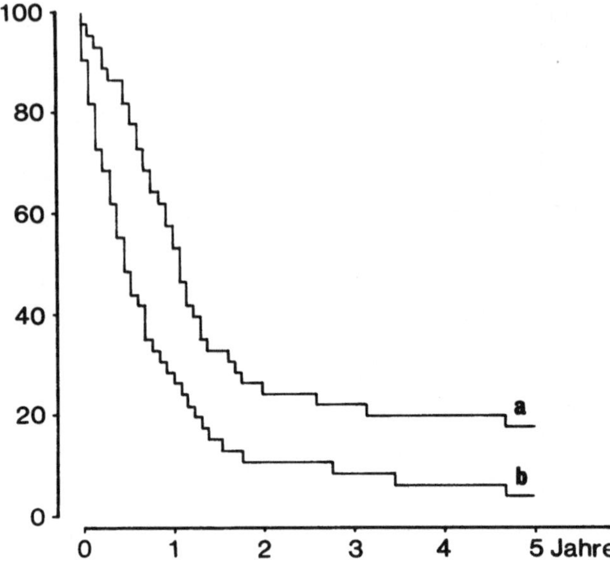

Abb. 7. Überlebensraten von 159 resezierten Patienten (nach Kaplan und Meier [8]), a) ohne Klinikletalität; b) ohne Klinikletalität

Neue Ansatzpunkte für die Therapie sind zu erarbeiten, was wegen der zu geringen Zahl von behandelten Fällen einer einzelnen Klinik multizentrisch und interdisziplinär erfolgen sollte.

Während dieser Phase der Oesophaguschirurgie, die weitere Jahre einnehmen wird, ist besonderes Augenmerk auf den Kreis von Patienten zu legen, von dem man weiß, daß er ein erhöhtes Krebsrisiko trägt.

Ein erster Fortschritt in Richtung Verbesserung der Prognose des Oesophaguskarzinoms kann in regelmäßigen Vorsorgeuntersuchungen liegen. Möglicherweise kann dadurch bei Patienten ein Oesophaguskarzinom im frühen Stadium entdeckt und kurativ operiert werden oder bei bekannten prämalignen Läsionen und präkanzerösen Situationen ein chirurgisch-prophylaktischer Eingriff in Erwägung gezogen werden [9].

Literatur

1. Barbier P, Joss R, Scheurer U, Aeberhard P (1982) Das Ösophaguskarzinom heute. Schweiz Med Wochenschr 112:1026–1032, 1073–1080
2. Bettendorf U (1984) Ösophagus. In: Remmle, W. (Hrsg.) Pathologie, Bd. 2, S. 85–139, Springer, Berlin Heidelberg New York
3. Bokelmann D (1981) Ätiologie und Epidemiologie des Ösophaguskarzinoms. In: Häring R (Hrsg.) Chirurgie des Ösophaguskarzinoms, S. 1–8, Edition Medizin, Weinheim Deerfield Beach, Florida Basel
4. Hegemann G, Bünte H (1973) Mißbildungen, Divertikel, Fisteln, Fremdkörper, Perforation, Verätzung und Tumoren der Speiseröhre. In: Demling L (Hrsg.) Klinische Gastroenterologie, Bd. I, S. 112–128, Thieme, Stuttgart
5. Hermanek P, Scheibe O, Spiessl B, Wagner G (1987) TNM-Klassifikation maligner Tumoren, UICC, Springer, Berlin Heidelberg New York London Paris Tokyo
6. Husemann B (1976) Das Ösophaguskarzinom. Deutsches Ärzteblatt 73:3407–3412

7. Husemann B (1986) Maligne Tumoren des Ösophagus. In: Gall F P, Hermanek P, Tonak J (Hrsg.) Chirurgische Onkologie, S. 325-346, Springer, Berlin Heidelberg New York London Paris Tokyo
8. Kaplan E L, Meier P (1958) Nonparametric estimation from incomplete observation. J Amer Statist Assoc 53:457-481
9. Langhans P, Hauss J, Reers B, Heidl G (1988) Ist das Ösophaguskarzinom nach Magenresektion eine Operationsfolge? In: Häring R (Hrsg.) Postoperative Folgezustände, S. 193-200, Ueberreuter Wissenschaft, Wien
10. Marita K (1980) Clinical significance of radiation therapy combined with chemotherapy. Strahlentherapie 156:228-233
11. Pielmeier K, Ulrich B, Ziffer S (1986) Außergewöhnlicher Metastasierungstyp eines Ösophaguskarzinoms. Akt. Chir 21:213-214
12. Porschen R, Wienbeck M (1986) Ösophaguskarzinom. Gibt es therapeutische und diagnostische Fortschritte? Allg Med 62:798-804
13. Siewert J R (1989) Esophageal Cancer from the German Point of View. Japanese Journal of Surgery 19:11-20
14. Sons H V, Borchard F (1986) Cancer of the distal Esophagus and Cardia. Incidence, tumorous infiltration and metastatic spread. Ann Surg 203:188-195
15. Scherer E, Sachse K B (1981) Der jetzige Stand der Strahlentherapie und kombinierten Therapie des Ösopghaguscarcinoms. Langenbecks Arch Chir 355:73-76
16. Wahlers B, Koppenfels R (1975) Zur Strahlentherapie der Speiseröhrentumoren. Strahlentherapie 149:252-261

Operationstaktisches Vorgehen beim Oesophaguskarzinom

R. REDING

Einleitung

Wie in anderen mitteleuropäischen Staaten kann die DDR hinsichtlich des Vorkommens von Oesophaguskrebsen als Niedriginzidenzgebiet bezeichnet werden. Die Zahl an Neuerkrankungen ist ziemlich konstant und liegt seit 1981 bei 300 bis 350 Männern und bei etwa mehr als 100 Frauen (Tabelle 1) pro Jahr. Die Ergebnisse der chirurgischen Behandlung des Oesophaguskarzinoms zeichnen sich in der DDR durch eine Vielzahl von Behandlungsstätten und damit einer Vielzahl von Operateuren, einer geringen Resektionsziffer (30%), einer hohen postoperativen Letalität (bis 45%) und einer geringen 5-Jahresüberlebensrate (zwischen 7 bis 10%) aus.

Tabelle 1. Neuerkrankte mit Oesophaguskarzinom in der DDR

	♂	♀
1981	333	107
1982	307	116
1983	366	99
1984	354	105

Setzt man die kurative Resektionsquote relativ niedrig mit 30% an, so müßten in der DDR pro Jahr etwa 135 bis 145 Kranke mit einem operablen Oesophaguskarzinom behandelt werden. Nach einer Befragung und Auswertung mir vorliegender statistischer Unterlagen sind es aber nur zwischen 90 und 110 Kranke pro Jahr, die einer Oesophagektomie unterzogen werden. Als nachteilig wirkt sich dabei die dezentralisierte Behandlung dieses Organtumors aus, womit auch die Einstellung der Chirurgen, ihre subjektive und objektive Haltung zu diesem Problem offensichtlich wird. Wer wenig Oesophaguskarzinome operiert, kann nicht erfolgreich sein, wie das Mattews und Mitarb. (1986) und eine Literaturzusammenstellung über die Insuffizienzrate in Abhängigkeit von der Anzahl der durchgeführten Operationen deutlich gemacht haben (Tabelle 2). Das trifft auch für die 5-Jahresüberlebensrate zu (Tabelle 3).

Langhans, Schreiber, Häring, Reding, Siewert, Bünte (Hrsg.)
Aktuelle Therapie des Oesophaguskarzinoms

Tabelle 2. Statistik

	n (Resektionen)	%-Anastomosen-insuffizienz
Chen und Oiu (1981)	3506	3,7
Akiyama (1981)	371	5,3
Dragojevic und Borst (1981)	134	7,3
Husemann und Sauer (1981)	72	10,0
Röher und Horeyseck (1981)	23	13,0

Tabelle 3. Oesophaguskarzinom (Letalitat u. 5-Jahresheilung)

	n	p.o. Letalität	5-Jahres-heilung
Akiayama (1980), Japan	429	0,7%	25%
Schuchmann (1980), USA	214	18,9%	8,7%
Skinner (1983), USA	181	11,0%	18,0%
Steegmüller (1982), BRD	119	36 %	10,0%
Wu (1980), VR China	903	5,2%	24,6%
Maillet (1982), Frankreich	271	16,6%	9,3%
Nakayama (1979), Japan	6282	5,0%	—
Siewert u. Mitarb. (1987)	107 (4-Jahresbilanz)	8,6%	—

Die Ergebnisse der Behandlung des Oesophaguskarzinoms standen in der Vergangenheit unter diesem generellen Problem. Zu wenige Operationen, der Versuch, wegen der Mißerfolge neue Verfahren auszuprobieren und die Verwendung des Gesamtmagens als Oesophagusersatzorgan erbrachten ungünstige Ergebnisse.

Von 1972 bis 1983 wurden nur 23 Patienten mit einem Oesophaguskarzinom radikal operiert, wobei die Operationsletalität 43,5% betrug und die 5-Jahresüberlebensrate bei 7,7% lag (Tabelle 4).

Tabelle 4

Anzahl	Vorgehen	Ersatzorgan	Lage	p.o. Letalität
14	transthorakal	Magen	intrathorakal	6
7	transthorakal	Magen, n. Gavriliu	intrathorakal	4
1	transthorakal	Kolon	intrathorakal	—
1	transthorakal	ohne (End-zu-End-Anastomose)	intrathorakal	—
12				10 (43,5%)

(Chirurgische Universitätsklinik Rostock 1972–1983)

Neuere Verfahren zur Standardisierung

Seit 1984 sind wir dazu übergegangen, das operative Verfahren zu standardisieren und eine Reihe von Neuerungen im operationstaktischen Ablauf einzuführen. In den letzten 3 Jahren verwenden wir nach Resektion der kleinen Kurvatur ausschließlich den schlauchförmig umgestalteten Magen als Ersatzorgan. Damit ergaben sich keine wesentlichen Probleme mehr bei der Defektüberbrückung. Deshalb verzichteten wir auch auf Kolonersatzplastiken zur primären Defektüberbrückung. Zu diesem transthorakalen Vorgehen führten wir zusätzlich bei Risikopatienten die transmediastinale Oesophagektomie ohne Thorakotomie ein (Tabelle 5). Insgesamt gestaltet sich unser chirurgisch-operatives Konzept wie aus Tabelle 6 ersichtlich. Die einzelnen Operationsetappen, aufgeteilt in Resektions- und Rekonstruktionsphasen, zeigen die Tabellen 7 und 8. An den Magen

Tabelle 5. Transmediastinale Oesophagektomie

- bei kleinen, auf die Wand beschränkte Oesophaguskarzinomen, vorwiegend im unteren, aber auch im mittleren Drittel
- bei Risikopatienten (Alter über 70, kardiopulmonale Störungen)
- bei Kardiakarzinomen (Adenokarzinome)

Tabelle 6. Therapie beim Oesophaguskarzinom

- en bloc dissection + Thorakotomie
- transmediastinale Dissektion ohne Thorakotomie
* Ersatz:
- Magen
- Querkolon
** Lokalisation
- tansmediastinal
- retrosternal

Tabelle 7. Operationstaktisches Vorgehen beim Oesophaguskarzinom im mittleren und unteren Dritttel

Resezierende Phase

I. Thorakotomie rechts
II. Durchtrennung der V. hemiazygos und perioesophageale Umschneidung der Pleura mediastinalis
III. Präparation des kranialen Abschnitts des thorakalen Oesophagus und Durchtrennung desselben etwa 4–5 cm unterhalb der oberen Thoraxapertur
IV. Schrittweise en bloc-Auslöung des thorakalen Oesophagus einschließlich Tumor unter Darstellung der Aortenwand
V. Nach Mobilisation des Oesophagus Durchtrennung desselben oberhalb des Hiatus oesophagus. Entfernung des Oesophagus mit Tumor
VI. Thoraxdrainage, Verschluß der Thorakotomie, Umlagerung der Patienten

als Ersatzorgan stellen wir nachfolgende Anforderungen, die in Tabelle 9 aufgeführt sind, wobei wir in letzter Zeit nur noch eine intraoperative Bougierung des Pylorus vornehmen (Tabelle 10). Die kollare Oesophagogastrostomie wird nur noch End-zu-End in zweireihiger Naht angelegt. Wir konnten die postoperative Sterblichkeit in den letzten 4½ Jahren senken (Tabelle 11) und von den 22 Operierten, wovon 7 verstorben sind, leben zur Zeit noch 10.

Tabelle 8

Rekonstruktive Phase
I. Laparatomie
I. Auslösen des Restoesophagus aus dem Hiatus oesophagus, der verschlossen wird
III. Skelettierung des Magens unter Schonung der Aa. und Vv. gastroepiploicae
IV. Bildung des Magentubus nach Resektion der kleinen Kurvatur
V. Kocher' Mobilisierung des Duodenums
VI. Retrosternale Tunnelbildung
VII. Freilegen des Halsoesophagus von links
VIII. Retrosternaler Magendurchzug
IX. Zervikale Oesophagogastrostomie -End-zu-End.

Tabelle 9. Anforderungen an den Oesophagusersatz durch Magen

- schmaler tubulärer Magenschlauch durch Resektion der gesamten kleinen Kurvatur
- Resektion des Magenanteils manuell (zeitaufwendig) mit zweireihiger Naht, innen fortlaufend, außen Einzelknopfnähte mit Hilfe des TA 90 (schnell) ohne zusätzliche Nahtsicherung
- Mobilisation des Duodenums nach Kocher
- bei Oesophaguskarzinomen im unteren Drittel Lymphknotendissektion Compartment II

Tabelle 10. Pylorus

- keine Maßnahmen — gelegentlich Ektasie des tubulären Magens
- intraluminale Aufdehnung — ohne Nachteile
- extramuköse Pyloromyektomie — selten angewandt, keine Nachteile
- Pyloroplastik — früher immer durchgeführt, zu gefährlich und wahrscheinlich nicht notwendig

Tabelle 11. Oesophagektomie (Chirurgische Universitätsklinik Rostock, 1984–1988)

Anzahl	Vorgehen	Ersatzorgan	Lage	p.o. Letalität
6	transmediastinal	Magen	intrathorakal	2
12	transthorakal	Magen	retrosternal	3
4	Kolon-Bypass	Kolon	retrosternal	2
22				7 (31,8%)

Die Verbesserung der operativen Ergebnisse sehen wir in der erweiterten Oesophagektomie mit Lymphknotendissektion der mediastinalen und abdominalen Lymphknoten im Compartment II.
Unter Berücksichtigung aller allgemeiner und lokaler Faktoren, einschließlich der Lokalisation des Oesophaguskarzinoms gehen wir beim Karzinom im oberen und mittleren Drittel, die fast ausschließlich Plattenepithelkarzinome sind, transthorakal vor. Diesen Weg benutzten wir auch beim tiefsitzenden Oesophaguskarzinom, führen aber bei diesen Tumoren auch eine transmediastinale Oesophagektomie durch, wenn eine Reihe von Risikofaktoren vorliegt. Bei 3 Kranken haben wir 1986 auch beim Karzinom im mittleren Drittel eine transmediastinale Resektion durchgeführt, die 2 überlebenden Patienten sind aber im ersten postoperativen Jahr an allgemeiner Metastasierung verstorben. Der Eingriff kann nicht als kurativ, sondern nur als palliativ bei einem T_2/N_1 bzw. N_2-Stadium angesehen werden, weil wichtige Lymphknotenstationen, wie z.B. die der Trachealbifurkation, nicht entfernt werden konnten.

Zusammenfassung

Die Fortschritte in der Oesophaguschirurgie reflektieren sich auch an der Rostocker Klinik.
En bloc-Resektion der Speiseröhre mit Lymphknotendissektion und Rekonstruktion durch tubulären Magenhochzug mit zervikaler Oesophagogastrostomie stellen die radikalste Methode zur operativen Behandlung der Oesophaguskarzinome dar.
Sie erlaubt auch ein genaues postoperatives Staging, wovon zusätzliche adjuvante bzw. additive Maßnahmen definierbarer und damit bewertbarer eingesetzt werden können.
Die transmediastinale Oesophagektomie nehmen wir nur noch bei Kranken mit Tumoren im unteren Oesophagusdrittel, die gleichzeitig Risikofaktoren aufweisen, vor, wobei über langfristige Überlebensraten auf Grund der geringen Operationszahlen nichts ausgesagt werden kann.

Literatur

Matthes HR, Powell DJ, Mc Conkey CC (1986) Effect of surgical experience on the results of resection for oesophageal carcinoma. Brit J Surg 73:621-623

Spezielle Techniken — Komplikationen

Rekonstruktion von Defekten des Pharynx und des zervikalen Oesophagus

R. Roka, H. Piza-Katzer, B. Niederle, C. Hausmaninger
und M. Ch. Grasl

Einleitung

Die Tumorchirurgie im Bereich des Pharynx und des zervikalen Oesophagus ist mit beträchtlichen Problemen belastet: Einerseits besteht die Forderung nach Radikalität und nach adäquaten Resektionsgrenzen, andererseits die Schwierigkeiten der Rekonstruktion von Schluck- und Sprechfunktion bei gleichzeitig akzeptablem kosmetischen Ergebnis mit dem Wunsch nach möglichst einzeitiger Operation.
Bei Berücksichtigung dieser Forderung fällt die Wahl zwangsläufig auf gestielte oder transplantierte Darmanteile, während andere Möglichkeiten (Tabelle 1) nur selten angewandt werden, oder nie in die klinische Routine Eingang finden konnten.

Tabelle 1. Möglichkeiten zur pharyngooesophagealen Rekonstruktion. Die Transposition oder Transplantation von Darmanteilen wird wegen optimaler funktioneller Eigenschaften gegenüber anderen Methoden bevorzugt

Lappenplastik
- Kutane Lappen
- Wookey Repair
- Myokutane Lappen

Darmanteile
- Magen
  - Magentransposition
  - Reversed gastric tube
  - Freies Antrumautotransplantat
- Kolon
  - Koloninterposition
  - Freies Kolonautotransplantat
- Jejunum
  - Jejunuminterposition
  - Freies Jejunumautotransplantat

Andere
- Laryngotacheale Transposition
- Trachealtransplantat
- Prothesen

Langhans, Schreiber, Haring, Reding, Siewert, Bunte (Hrsg)
Aktuelle Therapie des Oesophaguskarzinoms

Krankengut

An der I. Chirurgischen Universitätsklinik Wien wurden zwischen 1/80 und 6/88 56 rekonstruktive Eingriffe nach Tumorresektion im Bereiche des Pharynx und des zervikalen Oesophagus durchgeführt. Davon entfallen 13 Fälle auf den Oropharynx, 22 auf den Hypopharynx und 21 auf den zervikalen Oesophagus (Tabelle 2). Sechs dieser 21 Fälle betrafen zervikale Restdefekte nach Magentransposition mit Längenproblemen am Transponat oder Komplikationen an der zervikalen Oesophagogastrostomie. In die Auflistung nicht aufgenommen wurden jene Fälle, bei denen eine Jejunumtransplantation ohne zusätzlichen Pharynxdefekt ausschließlich zur Rekonstruktion des Larynx durchgeführt wurde [1].

Tabelle 2. Übersicht der rekonstruierten Pharynx- und Oesophagusabschnitte. Bei 56 Patienten (26%) lag der Prozeß im Pharynx oder im zervikalen Oesophagus

	n
Oropharynx	13
Hypopharynx	22
zervikaler Oesophagus	15
zervikaler Restdefekt	6
übrige Oesophagusabschnitte	161
	217

Rekonstruktionsarten

A) Bei 43 Patienten erfolgt die Rekonstruktion mit *frei transplantiertem Jejunum* (Tabelle 3).
In 6 Fällen war wegen der begrenzten Resektion ein Verschluß des Defektes mittels *Patch* möglich (Abb. 1). Bei 17 Patienten wurde ein *Patch mit Sprechsiphon* entsprechend dem tracheopharyngealen Shunt angelegt (Abb. 2).
Nach Resektion des gesamten Lumens wurde bei 20 Patienten ein zwischen 10 und 25 cm langes *Dünndarmsegment* zwischengeschaltet (Abb. 3).
Spezielle Situationen: 3 Patienten mit Hypopharynxkarzinomen lehnten eine Laryngektomie ab. Die Entfernung des Tumors knapp im Gesunden war möglich. Zur Anastomose oberhalb der Lamina cricoidea wurde der Dünndarm im Sinne einer Erweiterungsplastik weit nach proximal in die Pharynxhinterwand implantiert, um den Schluckakt ohne Aspiration zu ermöglichen (Abb. 4).
Bei 2 Patienten bestanden Defekte des weichen Gaumens. Durch Präparation eines langen Gefäßstiels konnte der Patch nach zervikaler Gefäßanastomose weit nach proximal gebracht werden (Abb. 5a–d).
B) In 5 Fällen mit Karzinomen des Hypopharynx oder des zervikalen Oesophagus wurde das Kolon zur Rekonstruktion verwendet (Tabelle 3). In allen Fällen war das Interponat an der Art. colica sinistra gestielt und somit isoperistaltisch

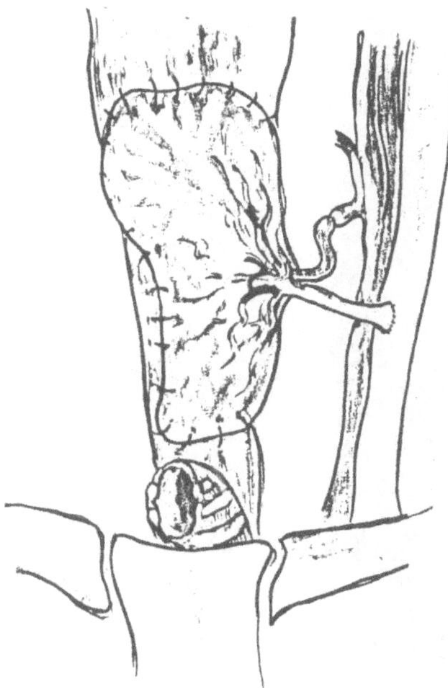

Abb. 1. Nach Resektion des Defekts im Hypopharynxbereich erfolgte die Deckung mit einem Dünndarmpatch (Mikroanastomosierung zwischen Segmentarterie und Art. thyreoidea superior [end/end] sowie zwischen Segmentvene und Vena jugularis interna [end/seit]

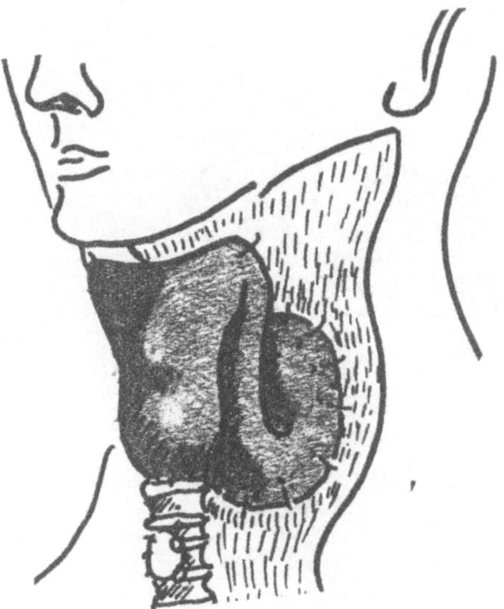

Abb. 2. Patch mit Sprechsiphon — „tracheopharyngealer Shunt". Das proximale Dünndarmende wird knapp oberhalb des seitlichen Tracheostomas mit dem „Trachealschornstein" anastomosiert, der Dünndarm weiter schlingenartig nach oben gelegt und schließlich als Patch in die Defektränder eingenäht

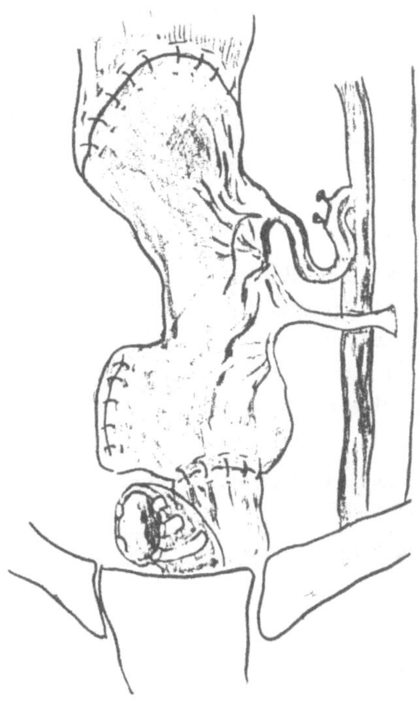

Abb. 3. Interposition eines 10 bis 25 cm langen frei transplantierten Dünndarmsegments

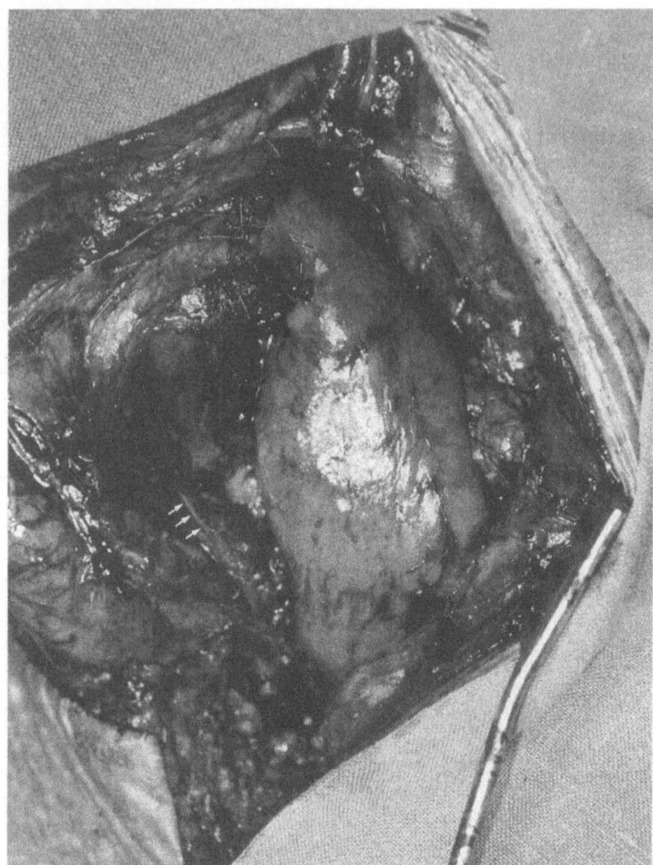

Abb. 4. Resektion des Hypopharynx ohne Laryngektomie — proximale Anastomose oberhalb der Lamina cricoidea, distale Anastomose retrosternal erfolgte mit einem Nahtkammerapparat. (Pfeile: präparierter Nervus laryngeus recurrens)

angelegt. Bei einem Patienten wurde nach Anastomose zwischen Hypopharynx und Zökum das distale Ileum als Sprechsiphon mit dem „Trachealschornstein" anastomosiert (Abb. 7).

C) Bei 8 Patienten mit Oesophaguskarzinom im zervikalen Bereich erfolgte die Rekonstruktion mit dem *transponierten Magen* (Tabelle 3).

Tabelle 3. Übersicht der angewandten Rekonstruktionsarten und der dabei verwendeten Darmabschnitte

● Frei transplantierter Dünndarm	n = 43	→ Patch	n = 6
		→ Patch + Siphon	n = 17
		→ Interposition	n = 20
● Kolon	n = 5		
● Magen	n = 8		

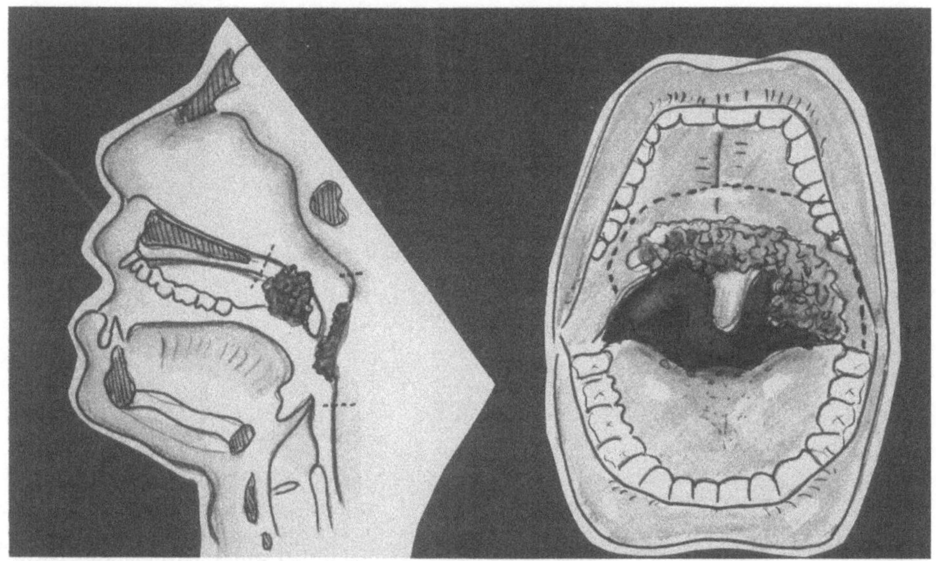

Abb. 5a. Anatomische Situation bei Tumorsitz im Bereich des weichen Gaumens und Oropharynx (Ansicht von seitlich bzw. durch die Mundöffnung; strichliert: Resektionslinie)

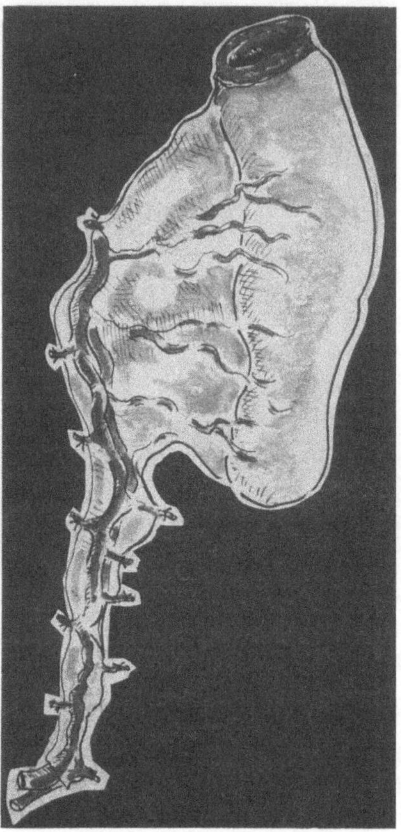

Abb. 5b. Voraussetzung zur Rekonstruktion des weichen Gaumens bzw. Oropharynx ist ein langer Gefäßstiel

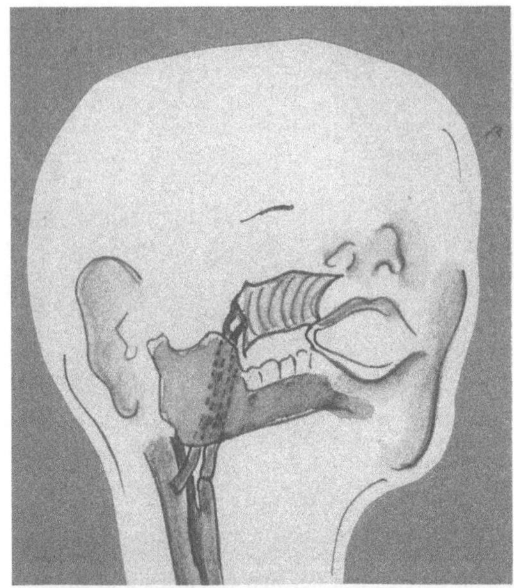

Abb. 5c. Die Mikroanastomosierung erfolgte zervikal an einen Ast der Art. facialis bzw. jugularis interna. Der Gefäßstiel wurde retromandibulär in die Mundhöhle geführt

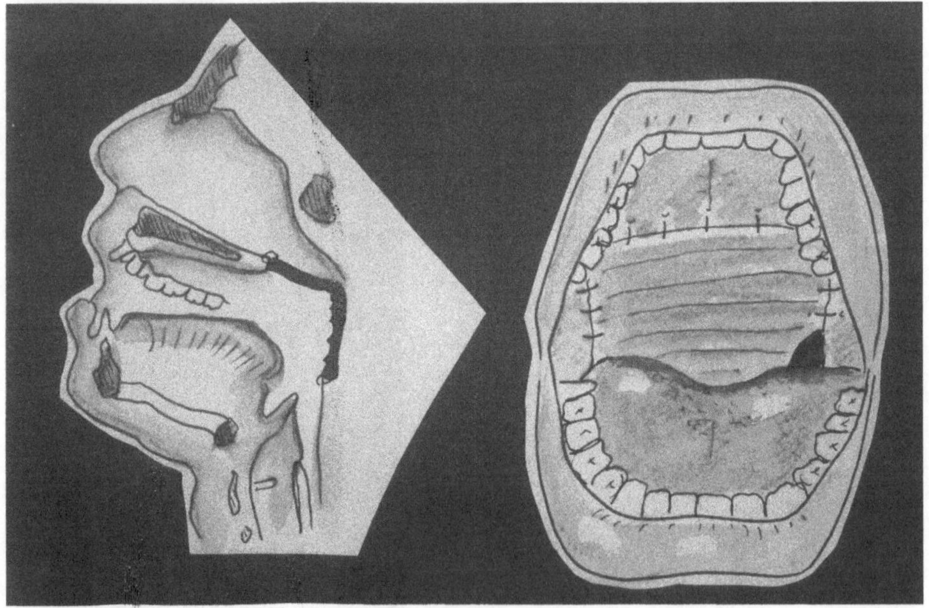

Abb. 5d. Endsituation nach Verschluß des Defekts im weichen Gaumen bzw. Oropharynx

Ergebnisse

Postoperative Komplikationen

Insgesamt sind 5 der 56 Patienten (8,9%) postoperativ verstorben (Tabelle 4). Nach Rekonstruktion mit dem Dünndarm war das letale Risiko wesentlich geringer (5,4%) als bei Verwendung von Kolon oder Magen (23%). Unter den über-

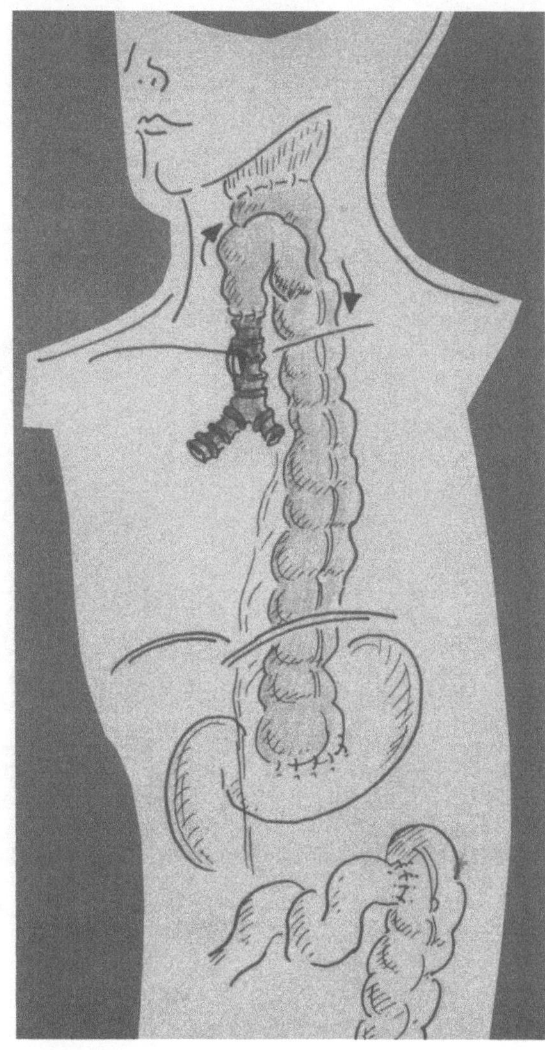

Abb. 6. (Pat. B.M., 37 Jahre). Nach Laryngektomie und transmediastinaler Oesophagektomie bei weit fortgeschrittenem invasiven zervikalen Oesophaguskarzinom mit retrosternaler Ausbreitung erfolgte die Rekonstruktion durch Koloninterposition zwischen Hypopharynx und Magen. Das terminale Ileum wurde als Sprechsiphon verwendet. Die Valvula ileocoecalis dient als Aspirationsschutz (Pfeile: Richtung der Peristaltik)

lebten Komplikationen überwiegt die Insuffizienz der Anastomose zwischen Pharynx und Ersatzorgan, sowie die anhaltende Aspiration bei hohen Rekonstruktionen und Wundhämatome. In einem Fall kam es zu einer Nekrose des transplantierten Dünndarms. Die Diagnose und rechtzeitige Entfernung wurde durch das Einnähen eines Mesenterialzipfels durch die Hautränder erleichtert.

Funktionelles Spätergebnis

Die Beurteilung der Funktion erfolgte wenigstens sechs Monate nach Operation (Tabelle 5).

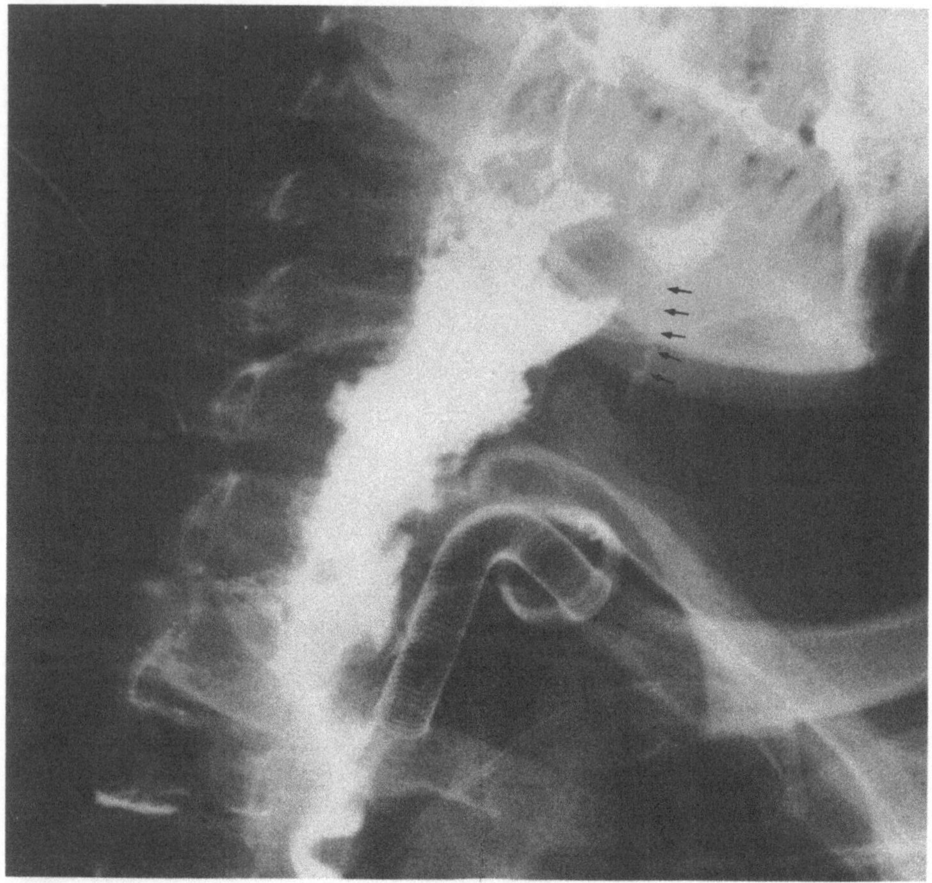

Abb. 7. Ungehinderte Bariumpassage bei Pat. B.M. — Trachealkanüle in situ (Pfeile: distaler Ileumabschnitt Kontrastmittel-markiert)

Nach Rekonstruktion mit dem Dünndarm konnte bei 68% der Untersuchten ein gutes Ergebnis (verständliche Sprache, ungehinderte Aufnahme fester und flüssiger Nahrung) festgestellt werden. Mißerfolge waren entweder durch Tumorrezidive oder anhaltende Aspiration verursacht.

Nach Rekonstruktion mit dem Kolon konnte der Schluckakt bei 80% als gut befundet werden. Bei den anderen Patienten waren häufige Bougierungen bei Anastomosenstenose notwendig.

Diskussion

Die Gründe, die den frei transplantierten Dünndarm als Mittel der Wahl zur Rekonstruktion im Pharynxbereich erscheinen lassen, sind zahlreich:

Tabelle 4. Letale und nicht letale Komplikationen in Abhängigkeit zum gewählten operativen Vorgehen

- gesamt

letal		5/56	8,9%

- Nach Resektion und Rekonstruktion mit frei transplantiertem Dünndarm

letal	Leberkoma	1	
		2/37	5,4%
	Pneumonie	1	
nicht letal	Anastomosenfistel	7	
	Dünndarmnekrose	1	
	Aspiration	3	
	Hämatom	3	

- Nach Oesophagektomie und Rekonstruktion mit Magen oder Kolon

letal	Myocardinfarkt	1	
	Pneumonie	1 - 3/13	23%
	ARDS	1	
nicht letal	Anastomosenfistel	2	

- Zervikaler Restdefekt nach Oesophagektomie Rekonstruktion mit frei transplantiertem Dünndarm

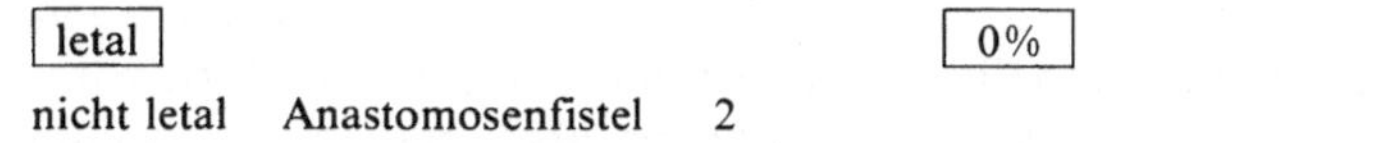

letal			0%
nicht letal	Anastomosenfistel	2	

Tabelle 5. Ergebnisse funktioneller Untersuchungen

- Nach Resektion und Rekonstruktion mit frei transplantiertem Dünndarm (Schluck- bzw. Sprechfunktion)
  gut: 19/28 (68%)
- Nach Oesophagusexstirpation und Rekonstruktion mit Magen oder Kolon (Schluckfunktion)
  gut: 8/10 (80%)

1. Resektion und Rekonstruktion können in einem Akt erfolgen. Bei ungestörtem Verlauf kann etwa zwei Wochen postoperativ mit dem Kostaufbau begonnen werden.
2. Das Ersatzorgan kann nahezu ideal an den Defekt angepaßt werden.
3. Die Präparation eines langen Gefäßstiels erlaubt auch die Rekonstruktion weit proximal gelegener Defekte.

4. Die auch nach extrinsischer Denervierung erhaltene Motilität [2, 3] sorgt für die verläßliche Weiterbeförderung der Ingesta und hilft mit, die Aspiration nach Anlage eines Sprechsiphons [1] zu verhindern.
5. Der thorakale Oesophagus kann — adäquate Radikalität nach distal vorausgesetzt — erhalten bleiben.
6. Das Operationstrauma ist — verglichen mit der Rekonstruktion durch Magen oder Kolon — gering [4].

Für die mikrosvaskuläre Arterienanastomose ist es entscheidend, daß Gefäße Verwendung finden, die im Falle einer Darmnekrose unterbunden werden können. Am besten geeignet sind die Art. thyreoidea inferior oder die Äste der Art. carotis externa. Durch intravasale Perfusion zur Kühlung kann die warme Ischämiezeit verlängert werden. Die Verhinderung postoperativer ischämischer Schäden des Darms darf angenommen werden.

Ist — bioptisch verifizierte Radikalität nach proximal vorausgesetzt — ein adäquater Sicherheitsabstand vom Tumor nach distal im Bereich der zervikalen Wunde oder bis maximal 3 cm substernal nicht zu gewinnen, gibt es die Möglichkeit, durch Sternofissur mehr Überblick zur Durchführung einer verläßlichen Jejuno-Oesophagostomie — eventuell auch mit Hilfe eines Nahtklammerapparates — zu gewinnen. In allen anderen Fällen müßte nach stumpfer Exstirpation der thorakalen Speiseröhre die Rekonstruktion mit dem Magen oder dem Kolon erfolgen. Dem Magen als Ersatzorgan sind allerdings bei der Längengewinnung Grenzen gesetzt. Hohe Anastomosen mit dem Hypopharynx waren im eigenen Krankengut nur in Einzelfällen möglich. Es ist deshalb empfehlenswert, vor seiner Mobilisierung die große Kurvatur des Magens abzumessen. Ein weiterer nicht zu übersehender Nachteil ist das Aspirationsrisiko bei hohen oesophagogastrischen Anastomosen und die damit verbundenen pulmonalen Komplikationen.

Das Kolon bietet hingegen infolge seiner verläßlichen Arkaden zwischen Art. colica sinistra bis zur Art. ileocolica immer ausreichende Länge auch bis in Höhe des Oropharynx. Nachteile sind in erster Linie das große Operationstrauma und die damit verbundene hohe Letalität — wie aus der Sammelstatistik von Surkin (Tabelle 6) hervorgeht — und die zumeist stark verzögerte Passage. Obgleich dem interponierten Kolon keine wesentliche aktive Transportfunktion innewohnen dürfte, gibt es Beobachtungen über störende Regurgitationen bei anisoperistaltischer Anlage. In einem Fall lag die gleichzeitige Anlage eines-

Tabelle 6. Mortalität nach verschiedenen pharyngooesophagealen Rekonstruktionen (vereinfachte Sammelstatistik nach Surkin [4])

Methode	Zahl d. Pat.	Mortalität
Lappenplastiken	260	6%, 7%
Magentransposition	254	13%
Koloninterposition	269	20%
Dünndarmtransplantation	82	8%

Sprechsiphons durch das mittransponierte distale Ileumsegment nahe. Dabei erwies sich die Ileozökalklappe als verläßlicher Aspirationsschutz.

Literatur

1. Piza-Katzer H, Roka R, Niederle B (1986) Rekonstruktionsmöglichkeiten des laryngo-pharyngo-ösophagealen Traktes mit mikrovaskulär transplantiertem Jejunum. Acta chirurgica Austriaca 18:473–479
2. Roka R, Piza-Katzer H (1981) Untersuchungen zur mechanischen Aktivität frei transplantierter Dünndarmabschnitte beim Hund. Acta chirurgica Austriaca 14:63–69
3. Sarr MG, Kelly KA (1981) Myoelectrik activity of the autotransplanted canine jejunoileum. Gastroenterology 81:303–310
4. Surkın MI, Biller HF (1984) Analysis of the methods of pharyngoesophageal reconstruction. Head Neck Surg 6:952–960.

Zur Funktion des Magenpförtners beim Oesoephagusersatz durch Schlauchmagen

K. D. Lindecken und W. Brinkmann

Patientengut, Material und Methode

Bei der endoskopischen und radiologischen Untersuchung von Patienten mit Speiseröhrenersatz durch schlauchförmig umgestalteten Magen fielen die erhaltene Peristaltik des Restmagens und das intakte Pylorusspiel bei unverzögerter Magenentleerung auf.
Bei der *endoskopischen Untersuchung* wurde zunächst die zervikale Anastomose inspiziert in Bezug auf ihre Durchgängigkeit und Schleimhautbeschaffenheit. Der spontanen Motilität des Magens und des Pylorus wurde besondere Aufmerksamkeit geschenkt. Endoskopiert wurde in Rachenanästhesie ohne Praemedikation.
Als Untersuchungsgeräte verwendeten wir Endoskope der Fa. Olympus GIF-P 2 und der Firma Fujinon Ugi-F.
In 5 cm Abständen wurden Stufenbiopsien entnommen und zwar 45, 40, 35, 30 und 25 cm von der Zahnreihe entfernt.
Bei 5 von 20 Patienten war die zervikale Anastomose mit dem GIF-P 2 ∅ 7,2 mm nicht mehr passierbar. Zu bemerken ist, daß 2 dieser 5 Patienten subjektiv nicht unter der Narbenenge litten. Die Stenosen wurden durch einmalige Bougierung aufgedehnt.
Endoskopisch zeigte sich, daß der im Rahmen der Operation gebildete Schlauchmagen nicht dilatiert war, daß der untere Magenanteil des ehemaligen praepylorischen Antrums Pereistaltik zeigte und daß das Pylorusspiel erhalten war.
Die Histologien aus der Stufenbiopsie an oben beschriebenen Stellen ergaben eine leichte bis chronische herdförmige Gastritis an allen Entnahmestellen.
Zur Bestimmung der Magenentleerungszeit wurde den Patienten eine definitive Menge Gastrographin (100 ml) zu trinken gegeben. Dokumentationsaufnahmen im Stehen unter Durchleuchtungskontrolle wurden zwei und zehn Minuten nach dem Schluckakt durchgeführt.

Ergebnisse

Bei 18 Patienten hatte das Gastrographin nach 10 Minuten bis auf einen Wandbeschlag den Schlauchmagen verlassen. Bei 2 Patienten zeigte sich eine deutliche Verlängerung der Magenentleerungszeit über 10 Minuten hinaus.

Langhans, Schreiber, Häring, Reding, Siewert, Bünte (Hrsg)
Aktuelle Therapie des Oesophaguskarzinoms

Hierbei handelte es sich um Patienten, bei denen der Magenpförtner endoskopisch nicht zu passieren war.

Untersuchungen zur Peristaltik des Schlauchmagens

Um eine Erklärung für die Peristaltik des Schlauchmagens und seine ungestörte Pylorusfunktion trotz vollständiger Vagotomie zu finden, wurden in Akutversuchen an 14 Bastard-Hunden *elektromyographische Untersuchungen* extrazellulär, bipolar an normalen, vagotomierten und schlauchförmig umgestalteten Mägen vorgenommen. Es zeigte sich ein autonomer Stromkurvenverlauf sowohl nach Vagotomie als auch nach Umformung des Magens in die Schlauchform zum Oesoephagusersatz. Durch die elektromyographischen Experimente sollte herausgefunden werden, auf welche Weise die klinisch und röntgenologisch beobachtete Peristaltik des antralen Anteiles des Schlauchmagens entsteht, unter besonderer Berücksichtigung der mit dieser Operationstechnik verbundenen trunkulären Vagotomie. Durch die Untersuchungen elektromyographischer Art an der glatten Muskulatur des Magens konnte gezeigt werden, daß bei der zwingenden elektrophysiologischen Folge zwischen Depolarisation des Muskels und seiner Kontraktion Unabhängigkeit der Peristaltik vom vagalen System bis auf eine geringe Frequenzabnahme im Vergleich zum nicht vagotomierten Magen vorliegt.

Ergebnisse

Die phasischen Stromkurven zeigten für die einzelnen Magenabschnitte charakteristische Ableitungen der elektrischen Aktivität, die, wie oben gesagt, bis auf eine geringe Abnahme der Frequenz nach Vagotomie und Umgestaltung des Magens zum Oesoephagusersatzorgan erhalten blieben.

Zusammenfassung

Mit der Bildung des Schlauchmagens ist neben der Vagotomie auch eine Sympatektomie verbunden. Die Denervation hinterläßt aber nicht nur unter den gegebenen Verhältnissen der mediastinalen bzw. retrosternalen Lage des Schlauchmagens sondern auch im Experiment keine Amotilität bzw. Atonomie. Der Schlauchmagen erfüllt beim Oesoephagusersatz nicht nur die Funktion eines Fallrohres; er besitzt vielmehr Eigenmotilität, die in der Autonomie seiner glatten Muskulatur begründet ist. Biomechanisch wirksam wird diese autome Peristaltik durch die im Antrum erhaltene Muskelfaserstruktur. Diese erhaltene Struktur vermag den Pylorus in dem gesamten Bewegungsablauf offenbar so mit einzubeziehen, daß trotz der Denervation das Pylorusspiel erhalten bleibt.

Die peristaltischen Bewegungsabläufe im Bereich des präpylorischen Antrums und des Pylorus selbst werden somit unterhalten von der autonomen elektri-

schen Aktivität der glatten Magenmuskulatur, wobei der N. vagus allenfalls eine modulierende Rolle spielt.
Die intakte Funktion des Oesoephagusersatzorgans ist erklärbar durch das Zusammenwirken einer veränderten Biomechanik der Magenmuskulatur und ihrer elektrophysiologisch nachgewiesenen Autonomie.
Klinisch und radiologisch hat die unterschiedliche topographische Lage des Ersatzorgans auf die Motilitätsverhältnisse keinen Einfluß.
Klinisch relevant scheint in diesem Zusammenhang die Aussage, daß vor dem Hintergrund oben geschilderter Untersuchungsergebnisse eine Pyloroplastik beim hochgezogenen Schlauchmagen entbehrlich ist, es sei denn, es lägen präexistente Magenentleerungsstörungen, z. B. nach durchgemachtem Ulkusleiden vor.

Säurebildung im Magen nach Oesophagektomie

K. DE HEER, CH. BUSCH und H.-W. BAUSE

Einleitung

Über die Effizienz der Vagotomie in der Behandlung der gastroduodenalen Ulcera herrscht allgemeine Zustimmung. Gleiches gilt für die Effektivität des Säurereduktionspotentials der verschiedenen Vagotomieverfahren [4, 5, 12, 14]. Das Ausmaß der Reduktion der Säuresekretionskapazität des Magens nach Vagotomie wird noch diskutiert. Donovan und Mitarbeiter (1979) fanden keinen signifikanten Unterschiede der Säureminderung nach proximaler gastraler und trunkulärer Vagotomie, d.h. daß das Säurereduktionspotential der beiden Vagotomieformen gleich ist. Nach anderen Autoren wird die Reduktion der Säurekapazität nach Vagotomie im Schrifttum mit 60–100% beziffert [3, 12, 17]. Aufgrund derartiger Ergebnisse wird nicht selten nach trunkulärer Vagotomie dem Faktor Säure eine untergeordnete Rolle zugeschrieben. Kaum analysiert ist das Verhalten der Säurekonzentration im Magensaft nach Vagotomie. Unter Berücksichtigung der multifaktoriellen Pathogenese des Ulkus ist es von klinischer Relevanz welche Azidität nach Vagotomie erreicht wird. Früher wurde das Auftreten pathologischer Schleimhautläsionen nach Vagotomie anderen Faktoren zugeschrieben, die Säurekonzentration fand keine Berücksichtigung [1, 2, 6, 18, 19]. Unlängst wurden aus Japan Beobachtungen über peptische Ulcera im hochgezogenen Magen nach Oesophagektomie mitgeteilt [22]. Mit diesen Überlegungen und der differenten Einschätzung der Vagotomie im Hintergrund galt die Zielsetzung der Erfassung der pH-Werte im Magensaft nach Oesophagektomie.

Material und Methode

Bei 31 Patienten wurde nach Oesophagektomie mit Magenhochzug und kollarer Anastomose eine stündliche pH-Messung des Magensaftes vorgenommen. Die Operationsindikation war bei 19 Patienten ein Plattenepithelkarzinom, 4mal eine Adenokarzinom und einmal eine narbige Stenose nach Verätzung. Anfangs erfolgte die Messung mittels eines Universalindikatorstäbchens, später wurde eine pH-Metrie durchgeführt.

Alle Patienten befanden sich unter identischen intensiv-medizinischen Bedingungen: Nahrungskarenz, keine intragastrale Applikation von Medikamenten und keine intravenöse Stressulkusprophylaxe. Nur Messungen nach dem siebten postoperativen Tag wurden berücksichtigt.

Langhans, Schreiber, Haring, Reding, Siewert, Bunte (Hrsg.)
Aktuelle Therapie des Oesophaguskarzinoms

Ergebnisse

pH-Peakwerte von 1 wurden bei 13 Patienten festgestellt. Bei 8 weiteren Patienten wurde ein pH von ≤3 registriert. pH-Werte >3 wurden bei weiteren 10 Patienten gemessen (Abb. 1). Das Aziditätsmonitoring wies deutliche zirkadiane Schwankungen mit Maximalwerten zwischen 3.00–9.00 und 17.00–23.00 Uhr auf.

Bei 21 Patienten mit pH ≤3 wurde 4mal und bei den restlichen Patienten im Kollektiv 5mal eine Pyloroplastik durchgeführt.

Bei 10 Patienten konnte die pH-Metrie über 24 Stunden durchgeführt werden. 6 hatten pH-Werte ≤3 (Abb. 2). Die Peakwerte hielten bei 4 kontinuierlich über 4 Stunden. Bei 45 Meßzeitpunkten lag die gesamte Azidität zwischen pH 4 und 6,5 (Abb. 3).

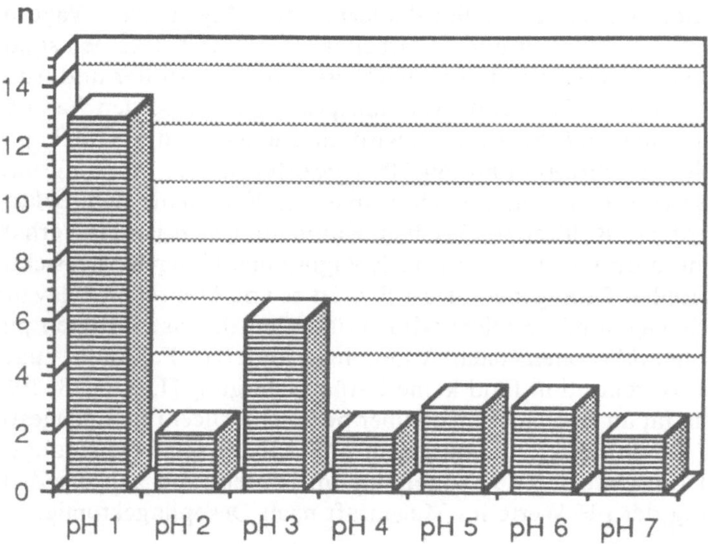

Abb. 1. pH-Peakwerte bei 31 Patienten

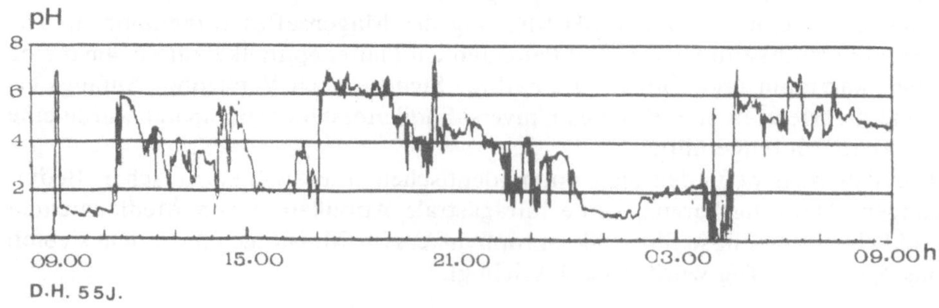

Abb. 2. pH-Metrie bei einem 55jährigen Patienten nach Oesophagektomie

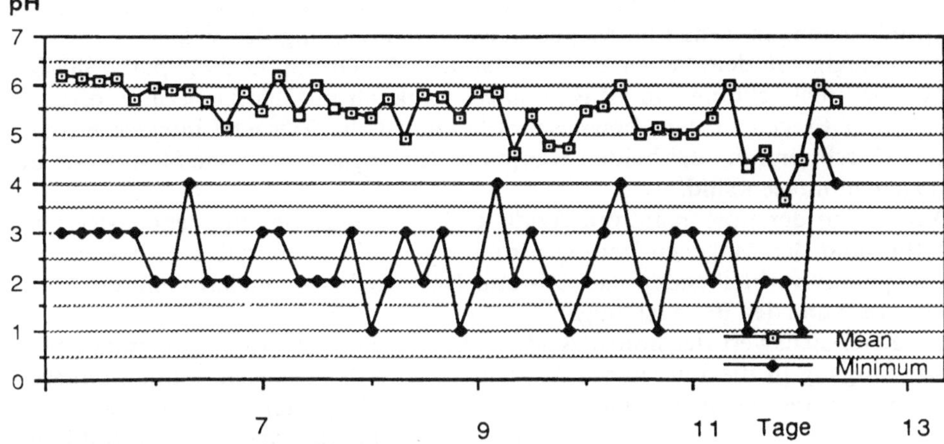

Abb. 3. Zeitlicher Verlauf der pH-Werte ≥3 bei 21 Patienten bei 45 Meßzeitpunkten

Diskussion

Das wesentliche Ergebnis dieser Untersuchung ist die Beobachtung, daß nach Durchtrennung beider Äste des Vagus mit intrathorakaler Plazierung des Magens, hohe Aziditätwerte zu messen sind. Unberührt bleibt die Reduktion der Säurekapazität des Magens nach verschiedenen Vagotomieformen [3, 16].

Bei dem komplexen Steuerungsmechanismus der Säureproduktion im Magen ist es problematisch, eine Erklärung für diese Beobachtung bei den einzelnen Patienten heranzuziehen [13, 16,]. Der Katalog der zugrundeliegenden Mechanismen umfaßt unter anderem die Änderung des Gastrinspiegels im Serum [4, 10, 21], endogene Prostaglandinproduktion [8], Magendurchblutung und H^+-Ionendiffusion [7], Gewebehormone, z. B. Histamin [5, 23], neuroendokrine Zellaktivität [11] und Denervierungs-Supersensitivität [15].

Die Erhöhung des Gastrinspiegels kann als direkte Folge der Vagotomie und oder durch Alkalisierung des Magensaftes wegen fehlender Stimulation der Parietalzellrezeptoren für Acetylcholin bedingt sein. Hinzu kommt die additive Wirkung der Gastrin produzierenden Zellen im Antrum.

Endogene Prostaglandine können die Säuresekretion durch Hemmung der Histamin vermittelten Bildung von zyklischen Adenosin-Monophosphat der Parietalzellen blockieren. Über gesteigerte Produktion von Bicarbonat bewirken sie eine Zunahme der Alkalisierung und dadurch eine Erhöhung des Gastrinproduktion.

Primär aus den Mastzellen der Magenschleimhaut freigesetzt, gelangt Histamin in die Parietalzellen. Über spezifische Rezeptoren führt Histamin zum Anstieg der Säuresekretion.

Die Rolle der Neuroendokrinenzellen in der Säureproduktion ist beim Menschen noch nicht endgültig geklärt. Sie haben bekanntlich Gastrin als stimulierendes Hormon wie ihre Proliferation beim Zollinger-Ellison-Syndrom und bei atrophischer Gastritis zu beobachten ist.

Vorstellbar wäre eine Steigerung der Dennervierungs-Supersensitivität der Säureproduzierenden Zellen im Magen nach Durchtrennung des Vagus.
Unabhängig von dem Fehlen einer schlüssigen Erklärung für diese pathophysiologische Beobachtung am Magen nach trunkulärer Vagotomie und offenen wichtigen Fragen in der Versuchsanordnung, ist die Tatsache interessant, daß trotz Durchtrennung der beiden Hauptäste des Vagus noch hohe Säurewerte im Magen zu messen sind.
Das Fehlen der praeoperativen Azidität, das Ausmaß des duodenogastrischen Reflux und der Magenentleerungstörung sowie die quantitative Erfassung der postoperativ verbleibenden Parietal- und Nebenzellen schmälert nicht die klinische Relevanz der Beobachtung.
Der Krankheitswert der hohen Azidität im Magen als Oesophagusersatz findet jetzt Eingang in die Literatur [22]. Früher wurde die Ulkusentstehung anderen pathophysiologischen Zuständen zugeschrieben. Impliziert wurden Magenentleerungs- und Perfusionsstörung sowie prae- und postoperative Bestrahlung. Erst nach systematischer Überprüfung der Funktion des Magens nach Oesophagektomie wird der Rolle der Säure in der Pathogenese derartiger Ulzera Aufmerksamkeit gewidmet.

Zusammenfassung

Die pH-Messungen des Magensaftes bei 31 Patienten nach Oesophagektomie mit Magenhochzug und kollarer Anastomose werden dargestellt. Bei 13 Patienten konnten pH-Peakwerte von 1, bei weiteren 8 Patienten bis pH 3 registriert werden. Zirkadiane Schwankungen mit hohen Säurewerten beobachtet man zwischen 3-9.00 Uhr und 17-23.00 Uhr. Möglicherweise liegen diesem Phänomen die postoperative Aktivität des Gastrins, der Gewebehormone und der neuroendokrine Zellen, die endogene Prostaglandinproduktion sowie Dennervierungs-Supersensitivität zugrunde. Die dargestellten Beobachtungen und Meßergebnisse sind geeignet, eine Disposition des hochgezogenen Magens zur Entstehung peptischer Ulkera aufzuzeigen. Solche Geschwüre wurden inzwischen in Japan beobachtet. Chirurgische Methoden spezifischer Spätkomplikationen, z. B. das Ulkus nach Gastroenterostomie, wurden früher erst viele Jahre nach allgemeiner Etablierung des Verfahrens erkannt. Dies mag ähnlich sein.

Literatur

1. Anderson K, Randolph JG (1973) The gastric tube for esophageal replacement in children. J Thoracic Cardiovas Surg 66:333–342
2. Anderson KD, Randolph JG, Lilly JR (1975) Peptic ulcer in children with gastric tube interposition. J Pedriatric Surgery 10:701–707
3. Beck H (1981) Parietal cell density and acid secretion in duodenal ulcer patients before and after proximal gastric vagotomy. Scand J Gastroenterology 16:1106
4. Becker HD, Reeder DD, Thompson JC (1973) Effect of truncal vagotomy with pyloroplasty or with antrectomy on food-stimulated gastrin values in patients with duodenal ulcer. Surgery 74:580–586

5. Bell PRF (1964) The long term effect of vagotomy on the maximal acid secretory response to histamin in man. Gastroenterology 46:387-391
6. Burrington JD, Stephens CA (1968) Esophageal replacement with a gastric tube in infants and children. J Pediatric Surg 3:246-252
7. Cheung LY, Ashley SW (1967) Gastric blood flow and mucosal defense mechanisms. Clinical Investigative Medicine 10:201-206
8. Cohen MM (1987) Role of endogenous prostaglandins in gastric secretion and mucosal defense. Clinical and Investigative Medicine 10:226-231
9. Donovan IA, Owens C, Clendinnen, Griffin DW, Harding LK, Alexander-Williams (1979) Interrelations between serum gastrin levels, gastric emptying and acid output before and after proximal gastric vagotomy and truncal vagotomy and antrectomy. British J Surgery 66:149-151
10. Hollinshead JW, Debas HT, Yamada T, Elashoff J, Osadchey B, Walsh JH (1985) Hypergastrinemia develops within 24 hours of truncal vagotomy in dogs. Gastroenterology 88:35-40
11. Harlemann JH, Betton GR, Dormer C, McCrossan M (1987) Gastric neuroendocrine cell hyperplasia after treatment with the long acting, potent H_2-Rezeptor antagonist SK & 93479. Scand J Gastroenterology 22:595-600
12. Harmon JW, Jordan Jr PH (1981) Verdict on vagotomy. Gastroenterology 81:809-813
13. Jennewein HM, Arnold R (1981) Pathophysiologie der Magenmotilität und der Magensekretion. In: Chirurgische Gastroenterologie. Hrsg. Allgöwer M, Hardler F, Hollender LF, Peiper HJ, Siewert JR. Springer Verlag 423-428
14. Johnston D, Wilkinson AR, Humphrey J (1973) Serial studies on gastric secretion in patients after highly selective parietal cell vagotomy without a drainage procedure for duodenal ulcer. I. Effect of highly selective vogotomy on basal and pentagastrin stimulated maximal acid output. Gastroenterology 64:1-11
15. Keidel WD (1985) Spezielle Funktion des Zentralnervensystems. In: Kurzgefaßtes Lehrbuch der Physiologie. Hrsg. Keidel WD. Georg Thieme Verlag Stuttgart New York
16. Konturek SJ, Wysocki A, Olesky J (1968) Effect of medical and surgical vagotomy on gastric response to graded doses of pentagastrin and histamin. Gastroenterology 54:392-400
17. Leth R, Elander B, Fellenius E, Olbe L, Haglund U (1984) Effects of proximal gastric vagotomy and antrectomy on parietal cell function in humans. Gastroenterology 87:1277-1282
18. Malcolm JA (1968) Occurrence of peptic ulcer in colon used for esophageal replacement. J Thoracic Cardivasc Surgery 55:763-772
19. Okada N, Sakurai T, Tsuchihashi S, Nishimura O Juhri M (1986) Gastric function in patients with the intrathoracic stomach after esophageal surgery. Ann Surgery 204:114-121
20. Peters MN, Feldman M, Walsh JH, Richardson CT (1983) Effect of gastric alkalinization on serum gastrin concentration in humans. Gastroenterology 85:35-39
21. Stern DH, Walsh JH (1973) Gastrin release in postoperative ulcer patients: evidence for release of duodenal gastrin. Gastroenterology 64:363-369
22. Uchida Y, Tomonari K, Murakami T, Hamada O, Shibata O, Shirabe J (1987) Occurrence of peptic ulcer in the gastric tube used for esophageal replacement in adults. Jap J Surgery 17:190-194
23. Wollin A (1987) Regulation of gastric acid secretion at the cellular level. Clinical and Investigative Medicine 10:209-214

Postoperative Komplikationen und Folgeerkrankungen nach chirurgischer Therapie des Oesophaguskarzinoms

F. Siclari, H.-J. Meyer, K. Frimpong-Boateng, R. Pichlmayr und H. G. Borst

Einleitung

Das Oesophaguskarzinom weist generell weiterhin eine insgesamt schlechte Prognose auf; dies gilt auch für die Behandlungsergebnisse der chirurgischen Therapiemaßnahmen — unabhängig von der Diskussion um die Radikalität bzw. das Ausmaß der Operationsverfahren; d. h. hier der Vergleich der transthorakalen en bloc Resektion des Oesophagus inklusive intraabdomineller Lymphadenektomie gegenüber der transhiatalen Oesophagusdissektion. Ist nun die Resektion des intrathorakalen Oesophagus mit nachfolgendem Ersatz durch Magen oder Kolon zwar immer noch mit einer erheblichen perioperativen Morbidität und Letalität verknüpft, so können und müssen allerdings alternativ zur Verfügung stehende Maßnahmen als ebenso wenig effektiv bezeichnet werden, sowohl bezüglich der zu erreichenden Überlebenszeiten, wie auch der Lebensqualität [1, 2]. Dies trifft sowohl für die lokale Strahlentherapie wie systemische Chemotherapie als auch für palliative chirurgisch Maßnahmen, z. B. Implantation endoluminärer Prothesen oder sogen. Bypass-Operationen unter Belassen des tumortragenden Organes, zu, die zudem mit einer signifikant erhöhten Morbidität verbunden sind. Lediglich die intraluminäre Vaporisierung des Tumors mittels endoskopischer Applikation von Nd-YAG-Laserstrahlen erscheint hingegen erfolgreicher und effektiver, allerdings ausschließlich im Sinne einer Palliation. Somit stellen wohl resezierende Verfahren beim fortgeschrittenen Oesophaguskarzinom die besten Palliativmaßnahmen dar, um so mehr, da sich in den letzten Jahren eine abnehmende Tendenz der perioperativen Morbidität und Letalität mit deutlich verbesserter Lebensqualität abzuzeichnen vermag [3, 4].

Unter dem Aspekt der erreichten bzw. erreichbaren Ergebnisse der chirurgischen Therapie, erfolgte eine retrospektive Analyse des eigenen Krankengutes, mit dem Versuch, das perioperative Morbidität- und Letalitätsrisiko anhand von verschiedenen Variablen zu quantifizieren und zu objektivieren. Ziel war es dann, ein adäquates präoperatives Scoring-System abzuleiten.

Material und Methoden

Vom 1. Januar 1981 bis 31. Dezember 1987 wurde in der Klinik für Thorax-, Herz- und Gefäßchirurgie des Zentrums Chirurgie der Medizinischen Hoch-

Langhans, Schreiber, Häring, Reding, Siewert, Bünte (Hrsg.)
Aktuelle Therapie des Oesophaguskarzinoms

schule bei 181 Patienten mit einem histologisch gesicherten Oesophaguskarzinom eine Oesophagusresektion durchgeführt. Es handelte sich um 157 Männer und 24 Frauen mit einem medianen Alter von 55,9 Jahren (30.–81. Lebensjahr). Dieses Patientenkollektiv wurde einer retrospektiven Analyse unterzogen, wobei insgesamt 136 Variable der perioperativen Phase definiert und untersucht wurden. Bei den Variablen des perioperativen Verlaufes wurden u. a. anagraphische und epidemiologische Angaben, onkologische, chirurgische und pathohistologische Befunde bzw. laborchemische Daten erfaßt. Für jede postoperativ aufgetretene Komplikation wurde dann mittels statistischer Methode überprüft, in wie weit die einzelnen Variablen als Risikofaktoren für nachfolgend aufgetretene Komplikationen in ihrer Wertigkeit einzustufen waren.
Zur statistischen Auswertung wurde nach entsprechender Stichprobengröße der Fischer-Exact-Text sowie der Chi-Quadrat-Test mit Jates-Korrektur angewendet.

Definitionen:

Respiratorische Insuffizienz: Notwendigkeit einer maschinell unterstützten Beatmung von mehr als 48 Stunden.
Eingeschränkte Nierenfunktion bzw. Insuffizienz: Kreatinin-Werte >=200 mmol/l.
Früh- bzw. Klinikletalität: Letalität sowohl innerhalb der ersten 30 Tage postoperativ wie während des ersten Krankenhausaufenthaltes.

Ergebnisse

Bei 177 Patienten (98%) wurde eine subtotale Oesophagusresektion durch einen getrennten thorakoabdominellen Zugang durchgeführt: 173mal durch eine rechtsseitige dorso-laterale-, 4mal durch eine linksseitige Thoraktomie. Lediglich bei 4 Patienten (2%) erfolgte eine transmediastinale, stumpfe Oesophagusdissektion. Als Rekonstruktionsverfahren wurde der Magen- bzw. eine Magenschlauchbildung in 158 Fällen (87,2%) gewählt, 14mal erfolgte eine isoperistaltische Interposition des Kolons, gestielt an der Arteria colica sinistra (7,7%) und 9mal (5%) kam eine freie Jejunuminterposition zur Anwendung, wenn Magen oder Kolon wegen Voroperationen oder ungünstigen Durchblutungsverhältnissen nicht geeignet waren.
Die proximale Anastomose wurde manuell bei 157 Patienten (87,7%) intrathorakal angelegt, während 24mal (23,2%) eine kollare Anastomosierung erfolgte. Lediglich in 8 Fällen kam ein zirkuläres Klammernahtgerät zur Anwendung. Die oesophago-enterale Anastomose wurde in der überwiegenden Mehrzahl durch eine einreihige, zweischichtige Einzelknopfnahttechnik, die Muskularis und Tunika submucosa erfaßte, mit nicht resorbierbarem Nahtmaterial der Stärke 3-0 durchgeführt.
Der postoperative Verlauf war in 53% der Fälle (n=96) ungestört. Eine oder mehrere Komplikationen traten bei den übrigen 85 Patienten auf (Tabelle 1). Insgesamt kam es zu 111 Komplikationen mit einer Frequenz von 1,3 Komplikationen pro Patient (85/111), wobei pulmonale Komplikationen am häufigsten zu

Tabelle 1. Transthorakale Oesophagusresektion. Postoperativer Verlauf und Früh- bzw. Klinikletalität

			Gestorben	
	N	%	N	%
Gesamtletalität	181	100	28	15,5
Ungestörter postop. Verlauf	96	53	—	—
Komplizierter postop. Verlauf	85	47	28	33

Tabelle 2. Komplikationen nach Transthorakale Oesophagusresektion (Gesamt 111 bei 85 Pat.)*

	N	%
Respiratorische Insuffizienz	52	46,9
Anastomoseninsuffizienz	14	12,6
Niereninsuffizienz	14	12,6
Wundinfekt	14	12,6
Nachblutung	5	4,5
Ileus	4	3,6
Subphrenisches Abszess	3	2,7
Platzbauch	1	0,9
Lungenembolie	1	0,9
Myokard Infarkt	1	0,9
Pleuritis	1	0,9
Gallenblasenhydrops	1	0,9
	111	100

* Mehrfachangaben möglich

verzeichnen waren (Tabelle 2). Die Hälfte (21/52) der Patienten, die längerfristig maschinell beatmet werden mußten, wiesen ein entsprechendes radiologisches Korrelat, vor allem mit Nachweis eines Pleuraergusses, auf. Der Befundnachweis hat sich dann auch bei der Varianzanalyse als hoch signifikant für die Entwicklung einer globalen pulmonalen Insuffizienz erwiesen (Tabelle 3). Patienten oberhalb des 60. Lebensjahres wiesen zu 44% alle Zeichen einer respiratorischen Insuffizienz auf, während dies bei jüngeren Patienten nur in 2% der Fälle zutraf ($p < 0.01$). Patienten, die postoperativ einer Rethorakotomie zugeführt werden mußten, entwickelten in 71% eine respiratorische Insuffizienz im Vergleich zu 25% der Patienten, die keiner Reintervention unterzogen werden mußten. Die Indikation zur Rethorakotomie bestand in 8 Fällen in der Drainage bzw. Sanierung einer Nahtinsuffizienz der oesophago-enteralen Anastomose, 5mal wegen nichtsistierender, multipler Blutungen und einmal bei einer erheblich sezernierenden Lymphfistel.

Eine proximale Nahtinsuffizienz trat in 14 Fällen auf, einer Gesamtinzidenz von 7,7% (14/181) entsprechend, wobei die Anastomose 11mal intrathorakal und 3mal kollar, jeweils nach Oesophagokolostomie, angelegt worden war. Die in-

Tabelle 3. Transthorakale Oesophagusresektion. Signifikante Risikofaktoren für die Entwicklung einer respiratorischen Insuffizienz

	N	RI	%	p
Rethorakotomie	14	10	71	<0,001
Keine	167	42	25	
Pleuraerguß	42	21	50	<0,001
Keine	139	31	22	
Alter >60 Jahre	59	26	44	0,01
<60 Jahre	122	26	21	

RI = Respiratorische Insuffizienz

trathorakale Nahtinsuffizienzen waren 10mal nach Oesophagogastrostomie und einmal nach Oesophagojejunostomie zu beobachten. Die drei kollaren Anastomoseninsuffizienzen heilten unter konservativer Therapie, zweimal kam es zur Ausbildung einer Stenose. Bei 8 Patienten wurde eine Rethorakotomie durchgeführt und dabei die Nahtinsuffizienz primär (6 Fälle) oder sekundär (2 Fälle) versorgt. Ein Patient war in solch einem schlechten Zustand, daß eine Rethorakotomie nicht mehr durchgeführt wurde. In zwei Fällen war die Nahtinsuffizienz so gering, daß eine operative Intervention nicht indiziert war. Insgesamt ließ sich auch im eigenen Krankengut keine der untersuchten Variablen als Signifikanz für die Entwicklung einer Nahtinsuffizienz eruieren.

Die postoperative Früh- bzw. Klinikletalität betrug insgesamt 15,5% (28/181 Patienten). Schwere respiratorische Komplikationen, wie bilaterale Pneumonien oder ein ausgedehntes, interstitielles Lungenoedem, waren bei 19 verschiedenen Patienten als Haupttodesursache anzusehen. 5 Patienten verstarben an einem mediastinalen Abszeß auf dem Boden einer Insuffizienz der intrathorakalen oesophagoenteralen Anastomose, 2 weitere an einer generalisierten Sepsis und je ein Patient an den Folgen eines Myokardinfarktes bzw. an einer postoperativ aufgetretenen dissiminierten intravaskulären Koagulopathie.

Eine Analyse der Risikofaktoren bezüglich der Frühletalität (Tabelle 4) zeigte erneut, daß ein Lebensalter der Patienten oberhalb des 60. Lebensjahres mit einer deutlich höheren Letalität von 30% gegenüber 8% bei jüngeren Patienten be-

Tabelle 4. Transthorakale Oesophagusresektion. Signifikante Risikofaktoren für die Frühletalität

		N	+	%	p
Respiratorische	Ja	52	19	36	<0,001
Insuffizienz	Nein	129	9	7	
Niereninsuffizienz	Ja	14	11	78	<0,001
	Nein	167	17	10	
Alter über 60 Jahre	Ja	59	18	30	0,003
	Nein	122	10	8	

lastet ist. Bei Auftreten einer globalen respiratorischen Insuffizienz war eine Letalität von 36% gegenüber lediglich 7% ohne solche Komplikation zu verzeichnen. Außerdem ist das Auftreten einer postoperativ eingeschränkten Nierenfunktion bzw. -insuffizienz ebenfalls mit einer hohen Letalität verknüpft: 11/14 Patienten (78%) verstarben an einer solchen, allerdings sekundären Komplikation.

Diskussion

Die postoperative Komplikationsrate nach Oesophagusresektionen wird mit einer Häufigkeit von 15–60% in der Literatur angegeben. Eine solch weite Streuung ist in erster Linie durch Fehlen prospektiver Studien sowie mangelhafter Standardisierung [3] im operativen Vorgehen zu erklären. Als weitere Faktoren sind u. a. unterschiedliche Erfahrungen des Operateurs, Aspekte der Patientenselektion [4] und unterschiedliche Definitionen von Operabilität bzw. Resektabilität anzuführen [5]. Auch die eigenen Daten basieren hier nur auf retrospektiven Analysen, gleichen vom klinischen Spektrum der Komplikationen her allerdings weitgehend den Angaben anderer Untersuchungen. So ist weiterhin die respiratorische Insuffizienz, hier definiert als Notwendigkeit einer maschinellen Beatmung von mehr als 48 Stunden, als häufigste Komplikation anzusehen und zudem mit einer sehr hohen Letalität verbunden. Erstaunlicherweise wies sich eine präoperativ pathologisch veränderte Lungenfunktion nicht per se als signifikanter Faktor für die Entwicklung einer solchen respiratorischen Insuffizienz aus [6]. Diese Ergebnisse stehen allerdings im Widerspruch zu solchen, die eine bis zu zehnfach erhöhte Häufigkeit an postoperativen respiratorischen Komplikationen bei eingeschränkter präoperativer Lungenfunktion beobachteten [7]. Als mögliche Erklärung dieser Diskrepanz kann u. a. angeführt werden, daß die global durchgeführten Lungenfunktionsprüfungen nicht immer eine genaue objektive Aussage über die individuellen respiratorischen Reserven machen kann. So war im eigenen Krankengut kein signifikanter Unterschied der respiratorischen Komplikationen abhängig von restriktiven oder obstruktiven Ventilationsstörungen zu verzeichnen. Direkte lokale Kompression der Lunge unter dem thorakalen Akt der Operation, trunkuläre Durchtrennung der Vagusäste mit gesteigerter Sympathikusaktivität und Beeinträchtigung des Hustenmechanismus wie auch vermutlich gestörter Lymphtransport durch die mediastinale Dissektion, sind objektivierbare Faktoren, die sich allerdings schlecht exakt definieren lassen, wobei wohl der negative Effekt außer Zweifel stehen mag [8]. Dies läßt sich im eigenen Krankengut nicht in voller Klarheit nachvollziehen, da die zum Vergleich notwendige stumpfe Oesophagusdissektion ohne Thorakotomie nur in 4 Fällen durchgeführt worden ist. Allerdings gibt es Hinweise, daß eine ausgedehnte Oberbauchlaparotomie im gleichen Ausmaß die Lungenfunktion negativ beeinträchtigen kann wie bei Durchführung einer Thorakotomie; diese kommt in den Untersuchungen zum Ausdruck, bei denen kein signifikanter Unterschied in der perioperativen Morbidität und Letalität im direkten Vergleich zwischen den zwei Verfahren der Dissektion und der Ivory-Lewis-Operation zu verzeichnen war [9, 10].

Im eigenen Krankengut war es weiter erwähnenswert, daß bei den meisten Patienten, die eine postoperative respiratorische Insuffizienz entwickelten, häufig ein radiologisch, ausgeprägter Pleuraerguß postoperativ nachweisbar war, oftmals mit einer interstitiellen Lungenstauung kombiniert.
Generell ist es wohl weiterhin von entscheidender Bedeutung, eine exakte perioperative Volumensubstitution durchzuführen; dies gilt besonders für Patienten mit einer positiven kardialen Anamnese, so daß es sich als äußerst positiv erwiesen hat, die Flußdrucke im kleinen Kreislauf mittels Swan-Ganz-Katheter intra- und postoperativ zu überwachen [8].
Ein weiterer erheblicher Risikofaktor ist in einer notwendigen Rethorakotomie zu sehen, die zudem in aller Regel eine deutlich längere maschinelle Nachbeatmung erfordert, nicht zuletzt auch dadurch, daß diese Patienten in aller Regel eine zusätzliche Belastung durch hohe Mengen von Bluttransfusionen ausgesetzt waren.
Das Lebensalter der Patienten erwies sich im untersuchten Krankengut als entscheidender Faktor, dies galt vor allem für Patienten älter als 60 Jahre. Bedingt durch eine erhöhte Inzidenz von Vorerkrankungen und möglicherweise auch durch eine generelle abgeschwächte Immunabwehr tolerierten diese Patienten den operativen Eingriff deutlich schlechter. Eine Insuffizienz der oesophagoenteralen Anastomose ist als zweithäufigste Komplikation nach der respiratorischen Insuffizienz einzustufen: Literaturübersichten weisen eine Frequenz zwischen 0–34%, im Mittel zwischen 5 und 9% auf. Da das Auftreten einer Anastomosendehiszenz in aller Regel multifaktoriell beeinflußt wird, muß sich die exakte Analyse und Reihung von Risikofaktoren, die zu einer solchen Komplikation führen können, äußerst schwierig gestalten. Dies spiegelt sich auch in einer teilweise kontroversen Aussage bzw. Diskussion um solche Einflußgrößen wieder: dabei wird vermehrt der Erfahrungsgrad des Operateurs als entscheidender Faktor bezüglich möglichen Auftretens einer Nahtinsuffizienz angeführt [11], was sich u.a. dann auch erwartungsgemäß bei hoher Operationsfrequenz in einer geringeren Insuffizienzrate niederschlagen muß [3]. Neben weiteren biologischen und allgemeinen klinischen Einflußgrößen werden generelle, technische Faktoren angeführt [12], die die Anastomosenheilung beeinflussen, z.B. Art der Anastomosentechnik 5] (manuell oder maschinell) bzw. verwendete Nahtmaterialien, Lokalisation der Anastomose [13], weitere Rekonstruktionsverfahren etc. Andere Untersuchungen können einen eher negativen Effekt einer präoperativen Bestrahlung hinsichtlich suffizienter Oesophagoenterostomie aufweisen [6], wobei zudem weder eine erhöhte Resektionsrate noch eine verbesserte Prognose zu erreichen war.
Im eigenen Krankengut liegt die Frequenz der proximalen Nahtinsuffizienz bei 7,7% (14/181). In diesem — bezüglich der gewählten operativen Technik bzw. Vorgehens sowie Rekonstruktionsverfahren weitgehend homogenen Krankengut — abgesehen von dem individuellen Einfluß des jeweiligen Operateurs, konnten ebenfalls keine statistisch eindeutig definierbaren Risikofaktoren zum Auftreten einer Nahtinsuffizienz gefunden werden, ausgedehnte perioperative Analysen der potentiellen Einflußgrößen zeigten allerdings, daß weder der Ernährungsstatus des Patienten noch laborchemische Parameter bzw. [14] Tumortyp oder -stadium ursächlich und ausschließlich für die Entwicklung eine Anastomoseninsuf-

fizienz anzuschuldigen sind. Die Diskussion über die Ursachen einer Nahtinsuffizienz muß, wie bereits o.a. weithin als letztlich retrospektiv kaum klärbar und somit als offen angesehen werden.
Eine eingeschränkte Nierenfunktion bzw. -insuffizienz ist global als schlechter Prognosefaktor einzustufen, um so mehr, wenn sich diese Komplikation sekundär im Rahmen eines generalisierten Multiorganversagens entwickelt und somit per se einen schlechten Prognoseindex darstellen muß.
Wenn auch die chirurgische Therapie des Oesophaguskarzinoms — unberücksichtigt der hohen Inzidenz von fortgeschrittenen Tumorstadien — eine im Vergleich zu anderen gastrointestinalen Tumoren erhöhte Morbidität — wie Letalitätsrate aufweist, so ist nach unserer Meinung mit der einzeitigen Resektion und Rekonstruktion insgesamt die bestmöglich Palliation zu erreichen. Aus diesem Grund wird im eigenen Vorgehen eine eher liberalere Indikation zur Operation im Vergleich zu den alternativ zur Verfügung stehenden Therapiemaßnahmen gewählt, ohne daß dabei die erreichten Resultate erheblich von denen anderer retrospektiven Untersuchungen abweicht.

Schlußfolgerungen

Faßt man die eigenen Ergebnisse der dargestellten chirurgischen Therapie bei den resezierenden Verfahren des Oesophaguskarzinoms zusammen, so zeigte sich, daß die respiratorische Insuffizienz, vor allem bei Patienten höheren Lebensalters, die häufigste Komplikation verbunden mit der höchsten Letalität darstellt. Eine exakte intraoperative Volumensubstitution, eine sorgfältige und intensive perioperative Physiotherapie können dieses Komplikationsrisiko vermindern, ebenso wie die allgemeinen Forderungen nach gewebeschonenden und blutersatzsparender Operationstechnik.

Literatur

1. Watson A (1982) A study on the quality and duration of survival following resection, endoscopic intubation and surgical intubation in esophageal carcinoma. Br J Surg 69:585–588
2. Giradet RE, Randswell HT Jr, Wheat MW (1974) Pallative intubation in the management of esophageal carcinoma. Ann Thorac Surg 18:417–430
3. Rothmund M, Gamstätter G (1984) Standardisierte Chirurgie des Oesophaguscarcinoms. Dtsch Med Wsch 109:606–612
4. Lu KY, Li YM, Gu YZ (1987) Cancer of esophagus and esophagogastric function. Analysis of results of 1025 resections after 5 and 20 years. Ann Thorac Surg 43:176–181
5. Wong J (1987) Esophageal resection for cancer: the rational of current practice. Am J Surg 153:18–24
6. Giuli R, Sancho-Garnier H (1986) Diagnostic prognostic and therapeutic features of cancers of the esophagus: results of the international prospective study conducted by the OESO group. Surgery 99:614–622
7. Hedley White J et al (1976) Applied physiology of respiratory care. Little Brown and Co, Boston
8. Hopt VT, Klöss T, Bockhorn H (1987) Wertigkeit und Ursache pulmonaler Komplikationen nach Oesophagusresektion. Langenbecks Arch Chir 372:165–168

9. Shahian DM, Neptune WB, Wllis FH Jr, Watkins E Jr (1986) Transthoracic versus extrathoracic esophagectomiy. Mortality, morbidity, and long-term survival. Ann Thorac Surg 41:237–246
10. Skinner DB, Ferguson MK, Soriano A, Little A, Starzak VM (1986) Selection of operation for esophageal cancer based on staging. Ann Surg 204:391–401
11. Matthews HR, Powell DJ, McConkey CC (1986) Effect of surgical experience on the results of resection for esophageal carcinoma. Br J Surg 83:621–623
12. Postlethwait RW (1986) Resection and reconstruction of the esophagus: methods of anastomosis in surgery of the esophagus. Norwalk, Connecticut: Appleton Century Crofts 471:478
13. Peracchia A, Bardini R, Ruol A, Asolati M, Scibetta D (1988) Esophagovisceral anastomotic leak. J Thorac Cardioivasc Surg 95:685–691
14. Akijama H (1973) Esophageal anastomosis. Arch Surg 107:512–514

Refluxfolgen nach Oesophagusresektion und Anlage einer intrathorakalen Oesophagogastrostomie

J. Hauss, H.-J. Meyer, P. Langhans, G. Kautz und W. Sasse

Einleitung

Obwohl in den letzten Jahren erhebliche diagnostische und therapeutische Fortschritte bei der Behandlung des Oesophaguskarzinoms erzielt werden konnten, bleibt die Gesamtprognose dieser Tumorerkrankung schlecht; frühe Tumorstadien werden in wesentlich geringerer Zeit als beispielsweise beim Magenkarzinom diagnostiziert und operativ behandelt. Kurativ behandelte Langzeitüberlebende sind selten [2, 3, 6, 10, 19, 23].

Einzelarbeiten [12, 13, 16, 22] (Tabelle 1) sowie Sammelstatistiken [8, 17, 25] (Tabelle 2) aus Europa, Asien und Amerika zeigen, daß die 5-Jahresüberlebensraten

Tabelle 1. Aktuelle Literaturangaben aus Europa und Asien von 5-Jahresüberlebensraten nach Oesophagusresektion wegen Plattenepithelkarzinom. Die Langzeitprognose bei Frauen erscheint deutlich besser [12, 13, 16, 22]

	5-Jahresüberleben %	geschlechtsbezogene Unterschiede
ÖP Horváth et al. (1988)	14,7	♂ 11,9 (n = 173) ♀ 41,1 (n = 17)
H Shiozaki et al. (1988)	24,0	♂ 21,3 (n = 155) ♀ 32,1 (n = 40)
K Ishida et al. (1988)	29,0 (n = 145)	
GJ Huang et al. (1988)	29,6 (n = 1317)	

Tabelle 2. 5-Jahresüberlebensraten nach Oesophagusresektion wegen Plattenepithelkarzinom in Sammelstatistiken aus Europa, Japan und USA [8, 17, 25]

	5-Jahresüberleben %	
R Guili (1979)	14 (n = 2400)	Europa
M Kasai et al. (1980)	23,7 (n = 6130)	Japan
DB Skinner (1986)	10–20 (n = 1678)	USA

Langhans, Schreiber, Häring, Reding, Siewert, Bünte (Hrsg.)
Aktuelle Therapie des Oesophaguskarzinoms

in Europa und USA zwischen 10 und 20% und in Asien zwischen 20 und 30% liegen. Mehrere Autoren weisen daraufhin, daß die Langzeitprognose bei Frauen deutlich besser zu sein scheint [12, 22].
Die einzeitige subtotale Resektion der Speiseröhre und proximale Magenresektion von abdomino-rechtsthorakal mit Anlage einer Oesophagogastrostomie stellt sowohl beim distalen Oesophaguskarzinom als auch beim Kardiakarzinom vom intestinalen Typ ein mögliches Operationsverfahren dar, wenngleich beim Kardiakarzinom heute die distale Oesophagusresektion, Gastrektomie mit Lymphadenektomie und Splenektomie als Regeloperation anzusehen ist [1, 2, 6, 7, 10, 14, 18]. Der große operative Eingriff ist belastet durch eine Reihe von postoperativen Komplikationen: Unmittelbar nach dem Eingriff stehen die Anastomoseninsuffizienz und Ateminsuffizienz im Vordergrund [6, 7, 15]. Als Langzeitkomplikation spielt die sekundäre Refluxkrankheit nach Resektion des oesophagogastralen Überganges die wichtigste Rolle [1, 3, 5, 7, 9, 10, 14, 19, 20, 23].
Ziel der vorliegenden retrospektiven Studie war es, den Folgezustand nach der Operation zu überprüfen: Dazu wurden die Ergebnisse der Resektionen wegen Plattenepithelkarzinom des Oesophagus mit denen verglichen, die wegen eines Kardiakarzinoms vom intestinalen Typ durchgeführt worden waren. Es sollte geklärt werden, ob mit Hilfe von endoskopischen Kontrolluntersuchungen entscheidende Faktoren der Refluxoesophagitisentstehung eruiert werden können.

Patientengut und Methodik

Die Untersuchungen wurden bei 72 Patienten vorgenommen, die ein postoperatives Intervall von mindestens 2 Jahren überlebt haben. Insgesamt wurden während der Jahre 1974 bis 1986 475 Patienten mit Oesophaguskarzinom behandelt, in 154 Fällen wurde eine Resektion durchgeführt, bei 138 Kranken wurde nach abdominothorakaler Resektion eine Oesophagogastrostomie angelegt (Tabelle 3). Sowohl die Anzahl der behandelten als auch der resezierten Patienten stieg im Laufe der Jahre kontinuierlich an (Abb. 1). Im gleichen Zeitraum wurden 325 Patienten mit Kardiakarzinom behandelt, 175 wurden reseziert, bei 138 Kranken wurde abdomino-thorakal vorgegangen und eine Oesophagogastrostomie angelegt (Tabelle 4). Die Anzahl der behandelten und der resezierten Patienten zeigte ebenfalls in den letzten Jahren eine ansteigende Tendenz (Abb. 2).
Die Patienten wurden nach der Operation systematisch kontrollendoskopiert. Abb. 3 zeigt das zeitliche Schema: Bis 3 Jahre postoperativ wurden die Endoskopien in Abständen von 6 Monaten vorgenommen, danach fanden jährliche Un-

Tabelle 3. Verteilung der behandelten und resezierten Patienten mit Oesophaguskarzinom; Anzahl der Oesophagogastrostomien

Gesamtzahl	n = 445
Resektionen	n = 154
Oesophagogastrostomien	n = 138

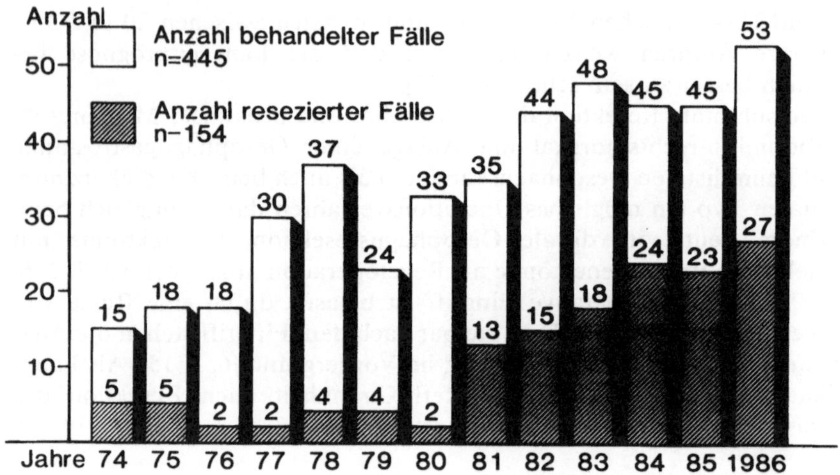

Abb. 1. Anzahl der jährlich behandelten und resezierten Patienten mit Oesophaguskarzinom von 1974 bis 1986

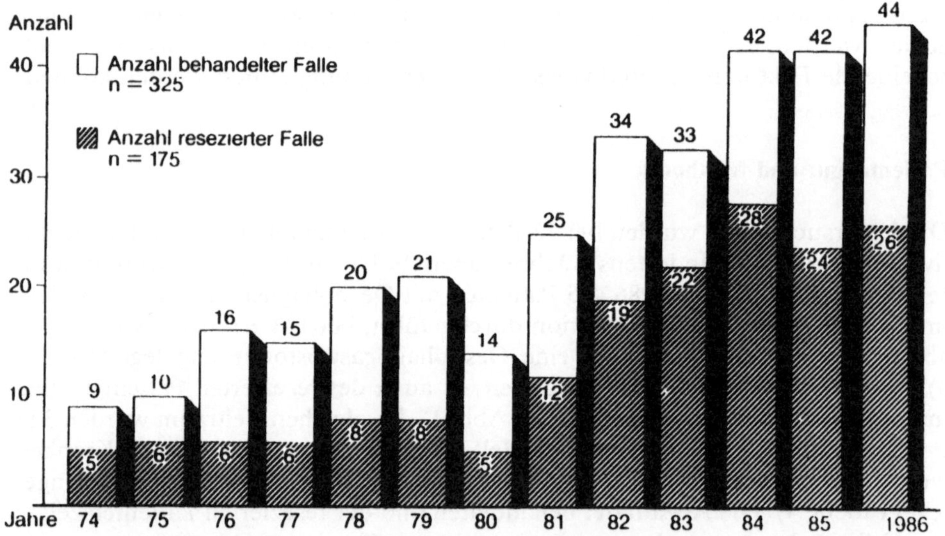

Abb. 2. Anzahl der jährlich behandelten und resezierten Patienten mit Kardiakarzinom von 1974 bis 1986

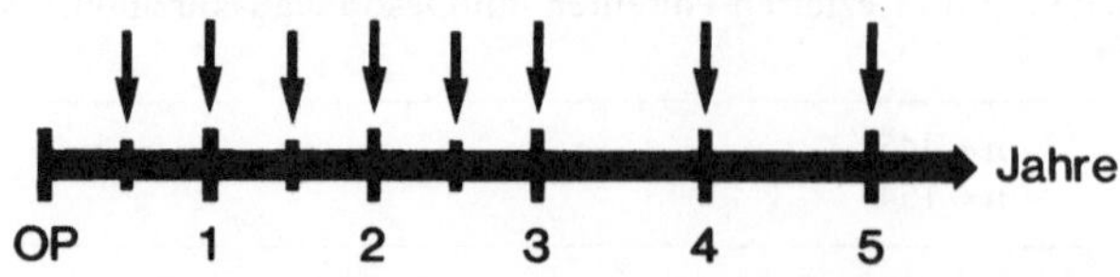

Abb. 3. Zeitliches Schema der Endoskopiekontrollen

Tabelle 4. Verteilung der behandelten und resezierten Patienten mit Kardiakarzinom; Anzahl der Oesophagogastrostomien

Gesamtzahl	n = 325
Resektionen	n = 175
Oesophagogastrostomien	n = 138

Tabelle 5. Nach Operation wegen Oesophaguskarzinom wurden 72 Untersuchungen bei 37 Patienten, nach Operation wegen Kardiakarzinom 73 Untersuchungen bei 35 Patienten ausgewertet

Frequenz endoskopischer Kontrolluntersuchungen	Anzahl	Patienten
Gesamt	145	72
Oesophaguskarzinom	72	37
Kardiakarzinom	73	35

tersuchungen statt. Für diese Studie wurden insgesamt 72 Untersuchungen bei 37 Patienten mit Oesophaguskarzinom und 73 Untersuchungen bei 35 Patienten mit Kardiakarzinom ausgewertet (Tabelle 5). Neben der Spiegelung wurden klinische Untersuchungen, Laborkontrollen, Tumormarkerbestimmung und radiologische Kontrollen durchgeführt.
Der Grad der Oesophagitis wurde nach folgender Klassifikation eingestuft:

Stadium 0: Normale Schleimhaut
Stadium I: Fleckförmige rote Läsionen
Stadium II: Streifenförmige Läsionen
Stadium III: Größere Läsionen als im Stadium I oder II, Ausdehnung über die gesamte Zirkumferenz
Stadium IV: Komplikationen wie Stenose, Ulkus etc.

Diese Stadieneinteilung basiert auf den Klassifikationen von Savary und Miller [21] und Siewert et al. [24]; diese wurden für die klinische Anwendung vereinfacht.

Ergebnisse

In der Gruppe der wegen Oesophaguskarzinom operierten Patienten fand sich in 64% der Fälle eine normale Oesophagusschleimhaut. Der Prozentsatz von Stadium 0 (= keine Oesophagitis) lag bei Patienten, die wegen eines Kardiakarzinoms operiert waren, wesentlich niedriger, nämlich bei 22% (Tabelle 6). Sicherlich würde man heute — auch aus diesem Grund — bei vielen dieser Patienten mit Kardiakarzinom die Indikation zur Gastrektomie stellen.
Die Häufigkeit der Stadien I bis IV zeigte bei beiden Patientengruppen eine abfallende Tendenz; 5% (Oesophaguskarzinom) und 9% (Kardiakarzinom) wiesen

Tabelle 6. Ergebnisse der endoskopischen Kontrolluntersuchungen mit Oesophagitis-, Gastritis- und Tumorrezidivrate

	Refluxoesophagitis (%)					Erosive Gastritis (%)	Tumorrezidiv (%)
	0	I	II	III	IV		
Oesophaguskarzinom n=72/37	64	15	10	6	5	27	25
	0	I	II	III	IV		
Kardiakarzinom	22	35	24	10	9	11	17

eine Refluxoesophagitis im Stadium IV auf. Umgekehrt lag die Gastritisrate in der Gruppe der Patienten bei Zustand nach Operation wegen Oesophaguskarzinom deutlich höher (27%) als bei Kardiakarzinompatienten (11%). Die Analyse der weiteren Daten ergab, daß die Anastomosenhöhe sowie das Ausmaß der Mobilisierung des Duodenums, der Verlagerung des Pylorus zum Hiatus oesophageus und des Schlauchmagens in den Thorax ausschlaggebend für diese Differenzen war. Die Anastomose bei Zustand nach Kardiakarzinom lag im Mittel 11,2 cm weiter distal der Zahlreihe im Vergleich zur Anastomosenhöhe bei Zustand nach Operation wegen Oesophaguskarzinom. Weiterhin konnte anhand des Operationsberichtes festgestellt werden, daß bei *allen* Patienten im Oesophagitisstadium 0 der Ramus communicans der Vena azygos durchtrennt war. Bei 17 bzw. 25% der Untersuchungen wurde endoskopisch und histologisch ein Tumorrezidiv nachgewiesen. Es gelang nicht, zwischen Stadium der Oesophagitis und Beschwerdebild, Allgemeinzustand oder Gewichtsverlauf eine eindeutige Korrelation herzustellen. In der überwiegenden Zahl der Fälle boten auch Patienten mit einem Oesophagitisstadium III, teilweise sogar IV, nur eine gering ausgeprägte Symptomatik. Der Gewichtsverlauf nach der Operation korrelierte

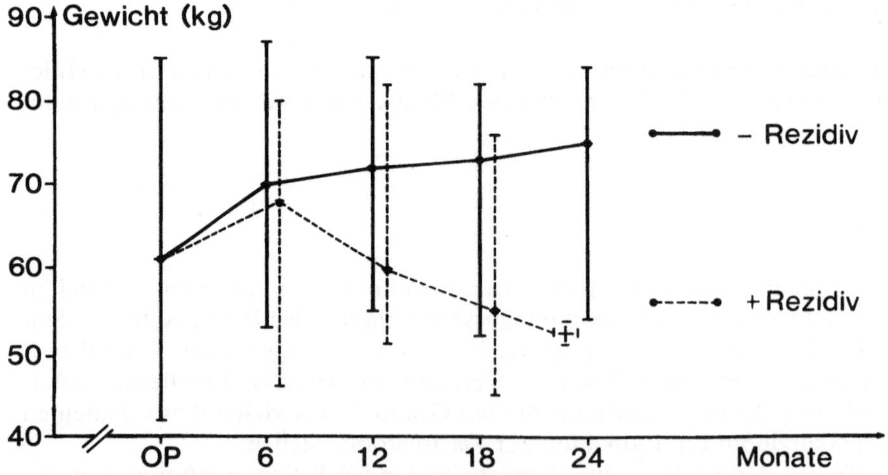

Abb. 4. Gewichtsverlauf nach abdominothorakaler Resektion bei 72 Patienten

lediglich mit dem Kriterium Rezidivfreiheit bzw. Auftreten von Rezidiven (Abb. 4). Das mittlere Körpergewicht stieg zunächst bis zum 6. postoperativen Monat an. Bei den rezidivfreien Patienten war dann ein weiterer kontinuierlicher Gewichtsanstieg über die Zeit zu beobachten, während die Patienten mit Rezidiv deutlich wieder an Gewicht verloren.

Diskussion

Bei der Behandlung des distalen Oesophaguskarzinoms und des Kardiakarzinoms können unterschiedliche Operationsverfahren Anwendung finden. Die Resektion der Speiseröhre von rechtsthorakal und Rekonstruktion mit einem englumigen Schlauchmagen und Anlage einer intrathorakalen Oesophagogastrostomie ist sicherlich nach den Kriterien der Tumorchirurgie weniger radikal als die totale Exstirpation des Oesophagus mit Anlage einer zervikalen Anastomose beim Oesophaguskarzinom oder die Gastrektomie mit vollständiger Lymphadenektomie, Netzresektion und Splenektomie sowie Anlage einer Oesophago-Jejunostomie beim Kardiakarzinom. Dennoch erscheint das genannte Vorgehen bei der Behandlung des distalen Oesophaguskarzinoms gerechtfertigt, wenn die Resektion mit einer Sicherheitszone von 8–10 cm vorgenommen werden kann [3, 6, 15, 18]. Bei nicht metastasierenden Kardiakarzinomen (T_{1-2}, N_0, M_0) vom intestinalen Typ, bei Vorliegen von Risikofaktoren, ausgedehnten Metastasen, beim komplizierten Karzinom, z. B. bei hochgradigen endoskopisch bzw. palliativ nicht angehbaren Stenosen, Perforationen und Blutungen ist diese Operationsmethode sicherlich ebenfalls indiziert, bei kurativer Zielsetzung wird jedoch heute allgemein die Gastrektomie bevorzugt [1, 2, 6, 10, 14, 18]. Belastet wird das Verfahren durch das relativ häufige Auftreten einer sekundären Refluxkrankheit. Unsere Untersuchungen zeigen, daß die Oesophagitisrate abhängig ist von der Anastomosenhöhe. Die Ergebnisse von Husemann [15], daß „zwischen dem Grad der Refluxkrankheit und den subjektiven Beschwerden des Patienten eine enge Beziehung besteht", können nicht bestätigt werden. Vielmehr entsprechen unsere Ergebnisse den Erfahrungen von Borst et al. [4], die feststellten: "The finding of esophagitis on esophagostomy did not correlate well with the severity of symptoms and appeared to be moderate in most of the patients." Bei den Patienten mit einer höher gelegenen Anastomose, mit ausgiebiger Mobilisierung des Duodenums und Verlagerung des Pylorus in den Hiatus oesophageus und des Schlauchmagens in den Thorax, vor allem also bei Zustand nach Operation wegen eines Oesophaguskarzinoms, wurde hingegen wesentlich häufiger eine erosive Gastritis beobachtet. Dieses kann durch eine Minderdurchblutung des komplett verlagerten Magenschlauches erklärt werden. Das Allgemeinbefinden und der Gewichtsverlauf stand nicht mit dem Schweregrad der Oesophagitis oder erosiven Gasstritis sondern lediglich mit der Rezidivfreiheit bzw. dem Auftreten eines Rezidivs in einem eindeutigen Zusammenhang.

Zusammenfassung

1. Die Oesophagitisrate nach abdominothorakaler Resektion mit intrathorakaler Anastomose wegen Kardiakarzinom ist im Vergleich mit der Resektion wegen Oesophaguskarzinom um das Dreifache erhöht.
2. Die Oesophagitisrate korreliert reziprok mit der Anastomosenhöhe, dem Ausmaß der Mobilisierung des Duodenums und der Verlagerung des Pylorus in den Hiatus oesophageus und des englumigen Schlauchmagens in den Thorax.
3. Bei allen Patienten im Oesophagitisstadium 0 war der Ramus communicans der Vena azygos durchtrennt.
4. Eine erosive Gastritis findet sich hingegen nach Resektion eines Oesophaguskarzinoms mehr als doppelt so häufig wie nach Resektion eines Kardiakarzinoms.
5. Die klinische Symptomatik läßt keinen Rückschluß auf den Schweregrad der Oesophagitis oder Gastritis zu.
6. Allgemeinzustand und Gewichtsverlauf stehen lediglich mit der Rezidivfreiheit bzw. dem Auftreten von Rezidiven in Zusammenhang.

Literatur

1. Akiyama H, Miyazono H, Tsurumaru M, Hashimoto Ch, Kawamura T (1979) Thoracoabdominal approach for carcinoma of the cardia of the stomach. Am I Surg 137:345
2. Appelqvist P (1972) Carcinoma of the esophagus and gastric cardia. A retrospective study based on statistical and clinical material from finnland. Acta chir scand, Suppl 430
3. Appelqvist P, Virkkula L, Kalima TV (1977) Esophageal signs after resection of the gastrooesophageal junction. Endoscopie followup study. Int Surg 62:341
4. Borst HG, Dragojewic D, Stegmann T, Hetzer R (1978) Anastomic leakage, stenosis and reflux after esophageal replacement. World J Surg 2:861
5. Cederqvist C, Nielsen J, Berthelsen A, Hansen HS (1980) Adenocarcinoma of the esophagus. Acta chir scand 146:41
6. Griffith JL, Davis JT (1980) A twenty-year experience with surgical management of carcinoma of the esophagus and gastric cardia. J thorac cardiovasc Surg 79:447
7. Gütgemann A, Schreiber HW (1964) Das Magen- und Kardia-Karzinom. Enke, Stuttgart
8. Guili R (1988) Late results of surgical treatment of esophageal cancer in Europe. In: Diseases of the Esophagus. (eds. Siewert JR, Hölscher AH) Springer Berlin Heidelberg New York, p 652
9. Gunnlaugsson GH, Wychulis AR, Roland C, Ellis FH (1970) Analysis of the records of 1657 patients with carcinoma of the esophagus and cardia of the stomach. Surgery Gynec Obstet 130:997
10. Häring R (1985) Empfehlungen zur standardisierten Tumortherapie: Oesophaguskarzinom. Dtsch Ärztebl 4:3444
11. Hölscher AH, Voit H, Buttermann G, Siewert R (1988) Function of the intrathoracic stomach as esophageal replacement. World J Surg 12:835–844
12. Horvath ÖP, Olak T, Csikos M, Petri J, Petri A, Karacsonyi S (1988) Carcinoma of the esophagus, factors influencing survival. In: Diseases of the Esophagus. (eds. Siewert JR, Hölscher AH) Springer Berlin Heidelberg New York, p 641
13. Huang GJ, Wang LJ, Zhang DW, Zhang RG (1988) Late results of surgical treatment of carcinoma of the esophagus. In: Diseases of the Esophagus. (eds. Siewert JR, Hölscher AH) Springer Berlin Heidelberg New York, p 641
14. Husemann B, Gall FP, Bödeker H, Alterndorf A (1983) Chirurgische Behandlung des Cardiacarcinoms. Münch med Wschr 125:61

15. Husemann B: Kardiakarzinom und Refluxösophagitis. In: Magenkarzinom. (Hrsg: Gall FP, Hermanek P, Hornig D). Zuckschwerdt, München 146-155
16. Ishida K, Mori S, Okamoto K, Ohtsu T, Murakami K, Suzuki K, Satok N (1988) Results of extended dissection of lymph nodes in operation for thoracic esophageal cancer. In: Diseases of the Esophagus. (eds Siewert JR, Hölscher AH). Springer Berlin Heidelberg New York, p 694
17. Kasai M, Nishikira T, Kitamura M, Hirayama K, Akaiski T, Shineka R, Sekine Y (1988) Long-term survival after curative resection of carcinoma of the thoracic esophagus. In: Diseases of the Esophagus. (eds Siewert JR, Hölscher HA). Springer Berlin Heidelberg New York, p 635
18. Kremer K, Lierse W, Pichelmaier H (1987) Ösophagus. In: Chirurgische Operationslehre, Bd 3: Ösophagus, Magen, Duodenum. (Hrsg: Kremer K, Lierse W, Schreiber HW). Thieme, Stuttgart New York
19. Kunath U, Fischer P (1980) Radikalität und Lebenserwartung beim operierten Ösophagus- und Kardiakarzinom. Dt med Wschr 109:450
20. Payne WS, Bernatz P (1976) One-stage resection and reconstruction for carcinoma of the esophagogastric junction. Controverses in Surgery, (eds Varco RL, Delaney JP). Saunders, Philadelphia 593
21. Savary M, Miller G (1977) Der Oesophagus — Lehrbuch und endoskopischer Atlas. Gassmann, Solothurn
22. Shiazaki H, Nishiyama K, Ogawa Y, Yano T, Kubota T, Imamoto H, Inoue M, Mori T (1988) Effect of sexual difference on prognosis of esophageal cancer. In: Diseases of the Esophagus. (eds Siewert JR, Hölscher HA). Springer Berlin Heidelberg New York, p 690
23. Siewert R, Lepsien G, Peiper HJ (1977) Das Karzinom vom Oesophagus und Kardia. Internist 18:451
24. Siewert JR, Ottenjann R, Heilmann K, Neiss A, Döpfer H (1986) Therapie und Prophylaxe der Refluxösophagitis. Z Gastroenterologie 24:381-395
25. Skinner DB (1988) Recent results of esophageal cancer surgery in North America. In: Diseases of the Esophagus. (eds Siewert RJ, Hölscher HA). Springer Berlin Heidelberg New York, p 645

Palliative Therapieformen

Endo-Tuben und kombinierte Strahlentherapie

M. Jung, P. Diezler, B. C. Manegold und M. Georgi

Einleitung

Die Diagnose des Oesophaguskarzinoms erfolgt überwiegend spät. Wird eine progressive Dysphagie apparent, ist erfahrungsgemäß bereits mehr als die Hälfte des Speiseröhrenlumens durch Tumor eingeengt. Diagnose und kurative Resektion eines Frühkarzinoms der Speiseröhre sind daher selten. Earlam prognostizierte 1980 auf der Basis multipler Publikationen eine irresektable Situation für 40% der Patienten mit Oesophaguskarzinom bereits zum Zeitpunkt der Diagnosestellung [5]. In der Chirurgischen Univ. Klinik Mannheim betrug die Resektionsrate für das Oesophaguskarzinoms in den Jahren 1973 bis 1986 nur 59%, für die Zeit von 1980–1986 aber schon 65% [15]. Überwiegend bestand zum Operationszeitpunkt ein Stadium T3, N1.

Auch heute noch ist also frühzeitig ein Großteil der Patienten nicht mehr kurativ behandelbar und wird dem Endoskopiker, Radiologen und Onkologen zur palliativen Therapie vorgestellt.

Nahezu alle Kranken mit Oesophaguskarzinom leiden unter ihrer Schluckstörung. Ziel palliativer endoskopischer Therapie ist daher die Beseitigung der Dysphagie und die Aufrechterhaltung des Nahrungsweges bis zum Tode unter Vermeidung eines gastralen Stomas. Erst in zweiter Linie soll beim inoperablen Patienten die Möglichkeit einer noch zusätzlichen Tumortherapie (Chemotherapie, Strahlenbehandlung) diskutiert werden.

Palliativformen

Unter den heute möglichen Verfahren einer endoskopischen Tumortherapie am Oesophagus haben sich die palliative endoskopische Pertubation (PEP) und die Photokoagulation mit dem Nd-Yag-Laser bewährt. Eine Bougierbehandlung mit Savary-Gilliard-Bougies oder Eder-Puestow-Oliven ist bei der primären Rekanalisierung in der Regel erforderlich [12]. Sie gehört auch bei rezidivierender Dysphagie zur Standardtherapie.

Kein Oesophagustumor gleicht dem anderen. Unterschiede bestehen in Wachstumsform, Penetrationstiefe und Rigidität. Unterschiedlich sind auch Histologie, Lokalisation und die Beziehung zu den Nachbarorganen. Eine Tumorstenose am Oesophagus endoskopisch zu behandeln, hat daher immer individuellen Charakter [9]. Laser und Endoprothese besitzen unterschiedliche Möglichkeiten

Langhans, Schreiber, Häring, Reding, Siewert, Bünte (Hrsg.)
Aktuelle Therapie des Oesophaguskarzinoms

und Effekte. Beide Methoden haben gemeinsame Angriffspunkte, aber durchaus spezielle Indikationen; sie in prospektiven Studien miteinander zu vergleichen, ist sinnlos und wird dem einzelnen Patienten mit seiner unterschiedlichen Tumorstenose nicht gerecht. Hinzu kommt die eingeschränkte Belastbarkeit des unheilbar Kranken, der wiederholte Behandlungssitzungen nur ungern in Kauf nimmt.

Palliative endoskopische Pertubation (PEP)

Die endoskopische Tubusimplantation mit selbstgefertigten Kunststoffprothesen (Tygon) geht auf Eddy Palmer zurück [13]. Das Verfahren ist, abgesehen von geringen Modifikationen, von Tytgat und Manegold später standardisiert worden [11, 18]. Heute werden überwiegend kommerzielle Celestin- und Atkinson-Prothesen verwandt. Der Tubus nach Buess erlaubt aufgrund seines kurzen oberen Trichters gelegentlich die Überwindung einer hochsitzenden Enge ([1, 3, 4, 6] (Abb. 1; 2-4). Auch das fistelnde Karzinom ohne wesentliche Stenose kann häufig mit einer Wilson-Cook-Ballonprothese und entfaltbarer Vakuummanschette therapiert werden (Abb. 5-10).
Die palliative endoskopische Pertubation (PEP) wird unter Narkosebedingungen und Rö-Durchleuchtung vorgenommen. Der Eingriff ist auch ohne Allge-

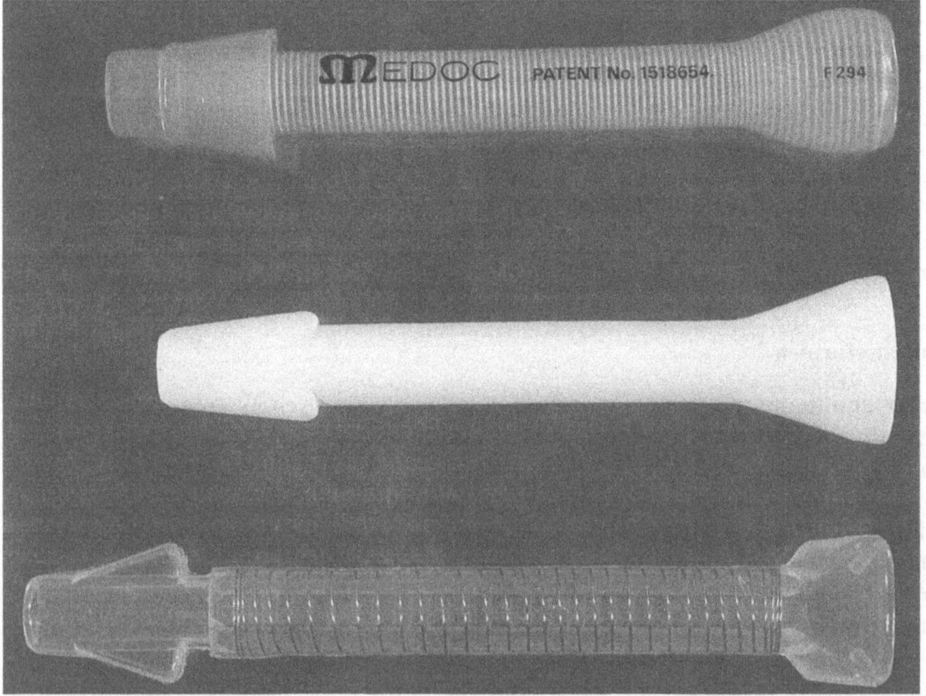

Abb. 1. Derzeit häufig verwandte Endoprothesen zur palliativen Dysphagiebehandlung stenosierender Tumoren am oberen Verdauungstrakt. Endoprothesen nach Celestin, Atkinson, Buess (v. oben)

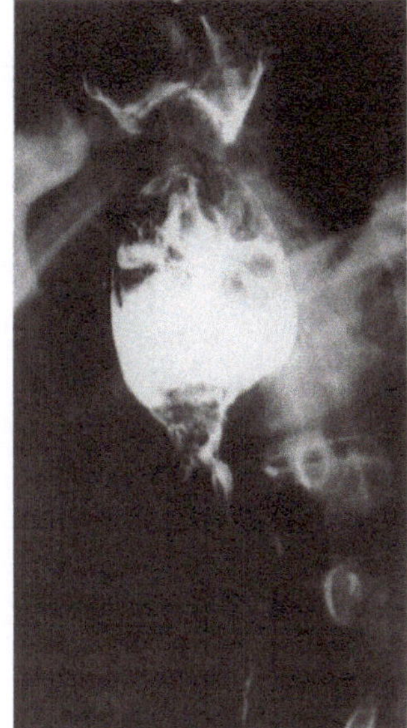

Abb. 2

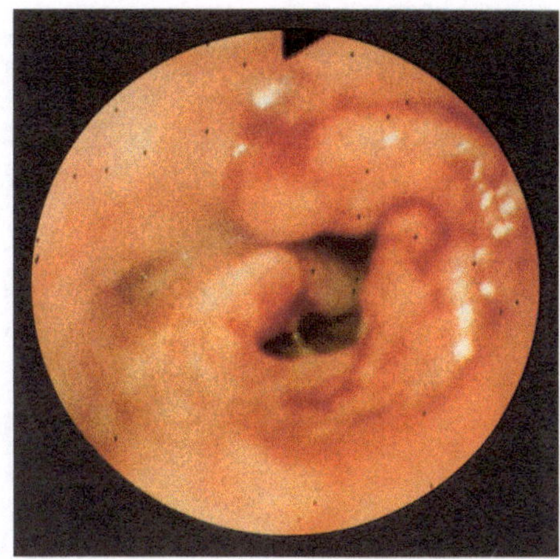

Abb. 3

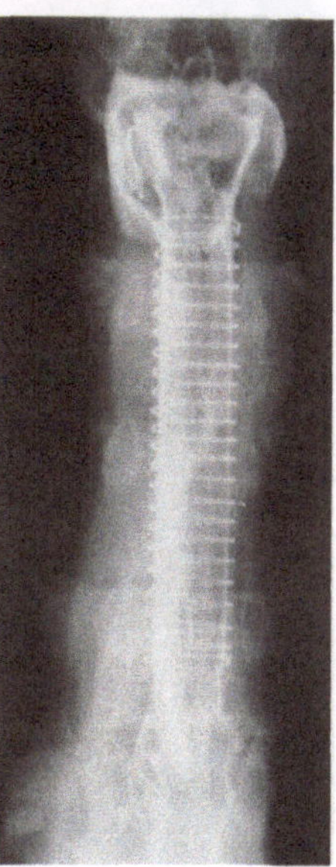

Abb. 4

Abb. 2–4. 54jähriger kachektischer Patient mit nahezu komplett stenosierendem zervikalen Oesophguskarzinom über 10 cm Länge. Darstellung des Tumors (Abb. 2, 3). Palliative endoskopische Pertubation mit einem Buess'schen Tubus. Bedingt durch den kurzen Tubustrichter wird die Pertubation auch des hochsitzenden Karzinoms möglich [4]

meinanästhesie und in intravenöser Sedierung möglich. Die Intubationsnarkose durch einen verständigen Anästhesisten ist aber ein schonendes Verfahren für den Patienten und entlastet den Endoskopiker.

Nach Markieren und Passage mit einem dünnkalibrigen Endoskop erfolgt die Aufbougierung des Tumors. Hochgradige, derbe Stenosen erfordern mitunter den Rückgriff auf das starre Instrumentarium als Manschette. Dabei gilt die Erfahrung, daß ein nicht vorbehandelter Tumor mit dem Endoskop meist primär überwunden werden kann [11]. Die Implantation der Endoprothese erfolgt über Nottingham-Stab oder im Schub-Verfahren über das Pädiatroskop. Zur Dokumentation der korrekten Prothesenlage und zum Ausschluß eines Lecks dient der Gastrografinschluck am Folgetag.

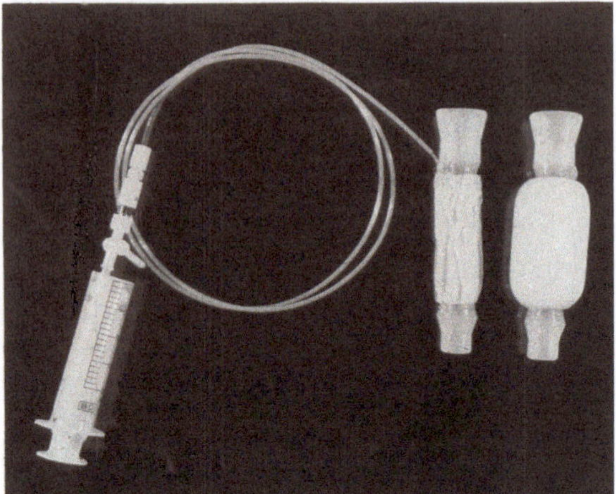

Abb. 5. Wilson-Cook-Trachealfistel-Ballonprothese. Endoprothese für fistelnde Tumoren ohne größere Stenose mit entfaltbarem Vakuummantel

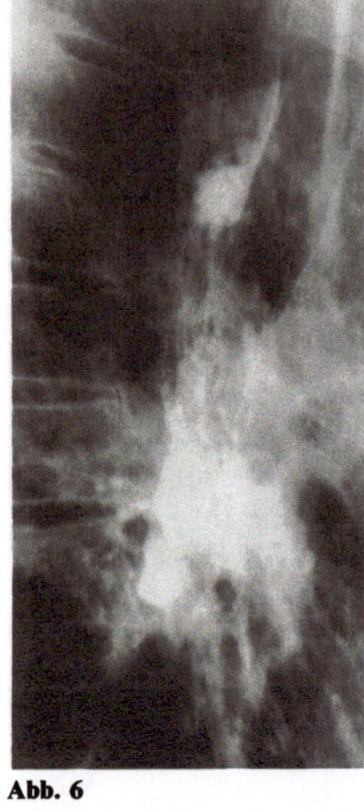

Abb. 6

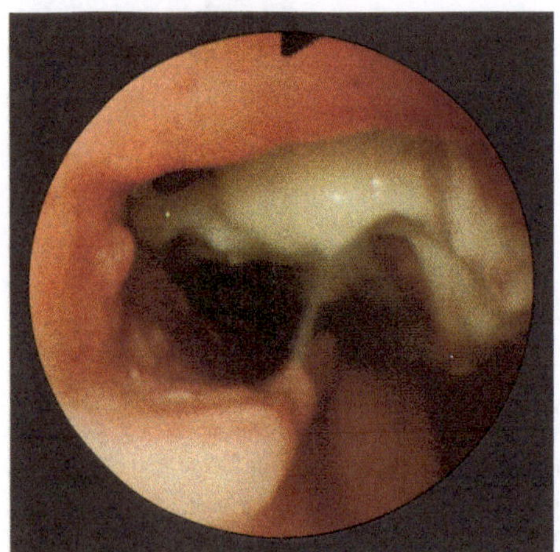
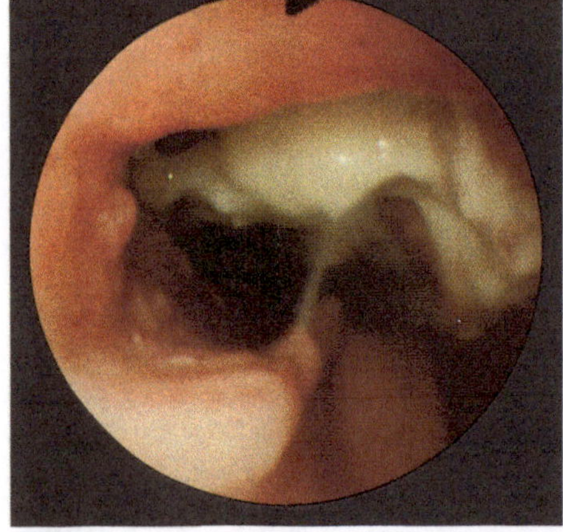

Abb. 7

Abb. 8

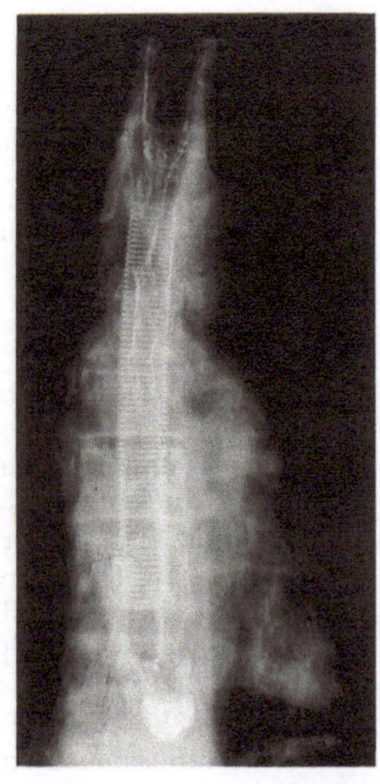

Abb. 6–10. 39jähriger Patient mit 11 cm langem, spontan zur Trachea fistelnden Oesophaguskarzinom.
Breiter Übertritt des Kontrastmittels über die Fistel in den linken Hauptbronchus (Abb. 6). Endoskopische Darstellung (Abb. 7).
Palliative endoskopische Pertubation mit einem Wilson-Cook-Abdichtungstubus. Komplette Abdichtung mit Sistieren der Aspiration und problemloser peroraler Nahrungsaufnahme. Gastrografinschluck (Abb. 8). Endoskopische Darstellung mit allseitig wandschlüssigem oberen Tubustrichter und freiem distalen Ende (Abb. 9–10)

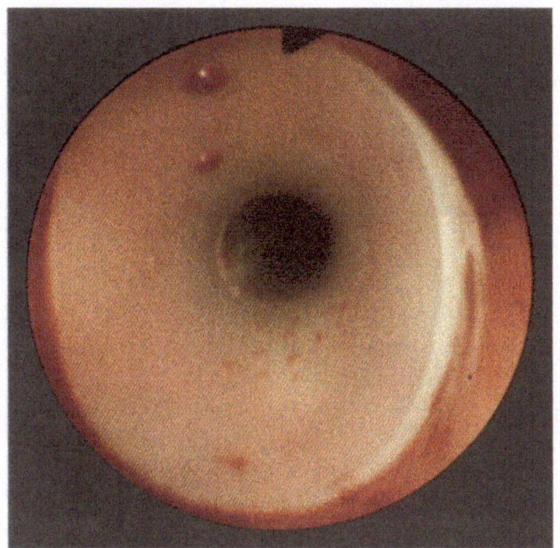

Abb. 9

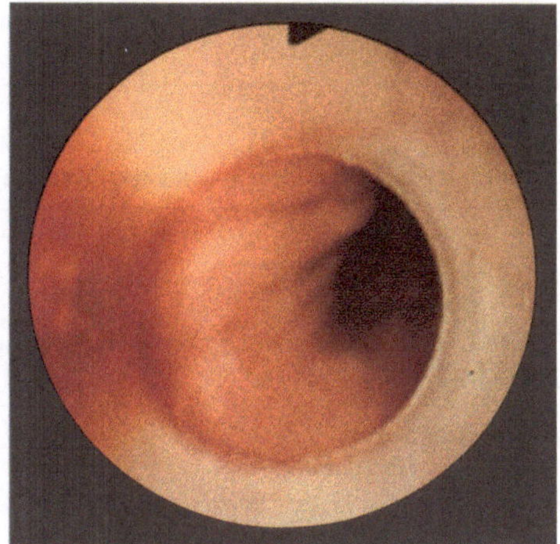

Abb. 10

Von 1974 bis 11/1988 wurde dieses Verfahren bei 517 Patienten mit malignen Tumoren im oberen Verdauungstrakt angewandt, darunter 211 Patienten mit einem Oesophaguskarzinom (Tabelle 1). Die Methode ist effektiv, ihre Erfolgsrate liegt bei über 90% [19]. Frei von Komplikationen ist diese Technik nicht, eine eingriffsbedingte Letalität wird in einer Größenordnung von 2–4% angenommen [9, 19]. Endoprothetisch versorgte Patienten leben nach dem Eingriff im Mittel

Tabelle 1. Palliative endoskopische Pertubation (PEP) bei malignen Tumoren an Oesophagus und Magen

– Patienten –			
Jahr	M	W	Total
01. 03. 1974–01. 11. 1988	416	101	517

– Primärtumor –		
	n	%
Oesophaguskarzinom	211	40,8
Kardiakarzinom	167	32,3
Korpus-Kardia-Karzinom	41	7,9
Bronchial-CA mit Oesophagussterose	35	6,8
Karzinomrezidiv nach Gastrektomie	29	5,6
Karzinom im operierten Magen (B I, B II)	17	3,3
Metastasen im Mediastinum	8	1,5
Primärtumor unbekannt	4	0,8
Metastasen im Oesophagus (Tonsillen-Ca).	3	0,6
Malignes Lymphom	2	0,4
	517	100

Tabelle 2. Palliative endoskopische Pertubation (PEP) am oberen Verdauungstrakt (n = 517). Frühkomplikationen

Perforation	37	7,2%
Blutung	12	2,3%
Tubusintoleranz (Schmerzen, schwere Dyspnoe)	12	2,3%

Tabelle 3. Palliative endoskopische Pertubation (PEP) am oberen Verdauungstrakt (n = 517). Spätkomplikationen

Bolusobstruktion		43	8,3%
Dislokation	Proximal	18	3,5%
	Distal	28	5,4%
Tubusüber/unterwucherung		14	2,7%
Korrosion		10	1,9%
Symptomatische Refluxoesophagitis (Tubusextraktion 2 ×)		7	1,3%
Kolonperforation/Ileus nach Tubusdislokation		3	0,6%

noch 4 Monate, eine Zeit, die seit Jahren unverändert bestehen bleibt. Das nicht kurable Tumorleiden bestimmt den Krankheitsverlauf.

Spricht man über die Vorzüge der Prothesenimplantation, und damit über die Möglichkeit, die Dysphagie in einer Sitzung zu therapieren, so muß ebenso über Früh- oder Spätkomplikationen der Methode diskutiert werden (Tabelle 2 und 3).

Gefürchtet ist vor allem die Perforation beim Bougier- und Implantationsvorgang. Sie ist auch beim Routinierten nicht immer vermeidbar, da die Dehnungsfähigkeit der Speiseröhre nur grob abgeschätzt werden kann. Besonders anfällig sind bestrahlte (Rezidiv)-Tumoren und eisenharte, vornehmlich wandinfiltrative Prozesse. Gefahr besteht auch, wenn zum Jejunum bougiert werden muß (Karzinom im B II-Magen). Perforation ist jedoch nicht gleichbedeutend mit Letalität. Nur ein Drittel der Patienten stirbt auch tatsächlich an den Eingriffsfolgen. Eine kritisch konservative Behandlung unter Antibiotikaschutz und mit Ernährungssonde auf der Wachstation läßt sich oft erfolgreich durchführen. Ist eine Perforation zum Abdomen eingetreten, so empfiehlt sich das Überführen einer gut sichtbaren Magensonde über die Stenose hinweg als Markierung für den Chirurgen, der in gleicher Narkose den entstandenen Defekt übernähen kann. Schwere Blutungen sowie Tubusunverträglichkeiten, die zur Extraktion der korrekt liegenden Prothese zwingen, werden seltener beobachtet. Wesentlich unbedeutender, aber häufiger sind Spätprobleme. Die Bolusobstruktion betrifft wiederholt den gleichen Patienten, der nicht lernt, die Nahrung genügend zu kauen und grobe Speiseteile verschluckt. Der Nahrungsmittelbolus läßt sich problemlos mit der Schlinge entfernen. Tubusabwanderungen sind durch verbesserte Antidislokationsmanschetten heute seltener geworden. Sie können immer dann noch eintreten, wenn es dem Tumorgewebe an Rigidität mangelt. Korrosionsschäden bei

Celestin-Prothesen können Dank verbesserten Materials heute weitgehend vermieden werden. Die *symptomatische* Refluxoesophagitis ist selten; sie tritt nur bei Überbrückung der Kardia auf und erforderte nur in zwei Fällen die Extraktion der korrekt sitzenden Prothese. Ernste Situationen können durch Dünn- und Dickdarmobstruktionen oder Perforationen nach Tubusabwanderungen entstehen, denn auch hier gilt, daß der primär inoperable Patient in diesen komplizierten Situationen nur eingeschränkt chirurgisch therapierbar ist.
Die Endoprothese zur Überbrückung eines malignen Oesophagustumors hat heute ihre speziellen Indikationen (Tabelle 4). Von dieser Technik profitieren vor allem kachektische Patienten im fortgeschrittenen Tumorstadium. Bei langstreckigem und diskontinuirlichem Tumorwachstum, Überschreitung der Kardia, Tumorkompression der Speiseröhre von außen, bei Fistelbildung oder Einbruch in das Tracheobronchialsystem, ist nach unseren Erfahrungen die Endoprothese die Therapie der ersten Wahl. Darüber hinaus hat sie einen definitiven Effekt bei schwer kontrollierbarer Tumorblutung nach Laser-Therapie.

Tabelle 4. Inoperables stenosierendes Oesophaguskarzinom. Indikationen zur PEP

Fortgeschrittenes Tumorstadium (Karnovsky <70%)
Einbruch in Trachea/Bronchien
Extramurale Tumorkompression der Speiseröhre
Tumorstenose >10 cm, diskontinuierlich
Adeno-Karzinom mit Stenose am distalen Oesophagus
Schwer kontrollierbare Tumorblutung nach Laser-Therapie

Trotz der Vielzahl an Indikationen hat die Methode ihre Grenzen. Das zervikale Oesophaguskarzinom mit kurzem Abstand (<2 cm) zum Oesophagusmund ist nur in Ausnahmefällen und dann am ehesten mit einem Buess'schen Tubus überbrückbar, ohne dabei den Schluckakt zu gefährden. Weiche, ventilartig stenosierende Karzinome bieten trotz starker Dysphagie kaum Halt und verankern den Tubus nicht ausreichend. Bei derartigen Wachstumsformen ist die Laser-Therapie effektiver. Für die Endoprothese spricht heute die Möglichkeit die Schluckstörung in einer Sitzung definitiv zu behandeln. Die Methode ist ökonomisch und standardisiert, Wiederholungseingriffe sind in der Regel nicht notwendig. Gegner führen die zu anderen Techniken höhere Komplikationsrate an. Auch ist die PEP gegenüber anderen Verfahren vergleichsweise aufwendiger und erfordert den routinierten Therapeuten.

Laser-Therapie

In der Dysphagiebehandlung hat die endoskopische Laser-Therapie die endoluminale Tumorreduktion zum Ziel. Indikationen für diese Behandlungsform sind beim stenosierenden Oesophaguskarzinom im allgemeinen kurze und polypöse

Tumorstenosen. Vor allem wird die Rekanalisierung des zervikalen Oesophaguskarzinoms ermöglicht. Prothesenüberwucherungen, polypöse Zick-Zack-Stenosen nach Gastrektomie und stenosierende Korpus-Antrum-Karzinome bieten sich ebenfalls für dieses Verfahren an. Trotz eindrucksvoller Passagewiederherstellung durch den Tumor ist auch die Nd-Yag-Laser-Therapie nur ein Verfahren mit begrenzten Möglichkeiten [10]. Wiederholungssitzungen bei fortschreitendem Tumorwachstum sind die Regel und erfolgen in immer kürzeren Abständen.

Kombinierte Strahlentherapie

Eine Reihe von Tumorkranken befinden sich im Stadium der Inoperabilität in noch gutem Allgemeinzustand. Ziel einer erweiteren palliativen Therapie ist es daher zu überprüfen, ob nicht durch andere Maßnahmen eine weitergehende Tumorvernichtung vorgenommen werden kann. Diesen Patienten wird unsererseits eine radikale Erweiterung der Therapie mit radio-therapeutischen Methoden empfohlen. Neue Ansatzpunkte bietet hier die endokavitäre Strahlentherapie im Afterloadingverfahren.
Die endokavitäre Bestrahlung mit Iridium-192 High-Dose-Rate oder Caesium-137 Low-Dose-Rate Afterloading, ermöglicht eine weitergehende endoluminale Tumorvernichtung [2, 8, 9, 14]. Durch eine in den rekanalisierten Tumor eingelegte Sonde, die in einem speziellen Bestrahlungsraum „nachgeladen“ wird, können lokal hohe Strahlendosen unmittelbar auf den Tumor appliziert werden. Zur Bestrahlung verwendet man einen flexiblen Kunststoff-Applikator von 8 mm Durchmesser, in dem bis zu 48 Caesium-Kügelchen (sog. Pellets) mit einer Aktivität von je 20 oder 40 m Curie auf einer beladbaren Strecke von maximal 12 cm in Form einer linearen Strahlenquelle untergebracht werden können. Die Beladung des Applikators wird jeweils an die cranio-caudale Tumorausdehnung angepaßt. Be- und Entladen des Applikators erfolgen computergesteuert über ein Bedienelement außerhalb des Bestrahlungsraumes. Die Strahlendosis wird auf einen Referenzpunkt 1 cm radial der Quellen-Längsachse berechnet. Daraus resultiert ein zylindrisches Zielvolumen von 2 cm Durchmesser und bis zu 15 cm Gesamtlänge. Die endokavitäre Bestrahlung wird in unserer Klinik mit 7 Gy oder 3,5 Gy im Abstand von 1 cm vorgenommen. Sie erfolgt bis zu einer Gesamtdosis von 21 Gy (3 × 7 oder 6 × 3,5 Gy) in 3 Wochen. Die optimale Fraktionierung ist bis heute nicht definiert. Einigkeit besteht über eine Gesamtdosis der intrakavitären Strahlenbehandlung, die 21 Gy nicht überschreiten soll. Tierexperimentell wurden bei Einzeldosen von 12 Gy hochgradige Schleimhautläsionen beobachtet [7]. Die Bestrahlungszeiten liegen zwischen 20 und 50 Minuten für das Low-Dose-Verfahren, abhängig von der Beladung des Applikators und der Länge der zu bestrahlenden Tumorstenose und bis zu wenigen Minuten für die High-Dose-Technik. Die Bestrahlungszeiten sind unterschiedlich, die Effekte am Tumor gleich. Wir behandeln mit Caesium Afterloading.
Die endokavitäre Bestrahlung setzt die Tumorrekanalisierung durch Laser voraus. Diese spezielle Form der Radio-Therapie verursacht einen zusätzlichen beträchtlichen Tumorreduktions-Effekt, ihre Wirkung ist aber auf 1,5–2 cm im zy-

Tabelle 5. Endoskopisch-radiologische Palliation des Plattenepithel-Karzinoms des Oesophagus. Therapeutisches Konzept

1. Tumorbougierung und Laser (1-5 Sitzungen)
2. Endocavitäre Strahlentherapie im Afterloading-Verfahren
   Low dose (Caesium-137)
   3 × 7 Gy oder 6 × 3,5 Gy über 3 Wochen
   20-50 Min je Sitzung
3. Perkutane Photonen-Bestrahlung (Cobalt 60) in monaxialer Rotationstechnik/Gegenfeldbestrahlung
   25 × 2 Gy/2/d (= max 50 Gy in 5 Wochen)
   unter enteraler Sondenernährung

lindrischen Umfang um das Zentrum der Sonde begrenzt. Dabei werden die umgebenden Organe geschont, der Tumor aber nur selten komplett erfaßt. Eine Afterloadingtherapie für sich alleine ist daher wenig effektiv und nur die Fortführung der Laser-Therapie mit einem anderen Instrument. Soll eine Strahlentherapie das Ziel einer umfangreichen Tumordestruktion verfolgen, dann ist in das Bestrahlungskonzept die konventionelle Technik durch Gegenfeld- oder monaxiale Rotationsbestrahlung (Cobalt 60) mit einzubeziehen. Auch diese Bestrahlungsplanung erfolgt computergestützt. Bei Einzelfraktionen von 2 Gy und 5 Bestrahlungen pro Woche werden Gesamtdosen zwischen 30 und 50 Gy zusätzlich appliziert (Tabelle 5).

Nicht allen Patienten mit inoperablem Oesophaguskarzinom ist eine ausgedehnte Strahlentherapie zuzumuten. Behandelt werden daher nur Patienten die sich zum Zeitpunkt der Inoperabilität in noch gutem Allgemeinzustand befinden. Wir halten uns dabei an folgende Kriterien:

Der Patient sollte mobil, kooperationswillig und -fähig sein, nach einem Karnovsky-Index von mindestens 70%. Bestrahlt wird ein Plattenepithelkarzinom bis zu 10 cm Länge und mit kontinuierlichem Wachstum. Lebermetastasen, Einbrüche in das Tracheobronchialsystem, zum Pericard, zur Aorta sowie zur Kardia und zum Hypopharynx entsprechend Endoskopie, Endosonographie und Computertomographie sind auszuschließen (Tabelle 6). Als vorteilhaft hat sich unter der konventionellen Bestrahlung eine enterale Ernährung mit hochkalorischen Diäten zusätzlich zur normalen Nahrungsaufnahme bewährt. Beim man-

Tabelle 6. Endoskopisch-radiologische Palliation des Oesophagus-Karzinoms. Voraussetzungen

Plattenepithelkarzinom
Tumorausdehnung kontinuierlich ≤ 10 cm
Ausschluß von Lebermetastasen
Kein Tumoreinbruch ins Tracheobronchialsystem (Endoskop)
zum Perikard (CT, Endosonographie)
zur Aorta (CT, Endosonographie)
in Kardia, Hypopharynx (Endoskop)
Kooperationswilligkeit und -fähigkeit (Karnovsky > 70%)

Tabelle 7. Endoskopisch-radiologische Pallation des Plattenepithelkarzinoms der Speiseröhre. Patienten

39 Patienten (32 m, 2 w)			(5/86–11/88)
Lokalisation	Laser	Afterloading	Perkutane Bestrahlung
Zervikal	17	17	13
Thorakal	13	14	11
Unteres Drittel	8	8	6
Gesamt	38	39	30

gelernährten Tumorpatienten kann daher die unter Strahlentherapie häufig auftretende Inappetenz und Abgeschlagenheit vermieden werden. Gewichtszunahme unter dieser zusätzlichen enteralen Ernährung ist daher die Regel [17].
Von Mai 1986 bis November 1988 wurden 39 Patienten durch endokavitäre Strahlentherpaie im Afterloadingverfahren behandelt. Die Strahlentherapie erfolgte nahezu immer nach vorangegangener Laser-Rekanalisierung (Tabelle 7). Wegen Tumorprogression, Verschlechterung des Allgemeinzustandes oder auch auf eigenen Wunsch hin konnten nur 30 Patienten anschließend auch perkutan bestrahlt werden. Bemerkenswert ist das Überwiegen von Patienten mit Karzinomen im zervikalen Oesophagus. Dies verwundert nicht, da Laser und kombinierte Strahlentherapie als einzige palliative Behandlungsform augenblicklich eine Aufrechterhaltung des Nahrungsweges auf Zeit garantieren.
Die Afterloadingtherapie wird bislang problemlos vertragen. Unter anschließender perkutaner Photonen-Therapie können aber die bekannten Komplikationen wie Fistel und Perforation auftreten. Um diesen Effekten zu begegnen, werden Patienten mit inoperablem Oesophaguskarzinom während der perkutanen Bestrahlung bei 30 Gy einer erneuten Oesophagoskopie unterzogen. Es wird dann beurteilt, wie die Bestrahlung die Oesophagusschleimhaut verändert, wie stark der Gewebseffekt insgesamt ist. In diesem Stadium der Behandlung können unterschiedliche Veränderungen im Oesophagus beobachtet werden. Einerseits werden eine lokale Tumorvernichtung mit einsetzender Vernarbung, andererseits aber auch schwere Exulcerationen mit Schleimhautdestruktionen sichtbar, die eine Perforationsgefahr heraufbeschwören und zum Abbrechen der Strahlentherapie zwingen. Unklar ist, warum diese Unterschiede bei einzelnen Patienten so unterschiedlich ausgeprägt sind.
Ein deutlichen Zeichen der Tumorprogression auch unter Bestrahlung ist das Auftreten einer Rekurrenz-Parese. Der Therapeut ist nach unseren Erfahrungen in diesem Stadium unkontrollbaren Tumorwachstums nahezu chancenlos. Als Konsequenz verbleibt bei nicht mehr bougierbarer Tumorstenose, Infiltration und Einengung der Trachea nur successive die Anlage eines Gastro- und Tracheostomas.
Die kombinierte Strahlentherapie beim inoperablen Patienten hat nur palliativen Charakter. Zwar gelingt es oft, die lokale Tumorausdehnung in ein Bestrah-

lungsfeld zu fassen und eine vorübergehende komplette Tumorvernichtung zu erreichen. Die Tumorausrottung auf Dauer mit anschließender Re-Epithealisierung oder Narbenheilung des betroffenen Oesophagusabschnittes, oder gar ein Erreichen der 5-Jahres-Heilungsgrenze ist für diese Patienten ist jedoch die Ausnahme. Dennoch werden kurative Erfolge unter alleiniger Strahlentherapie beobachtet [16, 20]. Sie motivieren daher, diese Technik auch beim inoperablen Kranken soweit wie möglich einzusetzen.
Immerhin wiesen nach abgeschlossener Strahlenbehandlung 15 von 39 Patienten endoskopisch und histologisch einen tumorfreien Oesophagus auf (Tabelle 8) (Abb. 11-19). Diese zunächst ermutigende Ergebnisse zeigten aber bei Kontrolluntersuchungen keine Stabilisierung. 31 dieser Patienten erlebten eine Rezidiv-Stenose überwiegend durch fortschreitendes Tumorwachstum und weniger durch allein radiogen bedingte Narbenveränderungen, bereits 2-3 Monate nach Behandlungsende. Mit Fortdauer der Beobachtung treten trotz radikaler Therapie wiederholt tumorbedingte Komplikationen auf. 10 Patienten zeigten eine lokale Fistelbildung mit oder ohne Kommunikation zur Trachea, zwei eine schwere Tumorblutung. 5 Patienten mußten wegen progressiver Tumorstenose mit einer Prothese versorgt werden, 6 Patienten mit zervikalem Oesophaguskarzinom schließlich durch perkutane endoskopische Gastrostomie (PEG). Immerhin sind aber 8 Kranke zum jetzigen Zeitpunkt ohne lokales Rezidiv und ernähren sich problemlos per os.

Tabelle 8. Plattenepithelkarzinom der Speiseröhre. Vorläufige Ergebnisse der (kombinierten) Strahlentherapie nach Laser-Rekanalisierung (n = 39)

Komplette Tumordestruktion im Schleimhautniveau (mit Vernarbung)	
nach Afterloading	2/39
nach kombinierter Radiotherapie	13/30
Rezidivstenose, Tumor, radiogene Striktur	31/39
PEG	6
PEP	5
Fistel oder Trachealeinbruch	10/39
Schwere Tumorblutung	2/39

Zusammenfassung

Die Ergebnisse der kombinierten endoskopisch-radiologischen Behandlung (Laser/kombinierte Strahlentherapie) lassen sich nur im Vergleich mit anderen palliativen Behandlungsformen richtig interpretieren. Verbleibt es bei einer reinen Dysphagiebehandlung (Pertubation, Laser), dann werden mittlere Überlebenszeiten von 4-5 Monate nicht überschritten. Diese Daten bestätigen sich über Jahre und erfahren zeitlich keinerlei Veränderungen. Bei kombinierter Strahlentherapie überleben inoperable Kranke aktuell 8 Monate, 2 Jahre sind keine Seltenheit. Die Tendenz stimmt optimistisch.
Die Prognose des inoperablen Oesophaguskarzinoms wird durch endoskopisch-radiologische Therapiemaßnahmen kaum verbessert. Im Gegensatz zu anderen

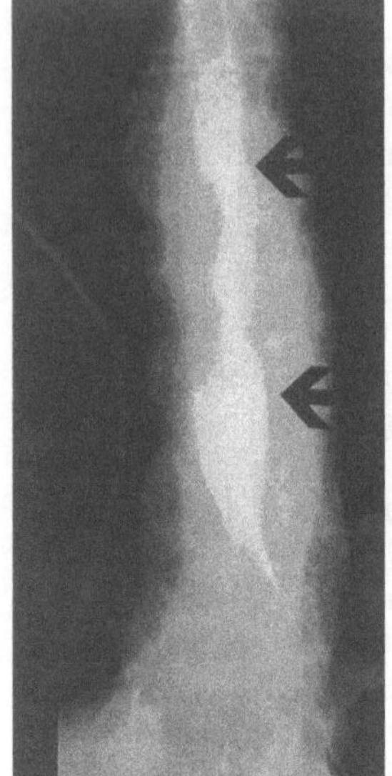

Abb. 11

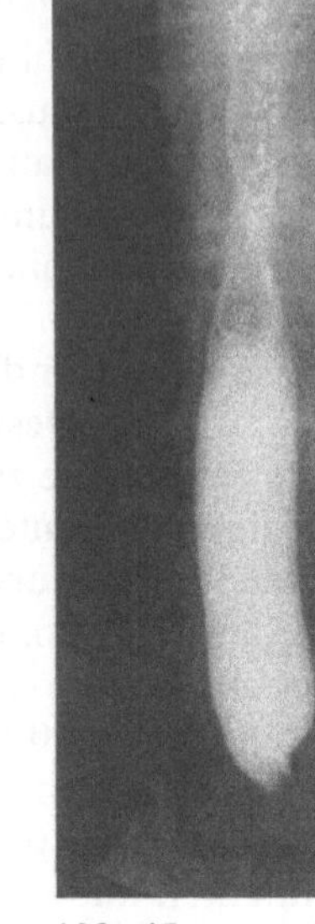

Abb. 15

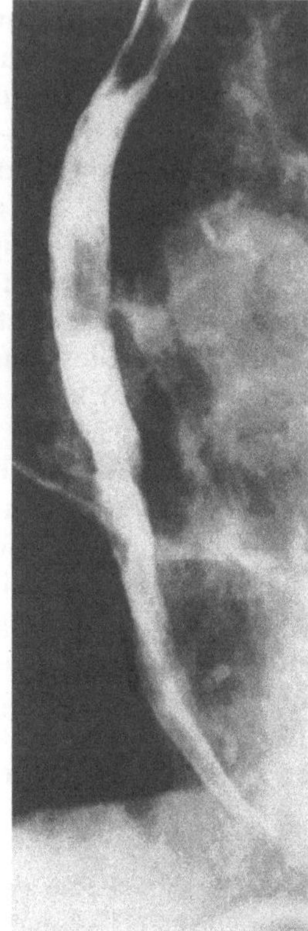

Abb. 17

Abb. 11–19. 68jährige Patientin mit distalem 6 cm langem Oesophaguskarzinom. Nach Computertomogramm: Organüberschreitung mit ausgedehnter Lymphknotenmetastasierung; zusätzlich eingeschränkte Narkosefähigkeit wegen pulmonaler Insuffizienz. Rö-Darstellung des Oesophaguskarzinoms (Abb. 11). Endoskopische Darstellung (Abb. 12–14). Laser-Therapie, endokavitäre Bestrahlung im Afterloadingverfahren (3 × 7 Gy) nachfolgende perkutane Radiatio (30 Gy). Tumorfreier Oesophagus mit narbigen Oberflächenveränderungen über ein Jahr bei unbehinderter Schluckfähigkeit (Abb. 15 u. 16). Lokales Rezidiv nach 12 Monaten (Abb. 17–19) im oberen Bereich des bestrahlten Oesophagus. Im Gegensatz zur endoskopischen Diagnose ist der Tumor im Rö-Breischluck (Gastrografin) kaum erkennbar

Verfahren kann aber der Tumor lokal vernichtet oder zumindest das Tumorwachstum zurückgedrängt werden. Das Schluckvermögen wird lange Zeit aufrechterhalten. Nur Patienten mit progressivem zervikalem Oesophaguskarzinom erleben zwangsläufig in der Endphase der Erkrankung dann doch noch eine Gastro- und Tracheostomie.

Die kombinierte Strahlentherapie bedeutet für inoperable Patienten einen Fortschritt in der Behandlung. Die Effizienz dieser Therapie korreliert aber mit dem Ausmaß des Tumorwachstums vor Therapiebeginn. Bei den heutigen Möglichkeiten der Oesophagus-Chirurgie und der postoperativen intensivmedizinischen Betreuung, verbleiben für Endoskopiker und Radiologen überwiegend Patienten im fortgeschrittenen Tumorstadium T3 und T4 mit Lymphknoten- und Fernmetastasen zur palliativen Behandlung. Diese von vorneherein ungünstige Ausgangssituation ist bei Beurteilung dieser Ergebnisse mit zu berücksichtigen.

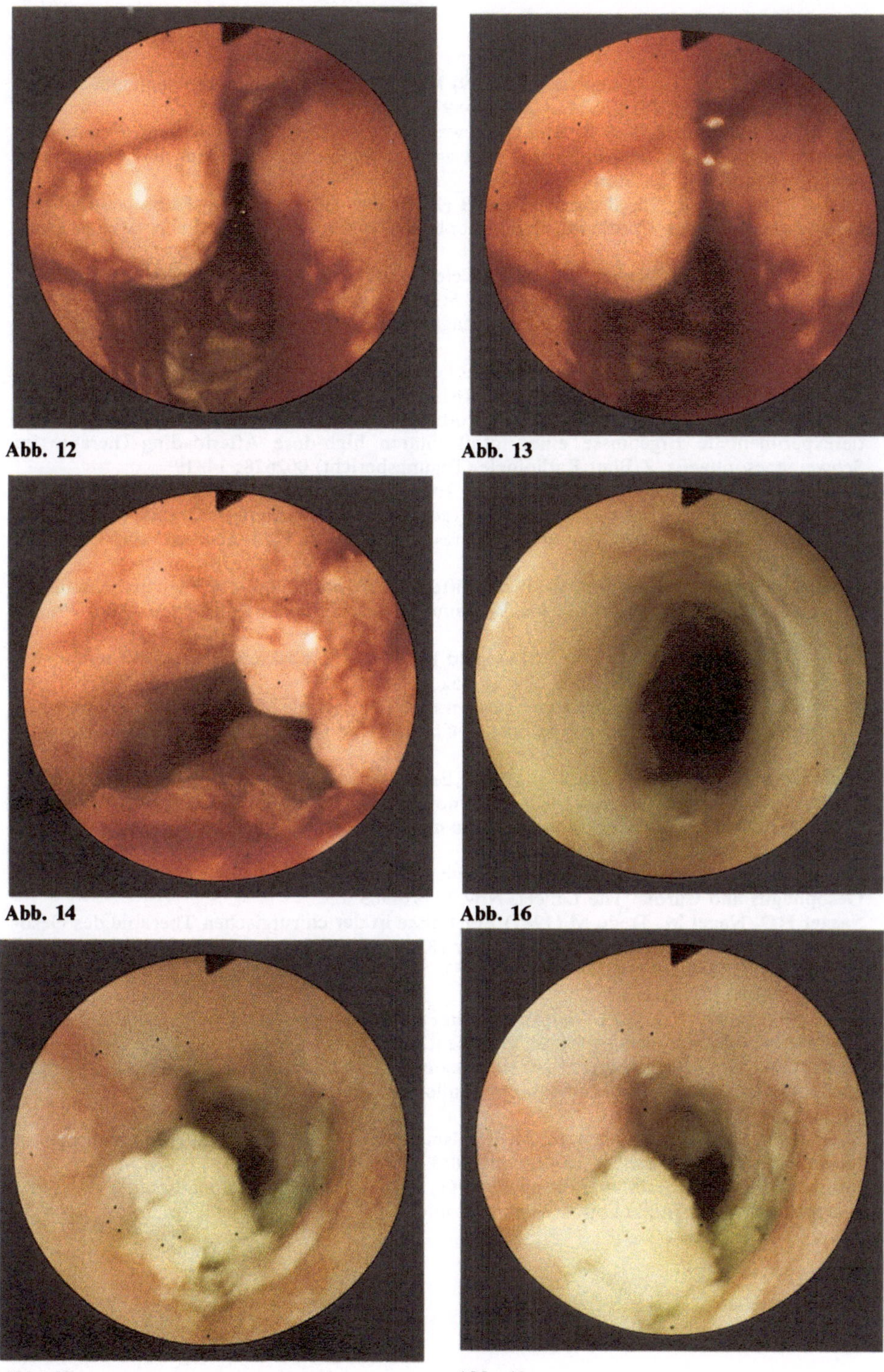

Abb. 12

Abb. 13

Abb. 14

Abb. 16

Abb. 18

Abb. 19

Literatur

1. Atkinson M, Ferguson R, Ogilvie AL (1979) Management of malignant dysphagia by intubation at endoscopy. JR Soc Med 72:894–897
2. Bader M, Dittler HJ, Ultsch B, Ries G, Siewert JR (1986) Palliative treatment of malignant stenoses of the upper gastrointestinal tract using a combination of Laser and afterloading therapy. Endoscopy 18, Suppl 1:27–31
3. Bueß G, Kometz B, Schellong H, Roos B (1985) Der Endotubus als Palliativmaßnahme beim stenosierenden Carcinom des Oesophagus und der Cardia. Leber-Magen-Darm 15:26–35
4. Celestin LR (1969) Improvements in the Celestin tube for endo-oesophageal intubation in carcinoma and strictures. Armamentarium 5:10
5. Earlam R, Cunha-Melo JR (1980) Oesophageal squamous cell carcinoma I. A critical review of surgery. Br J Surg 67:381–390
6. Earlam R, Cunha-Melo JR (1982) Malignant oesophageal strictures: a review of techniques for palliative intubation. Br J Surg Vol 69:61–68
7. Freund U, Brambs HJ, Bruggmoser G, Roth H, Laaf R, Wannenmacher M (1988) Erste tierexperimentelle Ergebnisse einer intrakavitären high-dose Afterloading-Therapie im Schweineoesophagus. Z Blatt Radiologie (Tagungsbericht) 002628; 14/19
8. Hishikawa Y, Taniguchi M, Kamikonya N, Tanaka S, Miura T (1988) External beam radiotherapy alone or combined with high-dose rate intracavitary irradiation in the treatment of cancer of the esophagus: Autopsy findings in 35 cases. Radiotherapy and Oncology 11:223–227
9. Jung M, Diezler P, Manegold BC (1988) Differenzierte endoskopische Palliativbehandlung stenosierender Tumoren am oberen Verdauungstrakt. Schweiz Rundschau Med (Praxis) 77:15–17
10. Jung M, Sebening Chr, Diezler P, Manegold BC (1988) Endoskopische Laser-Therapie am Verdauungstrakt. Internist Praxis 28:431–452
11. Manegold BC (1982) Diagnostische und operative Endoskopie am oberen Verdauungstrakt. In: Gschnitzer F, Kern E, Schweiberer L. Chirurgische Operationslehre 1: Ergänzung 1–68
12. Monnier MH, Hsieh W, Savary M (1985) Endoscopic treatment of oesophageal stenosis using Savary-Gilliard-Bougies: technical innovations. Acta Endoscopica 15:119
13. Palmer ED (1973) Peroral prosthesis for the management of incurable esophageal-carcinoma. Am J Gastroenterol 59:487–498
14. Rowland CG, Pagliero KM (1985) Intracavitary Irradiation in Palliation of Carcinoma of Oesophagus and Cardia. The Lancet, Nov 2, 981–983
15. Saeger HD, Nagel M, Trede M (1987) Ergebnisse in der chirurgischen Therapie des Oesophagus-Carcinoms. Langenbecks Arch Chir (Kongreßbericht 372) 161–164
16. Schwegler N, Schlossberg D, Fehr H (1987) Die Strahlentherapie des Oesophaguscarcinoms. DMW 112:1330–1335
17. Simko V, Shoukry M (1987) Vigorous Realimentation with a High-Caloric Diet in Esophageal Malignancy Relieved by Laser Treatment. Nutrition International, Vol 3 50–53
18. Tytgat GNJ, den Hartog-Jager FCA, Haverkamp HJ (1976) Positioning of a plastic-prosthesis under fibre endoscopic control in the palliative treatment of cardio-esophageal cancer. Endoscopy 8:180–185
19. Tytgat GNJ, den Hartog-Jager FCA, Bartelsman JFWM (1986) Endoscopic prosthesis for advanced esophageal cancer. Endoscopy 18:32–35, Suppl 3
20. Wannenmacher M, Slanina J, Bruggmoser G, Nanko N (1986) Strahlentherapie des Oesophagus-Carcinoms-Indikationen Methodik und erzielbare Ergebnisse. Radiologe 26:479–486

Kombinierte Chemo-Radiotherapie des Oesophaguskarzinoms

R. HERRMANN

Einleitung

Dieser Beitrag befaßt sich ausschließlich mit dem Plattenepithelkarzinom des gesamten Oesophagus.

Im Gegensatz zu den Karzinomen des übrigen Gastrointestinaltraktes, bei denen es sich fast ausschließlich um Adenokarzinome handelt, sind die Plattenepithelkarzinome des Oesophagus eher strahlenempfindlich. Auf die Indikation und die Technik der alleinigen Bestrahlung dieses Tumors wird an anderer Stelle dieses Buches ausführlich eingegangen.

Die Ergebnisse der Chemotherapie des metastasierten Oesophaguskarzinoms sind unbefriedigend. Eine generelle Indikation zur Chemotherapie kann in diesem Stadium der Erkrankung nicht gestellt werden. Von prognostischer Bedeutung für die Chance einer Tumorrückbildung sind der Allgemeinzustand des Patienten, die Größe des Tumors und die Vorbehandlung. Bei einer günstigen Patientenselektion können Ansprechraten von über 50% erreicht werden. Eine solche Situation (kleiner Tumor, ausreichend guter Allgemeinzustand und keine Vorbehandlung) liegt am ehesten vor, unmittelbar im Anschluß an die Diagnosestellung. Diese Überlegung ist die Basis für den Einsatz der Chemotherapie bereits vor der definitiven lokalen Behandlung, also der Operation oder der Bestrahlung.

Die Idee, Chemotherapie und Strahlentherapie beim Oesophaguskarzinom zu kombinieren geht zurück auf die Beobachtung, daß einzelne Zytostatika im Experiment die Wirksamkeit der Bestrahlung günstig beeinflussen. Allerdings handelt es sich hier nur in seltenen Fällen um einen echten Synergismus d. h. eine überadditive Wirkung. Häufiger findet man additive oder sogar nur subadditive Effekte. Für die klinische Situation kann ein solches Konzept der kombinierten Chemo-Radiotherapie nur dann von Vorteil sein, wenn durch diese Applikationsweise der therapeutische Index gebessert werden kann. Der Einsatz beider Maßnahmen ist also nur dann zu rechtfertigen, wenn die Nebenwirkungen der Behandlung nicht im gleichen Maße mit der Wirkung zunehmen. Bedauerlicherweise gibt es für ein solches kombiniertes Behandlungskonzept kein experimentelles Modell, welches sowohl eine Beurteilung des Wirkungsgrades als auch eine Beurteilung des Nebenwirkungsgrades zuläßt. Zudem werden Art und Intensität einer Nebenwirkung abhängig sein von der Lokalisation der Bestrahlung.

Langhans, Schreiber, Haring, Reding, Siewert, Bunte (Hrsg.)
Aktuelle Therapie des Oesophaguskarzinoms

Tabelle 1. Kombinierte Chemo-Radiotherapie. Anwendungsmöglichkeiten beim Oesophaguskarzinom

Adjuvant	– nach definitiver Radiotherapie
Neoadjuvant	– vor definitiver Radiotherapie
Alternierend	– kurze Zyklen von Chemo- und Radiotherapie wechseln sich ab
Simultan	– gleichzeitige Verabreichung beider Modalitäten

Die verschiedenen Anwendungsmöglichkeiten der kombinierten Chemo-Radiotherapie beim Oesophaguskarzinom sind in Tabelle 1 aufgelistet.
Der Grund für eine Wirkungsverbesserung bei kombiniertem Einsatz kann sein:

1. Eine Verstärkung des Strahleneffektes durch die Chemotherapie,
2. eine Verstärkung des Chemotherapieeffektes durch die Strahlentherapie oder
3. die Addition des Effektes beider Modalitäten.

Experimentell kann dies zum Teil noch getrennt werden. In der klinischen Situation ist eine Aufschlüsselung dieser Effekte nicht möglich. Das gleiche gilt auch für die Nebenwirkungen. Zunächst muß sicher darauf geachtet werden, daß Nebenwirkungen, die entweder als Folge der Chemotherapie oder als Folge der Strahlentherapie zu erwarten sind, bei kombinierter Behandlung stärker werden. Daneben können jedoch auch neue Nebenwirkungsqualitäten auftreten, die bei der einzelnen Behandlungsmodalität nur einen subklinischen Schaden verursacht hatten.
In den vergangenen Jahren wurden in einer Reihe von Publikationen die Erfahrungen einzelner Arbeitsgruppen mit der kombinierten Chemo-Radiotherapie beim Oesophaguskarzinom berichtet. Hierbei muß klar getrennt werden zwischen der Behandlung von Patienten in einem potentiell operablen Tumorstadium und allgemeiner Operabilität auf der einen Seite sowie Patienten mit inoperablem Tumorbefund.

Ergebnisse bei operablem Tumor

Leichman et al. berichteten 1984 über eine Untersuchung mit 21 Patienten, bei denen ein operables Oesophaguskarzinom festgestellt worden war. Diese Patienten erhielten initial 2 Behandlungszyklen mit 5-Fluorouracil und Cisplatin sowie eine simultane Bestrahlung mit einer Herddosis von 30 Gy in 3 Wochen und konventioneller Fraktionierung. 2 Patienten verweigerten die Operation, so daß nur 19 Patienten einer chirurgischen Behandlung zugeführt werden konnten. Bei 15 von diesen war der Tumor vollständig resektabel. Die Operationsmortalität war mit 27% (5 von 19) sehr hoch, hierunter waren jedoch 3 der 4 Patienten mit nicht resezierbarem Tumor. Alle Patienten starben an einer respiratorischen Insuffizienz durch Pneumonie oder Sepsis. Bei 5 von 15 der mit kurativer Zielsetzung operierten Patienten war histologisch ein Tumor im resezierten Oesophagus nicht mehr nachweisbar. Bei 2 weiteren Patienten war lediglich Tumor in zöliakalen Lymphknoten vorhanden. Alle 5 Patienten, die histologisch tumorfrei waren, sowie einer von 10 Patienten, die noch Tumorreste hatten, überlebten ohne Rezidiv.

Das Ergebnis der beschriebenen Pilotstudie war Anlaß für die Organisation einer größeren Multicenter-Studie im Rahmen der „Southwest Oncology Group" (SWOG). Ergebnisse dieser Studie wurden 1987 von Poplin und Mitarb. publiziert. Einziger Unterschied in der präoperativen Behandlung war eine im Vergleich mit der Vorstudie auf 75% reduzierte Cisplatin-Dosis. Von insgesamt 106 Patienten mit lokoregionär begrenztem, potentiell operablem Oesophaguskarzinom wurden schließlich 71 Patienten nach Abschluß der kombinierten Chemo-Radiotherapie operiert. Bei 18 dieser Patienten zeigte sich eine histologisch verifizierte komplette Remission entsprechend einem Anteil von 25%. Die Operationsmortalität betrug in dieser Studie 11%. Die 3-Jahres-Überlebensrate aller in die Studie eingebrachter Patienten betrug 16%, während sie für Patienten mit chirurgisch dokumentierter kompletter Remission 45% betrug. Die günstigen Ergebnisse der Pilotstudie von Leichman und Mitarb. konnten in dieser Multizenterstudie also nicht reproduziert werden, ein Effekt, der bei einer Multizenterstudie durchaus erwartet werden kann.

Es stellte sich die Frage, ob in einer Situation, in der durch kombinierte Chemo-Radiotherapie bereits bei einem gewissen Anteil von Patienten eine deutliche Tumorrückbildung und sogar histologische Vollremission erreicht werden können, eine Operation mit den damit verbundenen Risiken überhaupt noch erforderlich ist. Zur Beantwortung dieser Frage haben Leichman und Mitarb. erneut eine Pilotstudie durchgeführt. Dabei wurden sowohl die Chemotherapie als auch die Radiotherapie intensiviert. Nach einer medianen Beobachtungszeit von 35 Monaten waren noch 6 von 20 Patienten (30%) tumorfrei.

Franklin und Mitarb. haben 30 Patienten mit einer Kombination von 5-Fluorouracil and Mitomycin-C über zwei Behandlungszyklen therapiert und simultan 30 Gy Strahlentherapie verabreicht. 23 dieser Patienten wurden operiert und 5 waren nach 2 Jahren noch krankheitsfrei. In dieser Studie wurde auch postoperativ bestrahlt, falls im resezierten Oesophagus noch Tumor nachweisbar war.

Lokich et al. verwendeten eine Dauerinfusion von 5-Fluorouracil mit einer Tagesdosis von 300 mg. Dies wurde 11 Patienten mit einem lokoregionären Stadium der Erkrankung infundiert. Ab der 7. Woche erhielten die Patienten zusätzlich eine Bestrahlung mit einer Gesamtdosis von 45–60 Gy in üblicher Fraktionierung. In 9 Fällen konnte eine klinische Vollremission erreicht werden. Nach 3 Jahren betrug die geschätzte rezidivfreie Rate 22%.

Ergebnisse bei inoperablem Tumor

Allgemein leichter zu akzeptieren ist die Indikation einer kombinierten Chemo-Radiotherapie beim aus lokalen Gründen inoperablen Oesophaguskarzinom. Hier bieten sich alternativ nur die alleinige Bestrahlung oder Maßnahmen zur Verbesserung der Schluckfähigkeit wie Laser- und Afterloading-Therapie an. Parker und Mitarb. haben 34 Patienten mit inoperablem, jedoch auch einige mit

operablem Oesophaguskarzinom initial kombiniert behandelt mit Mitomycin-C und 5-Fluorouracil sowie einer Strahlentherapie bis 30 Gy. Sie erreichten eine Operabilität bei 21 Patienten, wovon 6 Patienten nach 2 Jahren noch krankheitsfrei waren.
John und Mitarb. berichteten über 26 Patienten mit inoperablem Oesophaguskarzinom, die einer alleinigen Chemo-Radiotherapie unterzogen wurden. Sie erhielten 5-Fluorouracil und alternierend Mitomycin-C und Cisplatin sowie eine Strahlengesamtdosis von 50,4 Gy. Nach 2 Jahren betrug das rezidivfreie Überleben 27%.

Diskussion

Die Ergebnisse der zitierten Studien belegen die Effektivität der kombinierten Chemo-Radiotherapie beim Oesophaguskarzinom. Die Ergebnisse im inoperablen Stadium sind, verglichen mit historischen Kontrollen, deutlich besser als die Ergebnisse der alleinigen Strahlentherapie oder die Ergebnisse der alleinigen Chemotherapie. In einem Workshop über die simultane kombinierte Chemo-Radiotherapie wurde jüngst dieses Verfahren bei diesem Stadium des Oesophaguskarzinoms als eine Standardmaßnahme empfohlen (Hossfeld et al., in Vorbereitung). Am häufigsten wird dabei die Kombination von 5-Fluorouracil und Cisplatin verwendet. Es ist unwahrscheinlich, daß es sich bei den verwendeten Schemata und der zeitlichen Koordination von Chemotherapie und Radiotherapie um das optimale Verfahren handelt. Da experimentelle Modelle für die Optimierung dieses Verfahrens nicht zur Verfügung stehen, muß durch klinische Studien hier eine Verbesserung angestrebt werden. Dabei bietet sich an z. B. die Chemotherapie und die Radiotherapie jeweils simultan blockweise über 2 Wochen mit einer 1–2wöchigen Pause zu applizieren. Die kontinuierliche Infusion der Zytostatika ist dabei möglicherweise der Bolus- oder Kurzinfusion überlegen.
Schwieriger ist die Indikationsstellung der präoperativen Chemo-Radiotherapie, da hier immer die Gefahr besteht, daß Patienten mit potentiell kurativ operablem Tumor durch eine Verzögerung der Operation um diese kurative Chance gebracht werden. Ein Vergleich mit historischen Kontrollen ist hier schwierig, u. a., da das Langzeitergebnis der alleinigen Operation des Oesophaguskarzinoms ganz wesentlich von der Erfahrung des Chirurgen und von der Stadienverteilung innerhalb des behandelten Kollektivs abhängig ist. Hier sind unbedingt kontrollierte randomisierte Studien erforderlich, die sowohl die präoperative Applikation der kombinierten Chemo-Radiotherapie als auch die kombinierte Chemo-Radiotherapie als definitive Behandlungsmaßnahme prüfen müssen.

Literatur

1. Franklin R, Steiger Z, Vaishampayan G et al (1983) Combined modality therapy for esophageal squamous cell carcinoma. Cancer 51:1062–1071
2. John M, Flam M, Wittlinger P et al (1987) Inoperable esophageal carcinoma: result of aggressive synchronous radiotherapy and chemotherapy. Am J Clin Oncol (CCT) 10 (4):310–316

3. Kelsen DP (1987) Preoperative chemotherapy in esophageal carcinoma. World J Surg 11:433–438
4. Leichman L, Steiger Z, Seydel HG et al (1984) Preoperative chemotherapy and radiation therapy for patients with cancer of the esophagus: a potentially curative approach. J Clin Oncol 2:75–79
5. Leichman L, Herskovic A, Leichman CG et al (1987) Nonoperative therapy for squamous-cell cancer of the esophagus. J Clin Oncol 3:365–370
6. Lokich JJ, Shea M, Chaffey J (1987) Sequential infusional 5-fluorouracil followed by radiation for tumors of the esophagus and gastroesophageal junction. Cancer 60:275–279
7. Parker EF, Marks RD, Kratz JM et al (1985) Chemoradiation therapy and resection for carcinoma of the esophagus: short-term results. Ann Thorac Surg 40:121–125
8. Poplin E, Fleming T, Leichman L et al (1987) Combined therapies for squamous-cell carcinoma of the esophagus, a southwest oncology group study (SWOG-8037). J Clin Oncol 4:622–628

Chemotherapie des Oesophaguskarzinoms

P. PREUSSER, W. ACHTERRATH, H. WILKE, H.-J. MEYER, W. PIRCHER, J. MEYER, M. BLUM und H. BÜNTE

Einleitung

Die Inzidenz des Oesophaguskarzinoms beträgt 5 pro 100000 Einwohner pro Jahr in der Bundesrepublik Deutschland [24]. 90% der Patienten, die an einem Oesophaguskarzinom erkranken, versterben innerhalb von 3 Jahren [24]. Die Ergebnisse lokoregionaler Therapieverfahren (Chirurgie, Strahlentherapie) sind unbefriedigend. 15–20% der Patienten leben 1 bis 2 Jahre und weniger als 10% 5 Jahre [19, 20, 25, 31]. Diese Ergebnisse können dadurch erklärt werden, daß das Oesophaguskarzinom bei ca. 70% der Patienten zum Zeitpunkt der Diagnose bereits disseminiert, d.h. eine fortgeschrittene Erkrankung ist [4, 8, 31]. Lymphknoten-, Leber- und Lungenmetastasen stehen im Vordergrund.
Die systemische Chemotherapie wurde deshalb in das Behandlungskonzept des Oesophaguskarzinoms aufgenommen.

Antineoplastische Monotherapie

In krankheitsorienten Phase II Studien mit ≥14 Patienten pro Studie wurden bei chemotherapeutisch nicht vorbehandelten Patienten 9 Zytostatika geprüft. Beim Vergleich der Monoaktivität ist zu berücksichtigen, daß in viele Studien Patienten mit unterschiedlichen Krankheitsstadien aufgenommen wurden. Bei lokoregionalen Tumoren werden im Allgemeinen höhere Remissionsraten erreicht als in fortgeschrittenen Krankheitsstadien [30, 32, 40].
Die Ergebnisse krankheitsorientierter Phase II Studien mit ≥14 Patienten pro Studie ohne chemotherapeutische Vorbehandlung sind in Tabelle 1 zusammengefaßt.
Bei chemotherapeutisch nicht vorbehandelten Patienten wurden ≥15% Gesamtremissionen mit Cisplatin [15, 21, 44, 47], Mitomycin C [21], Vindesin [7], Adriamycin [30, 40], Methotrexat [30, 40], CCNU [41] und 5-Fluorouracil [30] erreicht. Komplette Remissionen induzierten nur Cisplatin [15, 21, 44, 47], Carboplatin [57], Vindesin [7], Adriamycin [30, 40] und Bleomycin [30, 40]. Mitomycin C [21] wurde in einer relativ hohen Dosis, die bei 78% der Patienten schwere bis lebensgefährliche hämatologische Nebenwirkungen induzierte, geprüft.
Mit Ausnahme von Cisplatin [15, 21, 44, 47], Vindesin [7] und Methotrexat [30, 40] wurden die weiteren in Tabelle 1 aufgeführten Zytostatika nur an wenigen

Langhans, Schreiber, Häring, Reding, Siewert, Bünte (Hrsg.)
Aktuelle Therapie des Oesophaguskarzinoms

Tabelle 1. Antineoplastische Monotherapie des fortgeschrittenen Oesophaguskarzinoms: Krankheitsorientierte Phase II Studien (≥14 Pat. pro Studie, keine vorherige Chemotherapie)

Substanz	Studien-zahl	Pat. N	CR N (%)	CR+PR N (%)	mR Monate	Ref.
Cisplatin	4	102	4 (4%)	20 (20%) (12-28%)*	3-4	15, 21, 44, 47
Carboplatin	1	20	2 (10%)	2 (10%) (0-23%)*	na	57
Mitomycin C**	1	24	0	10 (41%) (22-62%)*	3	21
Vindesin	1	51	1 (2%)	14 (28%) (15-41%)*	7	7
Adriamycin	2	34	1 (3%)	6 (18%) (3-31%)*	na	30, 40
Bleomycin	2	29	1 (3%)	4 (14%) (1-27%)*	2	30, 40
Methotrexat	2	65	0	23 (35%) (23-47%)*	na	30, 40
5FU***	1	23	0	4 (17%) (1-33%)*	na	30
CCNU	1	19	0	3 (16%) (0-33%)*	na	41

* 95% Konfidenzintervall
** hämatologische Nebenwirkungen WHO-Grad III+IV: 78%
*** alle Patienten extensive disease
CCNU = Chloräthyl-Cycloäthyl-Nitrosoharnstoff

Patienten geprüft. Die Streubreite der Remissionsraten im 95% Konfidenzintervall ist dadurch relativ groß. Deshalb kann die Aktivität der Substanzen nicht sicher beurteilt werden.

Mit Etoposid wurde bei 6 chemotherapeutisch nicht vorbehandelten Patienten keine Remission erzielt [12]. Aufgrund der geringen Patientenzahl schließt dieses Ergebnis aber nicht aus, daß mit Etoposid Remissionsraten von ≥25% erreicht werden können [50]. Um eine Substanz mit 5%iger Irrtumswahrscheinlicht als unwirksam (Remissionsrate <20%) identifizieren zu können, darf bei 14 Patienten keine Remission erreicht werden [54]. Außerdem wurde Etoposid nur in einer Dosis von <50% der für Phase II Studien empfohlenen Dosierung verabreicht [2, 12, 28, 36].

Bei meist mit Cisplatin-haltigen Kombinationen vorbehandelten Patienten wurden in krankheitsorientierten Phase II Studien mit ≥14 Patienten pro Studie 4 Substanzen geprüft. Die Ergebnisse sind in Tabelle 2 dargestellt. Bei chemotherapeutisch vorbehandelten Patienten wurde nur mit Methyl-GAG [38] eine Remissionsrate von >10% erreicht. Vindesin [33], Ifosfamid [37] und Etoposid [12] waren wenig wirksam oder unwirksam.

Tabelle 2. Monotherpaie des fortgeschrittenen Oesophaguskarzinoms: Krankheitsorientierte Phase II Studien (≥ 14 Pat. pro Studie, vorherige Chemotherapie)

Substanz	Pat. N	Vorbehandlung	CR N (%)	CR + PR N (%)	Ref.
Methyl-GAG	18	Pt/Bleo ± Vindesin	0	4 (22%) (2–42%)*	38
Vendesin	15	Pt/Bleo: 13 Pat. Bleo: 1 Pat. Bleo/MTX: 1 Pat.	1	1 (7%) (0–21%)*	33
Etoposid	14	Pt/Bleo/ Vindesin	0	0 (0– < 20%)*	12
Ifosfamid	14	CT: 3 Pat. CT + RT: 8 Pat. RT: 3 Pat.	0	1 (7%) (0–21%)*	37

* 95% Konfidenzintervall
Pt = Cisplatin, Bleo = Bleomycin, MTX = Methotrexat, CT = Chemotherapie, RT = Radiotherapie

Antineoplastische Polychemotherapie

Mit den wirksamen Zytostatika wurden in der Monotherapie relativ geringe Remissionsraten und nur wenige Vollremissionen erreicht. Deshalb wurden bei der Behandlung von Plattenepithelkarzinomen des Oesophagus verschiedene Kombinationen aus 2–4 Zytostatika geprüft. Cisplatin wurde in den meisten Polychemotherapieprogrammen als Kombinationspartner verwendet.
Die in krankheitsorientierten Phase I Studien mit ≥ 14 Patienten pro Studie erzielten Ergebnisse sind in Tabelle 3 zusammengefaßt.
Die meisten Kombinationen wurden nur in Studien mit relativ wenigen Patienten (14–40 Patienten) mit unterschiedlichen Ausbreitungsstadien der Erkrankung geprüft. Die Remissionen wurden in den verschiedenen Studien mit unterschiedlichen Methoden beurteilt [16, 17, 18, 23, 26, 56] und häufig nicht operativ gesichert [3, 6, 10, 13, 34, 35, 39, 51].
Dies erschwert den Vergleich der antineoplastischen Aktivität der in Tabelle 3 zusammengefaßten Kombinationen. Der Streubereich der Remissionsraten im 95% Konfidenzintervall beträgt für die meisten Kombinationen mehr als ± 15%. Außerdem muß berücksichtigt werden, daß die Höhe der Remissionsraten vom Ausbreitungsstadium des Tumors abhängig zu sein scheint. Eine Chemotherapie, die bei weit forgeschrittenen Tumoren wenig effektiv ist, kann in niedrigeren Tumorstadien gut wirksam sein [1]. Hierdurch wird die Vergleichbarkeit der Studien erheblich eingeschränkt, wenn das Patientenkollektiv nicht detailliert beschrieben wurde.
In Tabelle 4 sind Studien aufgelistet, deren Ergebnisse getrennt nach lokoregionalem oder ausgedehntem Krankheitsstadium (MSKKC-Kriterien [34, 35]) analysiert werden können.
Die meisten Kombinationen basieren auf Cisplatin/Bleomycin oder Cisplatin/5-Fluorouracil. Zu diesen Kombinationen wurden in mehreren Studien ein oder

Tabelle 3. Polychemotherapie des fortgeschrittenen Oesophaguskarzinoms: Krankheitsorientierte Phase II Studien (≥ 14 Pat. pro Studie, keine vorherige Chemotherapie)

Kombination	Studienzahl	Pat. N	CR N (%)	CR + PR N (%)	mS/mR in Monaten	Ref.
Pt/Bleo**	2	77	3 (4%)	12 (16%) (8–24%)*	na	9, 13
Pt/Bleo/VDS**	4	155	3 (2%)	70 (45%) (37–53%)*	mS 4	18, 35, 49, 51
Pt/Bleo/MTX	1	31	1	8 (25%) (10–40%)*	mS 5, mR 5	17
Pt/Bleo/Etop	1	16	0	5 (31%) (8–54%)*	na	23
Pt/Bleo/MTX/ Methyl-GAG**	1	14	2 (14%)	9 (64%) (38–90%)*	na	58
Pt/VDS/Methyl-GAG**	1	32	1	13 (41%) (24–58%)*	mS 5	34
Pt/5FU**	4	119	29 (24%)	67 (56%) (47–65%)*	mR 9, mS 17	3, 10, 16, 39
Pt/5FU/VDS	1	32	3 (9%)	17 (53%) (35–71%)*	na	56
Pt/5FU/Bleo	1	40 (15 RT)	2 (5%)	20 (50%) (34–66%)*	na	42
Pt/5FU/ADM	1	21	2 (10%)	7 (33%) (13–53%)*	mS 8	26
Pt/5FU/ADM/ Etop***	1	24	4 (17%)	17 (71%) (52–90%)*	mR 6	6
Pt/5FU/Etop**	1	20	3 (15%)	13 (65%) (43–87%)*	mS 12	46

* 95% Konfidenzintervall
** unterteilbar in lokoregionales und ausgedehntes Oesophaguskarzinom
*** alle Patienten lokoregionales Stadium + potentiell resektabel
Pt = Cisplatin, Bleo = Bleomycin, MTX = Methotrexat, 5FU = 5-Flurouracil, VDS = Vindensin, ADM = Adriamycin, Etop = Etoposid, RT = Radiotherapie

zwei Zytostatika, meist Vindesin, Methyl-GAG, Methotrexat, Adriamycin oder Etoposid, addiert.

Mit Cisplatin/Bleomycin [9, 13] wurden keine höheren Remissionsraten als mit Cisplatin erreicht [15, 21, 44, 47]. Die Erweiterung von Cisplatin/Bleomycin um Vindesin führte zu einer deutlichen Steigerung der Gesamtremissionsrate [18, 35, 49, 51]. Mit dieser Kombination wurden in 4 Studien mit 155 Patienten reproduzierbare Gesamtremissionsraten von 45% erreicht. Der Austausch von Vindesin gegen Methotrexat [17] oder Etoposid [23] in Kombination mit Cisplatin/Bleomycin führte zu vergleichbaren Therapieergebnissen. Die Erweiterung der Kombination Cisplatin/Bleomycin um Methotrexat und Methyl-GAG [58] scheint die Gesamtremissionsrate und die Vollremissionsrate gegenüber der Ausgangskombination zu erhöhen.

Mit Cisplatin/Bleomycin/Vindesin [18, 35, 49, 51] und Cisplatin/Vindesin/Methyl-GAG [34] werden vergleichbare Therapieergebnisse erreicht.

Tabelle 4. Polychemotherapie des fortgeschrittenen Oesophaguskarzinoms: Krankheitsorientierte Phase II Studien (≥ 14 Pat. pro Studie, keine vorherige Chemotherapie, unterteilbar in lokoregionale und ausgedehnte Erkrankung)

Kombination	Studienzahl		Pat. N	CR N (%)	CR + PR N (%)	mS/mR in Monaten	Ref.
Pt/Bleo	1		60	0	8 (13%)	na	13
		lokor.	43	0	6 (14%)		
		ausged.	17	0	2 (12%)	mS 4	
Pt/Bleo/VDS	4		155	3 (2%)	70 (45%)	mS 7	18, 35, 49, 51
		okor.	104	3 (3%)	65 (63%)	mS 16	35, 49, 51
		ausged.	51	0	15 (29%)	mS 10 mR 7	18, 35
Pt/VDS/ Methy-GAG	1		32	1	13 (41%)	mS 5	34
		lokor.	19	1	8 (42%)		
		ausged.	13	0	4 (31%)		
Pt/5FU	4		119	29 (24%)	67 (56%)	mR 9 mS 17	3, 10, 16, 39
		lokor.	89	28 (31%)	60 (67%)		3, 10, 39
		ausged.	30	1 (3%)	7 (23%)		16
Pt/5FU/ADM/ Etop	1	lokor.	24	4 (17%)	17 (71%)	mR 6	6
Pt/5FU/Etop	1		20	3 (15%)	13 (65%)	mS 12	46
		lokor.	1	0	0		
		ausged.	19	3 (16%)	13 (68%)	mS 12	

lokor. = lokoregional, ausged. = ausgedehnt, Pt = Cisplatin, 5FU = 5-Fluorouracil, Bleo = Bleomycin, VDS = Vindesin, Etop = Etoposid, MTX = Methoterxat, ADM = Adriamycin

Der Austausch von Bleomycin gegen 5-Fluorouracil als Kombinationspartner von Cisplatin führt zu mehr als einer Verdopplung der Voll- und Gesamtremissionsraten [3, 9, 10, 13, 16, 39]. Cisplatin/5-Fluorouracil [3, 10, 16, 39] wurde in 4 Studien mit 119 Patienten geprüft. Hierbei wurde eine Gesamtremissionsrate von 56% einschließlich 24% kompletter Remissionen mit einer medianen Remissionsdauer von 9 Monaten und einer medianen Überlebenszeit für alle Patienten von 17 Monaten erreicht [39]. Die Erweiterung der Kombination Cisplatin/5-Fluorouracil [3, 10, 16, 39] um Vindesin [56], Bleomycin [42] oder Adriamycin [26] verbesserte die Therapieergebnisse nicht. Die Addition von Etoposid/Adriamycin [6] scheint die Gesamtremissionsrate im Vergleich zu Cisplatin/5-Fluorouracil [3, 10, 16, 39] zu erhöhen.

Die detaillierte Analyse der bisher zitierten Studien zeigt, daß die Höhe der Remissionsraten in den meisten Studien vom Ausbreitungsstadium der Erkrankung abhängig ist [3, 6, 10, 13, 16, 18, 34, 35, 39, 46, 49, 51, 58].

Cisplatin/Bleomycin [13] induzierte bei lokoregionaler und ausgedehnter Erkrankung vergleichbare Remissionsraten. Deutliche Unterschiede in den Remissionsraten bei lokoregionaler und ausgedehnter Erkrankung wurden dagegen bei den Kombinationen Cisplatin/Bleomycin/Vindesin [18, 35, 49, 51], Cisplatin/Vindesin/Methyl-GAG [34] und Cisplatin/5-Fluorouracil [3, 10, 16, 39] gefunden. Bei lokoregionaler Erkrankung wurden mit Cisplatin/Bleomycin/Vindesin [18, 35, 49, 51] und Cisplatin/Vindesin/Methyl-GAG [34] 63 bzw. 42% und bei ausgedehnter Erkrankung 29% und 31% Remissionen erreicht. Cisplatin/5-Fluorouracil induzierte bei lokoregionaler Erkrankung [3, 10, 39] 67% Remissionen einschließlich 31% Vollremissionen. Bei ausgedehnter Erkrankung [16] wurde dagegen eine Gesamtremissionsrate von 23% erzielt.
Die Erweiterung der Kombination Cisplatin/5-Fluorouracil um Etoposid wurde in einer eigenen Phase II Studie geprüft [46]. Die Kombination Cisplatin/5-Fluorouracil/Etoposid beruhte auf folgender rationaler Basis:

- Synergismus von Cisplatin mit Etoposid [45] und mit 5-Fluorouracil [5, 45] sowie von 5-Fluorouracil mit Etoposid in vitro [14] und in vivo [43]
- Keine Kreuzresistenz zwischen Cisplatin und Etoposid [52, 53], Cisplatin und 5-Fluorouracil [29] und 5-Fluorouracil und Etoposid [29]
- Differierender molekularer Wirkungsmechanismus von Cisplatin, 5-Fluorouracil und Etoposid mit komplementärer Hemmung des Zellmetabolismus [11, 45, 48]

Insgesamt wurden 23 Patienten (22 mit ausgedehnter Erkrankung, 1 Patient mit lokoregionaler Erkrankung nach MSKKC-Kriterien [34, 35]) in die Studie aufgenommen. Die Aufnahmekriterien der Studie sind in Tabelle 5 dargestellt, die Patientenmerkmale in Tabelle 6. Alle Patienten, die einen Chemotherapiezyklus erhielten, wurden ausgewertet für das Therapieansprechen und Toxizität im Falle einer Krankheitsprogression. Patienten ohne Krankheitsprogession nach dem ersten Therapiekurs wurden bezüglich Therapieansprechen und Toxizität ausgewertet, wenn sie mindestens zwei Chemotherapiezyklen erhalten hatten. Therapieansprechen, Dauer des Therapieansprechens und Toxizität wurden nach der WHO-Klassifikation ausgewertet.
Die Patienten erhielten folgende Chemotherapie:

Cisplatin	50 mg/m^2 i.v.	Tag 1 + 7
Etoposid	120 mg/m^2 i.v.	Tag 3–5
5-Fluorouracil	500 mg/m^2 i.v.	Tag 3–5

Tabelle 5. Aufnahmekriterien: Kombination PEF bei Oesophaguskarzinomen

- Histologisch gesichertes fortgeschrittenes Plattenepithelkarzinom des Oesophagus
- meß- oder evaluierbare Erkrankung
- keine vorherige Chemo- oder Strahlentherapie
- keine ZNS-Metastasen
- Alter $\leq$65 Jahre
- Allgemeinzustand $\leq$II nach WHO-Klassifikation
- Lebenserwartung von mindestens 3 Monaten
- Einverständnis des Patienten

Tabelle 6. Patientenmerkmale: Kombination PEF bei Oesophaguskarzinomen

Patientenzahl	23
Zahl zur Zeit auswertbarer Patienten	20
Alter	42–65 Jahre (Mittel 57)
männlich/weiblich	20/0
Allgemeinzustand	WHO-Grad I: 4 Patienten
	WHO-Grad II: 16 Patienten

Tabelle 7. Ergebnisse mit der Kombination PEF

Patienten-zahl	CR n (%)	CR+PR n (%)	mPFI* in Monten	mS
20	3 (15%)	13 (65%)	nicht erreicht	12

* medianes progressionsfreies Intervall für Patienten mit NED (no evidence of disease), mS = mediane Überlebenszeit

Die Therapie wurde nach Normalisierung des Blutbildes in 4-wöchentlichen Intervallen appliziert.

Das Gesamtergebnis, das mit der Kombination Cisplatin/Etoposid/5-Fluorouracil erzielt wurde, ist in Tabelle 7 dargestellt. Die Gesamtremissionsrate bei 20 auswertbaren Patienten betrug 65% (95% Vertrauensbereich 44–86%) mit 3 (15%) Vollremissionen und 10 (50%) Teilremissionen.

Bei ausgedehnter Erkrankung führte die Erweiterung der Kombination Cisplatin/5-Fluorouracil um Etoposid [46] zu einer statistisch signifikanten Erhöhung ($p < 0{,}01$, chi-Quadrat-Test) der Gesamtremissionsrate. Bei 19 Patienten mit ausgedehntem Tumorstadium wurden mit dieser Kombination 68% Gesamtremissionen einschließlich 16% kompletter Remissionen. Bei 7 Patienten, die durch die Chemotherapie in eine Teilremission kamen, konnte der Tumor operativ entfernt werden. Ein Patient verstarb nach der second look Operation an einem Myokardinfarkt.

Das mediane progressionsfreie Intervall nach Resektion ist nach einer maximalen Nachbeobachtungszeit von 15 Monaten noch nicht erreicht. Die mediane Überlebenszeit für alle Patienten beträgt 12 Monate.

Die Nebenwirkungen der Kombination PEF, die nach allen Zyklen pro Patient beobachtet wurden, sind nach WHO-Kriterien in Tabelle 8 zusammengefaßt.

Eine Leukozytopenie und Throbozytopenie trat bei 90% und 75% der beobachteten Patienten ein. Eine Leuko- und Thrombozytopenie vom Grad III nach WHO wurde bei 35% und 10% der Patienten und vom Grad IV bei 2 Patienten beobachtet. Die Zytopenie trat an Tag 14–18 auf und normalisierte sich an Tag 20–24. Übelheit und Erbrechen verschiedener Grade wurde bei 90% der Patienten beobachtet. Schwere Mukositis und/oder Diarrhoe traten nicht auf. Eine Alopezie Grad II und III hatten alle Patienten. Andere Toxizitäten traten nicht auf.

Tabelle 8. Toxizität der Kombination PEF

	WHO-Grad n (%)				
	0	1	2	3	4
Leukozyten	2 (10%)	3 (10%)	7 (35%)	7 (35%)	2 (10%)
Thrombozyten	5 (25%)	4 (20%)	7 (35%)	2 (10%)	2 (10%)
Nephrotoxizität	20 (100%)	0	0	0	0
Neurotoxizität	20 (100%)	0	0	0	0
Übelkeit/Erbrechen	2 (10%)	1 (5%)	17 (85%)	0	0
Mukositis	19 (95%)	1 (5%)	0	0	0
Diarrhoe	12 (60%)	6 (30%)	2 (10%)	0	0
Alopezie	0	0	9 (45%)	11 (55%)	0

Präoperative Chemotherapie

Die theoretische Basis für die präoperative Chemotherapie bilden folgende Untersuchungen:

Im Tiermodell wird durch eine Chemotherapie vor der operativen Entfernung von Transplantationstumoren eine längere Überlebenszeit als mit einer postoperativen Chemotherapie erreicht [22]. Die Chemotherapie ist bei geringen Tumormassen mit relativ wenig primär resistenten Zellen wirksamer als bei großen Tumormassen mit mehr primär resisenten Clonen [27, 55].

Klinische Ziele der präoperativen Chemotherapie sind eine vollständige oder weitgehende Reduktion des Primärtumors und Vernichtung von Mikrometastasen, eine Verbesserung der Resektabilität mit potentiell kurativem Ansatz und die Erhöhung der Resektionsquote bei primär irresektablen Tumoren.

Die Operation nach der Chemotherapie erlaubt eine präzisere Beurteilung der antineoplastischen Therapie als bildgebende Verfahren. Hieraus ergeben sich wichtige Entscheidungskriterien für das postoperative Therapiekonzept.

Die Kombination Cisplatin/5-Fluorouracil [3, 10, 39], Cisplatin/Bleomycin [13], Cisplatin/Bleomycin/Vindesin [35, 51], Cisplatin/Vindesin/Methyl-GAG [34] und Cisplatin/5-Fluorouracil/Adriamycin/Etoposid [6] wurden bei Patienten mit lokoregionaler Erkrankung präoperativ eingesetzt (Tabelle 9). Nach der Chemotherapie konnte bei 42–83% der Patienten der Tumor operativ entfernt werden.

Die mediane Überlebenszeit wurde nur in zwei Studien bei Patienten mit lokoregionaler Erkrankung angegeben. Sie betrug 10 und 17 Monate [13, 51].

Die Kombination Cisplatin/5-Fluorouracil/Etoposid [46] wurde bei 19 Patienten, mit ausgedehnten Tumorstadien geprüft. Bei 7 (37%) Patienten, die mit einer Teilremission auf die Chemotherapie angesprochen hatten, konnte der Tumor reseziert werden. Das mediane progressionsfreie Intervall nach Resektion ist nach einer maximalen Beobachtungszeit von 15 Monaten noch nicht erreicht. Die mediane Überlebenszeit für alle Patienten beträgt 12 Monate.

Tabelle 9. Resektionsquote nach präoperativer Polychemotherapie des Oesophaguskarzinoms: Krankheitsorientierte Phase II Studien (≤14 Pat. pro Studie, keine vorherige Chemotherapie)

Kombination	Pat. N	Stadium	Resektionen nach Chemotherapie N (%)	mS (MonatE)	Ref.
Pt/5FU*	89	lokor.	37 (42%)	na	3, 10, 39
Pt/Bleo	34	lokor.	26 (76%)	10	13
Pt/Bleo/VDS**	86	lokor.	64 (74%)	na, 17	35, 51
Pt/VDS/ Methyl-GAG	19	lokor.	12 (63%)	na	34
Pt/5FU/ADM/ Etop	24	lokor.	20 (83%)	na	6
Pt/5FU/Etop	19	ausged.	7 (37%)	12	46

* 3 Studien, ** 2 Studien
lokor. = lokoregional, ausged. = ausgedehnt, na = nicht angegeben, mS = mediane Überlebenszeit, Pt = Cisplatin, 5FU = 5-Fluorouracil, Bleo = Bleomycin, VDS = Vindesin, Etop = Etoposid, ADM = Adriamycin

Zusammenfassung

Für die Chemotherapie des Oesophaguskarzinoms stehen nur wenige Zytostatika zur Verfügung, für die eine Remissionsrate von ≥20% in krankheitsoritenten Phase II Studien mit ≥50 Patienten gesichert wurde. Dies sind Cisplatin, Vindesin und Methotrexat [7, 15, 21, 30, 40, 44, 47].
Neuere Polychemotherapieprogramme enthalten meist Cisplatin/5-Fluorouracil oder Cisplatin/Bleomycin ±1–2 Kombinationspartner, wobei Cisplatin/5-Fluorouracil die wirksamere Ausgangskombination zu sein scheint [3, 9, 10, 13, 16, 39].
Die Wirksamkeit der Kombination Cisplatin/Bleomycin wird durch die Addition von Vindesin [18, 35, 49, 51] und die von Cisplatin/5-Fluorouracil durch die Addition von Etoposid [46] und Etoposid/Adriamycin [6] erhöht, wie die Ergebnisse offener Studien zeigen.
Bei Patienten mit lokoregionalen Oesophaguskarzinomen konnte nach alleiniger Chemotherapie in 42–83% der Fälle der Tumor reseziert werden [3, 6, 10, 13, 34, 35, 39, 51].
Bei fortgeschrittenem Tumorleiden werden mit Cisplatin/5-Fluorouracil/Etoposid [46] 16% Vollremissionen und eine Gesamtremissionsrate von 68% erreicht. Bei 37% der Patienten konnte nach dieser Chemotherapie der Tumor operativ entfernt werden. Diese Patienten leben derzeit nach einer maximalen Beobachtungszeit von 15 Monaten tumorfrei.
Zytostatikakombinationen, die in Studien mit wenigen Patienten hohe Remissionsraten und vor allem Vollremissionen induzieren, sollten jetzt in randomisierten Studien präoperativ gegen häufiger verwendete, wirksame Kombinationen geprüft werden, um ihren therapeutischen Wert zu sichern. Außerdem sollte in kontrollierten Studien die Wirksamkeit der alleinigen Chemotherapie gegen eine kombinierte Behandlung mit identischer Chemotherapie sowie simultaner

und sequentieller Strahlentherapie gegen alleinige operative Verfahren systematisch untersucht werden.

Literatur

1. Advani SH, Saikia TH, Swaroop S, Ramakrishnan G, Nair CN, Dinshaw KA, Sharma S, Vyas JJ, Desai PB (1985) Anterior chemotherapy in esophageal cancer. Cancer 56:1502-1506
2. Aisner J, Van Echo DA, Whitacre C, Wiernik PH (1982) A phase I trial of continuous infusion VP-16-213 (Etoposide). Cancer Chemother Pharmacol 7:157-160
3. Ajani J, McMurtrey M, Rich T, Blackburn R, Chang-Tung E, Faintuch J, Levin B, Mountain C (1987) Combined modality treatment with effective prolonged systemic component for the locally advanced squamous cell carcinoma of the esophagus (SCCE). Proc Am Soc Clin Oncol 82:Abstr 320
4. Anderson I, Lad T (1982) Autopsy findings in squamous cell carcinoma of the esophagus. Cancer 50:1587-1590
5. Atassi G, Kenis Y, Dumont P, Rozencweig M (1983) Animal screening of new platinum derivates — studies with single agents and combinations. Fourth NCI-EORTC Symposium on New Drugs in Cancer. Therapy Dec 14-17, Brussels, Belgium, Abstr 27
6. Bedikian AY, Deniord R, El-Akkad S (1987) Value of pre-op chemotherapy foe esophageal carcinoma. Proc Am Soc Clin Oncol 96, Abstr 375
7. Bezwoda WR, Derman DP, Weaving A, Nissenbaum M (1984) Treatment of esophageal cancer with Vindesine: An open trial. Cancer Treat Rep 68:783-785
8. Bosch A, Frias Z, Caldwell W, Jaeschke W (1979) Autopsy findings in carcinoma of the esophagus. Acta Radiol Oncol 18:103-112
9. Bosset JF, Hurteloup P, Bontemps P, Cretin J, Alwegg Th, Schraub S (1982) A phase II trial of Bleomycin and Cisplatin (CDDP) in advanced oesophagus carcinoma. Proc 13th International Cancer Congress 41, Abstr 220
10. Carey RW, Hilgenberg AD, Wilkins EW, Choi NC, Mathisen DJ, Grillo H (1986) Preoperative chemotherapy followed by surgery with possible postoperative radiotherapy in squamous cell carcinoma of the esophagus: Evaluation of the chemotherapy component. J Clin Oncol 4:697-701
11. Chabner BA (1982) Pyrimidine antagonists. In: Pharmacological principles of cancer treatment, ed.: Chabner B, W. B. Saunders Company, Philadelphia—London—Toronto—Mexico City—Rio de Janeiro—Sydney—Tokyo, pp 183-212
12. Coonley CJ (1983) Phase II study of Etoposide in the treatment of esophageal carcinoma. Cancer Treat Rep 67:397-398
13. Coonley CJ, Bains M, Hilaris B, Chapman R, Kelsen DP (1984) Cisplatin and Bleomycin in the treatment of esophageal carcinoma. Cancer 54:2351-2355
14. Damon LE, Cadman EC (1986) Enhanced cytotoxicity of Fluoropyrimidines by Etoposide in L1210 cells. Proc Am Asoc Cancer Res 372, Abstr 1477
15. Davis S, Shanmayathasa M, Kessler W (1980) Cis-dichlorodiammineplatinum (II) in the treatment of esophageal carcinoma. Cancer Treat Rep 64:709-711
16. De Besi P, Sileni VC, Slvagno L, Tremolada C, Cartei G, Fosser V, Paccagnella A, Peracchia A, Fiorentino M (1986) Phase II study of Cisplatin, 5-Fu, and Allopurinol in advanced esophageal cancer. Cancer Treat Rep 70:909-910
17. De Besi P, Salvagno L, Endrizzi L, Sileni VC, Fosser V, Cartei G, Paccagnella A, Pardo EL, Tremolada C, Perracchia A, Fiorentino MV (1984) Cisplatin, Bleomycin and Methotrexate in the treatment of advanced oesophageal cancer. Eur J Cancer Clin Oncol 20:743-747
18. Dinwoodie WR, Bartolucci AA, Lyman GH, Valez-Garcia E, Martelo OJ, Sarma PR (1986) Phase II evaluation of Cisplatin, Bleomycin, and Vindesine in advanced squamous cell carcinoma of the esophagus: A southwestern cancer study group trial. Cancer Treat Rep 70:267-270
19. Earlham R, Cunha-Melo JR (1980) Oesophageal squamous cell carcinoma: A critical review of surgery. Br J Surg 67:381-390

20. Earlham R, Cunha-Melo JR (1980) Oesophageal squamous cell carcinoma: A critical review of radiotherapy. Br J Surg 67:457–461
21. Engstrom PF, Lavin PT, Klaassen DJ (1983) Phase II evaluation of Mitomycin and Cisplatin in advanced esophageal carcinoma. Cancer Treat Rep 67:713–715
22. Fisher B, Gunduz N, Saffer E (1983) Influence of the interval between primary tumor removal and chemotherapy on kinetics and growth of metastases. Cancer Res 43:1488–1492
23. Forastiere AA, Patel H, Hankins JR, Van Echo DA, McCrea E (1983) Cisplatin (P), Bleomycin (B) and VP-16-213 (VP) in combination for epidermoid carcinoma of the esophagus (ECE). Proc Am Soc Clin Oncol 123, Abstr C-480
24. Gesundheitswesen (1984) Fachserie 12, Todesursachen 1983, Ed.: Statistisches Bundesamt Wiesbaden, W. Kohlhammer Verlag, Stuttgart, pp 12–19
25. Gignoux M, Roussel A, Paillot B, Gillet M, Schlag P, Favre J, Dalesio O, Buyse M, Duez N (1987) The value of preoperative radiotherapy in esophageal cancer: Results of a study of the E. O. R. T. C. World J Surg 11:426–432
26. Gisselbrecht C, Calvo F, Mignot L, Pujade E, Bouvry M, Danne O, Belpomme E, Marty M (1983) Fluorouracil (F), Adriamycin (A), and Cisplatin (P) (FAP): Combination Chemotherapy of Advanced Esophageal Carcinoma. Cancer 52:974–977
27. Goldie JH, Coldman AJ (1984) The genetic origin of drug resistance in neoplasms: Implications for systemic therapy. Cancer Res 44:3643–3649
28. Greco FA, Johnson DH, Hande RK, Porter LL, Hainsworth JD, Wolff SN (1985) High dose Etoposide (VP-16) in small cell lung cancer. Sem Oncol 12 (Suppl 2):42–44
29. Hill BT (1986) Potential of continuous tumor cell lines for establishing patterns of cross resistance and collateral sensitivity in vitro. Drugs Exptl Clin Res XII (1/2/3):293–298
30. Kelsen DP (1984) Chemotherapy of esophageal cancer. Semin Oncol 11:159–168
31. Kelsen DP (1985) Chemotherapy of esophageal cancer. Eur J Cancer Res Clin Oncol 21:5–7
32. Kelsen DP (1987) Preoperative chemotherapy in esophageal carcinoma. World J Surg 11:433–438
33. Kelsen DP, Bains M, Cvitkovic E, Goldberg R (1979) Vindesine in the treatment of esophageal carcinoma: A phase II study. Cancer Treat Rep 63:2019–2021
34. Kelsen DP, Fein R, Coonley C, Heelan R, Bains M (1986) Cisplatin, Vindesine, and Mitoguazone in the treatment of esophageal cancer. Cancer Treat Rep 70:255–259
35. Kelsen DP, Hilaris B, Coonley C, Chapman R, Lesser M, Dukeman M, Heelan R, Bains M (1983) Cisplatin, Vindesine, and Bleomycin Chemotherapy of Local-Regional and Advanced Esophageal Carcinoma. Am J Med 75:645–652
36. Kelsen DP, Magill G, Cheng E, Coonley C, Yagoda A (1982) Phase II trial of Etoposide (VP16) in the treatment of upper gastrointestinal malignancies. Proc Am Soc Clin Oncol 96, Abstr C-371
37. Kelsen DP, Nanus D, Lipperman R, Eisenberger M (1987) Phase II trial of Ifosfamide (IFOS) in epidermoid carcinoma of the esophagus (ECE): Unexpectantly severe toxicity. Proc Am Soc Clin Oncol 87, Abstr 340
38. Kelsen DK, Bains M, Heelan R, Dukeman M, Kelsen DP (1982) Phase II study of Methyl-GAG in the treatment of esophageal carcinoma. Cancer Treat Rep 66:1427–1429
39. Kies MS, Rosen ST, Chmiel JS, Shield TW (1987) Cisplatin and infusion 5-Fluorouracil in primary management of squamous esophageal cancer. Proc Am Soc Clin Oncol 84, Abstr 327
40. Kolaric' K (1985) Combination of cytostatics and radiation — a new trend in the treatment of inoperable esophageal cancer, in: Primary Chemotherapy in cancer medicine, Eds.: Wagener DJT, Blijham GH, Smeets JBE, Wils JA, Alan R. Liss, Inc New York, pp 259–282
41. Moertel C, Schutt A, Reitemeier R (1976) Therapy for gastrointestinal cancer with the nitrosoureas alone and in drug combination. Cancer Treat Rep 60:729–732
42. Orube A, Massuti B, Cirina JP, Fuster P, Garmendia I, Gaytan L (1987) Sequential combined therapy of squamous cell carcinoma of the esophagus (SCCE). Proc ECCO 4, 31, Abstr 116
43. Osswld H, Kunz W (1987) Therapeutic synergism of Etoposide and 5-Fluorouracil combined sequentially in advanced leukemia 1210. J Cancer Res Clin Oncol 113, Suppl 53, D-Ther 39

44. Pannettiere FJ, Leichman LP, Tilchen EJ, Chen TT (1984) Chemotherapy for advanced epidermoid carcinoma of the esophagus with single-agent Cisplatin: Final report on a southwest oncology group study. Cancer Treat Rep 68:1023-1024
45. Preusser P, Achterrath W, Niederle N, Seeber S (1985) Cisplatin. Arzneimitteltherapie 2:50-65
46. Preusser P, Wilke H, Achterrath W, Pircher W, Meyer J, Blum M, Bünte H (1987) Esophageal cancer: Combination chemotherapy with Cisplatin (P)/Etoposide (E)/5-Fluorouracil (5Fu) in extensive stage of disease. Proc ECCO-4, 35, Abstr 131
47. Ravry MJR, Moore MR, Omura GA, Esseese J, Bartolucci A (1985) Phase II evaluation of Cisplatin in squamous carcinoma of the esophagus: A southeastern cancer study group trial. Cancer Treat Rep 69:1457-1458
48. Ross W, Wozniac A, Smallwood S, Yalowich JC (1984) DNA damage by VP-16: Mechanism and relationship to cytotoxicity. In: Etoposide (VP-16) — Current status and new developments, Eds.: Issell BF, Muggia FM, Carter SK. Academic Press Inc Orlando—San Diego—San Francisco—New York—London—Toronto—Montreal—Sydney—Tokyo—Sao Paulo, pp 49-51
49. Roth JA, Paas HI, Flanagan MM, Graeber GM, Rosenberg JC, Steinberg S (1987) Neoadjuvant chemotherapy with Cisplatin, Vindesine and Bleomycin (DVB) for epidermoid carcinoma of the esophagus. Proc Am Soc Clin Oncol 75, Abstr 290
50. Scher HI, Geller ML, Muggia FM, Rozencweig M (1987) Clinical evaluation of antitumor treatment: Phase II clinical trials. In: Clinical evaluation of antitumor therapy, Eds.: Muggia FM, Rosencweig M. Martinus Nijhoff Publishing Boston, pp 175-197
51. Schlag P, Herrmann R, Raeth U, Lehner B, Herfarth Ch (1987) Neoadjuvant chemotherapy in esophageal cancer — results of a phase II-trial. Proc ECCO 4, 31, Abstr 117
52. Seeber S (1982) Model studies of Etoposide resistance. Cancer Treat Rev 9 (Suppl A):15-20
53. Seeber S, Osieka R, Schmidt CG, Achterrath W, Crooke ST (1982) In vivo resistance towards Anthracyclines, Etoposide, and Cis-diamminedichloroplatinum (II). Cancer Res 42:4719-4725
54. Simon RM (1985) Design and conduct of clinical trials. In: Cancer, principles & practice of oncology. Eds.: DeVita VT, Hellman S, Rosenberg SA. J. B. Lippincott, Philadelphia, pp 329-350
55. Skipper HE, Schabel FM, Wilcox WS (1964) Experimental evaluation of potential anticancer agents, XII: on the criteria and kinetics associated with „curability" of experimental leukemia. Cancer Chemother Rep 35:1-111
56. Spielmann M, Kac J, Ruogier P, Le Chevalier T, Rouesse J (1987) Phase II study of 5-Fluorouracil (FU) infusion, Cis-platin (DDP) and Vindesine (VDS) in squamous carcinoma of the esophageal. Proc Am Soc Clin Oncol 94, Abstr 368
57. Sternberg C, Kelsen D, Dukeman M, Leichman L, Heelan R (1985) Carboplatin: A new platinum analog in the treatment of epidermoid carcinoma of the esophagus. Cancer Treat Rep 69:1305-1307
58. Vogl SE, Camocho F, Berenzweig M, Ruckdeschel J (1985) Chemotherapy for esophageal cancer with Mitoguazone, Methotrexate, Bleomycin, and Cisplatin. Cancer Treat Rep 69:21-23

Resümee des Rundtischgespräches

H. W. SCHREIBER

Teilnehmer:
H. Bünte, R. Häring, B. Husemann, P. Langhans, G. Lepsien, J. Müller, R. Reding, R. Roka, J. R. Siewert, P. Schlag

„Der Oesophagus hält sich bedeckt."

Dieser Satz gilt für eine nahezu 5000jährige dokumentierte Geschichte. Sie beginnt mit der Anatomie im Papyrus Edwin Smith (ca. 2650–1300) und mit der Diagnose und der Therapie von Wegbarkeitsstörungen infolge von Verletzungen und Fremdkörpern in den sog. „alten chirurgischen Schulen" (Zillig, Reding). Auf der „Rolltreppe der Zeit" steht die Entwicklung heute beim Karzinom.
Anläßlich der 42. Tagung der Deutschen Gesellschaft für Chirurgie (1904) führte Hermann Kümmell u.a. aus: „Das Oesophaguscarcinom ist der letzte Angriffspunkt, den die Chirurgie noch nicht erobert hat; es ist interessant, daß von allen Seiten dagegen angegangen wird." Dieser Satz hat in unserer zeit viele meßbare dynamische Impulse erfahren.
Wenn man heute feststellen darf, daß die chirurgische Technik beherrscht wird und kalkulierbar geworden ist, dann steht für diese Fortschritte wesentlich das Neuverständnis der Biostruktur mit der Leistung „Förderung und Hemmung". Chirurgische Anatomie, Physiologie und Pathophysiologie haben in unserer Zeit neue chirurgisch relevante Erkenntnisse gebracht. Sie betreffen im einzelnen die Motorik, die Verschlußmechanismen am oberen und unteren Mund. Störungen der oesophago-gastralen Abdichtung und Öffnung sind die häufigsten chirurgischen Erkrankungen der Speiseröhre. Der Schleusenmechanismus, der einen anatomisch definierten Sphinkter vermissen läßt, nimmt erst in unseren Tagen verbindliche Formen an. Wichtiges Faktum auch für die Ausbreitung des Karzinoms ist die Längsspannung der Speiseröhre und die so bewirkte Steighöhe der spiralig verlaufenden, in der Eingangsebene zirkulär abbiegenden Faserbündel der Längsmuskeln. Peristaltische Kontraktion bedeutet Öffnung; sie wird spiralisch entrollt. Unterstützt von der oesophagealen Angulation der Zwerchfellzwinge, den vasalen submukösen Plikationen und dem thorako-abdominalen Druckgradienten imponiert der Verschluß im Sinne biologischer Ökonomie als passive, die Öffnung als aktive Partialfunktion.
Tragfähige Nahtlager bieten die bei der Entspannung nahezu zirkuläre Schichtung der kollagenen Fasernetzte der Tela submucosa und die vergleichsweise kräftige Lamina muscularis propria. Dies gilt nur bedingt für das myoelastische System der Tunica muscularis und für die Adventitia. Eine sichere Naht kann nur beim völlig entspannten Organ gelingen! Dies gilt sowohl für die ein- oder zweireihige manuelle als auch für die maschinelle Naht.

Langhans, Schreiber, Häring, Reding, Siewert, Bünte (Hrsg.)
Aktuelle Therapie des Oesophaguskarzinoms

Die Respektierung dieser Besonderheiten sowie die Aussparung der Naht aus der Brusthöhle haben die Anzahl der früher meist tödlichen Nahtbrüche dramatisch senken können. Im Zervikalbereich sind die Retraktionskräfte vergleichsweise geringer.

„Das Karzinom ist der eigentliche Auftrag der Chirurgie unserer Zeit."

Die Diagnostik ist durch die Kernspintomographie, präziser noch durch die Endosonographie, sehr viel verbindlicher geworden. Die Technik konnte in ihren Grundaktionen wie Zugang, Präparation, Resektion, Ersatz der Speiseröhre sowie Naht standardisiert werden. Im onkologischen Detail der Lymphbahnen und -knoten sowie der inneren Häute und einiger Blutgefäße sind Taktik, Technik und Konsenz noch entwicklungsfähig (Häring, Siewert).

Anders liegen die Verhältnisse für die onkologische Situation: Sie ist vergleichbar mit der des Magen- oder Dickdarmkarzinoms von vor ca. 20 Jahren.

Die hier dargestellten Fakten und Arbeitsvorstellungen reflektieren eine Momentaufnahme mit z.T. unterschiedlichen Erfahrungen, wie dies derzeit nicht anders sein kann. Einheitlich und realistisch wird die chirurgische Kompetenz begriffen. Dies läßt sich aktuell wie tendentiell wie folgt beschreiben:

1. Das Karzinom der Speiseröhre ist chirurgisch heilbar. Die fünf-Jahres-Leistungsquoten können mit 19–29% annähernd diejenigen des Magenkarzinoms in wenigstens den unteren Quoten erreichen. Die Zielansprache der operativen Maßnahme ist folglich der R-O-Befund (Lepsien et al., Siewert). Es gibt keinen zwingenden Grund, beim Karzinom der Speiseröhre ein grundsätzlich anderes biologisches Verhalten anzunehmen, wie man es von Tumoren anderer Lokalisation im Digestionsschlauch erfahren hat.
2. Die derzeit noch unbefriedigende Situation bei der Behandlung des Oesophaguskarzinoms ist nicht identisch mit der Maxime, dieser Tumor sei unheilbar! Die Analyse liefert folgende Fakten:

Bei der großen Mehrzahl der Kranken wird der Tumor in einem fortgeschrittenen Ausbreitungs- bzw. Infiltrations- oder Komplikationsstadium diagnostiziert. Dehnungsreserven der Kaliberweite der Speiseröhre lassen Schlingbeschwerden subjektiv erst spät spürbar werden. Die fatale Pause liegt derzeit bei durchschnittlich ca. 10 Monaten.

Bei einem bevorzugten Altersgipfel der Betroffenen im 6. und 7. Dez. werden natürlicherweise häufig Zweitkrankheiten diagnostiziert; unter diesen gilt den obstruktiven Erkrankungen der Atemwege, den kardialen Insuffizienzen und den degenrativen Gefäßerkränkungen besondere Aufmerksamkeit. Die fortgeschrittene Geschwulstkrankheit führt zu katabolen Stoffwechselstörungen und zur Depression des subjektiven wie klinischen Bildes. Können solche Störungen nicht kompensiert werden, sind der Indiaktion und den operativen Möglichkeiten Grenzen gesetzt (Häring, Langhans et al.).

Die jährliche Todesursache Oesophaguskarzinom liegt bei etwa 2000. Das heißt, spezielle kontrollierte chirurgische Erfahrungen stützen sich bei uns derzeit noch zwangsläufig auf kleine und nur bedingt vergleichbare Fallzahlen.

Das alles bedeutet: Die Chirurgie verfügt über leistungsfähige therapeutische Möglichkeiten; allein sie kommen z.Zt. bei der größeren Zahl der Betroffenen zu spät zum Einsatz.

Der Hebelansatz zu einer Wende muß in einer frühen, realiter früheren Diagnose und in jedem Fall bei einer detaillierten Dokumentation der onkologisch relevanten Operationsbefunde gesucht werden. Der praktische Einstieg zur frühen Diagnose liegt bei der Erfassung der Risikogruppen und der der Kranken mit Präkanzerosen (Husemann, Lepsien et al.).
Entsprechende Aufmerksamkeit gilt Narbenstrikturen nach Verätzung, der Achalasie, dem Plummer-Vinson-Syndrom, chronischen thermischen Schädigungen, Alkohol- und Tabakabusus, Betelnußkauen, ionisierenden Strahlen, chronischen Epithelirritationen bei dystoper Magenschleimhaut oder chronischer Oesophagitis und insgesamt beim langjährigen gastroösophagealen Reflux verschiedener Ursachen, darunter u. a. auch das Barret-Syndrom.
Leukoplakien sind seltene fakultative Krebsvorkrankheiten. Sie sind zu unterscheiden von den häufigeren glykogenreichen Akanthosen. Sie können als kleine multiple weißlich erhabene Plaques, wie sie etwa bei jedem zweiten Kranken mit einer chronischen Refluxoesophagitis auftreten. Sie sind und bleiben gutartig.
Das Carcinoma in situ kann am Rande eines regelrechten Karzinoms, eigenständig in der Ein- oder Mehrzahl, mit oder ohne Parakeratosen gefunden werden. Es kann erhaben, eingesunken, von weißlichem, rötlichem oder unauffälligem Kolorit sein. Für die Klinik gilt: Das Carcinoma in situ ist eine obligate Präneoplasie.
Die früher übliche Einteilung der Karzinome nach ihrem Sitz im oberen, mittleren und unteren Drittel wird heute abgelöst durch die prognostisch relevante Differenzierung (Husemann, Siewert): Hypoharynx- und zervikales Karzinom, proximales Karzinom oberhalb der Bifurkationsebene und der tiefer gelegene Tumor, der vom Karzinom des gastrooesophagealen Überganges, sowie vom hochwachsenden Magenkrebs – mit eigenständigen chirurgischen Konzepten – zu trennen ist. Dieser Tumor wurde beim letzten „Münsterschen Symposium" abgehandelt.
Makroskopische wie mikroskopische Typisierung scheinen für die chirurgische Therapie unbedeutend; anders mag dies für die Chemo- oder Radiotherapie sein.
Das Hypopharynx- oder zervikale Karzinom der Speiseröhre nimmt eine Sonderstellung ein. Nach adäquater radikaler Resektion und ausgedehnter Lymphadenektomie ist der freitransplantierte Dünndarm das Ersatzorgan der Wahl.
Resektion und Rekonstruktion erfolgen in einem Akt, ein langer Gefäßstiel ermöglicht die Rekonstruktion auch weit proximal gelegener Defekte, die nach distal gerichtete Motorik des Jejunum bleibt intakt; sie ist geeignet, Aspirationen nach Anlage eines Sprechsyphons zu verhindern. Die übrige Speiseröhre bleibt erhalten. Das Operationstrauma ist verglichen mit dem der Rekonstruktion durch Magen oder Dickdarm verhältnismäßig gering (Roka et al.).
In aktueller entscheidender Diskussion steht die Methodenwahl für das eigentliche Oesophaguskarzinom. Mit der onkologisch klassischen Operation, der en-bloc-Resektion, konkurrieren die sog. Standardoesophagektomie, vor allem die transhiatale mediastinale Oesophagektomie ohne Thorakotomie. Ungeachtet der Resektionsverfahren ist der schmale Magenschlauch mit kollarer End-zu-End-Anastomose der allgemein anerkannte funktionstüchtige Ersatz. Der Magenschlauch kommt am häufigsten in das mediastinale Oesophagusbett. Ausnahmen können sein: Die Palliativresektion, sofern eine radiologische Nachbehand-

lung erfolgen soll oder die seltene Bypassoperation. Der Dickdarm steht als Ausweichverfahren zur Verfügung (Müller et al.).
Die zeitlich wie technisch aufwendige en-bloc-Resektion wird z. Zt. von wenigen tendenziell „de principe“ durchgeführt (Siewert). Wesentlich ist dabei die technisch wie zeitlich aufwendige wirklich radikale Lymphadenektomie im Raum des Mittelfells, bei proximaler Lokalisation die der zervikalen, bei distalem Sitz der suprapankreatischen abdominellen Lymphknotengruppen sowie aller betroffenen bzw. gefährdeten Adnexe. Eine weitgehend allgemein akzeptierte Indikation besteht beim jüngeren Kranken mit einem umschriebenen wenig ausgedehnten Karzinom (T1, T2) und mit möglichst wenigen Lymphknotenmetastasen (Müller et al., Siewert). Das Verfahren ist also indiziert, wenn eine kalkulierbare Chance zum Erreichen eines R-O-Befundes gegeben ist. Eine solche Möglichkeit besteht derzeit für die kleinere Zahl der betroffenen Kranken. Offen ist z. Zt. die Frage nach einer vergleichweise längeren Überlebenszeit nach nicht radikaler en-bloc-Resektion und ebenso der kompensatorische Effekt postoperativer neoadjuvanter Chemo-Radiotherapie (s. u.).
Die en-bloc-Resektion hat den vermeintlichen zum Teil auch wirklichen unguten Leumund der höheren Risiken. Dies trifft eindeutig für die relativ lange Operationsdauer von z. B. 6–8 Stunden zu. Die Klinikletalität bewegt sich bei Autoren mit größeren Erfahrungen zwischen ca. 8 und 12%, aber auch höher (Lepsien et al., Müller et al., Reding, Siewert). Unter dem Eindruck des meist fortgeschrittenen Tumors und der Annahme der Unmöglichkeit einer radikal kurativen Operation wird die transhiatale transmediastinale Oesophagektomie häufiger durchgeführt (Häring, Müller et al.).
Die Replikation der Entwicklungsgeschichte mit vertikaler Strukturierung der Speiseröhre macht es möglich, das Organ auch ohne Thorakotomie stumpf aus dem Mediastinum mitsamt den unmittelbar anhängenden regionären Lymphknoten auszulösen. Die operativen Risiken werden mit einer Klinikletalität von durchschnittlich 3,7%–10% und einer durchschnittlichen Operationsdauer von 3–4 Stunden vergleichsweise geringer veranschlagt, wenngleich tödliche Blutungen und Komplikationen der Pleurahöhle und der Lungen sowie Rekurrensparesen und relativ häufiger mediastinale Rezidive u. ä. m. erhebliche Hypotheken darstellen. Onkologisch berechtigt ist der Eingriff beim distal gelegenen Karzinom, speziell beim Adenokarzinom im Endobrachyösophagus (T1, T2) mit der Tendenz überwiegend abdomineller Metastasierung. Sonst ist die Operation ein individuell zu indizierender resignierender Kompromiß. Zu recht gilt die palliative Resektion mit Wiederherstellung der Speiseröhre, bzw. der Nahrungspassage als beste Palliation mit deutlicher Anhebung der Lebensqualität. Inwieweit die nicht radikale transhiatale mediastinale Oesophagektomie mit prä- oder häufiger postoperativer Bestrahlung oder auch Chemotherapie, längere Überlebenszeiten bringen kann, wird z. Zt. noch unterschiedlich erfahren und ist Gegenstand kontrollierter Studien. Daß neoadjuvante Chemo- und Radiotherapie ein down staging erreichen kann, darf als erwiesen gelten. Dies gilt insbesondere für die prognostisch belasteten Karzinome oberhalb der Bifurkationsebene (Husemann, Müller et al., Siewert).
Die Chirurgie des Karzinoms der Speiseröhre wird heute in erfahrenen Zentren insgesamt technisch gut beherrscht, wenngleich dem onkologisch technischen

Detail noch weitere Präzisierung und Standardisierung zukommen muß. Erscheint die radikale kurative Tumorentfernung möglich, ist die en-bloc-Resektion v. a. beim jüngeren Kranken in guter klinischer Verfassung das onkologische Verfahren der Wahl (Siewert, Lepsien et al.).
Ausnahmen können das zervikale und das distale Karzinom sein. Sonst konkurriert bei vergleichsweise angeblich geringeren Risiken aber u. U. eingeschränkter Radikalität die transhiatale Oesophagektomie (Bünte, Häring, Langhans, Müller et al.).
Unter dem Eindruck einer effektiveren adjuvanten onkologischen Therapie mag sich diese empirisch gewonnene Standardisierung verändern. Folgt man den Erfahrungen, die man z. Zt. am Magenkarzinom gewinnt, mag das Pendel zugunsten der en-bloc-Resektion zukunftsträchtig ausschlagen. Über allem steht die Forderung nach der früheren Diagnose; sie beginnt bei der Erfassung der Risikogruppen. Eine noch exaktere onkologische Dokumentation wird die chirurgische Erfahrungen vertiefen und verbindlicher werden lassen.
Wenn man real feststellen möchte, was die Oesophaguschirurgie heute erreicht hat, darf man sagen: Die Chirurgie hat entscheidende Fortschritte erreichen, neue Erfahrungen sammeln und perspektivisch ordnen können. Die Dinge sind von interessierten engagierten Chirurgen aufgegriffen und in Bewegung gebracht worden. Die chirurgische Fortschritte muß zwischen den Zielansprachen R-O-Situation und O-Letalität gesucht werden. Der summarische interdisziplinäre onkologische Fortschritt hat einen größeren Rahmen.
Eine solche Tagung mit solch qualifizierten Aussagen wäre vor 10 Jahren noch unmöglich gewesen.
„Der Oesophagus ist dabei, seine historisch bedeckte Haltung durch zwar kleine aber systematische chirurgische Arbeitsschritte aufzugeben.“

Sachverzeichnis